国家出版基金项目
NATIONAL PUBLICATION FOUNDATION

Dangdai Zhongguo Jiedu Chuangxin Yanjiu

当代中国戒毒创新研究

齐延安　主编

医疗和食疗戒毒研究

戴小勇　主编

Yiliao he Shiliao Jiedu Yanjiu

山东大学出版社

图书在版编目(CIP)数据

医疗和食疗戒毒研究/戴小勇主编. —济南:山
东大学出版社,2019.12
(当代中国戒毒创新研究/齐延安主编)
ISBN 978-7-5607-6552-5

Ⅰ.①医… Ⅱ.①戴… Ⅲ.①戒毒—临床医学—研究
②戒毒—食物疗法—研究 Ⅳ.①R163 ②R247.1

中国版本图书馆 CIP 数据核字(2019)第 292852 号

策划编辑 尹凤桐
责任编辑 李昭辉 毕文霞
封面设计 牛 钧

出版发行 山东大学出版社
社 址 山东省济南市山大南路 20 号
邮政编码 250100
发行热线 (0531)88363008
经 销 新华书店
印 刷 山东新华印务有限公司
规 格 720 毫米×1000 毫米 1/16
28.25 印张 443 千字
版 次 2019 年 12 月第 1 版
印 次 2019 年 12 月第 1 次印刷
定 价 89.00 元

序 一

法治无处不在。由劳教所转为戒毒所——一个特别空间的角色转换,构成新时代一个重大的法治事件。戒毒法治研究也由此成为一个越来越受关注的特殊领域。

近些年来,经过打基础、练内功,山东司法行政戒毒工作"一四六"工作思路落地生根、开花结果。以帮助戒毒人员戒除毒瘾、顺利回归社会为工作目标,戒毒执法协作机制规范运行,将具有山东特色的"三六三"戒毒模式全面推开,逐步确立了全省统一的戒毒执法规范、工作流程和标准体系,山东戒毒工作"四梁八柱"的制度框架搭建成型。"三四五"戒毒理念深入人心,"四个工程"强力推进,"六个体系"不断健全,"三大平台"汇聚合力,戒毒科研成果丰硕,应用效果实在。山东省司法行政戒毒工作在服务大局中不断提升境界,在创新发展中不断提档升级,亮点纷呈,特色鲜明,走在了全国前列。

我与本丛书主编齐延安君非常熟识,经常聚谈一线法治,从司法审判到律师管理,从司法行政戒毒工作到政府立法实践创新。两年多前,在延安君分管司法行政戒毒工作不久后的一次交流中,我了解到山东司法行政戒毒工作的创新与成就,建议其立足于《禁毒法》《戒毒条例》实施及山东戒毒执法实践,梳理一下我国现行戒毒制度,分析戒毒及强制隔离戒毒在中国禁毒战略中的地位,按照全面推进依法治国战略部署要求,分析研究中国戒毒法治的具体问题和对策,为推进我国戒毒工作规范化、法治化提供参考。实际上,"干一行,想一行"的延安君已经在思考这一课题,当然他所思考的不仅是戒毒法治体制、机制建设等方面的内容,还包括立足于国内外戒毒工作实践,围绕我国戒毒法制建设、专业戒

· 1 ·

毒工作等重点领域,系统梳理以往研究成果,面向戒毒工作存在的问题,提出有价值、可操作的对策举措,并重点研究有效的戒毒工作方法,为破解戒毒难题提供可行可靠方案。这次交流后不久,就有了组织编撰"当代中国戒毒创新研究"丛书的计划。

即将出版的"当代中国戒毒创新研究"丛书,远远超出了我和延安君商谈的戒毒法治的范围。丛书包括了《戒毒法治创新研究》《戒毒实践创新研究》《医疗和食疗戒毒研究》《文疗和心疗戒毒研究》《体疗和工疗戒毒研究》等多项成果,能够写好这几本书的作者只能是来自从事一线戒毒工作的基层领导和业务骨干。无论分管律协还是分管戒毒、立法,延安君都非常重视队伍建设,倡导学习型队伍建设和研究式开展工作。丛书作者都是戒毒工作一线上的佼佼者,不仅精益求精于戒毒实务,而且善于思考,包括经验总结和理论概括。尽管他们不太擅长言辞和文字,但凭着朴素的情感和孜孜以求的精神,克服了相当大的困难,创作了一套不可多得的戒毒丛书。丛书中的每一本书都针对戒毒工作的某一方面或领域给出了深入浅出的介绍,其中不乏深刻洞见。总体说来,该丛书有三个重要特征:

一是观点掷地有声。丛书并非是其他著述的简单汇总和述评,更不是抱着宏大概念悬而无音,而是在系统梳理古今中外戒毒实践、戒毒制度以及戒毒工作专业研究的基础上,进行归纳、提炼和分析,进而提出作者的独到见解。特别是《医疗和食疗戒毒研究》《文疗和心疗戒毒研究》《体疗和工疗戒毒研究》立足于当前我国戒毒实践的探索,不断深化对戒毒工作的规律性认识,并对代表性戒毒方法进行创新研究,既有成果成效的展示,也有改进改善的探讨。即使有的读者对戒毒工作不甚了解,对有些内容不容易理解,但其中的一些鲜明的见解也会给人留下深刻印象。

二是论述系统翔实。丛书中有很多实例和经验,包括历史沿革中萃取出普适性的论述,而不仅仅是适用于几个特定情况的案例分析。《戒毒实践创新研究》从实践层面切入,通过文献研究和实地调研,对当前正在开展的戒毒工作进行梳理和阐释;《医疗和食疗戒毒研究》《文疗和心疗戒毒研究》《体疗和工疗戒毒研究》运用文献调查、概念剖析、问卷调查、深度访谈、实验研究、比较分析等方法，系统研究医疗戒毒、食疗戒毒、文疗戒毒、心疗戒毒、体疗戒毒、工疗戒毒的内涵、操作规程和评价指标等;《戒毒法治创新研究》则是我国第一部专注于戒毒法治研究的著作，在禁毒法治中开辟出一片戒毒法治的新天地，使戒毒法治自成体系，戒毒研究更加完整系统。

三是内容丰富实用。丛书立足当前现实，面向长远未来，坚持理论与实践相结合，以戒毒工作常识为基础，强调知识更新;着力于戒毒工作专业探讨，强调理论创新;形成戒毒工作知识体系，强调可读性;注重实践操作方法，强调可用性。这样既可满足社会各界尤其是禁毒、戒毒工作者和社会工作者获得相关知识的需求，也可对戒毒工作的科学决策提供理论支撑，对戒毒一线工作具有指南意义，又有助于普及戒毒常识，推动全社会关注和关心戒毒工作。

戒毒是一个世界性难题，是一个需要集文理工医知识和手段合力攻克的社会难题，我国戒毒工作的挑战性可想而知。基于社会核心价值观的友善，基于人道主义的关爱，基于对人与人之间关系的终极关怀，山东司法行政戒毒工作者竭尽所能，攻坚克难;他们对戒毒工作的精神专注和情感倾注，他们对这套丛书所赋予的温度，让人感动。社会的文明水平有很多观测点，比如，一个国家和社会对待老年人、未成年人、残疾者、贫困者的态度等等;对吸毒人群的态度也是一个特别的角度。为破解世界性社会难题而不懈努力的一线戒毒工作者对社会文明有着深刻的理解。

在阅读完这套丛书的书稿后，我对延安君说:戒毒战线的人们，包括你，值得我们敬重!

是为序。

肖金明

2019 年 10 月

序 二

　　毒品问题与艾滋病、恐怖活动并称为当今社会三大公害。当前,全球毒品滥用问题突出,毒品危害日益严重。联合国毒品与犯罪办公室发布的《2019 年世界毒品问题报告》显示,2017 年全球约有 2.71 亿人在前一年使用过毒品,3500 万人患有药物滥用障碍,其中仅 1/7 的人获得治疗。毒品治理形势严峻,迫在眉睫。

　　戒毒工作是帮助吸毒人员戒除毒瘾、减少毒品滥用的必要手段,是禁毒工作的重要组成部分。针对毒品滥用问题,世界各国普遍采取适合国情的干预措施。我国《禁毒法》《戒毒条例》对戒毒工作作出了法律规定和总体制度设计。自 2008 年 6 月《禁毒法》颁布实施,特别是自 2014 年司法行政承担强制隔离戒毒工作以来,我国戒毒工作进入快速发展时期,从收治工作陆续启动,到戒毒模式逐步探索定型,再到戒毒体制机制不断完善,戒毒工作在禁毒人民战争中发挥的作用越来越重要。但与此不相对应的是,戒毒工作理论研究相对零散,全面系统的研究成果比较少见。

　　攻克戒毒这一世界性难题,要向科学要答案、要方法。山东司法行政戒毒系统坚持以习近平新时代中国特色社会主义思想为指导,增强"四个意识",坚定"四个自信",坚决做到"两个维护"。坚持把戒毒科研作为一项重要工作来谋划和推进,联合山东社会科学院、山东农业大学、山东大学、山东师范大学、山东中医药大学、山东体育学院,组建山东省戒毒研究中心和医疗戒毒、心理戒毒、康复戒毒、文化戒毒四个实验室,定期发布戒毒课题、研究成果,健全完善戒毒科研平台和工作机制,形成了具有山东特色的戒毒科研工作格局。坚持实践探索与理论研究、系统谋划与基层创新、立足自身与借智借力相结合，在戒毒执法、戒毒管理，特别是以戒毒医疗、体疗、心疗、食疗、文（化）疗、工疗为核心的戒治工作中进行了积极探索。

2018年4月，为进一步加强戒毒研究工作，在有关科研院所、专家学者的大力支持下，山东司法行政戒毒系统立足于戒毒工作实践，组织编写"当代中国戒毒创新研究"丛书，系统梳理戒毒历史变迁、我国戒毒工作等情况，从国内外戒毒工作对比，医疗、食疗、文疗、心疗、体疗、工疗、法治等方面深化戒毒研究，为推动戒毒工作科学化、专业化发展，逐步走出一条中国特色戒毒工作之路进行了有益探索尝试。山东司法行政戒毒系统共有50余名一线警察参与丛书编写，他们大都是实践经验丰富的戒毒工作人员。经过一年多的辛勤努力，几易其稿，丛书才编写完成。之后，我们又邀请专家学者对丛书进行审核，进一步修改完善。丛书共分《戒毒实践创新研究》《医疗和食疗戒毒研究》《文疗和心疗戒毒研究》《体疗和工疗戒毒研究》《戒毒法治创新研究》五册。

《戒毒实践创新研究》是本套丛书中具有统揽性的一本，对丛书涉及的内容进行总体介绍。具体内容包括：毒品的基本知识，毒品形势及毒品治理；我国禁毒工作任务，禁毒政策及禁毒工作的主要措施；我国不同的戒毒措施；依托山东司法行政戒毒工作开展情况研究分析，探索我国戒毒理念、思路、管理、方法、模式方面的创新；我国戒毒工作开展的有益探索，取得的戒毒工作科研成果；围绕全面落实"治本安全观"、向社会输送"合格产品"目标，探讨完善强制隔离戒毒与社区戒毒、社区康复的衔接机制，梳理戒毒工作方式方法，从整体上描绘戒毒工作图景。

《医疗和食疗戒毒研究》主要是从医学、中医药和营养学角度探索研究戒毒工作。主要介绍国内外医疗戒毒的现状、模式、遵循的原则、治疗目标以及主要措施和有益临床经验；探讨中医中药戒毒方法，对吸毒成瘾症状、病因、病机进行辨证分析，在传统经方的基础上，创新发展形成针对精神类毒品急性脱毒期症状治疗的中药制剂；通过对毒品的起源、性、味、归经以及吸毒成瘾的病因病机研究，以中医辨证论治和食疗基础理论为基础，结合现代营养学，通过分析毒品对人体各脏器尤其是消化系统功能的影响，研究辨证施治食疗戒毒方法。

《文疗和心疗戒毒研究》主要是从以文化人和心理学的角度探索研究戒毒工作。主要介绍文化戒毒和心理戒毒的理论基础、起源发展、必要性和实践价值、相互之间的紧密联系,我国吸收借鉴国外先进经验开展文化与心理戒毒的情况;探讨社会主义先进文化、法治文化、齐鲁文化、民族文化、阳明心学的历史生成和文化内涵及其在戒毒工作中的应用,认知行为疗法、内观疗法、正念疗法、动机强化治疗、萨提亚家庭治疗模式和心理教练的概念、基本理论、适用范围、作用意义及其在戒毒中的应用实践。

《体疗和工疗戒毒研究》着重从运动科学以及生活态度重塑、健康习性养成的角度探索研究戒毒工作。主要介绍当前运动康复戒毒最新经验和成果,探索运动康复对戒毒人员脑功能认知、逻辑、思维、判断及其行为方面的影响;运用档案跟踪管理、VR体感系统康复体验、康复数据采集等方法,分析探讨生理脱毒期、身心康复期、回归适应期身体机能康复方法;以"脱毒—康复—回归"三期为主线,探索研究心理功能康复方法;探索劳动技能康复的基本含义,建立劳动技能康复工作体系,体现劳动技能康复价值意义,创新劳动技能康复方法。

《戒毒法治创新研究》将戒毒法治从禁毒法治中抽出,构建戒毒法治知识体系。主要介绍中国戒毒法治史、世界范围内戒毒法治状况;立足《禁毒法》《戒毒条例》实施及戒毒执法实践,分析戒毒法治体制、机制等方面存在的问题;以强制隔离戒毒为重点,研究强制隔离戒毒决定权行使规范化、执行体制,戒毒人员人权保障,强制隔离戒毒与自愿戒毒、社区戒毒、社区康复衔接机制等问题;讨论完善强制隔离戒毒法定条件的设计以及执法规范化、执行体制一元化、戒毒工作一体化等制度性建设问题;结合世界戒毒工作发展趋势,为进一步强化我国戒毒法治建设特别是完善强制隔离戒毒制度进行展望、提出建议。

为编撰"当代中国戒毒创新研究"丛书,山东省司法行政戒毒系统各级领导和基层警察付出了辛勤劳动。山东省戒毒管理局政委齐晓光作为丛书编撰总牵头人,承担了统筹协调、人员调配、组织编撰等工作,部分曾任和在任山东省戒毒管理局领导齐延安、郝道方、齐晓光、潘治胜、岳文锦、范跃进及处室主要负责同志梁云龙、杜章、赵莉、戴小勇、张文汇,省属戒毒所的主要负责同志金兴会、李杰、孙娟、刘国立、蒋济昌,山东司法警官职业学院教授原永红,作为丛书分册负责人或协调人,在丛书的统筹协调、框架结构、调查研究、初稿审核等方面做了大量深入细致的工作,很多同志利用业余时间收集整理资料、研究探讨、撰写稿件、修改完善,付出了辛劳和汗水。

在本丛书编写过程中,山东大学(威海)法学院院长、教授肖金明,司法部预防犯罪研究所研究员、戒毒工作研究室主任苏利,中央司法警官学院矫正教育系主任、教授姜祖祯,浙江警官职业学院司法心理与行为研究所所长、教授马立骥,山东师范大学心理学院教授郭庆科,山东中医药大学发展规划处处长、副教授邓华亮,山东中医药大学教授张沁园,山东体育学院科技处副处长、教授董贵俊,济南大学副教授綦萃华,泰山管理学院新儒家管理模式研究中心主任白立新等专家给予了大力支持和指导,参与丛书框架研究、书稿审定等工作。书稿最后的修订工作得到了山东大学(威海)法学院院长肖金明教授、山东社会科学院法学所所长谢桂山教授、山东大学(威海)法学院博士生导师门中敬教授三位专家的倾情相助,他们主动参与书稿审核,利用业余时间对书稿进行了系统整理修订,提出许多指导性很强的意见建议。山东省司法行政戒毒系统各单位组织警察参与编写,为丛书编撰工作顺利开展创造了有利条件。在此一并表示感谢。

丛书作者以公益性立场编写本书,以宣传戒毒工作、推广戒毒工作方法和经验为目标,旨在为提升戒毒工作规范化、专业化、科学化水平提供有益借鉴,为破解戒毒这个世界难题作出积极探索。由于编写本书的作者大多工作在戒毒一线,虽然有一定的实践经验,但知识面和视野不够宽,科研能力也有限,难免有不准确、不恰当、不完善的地方,敬请批评指正。

编 者

2019 年 10 月

前　言

　　近代以来,中国人民曾经饱受鸦片烟毒的侵害,毒品给中华民族带来了深重的灾难。当前,受全球毒品蔓延和国内各种因素的影响,我国毒品问题的复杂程度和治理难度进一步加大。党和政府高度重视禁毒戒毒工作,把禁毒工作纳入了总体国家安全战略和"平安中国""法治中国"建设之中。习近平总书记对禁毒工作十分关心,并作出重要指示,强调"禁毒工作事关国家安危、民族兴衰、人民福祉,毒品一日不除,禁毒斗争就一日不能松懈"①。

　　毒品是指鸦片、海洛因、甲基苯丙胺(冰毒)、吗啡、大麻、可卡因以及国家规定管制的其他能够使人形成瘾癖的麻醉药品和精神药品。从这一定义不难看出,鸦片、海洛因等都具有药用价值,吸毒是对药物的滥用,并非出于医疗需要和目的,而长期采用某种方式超量使用具有成瘾性的违禁药品会对人的身体健康造成损害。比如,长期吸毒可以导致患者出现中毒症状,出现嗜睡、感觉迟钝、运动失调以及定向障碍等;如果突然停用毒品,会出现戒断症状,可以引起各种并发症,严重的时候可以导致吸毒者死亡;吸毒的人往往会出现精神障碍,比如幻觉和丧失人格等;静脉注射毒品经常带来感染合并症,常见的有病毒性肝炎、艾滋病、梅毒等感染性疾病。因此,从医学的角度认识毒品成瘾、开展戒治工作,是戒毒工作的重要内容。

　　山东省司法行政戒毒系统始终坚持以习近平总书记的重要指示精神为指导,以"提高戒治质量"为中心,落实"以人为本,科学戒毒,综合矫治,关怀救助"的方针,坚持走科学化、专业化道路,与山东中医药大学密

---

　　① 摘自 2018 年第三十一个"国际禁毒日"前夕,习近平总书记在会见全国禁毒工作先进集体代表和先进个人时发表的重要讲话[EB/OL],(2018-06-25)[2019-09-08],http://cpc. people. com. cn/n1/2018/0625/c64094-30084004. html.

切合作,组建了医疗戒毒实验室,采用中西医结合手段推动戒毒医疗实践,探索了具有特色、覆盖"四期"的山东医疗戒毒模式。为总结经验,更好地提升司法行政戒毒工作水平,山东省司法行政戒毒系统组织部分一线优秀戒毒工作人员编撰了《医疗和食疗戒毒研究》一书,作为"当代中国戒毒创新研究"丛书中的一本。

本书共分三篇九章。第一篇为"现代医学戒毒"。本篇对毒品的概念、毒品依赖的生理基础等进行了详细阐述,对国内外医疗戒毒的现行模式、遵循原则和治疗目标以及主要措施进行了综述,并融入了山东司法行政戒毒系统在急性脱毒治疗、慢性稽延症状处置、慢性传染性疾病和慢性非传染性疾病的管理等方面的临床经验。第二篇为"中医药戒毒"。中医药戒毒是山东戒毒的一大特色。本篇从中医视角,遵循"天人合一"的自然观、"形神统一"的整体观、"辨证施治"的治疗观,对吸毒成瘾症状、病因、病机进行了辨证分析,在传统经方的基础上,创新发展形成了针对精神类毒品急性脱毒期症状治疗的中药制剂;充分阐释了在具有两千多年历史的《黄帝内经》"治未病"思想的指导下,发挥中医养生理论优势和中医特色治疗优势,综合运用多种中医治疗技术及中医养生方法;论证了"一治、二防、三养"的覆盖"四期"、身心俱调、标本兼顾、内外结合的中医戒毒工作模式。第三篇为"食疗戒毒"。食疗戒毒也是山东戒毒的特色之一。《本草求真》中有"食物入口,等于药之治病,同为一理"的说法。本篇从现代营养学和中医学两个角度详细阐述了开展食疗的理论基础,回答了吸毒人员为什么要开展食疗、开展食疗的目的和如何开展食疗等问题。

本书涵盖了现代医学、中医学对吸毒成瘾的认识、理解和治疗方法,既有基础理论,又有一些经验总结,对医疗戒毒工作具有一定的参考价值,希望能够为进一步提升司法行政戒毒工作的科学化、专业化水平提供有益的借鉴。

本书在编写过程中参考了众多报刊、书籍和有关网站的资料,在具体的章节中最大程度地作了注释。由于编者水平所限,疏漏之处在所难免,请读者不吝批评指正。

编　者

2019 年 10 月

目　录

第一篇　现代医学戒毒

第一章　毒品概论

《中华人民共和国禁毒法》第一章第二条规定："本法所称毒品,是指鸦片、海洛因、甲基苯丙胺(冰毒)、吗啡、大麻、可卡因,以及国家规定管制的其他能够使人形成瘾癖的麻醉药品和精神药品。"既然法律规定"毒品"是一种特殊的"药品",那么它就具有法律规定的内涵,同时又具有医学的理解和解释。本章重点是介绍和简述毒品的医学概念、产生毒品依赖的神经生化基础、毒品与药品的关系。

第一节　毒品的医学概念

关于毒品的定义,不同的专业领域有不同的解释,世界各国尚无统一标准。中国的《禁毒法》则将毒品定义为鸦片、海洛因、甲基苯丙胺(冰毒)、吗啡、大麻、可卡因,以及国家规定管制的其他能够使人形成瘾癖的麻醉药品和精神药品。"毒品"这一名词只见于我国,在国际上,并无"毒品"这一独立名词。汉语中"毒品"一词的含义是我国加入国际禁毒的有关公约后,在同毒品犯罪作斗争的实践中趋于明确的。

一、"毒品"表述的沿革

罂粟于隋唐时期传入我国,从唐代开始作为观赏植物种植于庭院之中。早在五代时期,医家就逐渐认识到了它的药用价值,将其作为行气止痛、涩肠止泻、敛肺止咳药物广泛用于临床。明代李时珍的《本草纲目》称之为"阿芙蓉",明末开始由药品滥用为毒品。清代鸦片战争开始后,帝国主义对我国实行鸦片倾销,整个国家内外交困,主权丧失,社会动荡,民不聊生。此后,政府逐渐意识到了鸦片的危害,开始颁布各种律例进行禁烟。1907年清廷颁布的《新刑律》和1928年中华民国的《刑法》都规定了鸦片烟罪。其他文献中常常见到烟毒、鸦片烟的表述,偶尔亦有毒品的用法。中华人民共和国成立后,党和政府非常重视禁毒工作,经过全党和全国人民的共同努力,有效地遏制了鸦片在我国的泛滥。期间虽然没有颁布专门的禁毒戒毒法,但出台了许多通令或批示。如1950年2月的《中央人民政府政务院关于严禁鸦片烟毒的通令》、1950年4月的《中央关于肃清毒品流行的指示》、1952年12月的《政务院关于推行戒烟、禁种鸦片和收缴农村存毒的工作指示》中,均有毒品、吸食毒品、戒烟、禁毒等提法,其中的戒烟是指戒除鸦片烟。甲基苯丙胺在20世纪50年代的中国叫"抗疲劳素片";1957年,重庆曾出现过吸食冰毒的成瘾人群,1962年,山西、内蒙古等地也发生过滥用的问题。因此,1963年2月,《中央批转卫生部党组关于加强去氧麻黄素等剧毒药品管理的报告》明确地把去氧麻黄素等作为毒品来管理。改革开放后,随着我国对外交往的逐渐深入,毒品再次流入我国。1979年,《中华人民共和国刑法》第一百七十条规定:"制造、贩卖、运输鸦片、海洛因、吗啡或者其他毒品的,处五年以下有期徒刑或者拘役,可以并处罚金。"1981年8月发布的《国务院关于重申严禁鸦片烟毒的通知》虽然使用了"烟毒"的提法,但是其中有"鸦片等毒品"的表述;1982年7月发布的《中共中央、国务院关于禁绝鸦片烟毒问题的紧急指示》中,"烟毒"和"毒品"的表述混合使用;1990年,《全国人民代表大会常务委员会关于禁毒的决定》颁布,规定了该决定所称之"毒品"的含义,其中已经不使用"烟毒"一词。至此,现代汉语中的"毒品"一词,具有了比较明确的含义。

二、医学对毒品概念的理解

如何定义毒品取决于对毒品的构成要素的认识。对于毒品的构成要素,法学学者们几乎一致持"三要素说",即认为毒品具有成瘾性(药物依赖性)、危害性和违(非)法性三个特征。而医学学者们大都除了阐述毒品及药物依赖性和对人体的有害性之外,还强调毒品的滥用性。有学者甚至就用"药物滥用"代替了"毒品"一词。然而,这里医学学者们强调的"滥用性"仅指有悖于社会常模或偏离医疗所需的、间断或不间断使用的某种精神活性物质,并解释药物滥用并非错误或不当地使用药物,也不是社交性或境域性使用,而是进入强制性的有害使用方式。可见,这里所讲的"滥用性"只是从依赖性的角度考虑而局限于抵瘾的一种寻求解脱痛苦的行为,所以其仍然是从医学的用药方法角度去解释的,属于医疗性质的不当用药。笔者认为,滥用性为毒品的基本特征之一。滥用性作为毒品的基本构成要素,是毒品概念中其他构成要素所不能代替的,具有质的规定性作用之一的基本特征。毒品的滥用性并非仅仅为纯医学上的不当地使用药物,而且同时具有深刻的社会学、心理学内容。

毒品的滥用即吸毒者将麻醉物或精神药物用于刺激中枢神经,从而产生具有欣快感的心理效应体验的行为。简言之,滥用毒品就是指为寻求精神刺激而用药。这里的滥用不能等同于不当用药,虽然在客观上毒品的滥用表现为非医疗性不当用药,即隐蔽地非法吸食和施打行为,但主观上滥用是指由寻求精神刺激这一动机产生的,以达到产生飘飘然的欣快感为目的的意识、意志行为,有着丰富的心理内容。

一般来讲,毒品滥用包括两种情况:一是因寂寞、消遣,为刺激神经而吸食,成瘾后便愈演愈烈。这种情况下,刚开始尝试吸毒就是滥用,以后的抵瘾则是滥用的延续和深化。二是刚开始为治病医痛而用药(此时并非滥用),但由于不能控制用量而成瘾,越用依赖性越严重,最后干脆就是为抵瘾而吸食(施打),此时就发展成了滥用。由于抵瘾是利用精神药物或麻醉药物的药理作用来使由药物依赖产生的断戒症状及强烈的情绪波动趋于平静,从而产生欣快感情绪体验的行为,所以抵瘾本身就是一种精神刺激,是一种滥用。

将毒品的滥用性作为其独立的特征有一定的根据。首先,毒品的滥用性不同于毒品的成瘾性。虽然毒品的成瘾性是导致滥用的主要原因,甚至抵瘾本身就是滥用,但滥用性与成瘾性仍然非属同一概念。成瘾性是毒品可使人产生身体依赖的药理属性,而滥用性是毒品专门用于精神刺激的用途属性。其次,毒品的滥用性也不同于毒品的危害性。一般来讲,毒品的危害性包括对吸毒者本人身体的损害和对社会秩序的侵害两个方面,这两方面的危害又是通过滥用这一不当途径来实现的。因此,危害性体现了滥用毒品行为的结果特征,而滥用性则是产生危害结果的行为方式,属于手段特征。再次,毒品的滥用性又与违法性有着明显的区别。许多论著里都认为毒品的滥用就是非法使用,从而将毒品的滥用性这一特征归并于违法性中。但如果仔细分析不难看出,滥用性与违法性在外延上也还是有所不同的。虽然现今的毒品滥用本身就是一种违法使用,但从历史角度来看,滥用性比违法性产生得要早,而且现今的违法使用中也有很少一部分非滥用。比如,某些医者仅仅为了医痛而未经批准就给自己所配制的药物里掺了少量的鸦片或大麻物质的行为就属于违法使用,但非滥用。应当看到,毒品的违法性包括的范围很广,包括非法制造、运输、贩卖、持有等,也包括滥用在内的非法使用。正因为毒品是专门用于刺激中枢神经的麻醉药品或精神药品,有其滥用性,也正因为毒品被滥用后会产生一系列后果,各国法律才明文禁止,赋予其违法性。总之,毒品由于具有精神活性而产生依赖性导致滥用,而滥用的结果则是成瘾,继而出现危害性、违法性等。毒品的成瘾性、滥用性、危害性、违法性四要素之间存在着一种链条式因果关系而缺一不可。

三、医学对毒品的定义

世界卫生组织(WHO)对毒品的定义为:某种化学药物,通过吸食或注射途径进入体内后,用药者会不断增大用药量,一旦停药,则出现某种症状,长期使用将危及用药者健康,这种药物即毒品。联合国1971年《精神药物公约》对毒品的定义为:"能引起成瘾之依赖性,使中枢神经系统产生兴奋或抑郁,以致造成幻觉,或对动作机能、思想、行为、感觉、情绪之损害的天然、半合成、合成的物质。"可以看出,毒品的本质内涵有以下四个特点:①毒品的概念突出了毒品对人体产生的后果。以后果为标准,没有以具体物质为标准,具有很大的包容性。凡有此后果的,经世界卫生组织认定,皆可确认为毒品。②毒品是由其化学特性改变摄入生物体的结构或功能的物质,强调它有活跃的化学成分,能影响滥用者的肉体或精神行为,即毒品对其滥用者造成生理依赖和精神依赖。③毒品在人体产生的后果中突出了神经系统症状。④毒品的范畴包括天然、半合成、合成的物质,目前主要包括麻醉药品和精神药品。

毒品的品种很多,联合国《1961年麻醉品单一公约》《修正1961年麻醉药品单一公约的1972年议定书》《1971年精神药物公约》和《禁止非法贩运麻醉药品和精神药物公约》都分别附列有经联合国经社理事会麻醉品委员会认定的毒品和制毒物质的品种表。根据联合国的有关规定,受管理的自然毒品和人工合成毒品达 150 多种。

联合国麻醉药品委员会将毒品分为六大类:①吗啡型药物,包括鸦片、吗啡、可待因、海洛因和罂粟植物等最高风险的毒品;②可卡因和可卡叶;③大麻;④安非他明等人工合成兴奋剂;⑤安眠镇静剂,包括巴比妥类药物和甲喹;⑥精神药物,即安定类药物。

世界卫生组织则将毒品分为八大类:吗啡类、巴比妥类、酒精类、可卡因类、印度大麻类、苯丙胺类、柯特(Khat)类和致幻剂类。

第二节　毒品依赖的神经生化基础

本节重点从人体大脑神经元的结构和功能、神经递质与转运体、神经肽、神经递质功能紊乱和神经疾患的关系几方面阐述毒品依赖的生理、病理生理基础。

一、神经元的结构与功能

神经元又称"神经细胞",是构成神经系统结构和功能的基本单位。神经元是具有长突触(轴突)的细胞,由细胞体(也简称"胞体")和细胞突起构成。长的轴突上套有一层鞘,组成神经纤维,末端的细小分支叫作"神经末梢"。细胞体位于脑、脊髓和神经节中,细胞突起可延伸至全身各器官和组织中。细胞体是细胞含核的部分,其形状大小有很大差别,直径为 $4\sim150~\mu m$。核大而圆,位于细胞中央,染色质少,核仁明显。细胞质内有斑块状的核外染色质,还有许多神经元纤维。细胞突起是由细胞体延伸出来的细长部分,又可分为树突和轴突。每个神经元可以有一个或多个树突,可以接受刺激并将兴奋传入细胞体。每个神经元只有一个轴突,可以把兴奋从一个神经元传送到另一个神经元或其他组织,如肌肉或腺体。

(一)细胞体结构

神经元的细胞体在于脑和脊髓的灰质及神经节内,形态各异,常见的形态为星形、锥形、梨形和球形等。胞体大小不一,直径为 $4\sim150~\mu m$。

胞体是神经元的代谢和营养中心。胞体的结构与一般细胞相似,有细胞膜、细胞质和细胞核。

1.细胞膜

细胞膜包括胞体的胞膜和表面突起的膜,是连续完整的细胞膜。除突触部位的胞膜有特异的结构外,大部分胞膜为单位膜结构。神经细胞膜的特点是敏感而易兴奋。在膜上有各种受体和离子通道,二者各由不同的膜蛋白构成。形成突触部分的细胞膜增厚,膜上受体可与相应的神经递质结合。当受体与乙酰胆碱递质或 γ-氨基丁酸递质结合时,膜的离子通透性及膜内外电位差发生改变,胞膜产生相应的生理活动(兴奋或抑制)。

2.细胞核

细胞核多位于神经细胞体中央,大而圆。异染色质少,多位于核膜内侧;常染色质多,散在于核的中部,故着色浅。核仁1~2个,大而明显。细胞变性时,核多移向周边而偏位。

3.细胞质

细胞质位于核的周围,又称"核周体",其中含有发达的高尔基复合体、滑面内质网,丰富的线粒体、尼氏体及神经原纤维,还含有溶酶体、脂褐素等结构。具有分泌功能的神经元胞质内还含有分泌颗粒,如位于下丘脑的一些神经元。

(1)尼氏体:又称"嗜染质",是胞质内的一种嗜碱性物质,在一般染色中被碱性染料所染色,多呈斑块状或颗粒状。它分布在核周体和树突内,而轴突起始段的轴丘和轴突内均无。神经元的类型和生理状态不同,尼氏体的数量、形状和分布也有所差别。典型的如脊髓前角运动神经元,尼氏体数量最多,呈斑块状,分散于神经原纤维之间,有如虎皮样花斑,故又称"虎斑小体"。而在脊神经节神经元的胞质内,尼氏体呈颗粒状,散在分布。电镜下,尼氏体是由许多发达的平行排列前粗面内质网及其间的游离核糖体组成。神经活动所需的大量蛋白质主要在尼氏体合成,再流向核内、线粒体和高尔基复合体。当神经元损伤或中毒时,均能引起尼氏体减少,乃至消失。若损伤恢复或除去有害因素后,尼氏体又可恢复。因此,尼氏体的形态结构可作为判定神经元功能状态的一种标志。

（2）神经原纤维：神经细胞质内，存在着直径为 $2\sim3\ \mu m$ 的丝状纤维结构，银染的切片体上可清晰地显示出呈棕黑色的丝状结构，此即神经原纤维。其在核周体内交织成网，并向树突和轴突延伸，可达到突起的末梢部位。在电镜下观察，神经原纤维是由神经丝和神经微管集聚成束所构成的。神经丝也称"神经细丝"，是直径约为 $10\ nm$ 的细长的管状结构，是中间丝的一种，但与其他细胞内的中间丝有所不同。在电镜下观察，可见神经细丝是极微细的管状结构，中间透明为管腔，管壁厚为 $3\ nm$，多集聚成束。其分散在胞质内，也延伸到神经元的突起中。神经丝是神经元内代谢产物和离子运输流动的通路。神经微管是直径约 $25\ nm$ 的细而长的圆形细管，管壁厚为 $5\ nm$，可延伸到神经元的突起中，在胞质内与神经丝排列成束，交织成网。其生理功能主要为参与胞质内的物质转运活动。接近微管表面的各种物质流速最大。微管的表面有动力蛋白，其本身具有三磷酸腺苷（ATP）酶的作用，在 ATP 存在的状态下，可使微管滑动，从而使微管具有运输功能。此外，还有较短而分散的微丝。微丝是最细的丝状结构，直径约 $5\ nm$，长短不等，集聚成束，交织成网，广泛地分布在神经元的胞质和突起内且具有收缩作用，可以适应神经元生理活动的形态改变。神经丝、微管、微丝这三种纤维构成了神经元的细胞骨架，参与物质运输，在光镜下所显示的仅是神经丝和神经微管形成的神经原纤维。

（3）脂褐素：常位于大型神经元无核周体的一侧，呈棕黄色颗粒状，随年龄增长而增多，经电镜和组织化学证实为次级溶酶体形成的残余体，其内容物为溶酶体消化时残留的物质，多为异物、脂滴或退变的细胞器。某些神经元（如下丘脑中的）是具有内分泌功能的分泌神经元，胞体内含直径为 $100\sim300\ nm$ 的分泌颗粒，颗粒内含肽类激素（如加压素、催产素等）。

（二）突起

神经元的突起是神经元胞体的延伸部分，由于形态结构和功能的不同，可分为树突和轴突。

1. 树突

树突是从胞体发出的一至多个突起，呈放射状。胞体起始部分较粗，经反复分支而变细，形如树枝状。树突的结构与胞体相似，胞质内含有尼氏体、线粒体和平行排列的神经原纤维等,但无高尔基复合体。在特殊银染标本上,树突表面可见许多棘状突起,长为 $0.5\sim1.0\ \mu m$,粗为 $0.5\sim2.0\ \mu m$,称"树突棘",是形成突触的部位。一般电镜下,树突棘内含有数个扁平的囊泡,称"棘器"。树突的分支和树突棘可扩大神经元接受刺激的表面积。树突具有接受刺激并将冲动传入细胞体的功能。

2. 轴突

每个神经元只有一个轴突,发出轴突的细胞质部位多呈圆锥形,称"轴丘",其中没有尼氏体,主要有神经原纤维分布。轴突自胞体伸出后,开始的一段为起始段,长 $1\sim25\ \mu m$,通常较树突细,粗细均一,表面光滑,分支较少,无髓鞘包卷。离开胞体一定距离后,有髓鞘包卷,即为有髓神经纤维。轴突末端多呈纤细分支,称"轴突终末",与其他神经元或效应细胞接触。轴突表面的细胞膜称"轴膜",轴突内的胞质称"轴质"或"轴浆"。轴质内有许多与轴突平行的神经原纤维和细长的线粒体,但无尼氏体和高尔基复合体。因此,轴突内不能合成蛋白质。轴突成分代谢更新以及突触小泡内神经递质的合成均在胞体内进行,通过轴突内微管、神经丝流向轴突末端。神经元树突的末端可以接受其他神经传来的信号,并把信号传给神经元,因此是传入神经的末梢。而轴突的分支可以把信号传给其他神经元或效应器,因此是传出神经的末梢。电镜下,从轴丘到轴突全长可见有许多纵向平行排列的神经丝和神经微管,以及连续纵行的长管状的滑面内质网和一些多泡体等。在高倍电镜下,还可见在神经丝、神经微管之间均有极微细的纤维网络连接。这种横向连接的极细纤维称为"微小梁",起支持作用。轴突末端还有突触小泡。轴突运输神经元的胞体和轴突在结构和功能上是一个整体,神经元代谢活动的物质多在胞体形成,神经元的整体生理活动物质代谢是由轴浆不断流动所实现的。研究证明,神经元胞质自胞体向轴突远端流动,同时从轴突远端也向胞体流动。这种方向不同、快慢不一的轴质双向流动称为"轴突运输"。从胞体向轴突远端的运输由于运输方向与轴质流动的方向一致,故称为"轴向运输"。这种运输有快慢之分:快速运输其速度为每天 $200\sim500\ mm$,是将神经元胞体合成的神经递质的各类小泡和有关的酶类等经长管状的滑面内质网和沿微管表面流向轴突末端,待发生神经冲动时释放；慢速运输也称"轴质流动"，其速度为每天 1~4 mm，主要是将神经元胞体合成的蛋白质不断地向轴突末端流动，以更新轴质的基质、神经丝以及微管等结构蛋白质。逆向运输是轴突末端代谢产物和轴突末端通过入胞作用摄取的蛋白质、神经营养因子以及一些小分子物质等由轴突末端运向胞体，运输方向与轴质流动相反，故称为"逆向运输"，速度为每天 1~4 mm。这种运输主要是由多泡体实现。多泡体是一个大泡内含许多小泡，小泡内分别含有代谢产物或摄入的神经营养因子。代谢产物被逆向运输至胞体后，经溶酶体的作用，可分解消化更新。神经营养因子到达胞体后，可促进神经元的代谢和调节神经元的生理功能。不论是顺向运输还是逆向运输，均由线粒体提供 ATP 供能所实现。因某种原因而感染时，有些病毒或毒素通过逆向运输到达神经元的胞体内而致病。轴突运输是神经元内各种细胞器生理功能的重要体现。轴突的主要功能是将神经冲动由胞体传至其他神经元或效应器。

（三）突触

突触是指一个神经元的冲动传到另一个神经元或传到另一个细胞时之间相互接触的结构。在光学显微镜下，可以看到一个神经元的轴突末梢经过多次分支，最后每一小支的末端膨大呈杯状或球状，叫作"突触小体"。这些突触小体可以与多个神经元的细胞体或树突相接触，形成突触。从电子显微镜下观察，可以看到，这种突触是由突触前膜、突触间隙和突触后膜三部分构成的。

突触前细胞借助化学信号（即神经递质）将信息转送到突触后细胞者，称"化学突触"；借助于电信号传递信息者，称"电突触"。化学突触或电突触均由突触前、后膜以及两膜间的窄缝——突触间隙所构成，但两者有着明显差异。胞体与胞体、树突与树突以及轴突与轴突之间都有突触形成，但常见的是某神经元的轴突与另一神经元的树突间所形成的轴突-树突突触，以及与胞体形成的轴突-胞体突触。

当轴突末梢与另一神经元的树突或胞体形成化学突触时，往往先形成膨大，称"突触扣"。扣内可见数量众多的直径为 30~150 nm 的球形小泡，称"突触泡"，还有较多的线粒体。递质贮存于突触泡内。一般认为，直径为 30~50 nm 的电子透明小泡内贮存的是乙酰胆碱（ACh）或氨基酸类递质。

有些突触扣内含有直径为 $80\sim150$ nm 的带芯突触泡和一些电子密度不同的较小突触泡,这些突触泡可能含有多肽。那些以生物胺为递质的突触内也含有不同电子密度的或大或小的突触泡。突触膜增厚也是化学突触的特点。高等动物的中枢突触被分为 Ⅰ 型和 Ⅱ 型,前者的突触间隙宽约 30 nm,后膜明显增厚,面积大,多见于轴突-树突突触;后者的突触间隙宽约 20 nm,后膜只轻度增厚,面积小,多见于轴突-胞体突触。当然也存在介于两者之间的移行型。电突触没有突触泡和线粒体的汇聚,它的两个突触膜曾一度被错误地认为是融合起来的,实际上两者之间有 2 nm 的突触间隙。因此,电突触又称"间隙接头"。电突触的两侧突触膜都无明显的增厚现象,膜内侧胞浆中也无突触泡的汇聚,但存在一些把两侧突触膜连接起来的、直径约 2 nm 的中空小桥,两侧神经元的胞浆(除大分子外)借以相通。如将分子量不大的荧光色素注入一侧胞浆中,往往可能通过小桥孔扩散到另一神经元。这样的两个神经元称为"色素偶联神经元"。

二、神经递质与转运体

(一)神经递质的定义

神经递质(neurotransmitter)是指从神经末梢合成和释放的特殊化学物质。该物质能识别和结合于相应的受体上,随后通过一系列信号转导途径,最终产生生物学效应。

(二)神经递质的特征

神经递质在突触传递中担当"信使"作用。在中枢神经系统中,突触传递最重要的方式是神经化学传递。神经递质由突触前膜释放后立即与相应的突触后膜受体结合,产生突触去极化电位或超极化电位,导致突触后神经兴奋性升高或降低。神经递质的作用可通过两条途径中止:一条是再回收,即通过突触前载体的作用将突触间隙中多余的神经递质回收至突触前神经元并贮存于囊泡;另一条是酶解,如以多巴胺(DA)为例,它通过位于线粒体的单胺氧化酶(MAO)和位于细胞质的儿茶酚胺邻位甲基转移酶(COMT)的作用被代谢和失活。神经递质不同于其他物质,其特征为:①在突触前神经元内具有合成该递质所需的前体及相关酶系统;②在突触小泡内贮存有合成的递质,当兴奋到达时能够释放入突触间隙;③递质能与突触后受体结合,发生生理效应;④存在使递质失活的酶或灭活的其他环节;⑤使用递质拟似剂或受体阻断剂可加强或阻断递质的作用。

(三)神经递质的分类

脑内神经递质分为 4 类,即生物原胺类、氨基酸类、肽类、其他类。生物原胺类神经递质是最先发现的一类,包括多巴胺(DA)、去甲肾上腺素(NE)、肾上腺素(E)、5-羟色胺(5-HT,也称"血清素")、组胺。氨基酸类神经递质包括 γ-氨基丁酸(GABA)、甘氨酸、谷氨酸、乙酰胆碱。肽类神经递质包括内源性阿片肽、P 物质、神经加压素、胆囊收缩素(CCK)、生长抑素、血管加压素和缩宫素、神经肽 Y。其他神经递质包括核苷酸类、花生四烯酸、σ 受体。另外,氧化亚氮被普遍认为是神经递质,它不以胞吐的方式释放,而是凭借其脂溶性穿过细胞膜,通过化学反应发挥作用并灭活,在突触可塑性变化、长时程增强效应中起着逆行信使的作用。

(四)神经递质的生化和生理作用

1. 乙酰胆碱

乙酰胆碱广泛存在于自然界和各种属动物的神经系统中。ACh 除了起全部突触后副交感神经纤维和少数突触后交感神经纤维递质传递作用外,还支配交感和副交感节前纤维、骨骼肌的运动神经和中枢神经系统内某些神经元的传递作用。这一神经递质在运动、感觉、心血管活动、摄食、饮水、体温调节、睡眠与觉醒、学习记忆、神经可塑性、早期神经发育中都起重要作用。多伊奇(Deatsch)等根据胆碱能系统与学习记忆的密切关系,提出中枢胆碱能突触即"记忆突触",ACh 在胆碱乙酰转移酶(ChAT)的催化下,由胆碱与乙酰辅酶 A 合成,乙酰胆碱酯酶(AChE)使之破坏。[①] ACh 的受体有两类:烟碱受体(N 受体)和毒蕈碱受体(M 受体)。因为一些激动剂和拮抗剂对骨骼肌和神经节的 N 受体的作用不同,N 受体再分为 N1 和 N2 受体亚型;M 受体有 5 种亚型,M1 受体分布于神经节及多种分泌腺,M2 受体分布于心脏,M3 和 M4 受体分布于骨骼肌和分泌腺,中枢神经系统含有所有 5 种亚型。ACh 作用于 N 受体开

---

① DEUTSCH A,HOWARD J,FALCKE M,et al. Function and regulation of cellular systems[M]. Basel,Boston,Berlin:Birkhäuser Verlag,2004.

放离子通道,M 受体的功能则由 G 蛋白家族成员介导引起膜结合的效应分子的改变而实现。

闰绍细胞(Renshaw cell)是脊髓前角内的一种神经元,接受前角运动神经元轴突侧支的支配。它的活动转而反馈抑制前角运动神经元的活动。前角运动神经元支配骨骼肌的接头处递质为乙酰胆碱,则其轴突侧支与闰绍细胞发生突触联系,也必定释放乙酰胆碱作为递质。用电生理微电泳法将乙酰胆碱作用于闰绍细胞,确能引致其放电;应用 N 型受体阻断剂后,乙酰胆碱的兴奋作用即被阻断,说明这一突触联系的乙酰胆碱作用与神经-肌肉接头处一样,都是 N 样作用。

位于丘脑后部腹侧的特异感觉投射神经元是胆碱能神经元,它们和相应的皮层感觉区神经元形成的突触是以乙酰胆碱为递质的。例如,刺激视神经时,枕叶皮层 17 区等处的乙酰胆碱释放增多。脑干网状结构上行激动系统的各个环节似乎都存在乙酰胆碱递质。例如,脑干网状结构内某些神经元对乙酰胆碱敏感;刺激中脑网状结构使脑电出现快波时,皮层的乙酰胆碱释放明显增加;用组织化学法显示脑干网状结构的乙酰胆碱上行通路,发现其与脑干网状结构上行激动系统通路有相似之处。尾核含有丰富的乙酰胆碱、胆碱乙酰移位酶和胆碱酯酶,尾核内有较多的神经元对乙酰胆碱敏感,壳核与苍白球内某些神经元也对乙酰胆碱敏感。由此看来,纹状体内存在乙酰胆碱递质系统。此外,边缘系统的梨状区、杏仁核、海马内某些神经元对乙酰胆碱也起兴奋反应,这种反应能被阿托品阻断,说明这些部位也可能存在乙酰胆碱递质系统。

乙酰胆碱功能如下:

(1)心血管系统:舒张血管、减慢心率。

(2)肠胃平滑肌收缩。

(3)泌尿道、膀胱壁收缩。

(4)腺体消化腺分泌增多。

(5)收缩瞳孔和支气管。

相应地,与之相关的病症有:精神分裂症、强迫症、抑郁症、恐惧症、自主神经紊乱、焦虑症、精神障碍、躁狂症。

2. 单胺类递质

神经系统中含有胺类结构的化学介质称为"单胺类递质",由于单胺的种类不同,又分为儿茶酚胺(去甲肾上腺素、肾上腺素和多巴胺)和5-羟色胺(其活性成分为吲哚胺)。

(1)儿茶酚胺:儿类酚胺的生物合成是以酪氨酸为原料,在酪氨酸羟化酶作用下生成多巴,再在 L-芳香氨基酸脱羧酶的催化下形成多巴胺。多巴胺进入囊泡,经多巴胺 β-羟化酶的催化,转变为去甲肾上腺素。在苯乙醇胺 N-甲基转移酶的催化下,去甲肾上腺素转变成肾上腺素。再摄取和酶解失活是消除递质的主要方式,重摄取量占释放量的3/4。在酶解失活方面,单胺氧化酶(MAO)和儿茶酚胺氧位甲基转移酶(COMT)起重要作用。去甲肾上腺素是大部分交感神经节后纤维和中枢神经系统某些通道的递质,在血管、心脏、睡眠、觉醒、注意、警觉、学习记忆中起重要作用。

去甲肾上腺素受体需要 G 蛋白介导,与第二信使偶联后产生一系列信号转导和生理效应。第二信使系统主要是腺苷酸环化酶系统和磷脂酰肌醇系统。

脑内多巴胺是去甲肾上腺素生物合成的前体,但在多巴胺能神经元中是具有独立作用的神经递质。研究证明,人类生命所依据的躯体运动和思维活动都是与多巴胺功能紧密地联系在一起的。多巴胺神经元主要集中于中脑的黑质致密区、中脑腹侧被盖区、下丘脑及其脑室周围。多巴胺递质系统主要包括 3 个部位:黑质-纹状体部分、中脑边缘系统部分和结节、漏斗部分。黑质-纹状体部分的多巴胺能神经元位于中脑黑质,其神经纤维投射到纹状体。脑内的多巴胺主要由黑质制造,沿黑质-纹状体投射系统分布,在纹状体贮存(其中以尾核含量最多)。破坏黑质或切断黑质-纹状体束,纹状体中多巴胺的含量即降低。用电生理微电泳法将多巴胺作用于纹状体神经元,主要起抑制反应。中脑位于边缘部分的多巴胺能神经元位于中脑脚间核头端的背侧部位,其神经纤维投射到边缘前脑。结节-漏斗部分的多巴胺能神经元位于下丘脑弓状核,其神经纤维投射到正中隆起。

多巴胺功能如下:

①调节运动。

②参与精神活动。

③调节垂体内分泌。

④对大脑的整体兴奋作用。

⑤对胃肠功能的调节。

⑥在药物依赖中的作用。

相应地,与多巴胺相关的病症有:失眠症、焦虑症、抑郁症、恐惧症、精神障碍、躁狂症。

去甲肾上腺素系统比较集中,绝大多数的去甲肾上腺素能神经元位于低位脑干,尤其是中脑网状结构、脑桥的蓝斑以及延髓网状结构的腹外侧部分。按其纤维投射途径的不同,可分为3个部分:上行部分、下行部分和支配低位脑干部分。上行部分的纤维投射到大脑皮层、边缘前脑和下丘脑。下行部分的纤维下达脊髓背角的胶质区、侧角和前角。支配低位脑干部分的纤维分布在低位脑干内部。

去甲肾上腺素功能如下:

①调节心血管功能。

②脑循环的调节。

③调节学习和记忆。

④调节精神活动。

⑤调节觉醒和睡眠。

⑥体温调节。

⑦心血管活动的调节。

相应地,与之相关的病症有:精神分裂、失眠症、焦虑症、神经官能症、自主神经紊乱、躁狂症、恐惧症。

(2)5-羟色胺:5-羟色胺递质系统也比较集中,其神经元主要位于低位脑干近中线区的中缝核内。按其纤维投射途径的不同,也可分为3个部分:上行部分、下行部分和支配低位脑干部分。上行部分的神经元位于中缝核上部,其神经纤维投射到纹状体、丘脑、下丘脑、边缘前脑和大脑皮层。脑内5-羟色胺主要来自中缝核上部,破坏中缝核上部可使脑内5-羟色胺含量明显降低。下行部分的神经元位于中缝核下部,其神经纤维下达脊髓背角的胶质区、侧角和前角。支配低位脑干部分的纤维分布在低位脑干内部。5-羟色胺对各类神经元普遍有抑制作用,但对面神经运动核、脊髓前角运动神经元产生兴奋作用,对摄食、体温、性行为和痛觉有调节作用,有促进睡眠的作用,能影响药物依赖中的行为活动,特别是觅药行为,能阻抑学习记忆的形成。

5-羟色胺功能如下:

①产生镇痛作用。

②调节睡眠。

③调节体温。

④调节性活动。

⑤维持精神稳定。

⑥对皮层诱发电位有抑制作用。

⑦调节神经内分泌。

相应地,与之相关的病症有:抑郁症、恐惧症、神经衰弱、焦虑症、躁狂症、精神分裂症、精神障碍、心理障碍。

3. 氨基酸类神经递质

(1)谷氨酸:谷氨酸的生物合成有两条通路,即 α-酮戊二酸和谷氨酰胺分别在甘氨酸 α-酮戊二酸转移酶和谷氨酰胺酶作用下生成谷氨酸。谷氨酸是中枢神经系统中的兴奋性递质,在脑皮层中的含量远超过代谢旺盛的肝中的含量,各脑区的含量差别不大。能利用谷氨酸作为递质的神经元在脑内分布广泛,绝大多数兴奋性突触都以谷氨酸为递质。谷氨酸受体分为两类:离子型谷氨酸受体,包括 N-甲基-D-天冬氨酸(NMDA)受体、α-氨基羟甲基噁唑丙酸(AMPA)受体、海人藻酸受体属配体门控型受体等;代谢型谷氨酸受体(有 8 种),都是与 G 蛋白偶联的谷氨酸受体。经研究大鼠脑内受体分布,发现脑内各型受体分布广泛,其中皮层和海马的受体密度最高。NMDA 受体有重要的整合能力,在许多复杂的生理反应,如调节神经系统发育、调节学习记忆过程、触发脊髓的节律性运动中起关键作用。值得一提的是,NMDA 受体通道对钙有较大的通透性,Ca^{2+} 作为胞内第二信使,能激活多种酶,通过不同的信号转导途径产生多种复杂的生理反应。

(2)γ-氨基丁酸(GABA):γ-氨基丁酸是脑内的一种重要的抑制性基质,L-谷氨酸在 L-谷氨酸脱羧酶和辅酶磷酸吡哆醛作用下转变成 GA-BA。GABA 主要分布于脑内,外周神经和其他组织中很少,在脑内的含量约为单胺类递质的 1000 倍以上。GABA 能神经元多数属中间神经元,主要起突触后抑制性调控作用,如抗焦虑、抗惊厥、镇痛作用,对内分泌（下丘脑垂体）有调节作用。GABA 受体主要分为 3 型：GABAA、GABAB、GABAC。GABAA、GABAB 被 GABA 激活产生生物学效应，前者可被荷包牡丹碱阻断，后者对荷包牡丹碱不敏感。GABAA 主要介导突触后抑制效应，GABAB 主要介导突触前抑制效应，GABAC 与 GABAA 受体功能相似，但药理反应特性不同。

（3）甘氨酸：甘氨酸也是一种抑制性递质，广泛分布于中枢神经系统，在脊髓（尤其是前角）含量最高。甘氨酸在线粒体内合成，由丝氨酸在丝氨酸羟甲基转移酶催化下脱去羟甲基而生成，或由乙醛酸在转氨酶作用下氨基化而生成。甘氨酸主要依靠重摄取机制终止突触传递。甘氨酸受体由 3 个亚单位组成，分子量分别为 48 kD、58 kD 和 93 kD，前两种亚单位围绕氯离子通道组成受体复合体，后一种亚单位功能尚不清楚。另外，谷氨酸可与 NMDA 受体通道复合体结合，加强谷氨酸的活性。

4. 其他可能的神经递质

（1）氧化亚氮（NO）：NO 作为信息传递物质不同于经典神经递质。上面所介绍的几类经典神经递质都贮存于囊泡中，在神经冲动到达后，囊泡以胞吐的方式释放出递质与突触后膜受体结合，通过离子通道或信使系统产生生物效应，多余的神经递质通过重摄取或酶解而失活。NO 则不同，它是一种有高度反应性的活泼的气体分子，由 L-精氨酸经氧化亚氮合成酶催化生成，合成后并不贮存于突触囊泡，也不以胞吐方式释放，而是在合成部位向四周弥散，而且并不局限于突触结构。NO 不是通过与特异性受体的结合，而是通过与一些酶或蛋白结合而产生不同的生物学效应。NO 作用的终止也不通过转运体或酶解，而是通过弥散。NO 作为信使物质的发现，扩大了人们对化学传递物质的认识。神经系统中存在结构型 NOS（cNOS）和诱导型 NOS（iNOS）两大类同工酶。从大鼠到人类，NOS 主要存在于大脑皮层、海马、纹状体、下丘脑、中脑和小脑等处，含有 NOS 的神经元占该区神经细胞总数的 2% 左右。NO 的主要信号转导机制是激活可溶性鸟苷酸环化酶，升高脑内环鸟苷酸，进而调节磷酸二酯酶，水解环核苷酸；激活环磷酸腺苷（cAMP）依赖性蛋白激酶使蛋白磷酸化；调节二磷酸腺苷（ADP）核糖环化酶，使钙库释放钙；还可操纵离子通道促使 Ca^{2+} 跨膜流动。生理作用表现在调节脑血管张力，参与痛觉调制，增加突触长时程增强（LTP），易化学习记忆。

（2）嘌呤类物质：腺嘌呤是组成核酸的一种主要碱基，参与蛋白质的生物合成。腺嘌呤核苷包括一磷酸腺苷（AMP）、ADP 和 ATP，参与细胞能量代谢。腺苷和 ATP 还参与外周和中枢的神经传递过程，起着神经递质或调质的作用。腺苷是抑制性调质，有神经保护作用，ATP 是兴奋性递质，腺苷和 ATP 对神经系统都有营养作用，还参与痛觉调制。ATP 贮存于小囊泡，动作电位可引起钙依赖性释放，腺苷从神经肌肉细胞胞质贮池中释放。嘌呤受体属 G 蛋白偶受体。

（3）组胺：作为神经递质或调质，主要作用是引起平滑肌收缩，扩张毛细血管，刺激胃酸分泌，调节觉醒和睡眠。脑内存在 3 种组胺受体：H1 受体参与过敏和炎症反应；H2 受体促进胃酸分泌；H3 受体是一种自身受体，对组织胺的释放有抑制作用。

（4）神经肽：神经肽不是在神经末梢合成，而是在胞质核糖体合成前体大分子，然后经酶切、翻译后加工形成的活性肽。其失活方式也与传统神经递质不同，主要依靠酶解，可经氨肽酶、羧肽酶和内肽酶降解灭活。神经肽在神经系统中发挥神经递质样作用或起调节作用。已克隆的神经肽受体都属于 α 螺旋跨膜 7 次的 G 蛋白偶联受体，这类受体在绝大多数情况下要通过细胞内第二信使产生生物学效应。现已证明 cAMP、二酰甘油（DG）、Ca^{2+} 及花生四烯酸及其代谢产物等第二信使与某种神经肽受体通过 G 蛋白相连。神经肽种类繁多，故其作用也是多种多样。

（五）神经递质的储存、释放和调控

除可弥散气体氧化亚氮外，所有神经递质均贮存在神经末梢的囊泡中。囊泡也像其他细胞器一样，具有有限的由磷脂和水腔组成的膜，水腔内充满数以千计的递质分子，轴突和突触后膜细胞之间为突触间隙，轴突与树突峰之间有神经联系，在突触后末梢的活性带附近布满突触囊泡的贮池面向质膜，而突触后膜区背向活性带。

（1）动作电位到达突触后膜，使该处膜的钠通道激活，导致钠大量内流，使膜电位出现去极化。随后由于钾通道的激活，钾外流使膜电位复极化到原来的水平。那么递质的释放是膜两侧钠、钾分布的改变，还是钠内流造成的。库茨（Kutz）的实验证明，在使用河豚毒素（TTX）和四乙基铵（TEA）同时阻断钠通道和钾通道时，人工去极化同样可引起突触后电位，不伴随离子移动的人工去极化也能诱发囊泡的释放。故突触前膜释放递质不是钠、钾移动本身,而是钠内流造成的膜的去极化。

(2)去极化使存在于该处的电压依赖性钙通道开放,使一定量的钙进入突触后膜,触发搭靠在活性带附近的致密结构的囊泡与质膜发生融合,以致最后发生胞裂外排等一系列过程,故钙是递质释放的触发因素。

(3)钙导致囊泡释放涉及一些特殊的蛋白质分子的参与,囊泡搭靠的完成是由于囊泡膜蛋白质与靶膜的蛋白质 SNAP-25 相结合。由于蛋白质的结合,形成了将囊泡搭靠于质膜的主干架,另外两种胞质蛋白质形成囊泡与质膜间的桥性连接,起着固定囊泡的作用。

(4)根据量子式释放理论,突触前膜通过量子式释放使所含递质进入突触间隙,这是公认的最主要的释放形式。近年来的实验证据提示,通过突触膜上的某些蛋白质的活动,也可能出现非囊泡式的释放。

(六)神经递质转运体简介

神经递质作用于受体后,如不迅速失活或撤除,必将影响后续一系列信号传递。如何撤除呢?一是酶促降解,二是通过突触前膜或突触后膜上的转运体转运出突触间隙。再者,小分子神经递质如单胺类递质和氨基酸类递质是在神经元胞质内合成,它们必须穿过囊泡膜贮存在突触囊泡内,这同样需要依靠转运体来完成。

什么是神经递质转运体呢?神经递质转运体是一种位于突触前膜或突触后膜上的糖蛋白,能高选择性地与递质结合,将递质运回细胞内,以终止递质作用,或运至突触囊泡以备释放的需要。转运体一般是含 12 个跨膜区的糖蛋白,转运体在终止突触间隙信息传递、调节离子转运、参与病理或生理过程调节中有重要作用。

多种神经递质转运体由 600 个左右的氨基酸组成,糖类占 20%～30%。转运体具有以下几个结构特点:①一般有 12 个跨膜区,Na^+ 依赖转运体有 6～12 个跨膜区;②跨膜区序列具有一定的保守性;③N 末端和 C 末端均在细胞内;④跨膜区细胞外环上的糖基化位点在功能中扮演重要角色;⑤细胞内有几个一致的磷酸化位点,分别在不同的蛋白激酶的作用下发生磷酸化,调节转运体功能。

根据转运体的理化性质,又将其分为 4 类:Na^+/Cl^- 依赖性转运体,包括多巴胺、去甲肾上腺类、5-羟色胺、甘氨酸、氨基酸转运体;Na^+ 依赖性转运体,如谷氨酸转运体;囊泡转运体,包括 VMAT1、VMAT2、

VAChT、SV2-A、SV2-B 和 SV2-C 转运体;"孤儿"转运体(orphan transporter),包括 NTT1、rVT-3、rosit、rBzla 转运体。这些转运体是主动耗能(ATP 依赖性)的转运过程,是需要其他离子如细胞内外 Na^+、Cl^- 等参加的偶联转运过程。

1. 谷氨酸转运体

至今,已克隆出 5 种谷氨酸转运体。兴奋性氨基酸转运体 3(EAAT3 或 EAAC1)在神经细胞中表达,兴奋性氨基酸转运体 1(EAAT1 或 GLAST 或 GluT-1)、兴奋性氨基酸转运体 2(EAAT2 或 GLT-1)在神经胶质细胞中存在,兴奋性氨基酸转运体 4(EAAT4)在小脑中特异表达。在视网膜中选择性表达的兴奋性氨基酸转运体 5(ETTA5)也已被克隆。神经胶质细胞中被重吸收的谷氨酸转化成谷氨酰胺后进入神经细胞,在神经细胞中再一次转变成谷氨酸。

谷氨酸的类似物显示运动神经毒性。在肌肉萎缩性侧索硬化症患者的脊髓液中,谷氨酸的浓度很高,据此认为谷氨酸代谢异常是这种疾病的一个病因。罗斯坦(Rothstein)等报道,在肌肉萎缩性侧索硬化症患者的运动皮质及脊髓中 GLT-1 的表达下降。GLT-1 的信使核糖核酸(mRNA)含量并未减少,是由于转录后的异常原因导致蛋白水平下降。用作 GABA 拮抗剂的痉挛诱发剂卡地阿唑(戊四氮)给药后,即使投药量是在野生型中不引起脑电波变化的阈值以下剂量,在基因敲除小鼠中因发现了高振幅的刺激,可以观察到兴奋阈值的上升。在组织学解析中,在 4～8 周龄的 22 只小鼠中,7 只的海马 CA1 部位发现选择性的神经变性。进一步用液氮冷却的金属探针造成冻伤的急性期障碍观察实验中,基因敲除小鼠有 70% 以上出现大范围水肿,说明 GLT-1 在外伤急性期内还有防御谷氨酸造成的神经毒性的功能。此外,在 EAAC1 敲除小鼠中,神经系统并未有太大的变化。

脑梗死等疾病也与谷氨酸有关,最近发现溴隐亭(bromocriptine)使谷氨酸转运体活性增强,其对神经有保护作用,在脑梗死等治疗应用方面的可能性有待于进一步研究。

2. GABA 转运体

GABA 转运体是神经系统中最早被克隆的物质。迄今为止,从小鼠中分离了 4 种表达模式和对基质的亲和性、对拮抗剂的敏感性不同的

GABA 转运体。γ-氨基丁酸转运蛋白 1(GAT 1)、γ-氨基丁酸转运蛋白 4(GAT 4)、大鼠 γ-氨基丁酸转运蛋白(GAT 3)是在神经细胞中表达的 GABA 转运体,它们的 K_m 值分别是 5.9 μmol/L、0.8 μmol/L。γ-氨基丁酸转运蛋白 2(GAT 2)、γ-氨基丁酸转运蛋白 3(GAT 3)是在神经胶质细胞中表达的 GABA 转运体,它们的 K_m 值分别是 79 μmol/L、18 μmol/L。4 种 GABA 转运体在 GABA 能神经传导中的作用尚未阐明。有报告说,在大鼠中,GAT 1 的活性占回收活性的 85%。哌啶酸(nipecotic acid)和四氢烟酸(guvacine)是 GABA 转运体的拮抗剂,血管通透性低,药理学活性弱。有较高脂溶性的 SKF-89976A、噻加宾(tiagabine)是从哌啶酸合成的衍生物,有较高脂溶性的 CI-966、NNC-711 是从四氢烟酸合成的衍生物。SKF-89976A、噻加宾、CI-966、NNC-711 在动物实验中有抑制癫痫发作的作用。相对而言,噻加宾疗效较好。这些物质是 CAT 1 的选择性拮抗剂。在神经末梢中,GABA 重吸收被阻断导致突触间隙的 GABA 浓度上升,抑制突触后细胞的异常神经兴奋。

小鼠中的 CAT3(大鼠 GAT2)在神经组织、肝脏和肾脏中都有表达。在神经组织内,发现存在出生数日后核糖核酸(RNA)含量增加,成熟后则 RNA 含量减少这一变化。GAT1、GAT2、GAT4 在成熟过程中未发现伴随的变化。而且,在大鼠中,由于分子种类的不同,其钙依赖性的程度也不同。即无氯离子存在时的回收活性与有氯离子存在时相比,在 GAT1 中约是 5%,在 GAT2 中约是 40%,在 CAT3 中约是 20%。在无钠离子存在时,无论哪种转运体,回收活性都在 1% 以下。

从狗的肾脏细胞中分离得到的甜菜碱(betaine)转运体与 GABA 转运体有很高的同源性。甜菜碱在髓质中高浓度贮存,有通过离子向细胞内流来缓和细胞障碍性的功能。甜菜碱转运体有 GABA 回收活性,对 CABA 的亲和性高于对甜菜碱的亲和性,但甜菜碱在血中浓度稍高时就在肾髓质中贮存。

3. 去甲肾上腺素转运体

去甲肾上腺素转运体在蓝斑核等脑干和肾皮质中表达,其 K_m 值是 457 nmol/L。相对于去甲肾上腺素转运体,可卡因(cocaine)转运体的 K_m 值是 140 nmol/L,最初是作为可卡因的一个受体被确认的。腹侧被盖中多巴胺受体的阻断是欣快感及可待因成瘾性产生的原因,相对于此,抑制去甲肾上腺素转运体会引起交感神经的紧张。虽然安非他明也是同一转运体的阻断剂,但与可卡因不同,它可自身作为转运体被回收到细胞内储存。1-甲基-4-苯基吡啶离子(MPP^+)、6-羟多巴胺(6-OHDA)等也同样作为转运体基质在细胞内贮存,产生对细胞的损害作用。

4.甘氨酸转运体

甘氨酸转运体中,存在两种转运体:甘氨酸转运蛋白1(GLYT1)、甘氨酸转运蛋白2(GLYT2)。两种都是12次膜贯穿型蛋白,转运 Na^+/Cl^- 依赖性甘氨酸。进一步说,在CLYT1中有由一个基因转录来的1a、1b、1c分子。1a和1b、1c不同,它通过启动子被转录;1b和1c由于剪接的不同,末端结构也不同。CLYT1的mRNA在脑内广泛分布,NMDA可认为与作为调质行使功能的甘氨酸的代谢相关。此外,GLYT2从神经系统的边缘侧到尾部的表达量增加,在脑干和脊髓灰质中最多。由于这种分布符合对士的宁敏感的谷氨酸受体,所以推断在脊髓中作为抑制性递质的甘氨酸被吸收。

5.5-羟色胺转运体

5-羟色胺转运体由12个膜贯穿部位组成,大鼠的去甲肾上腺素、GABA、多巴胺的转运体与之各有49%、41%、47%的相同氨基酸序列。在中脑、脑干的5-羟色胺能在神经、肠管、肺中高度表达,在脾、肾皮质中中等程度表达,在胃、子宫中也发现有少量表达,在血小板和肥大细胞中也存在。在不能合成5-羟色胺的细胞中,5-羟色胺被聚集。通过比较5-羟色胺、去甲肾上腺素、GABA各自的氨基酸序列,特别是在第5～7个间的膜贯穿部位,被认为有与基质特异性相关的部位,与阻断剂的结合部位也在其附近。

(七)神经递质的信号传导途径

脑内信号物质包括第一信使到第五信使,神经细胞之间信息交换主要是通过各种信使物质实现的。除了经典的神经递质外,很多来源于神经细胞的化学物质(神经营养因子、激素、细胞因子)对神经细胞的作用也是以这种方式实现的。

机体内存在众多的神经递质、调质、激素及其他物质,它们各有其特异性极高的受体,有的受体还有不同类型、不同亚型。尽管受体种类繁

多,但根据受体本身结构及其效应体系的不同,可以把受体的跨膜信息传递分成 4 大类:

1.配体门控离子通道受体

这种受体由受体结合部位与离子通道两部分组成。细胞外信号主要是神经递质作为第一信使,当它与这类受体结合时引起离子通道的构型改变及电性改变,离子通道闸门开放,细胞通透性增加。使用这一类型信号转导的神经递质主要有氨基酸类神经递质(谷氨酸、甘氨酸)、乙酰胆碱、GABA、5-HT、腺苷和 ATP 等。

2.G 蛋白偶联受体

G 蛋白偶联受体是目前已发现的种类最多的受体,普遍存在于机体各个组织器官,其激动剂包括大多数神经递质和许多细胞因子、蛋白激素、多肽激素、肠多肽、花生四烯酸系列的活性物质、光、嗅觉刺激物等。这类受体种类比较复杂,各自产生的效应也各异,但这些受体与其效应器间都是经过 G 蛋白介导,而且所有这些受体都由一条肽链形成。N 末端在细胞外,C 末端在细胞内,而且肽链形成 7 个跨膜螺旋结构和相应的 3 个细胞外环和 3 个细胞内环。激动剂与受体结合后启动受体与 G 蛋白的交互作用,对靶神经元产生生物效应,包括 G 蛋白对某些离子通道的调节,激活细胞内信使物质,如激活腺苷酸环化酶、cAMP 磷酸二酯酶、磷脂酶 C 等。

3.酪氨酸激酶受体

这类受体与蛋白酪氨酸激酶偶联,当配基与受体结合时可直接激活一类蛋白激酶(称为“蛋白酪氨酸激酶”),这一激酶使下游蛋白的酪氨酸残基磷酸化。能与这一受体结合的包括大多数神经营养因子。

4.类固醇激素受体

类固醇激素如甲状腺素、维 A 酸、维生素 D 等,这些信号穿过细胞膜与细胞质中受体结合,当受体与激素结合后即移位于核,在核内结合脱氧核糖核酸(DNA)作为转录因子起作用,如促进基因表达和合成功能蛋白。

从细胞质至细胞核的途径有多种,如激酶 A-环磷腺苷效应元件结合蛋白(CREB)途径、Ras-丝裂原活化蛋白激酶(MAPK)途径、蛋白酪氨酸激酶(JAK)-信号传导及转录激活蛋白(STAT)途径、激酶 C-核因子 κB

（NF-κB）途径、核内受体途径，以上途径的终点之一是细胞核内的基因转录系统。

（八）神经递质与神经肽共存现象及其意义

戴尔（Dale）于1935年提出，由于神经细胞是一个统一的代谢体，那么它在各末梢部位所释放的递质应是同样的。这一概念后经艾克尔斯概括为一种神经元释放一种递质的戴尔原则，被广泛接受。[①] 事实上，其后不同学者用大量实验证明了同一个神经元存在不止一种递质，而是数种递质共存或递质与调质共存。被称为神经调质的神经肽已有一二百种之多，经典的神经递质不过十余种，它们共存于同一神经元就不足为奇了，例如25种含有神经肽的延脑中缝大核5-HT神经元中有递质调质共存。

1. 二者的相互协同作用

在唾液腺的副交感神经支配中，有血管加压素（VIP）和ACh共存，VIP能加强ACh的促唾液分泌和扩张血管作用。颈上神经节中约有一半的肾上腺能神经元中含有神经肽Y（NPY），NPY与去甲肾上腺素（NE）共同调节血管运动，从而引起慢而持久的血管收缩。

VIP在与其相应受体结合的过程中，对M胆碱受体引起变构效应，提高了受体对ACh的亲和力。在细胞内第二信使如cAMP的产生方面，VIP与ACh相互协同，对提高猫颌下腺薄片或游离细胞中cAMP含量也有协同作用。

2. 二者共存使神经调节更加有效和持久

神经调节主要是通过化学物质在神经细胞内完成。一方面，点对点的跨突触化学传递是进化过程中发展的高效传递形式，作用迅速，可以定量准确完成。另一方面，为了适应个体生长发育及繁衍后代，维持正常新陈代谢和内环境的稳定的需要，由内分泌释放的化学调节物由体液传递，对靶器官进行缓慢而持久的调节是十分必要的。从本质上看，无论是神经递质还是进行体液调节的神经调质，都是细胞间信息的一种方式，二者各司所长，互相配合，使神经调节更加多样化，更加完善，使动物和人体在复杂多变的体内外环境中更好地适应和生存。

① ECCLES J C. The physiology of nerve cells[J]. Proceedings of the Royal Society of Medicine，1958，51(1)：55.

三、神经肽

神经肽泛指存在于神经组织并参与神经系统功能作用的内源性活性物质，是一类特殊的信息物质。其特点是含量低，活性高，作用广泛而又复杂，在体内调节多种多样的生理功能，如痛觉、睡眠、情绪、学习与记忆，神经系统本身的分化和发育也受神经肽的调节。神经肽是在生物体内既有神经激素样作用，又具有神经元信息传递作用的生物活性多肽，主要分布在神经组织，其最主要的功能是整合神经系统和身体其他系统的功能。

（一）神经肽分类

神经肽是一个非常广泛的概念，是指一大类物质，而不是一种单一的物质。其主要包括如下几类：

（1）内阿片肽。

（2）强啡肽：大强啡肽、强啡肽 A、强啡肽 B。

（3）内啡肽：β-内啡肽、α-内啡肽、γ-内啡肽、α-新内啡肽、β-新内啡肽。

（4）脑啡肽：甲硫氨酸脑啡肽、亮氨酸脑啡肽。

（5）速激肽家族。

（6）降钙素基因肽超家族：降钙素基因相关肽、降钙素、淀粉多肽、肾上腺髓质素等。

（7）下丘脑神经肽：促甲状腺激素释放激素、生长抑素、神经降压素等。

（8）垂体后叶神经肽：催产素、血管升压素等。

（9）胰高血糖素相关肽家族：血管活性肠肽、垂体腺苷酸环化酶激活肽、胰高血糖素、胰高血糖素样肽等。

（10）神经肽 Y 基因家族：神经肽 Y、胰多肽等。

（11）内皮素家族。

（12）心房肽家族：心房肽、脑钠素、C 型钠尿肽等。

（13）铃蟾肽家族：铃蟾肽、促胃液素释放肽、神经介素 B 等。

（14）缓激肽。

（15）血管紧张素、胆囊收缩素、甘丙肽、促胃动素、抑制素等。

（二）神经肽 Y

神经肽 Y（neuropeptide Y，NPY）是由 36 个氨基酸残基组成的多肽,属胰多肽家族,广泛分布于哺乳动物中枢和外周神经系统,是含量最丰富的神经肽之一。神经肽Y是一种广泛存在于中枢和外周并维持内环境稳态的激素。在中枢,NPY有抗焦虑抗癫痫功能,并且具有抑制生殖、抑制肌肉兴奋、抑制交感兴奋的作用,导致人体的血压、心率、代谢下降。它还能够促进食欲,并因此成为节食药物的靶点。但是,外周的NPY具有正向的刺激作用,它和糖皮质激素以及儿茶酚胺共同增强应激反应。NPY在外周能诱导血管收缩、血管平滑肌增殖,导致血脂升高、糖耐受,释放脂肪细胞因子。

NPY的作用主要通过与它的受体结合来完成。NPY被二肽基肽酶Ⅳ(DPPⅣ,又名CD26)修饰,将NPY1-36变成NPY3-36,后者与Y2或Y5受体具有更高的亲合力。NPY能上调自身受体,并参与免疫反应以及增殖各种类型的细胞(囊括了从平滑肌细胞到前体脂肪细胞)。突触后的Y1受体通过增强去甲肾上腺素的作用以及刺激平滑肌细胞增殖而直接或间接地介导了血管收缩。Y1和Y5受体对于导致粥样斑块的形成有重要作用。Y2受体不但通过本身,同时也与Y5受体协同作用来加重粥样硬化斑块的形成,它们能刺激内皮细胞的增生、迁移和毛细血管的形成。Y2受体除了具有致粥样斑块形成的作用外,还能够抑制突触前的去甲肾上腺素(NE)的释放。

1. NPY、应激与血管收缩

尽管NPY和NE通常同时释放并且互相协作,共同在交感神经接头处起作用,但是在不同的情况下,它们之间的释放比例以及对于血管功能的调节是不同的。肌肉交感神经处的兴奋和急性应激通常释放NE,肾上腺激素的调节作用主要是维持动脉血压以及短时间内收缩血管和心脏。当然还包括β-肾上腺素的脂溶解作用,这被认为是应激导致人体体重下降的主要原因。而NPY是在长期应激或极度剧烈刺激下释放的,如耗竭性的运动并伴有缺氧,强烈的恐慌后,暴露在酷寒之中。它导致了长期的血管收缩,并且通过平滑肌的增殖而重构血管。NPY还能刺激单核细胞迁移和激活,对T淋巴细胞功能的增强产生双峰效应,激活血小板,导致粥样硬化。这些效应表明,NPY是一种具有长期、慢性调节功能的物质。

2. NPY 与粥样斑块的形成

NPY 除了能增强血管收缩,还能导致血管再狭窄。NPY 对体外培养的原代血管平滑肌细胞具有明显的增殖作用,Y1 和 Y5 受体拮抗剂则能阻断这一作用。研究表明,寒冷刺激能加重球囊扩张损伤引起的粥样斑块样血管阻塞(斑块中包含脂质沉淀、微血管和新生内膜)。作用于损伤部位的 NPY 缓释球(10 μg/14 d)能导致类似的严重的斑块样损伤,并且 Y1 受体拮抗剂能完全阻断这种由应激或者 NPY 导致的血管阻塞。

DPP IV 抑制物和 Y1 受体激动剂的功能一样,都可阻止 NPY1-36 变为 NPY3-36,后者对 Y2 或 Y5 受体具有更高的亲合力。因此,DPP IV 抑制物能增强 Y1 受体介导的 NPY 效应,使经过球囊损伤后的颈动脉完全被粥样斑块阻塞,对照组结果则相反。DPP IV 除了裂解 NPY 外,也裂解胰岛素增敏激素——胰高血糖素样肽-1(GLP-1),将它变成无活性的GLP-1。因此,DPP IV 变成抗糖尿病药物的靶点。从 2014 年的对于血管再狭窄以及 NPY 和 Y1 受体在粥样斑块形成中的作用的认识来看,糖尿病患者使用 DPP IV 抑制物作为治疗药物存在潜在的风险。

3. NPY 与血小板

NPY 造成血管阻塞的另外一个因素是血小板。这种无核细胞充满了生长因子,经常存在于斑块和血管损伤的周边,直接或间接地参加血管重构。2014 年的研究表明,大鼠和某些小鼠的血小板及巨核细胞表达NPY。血小板不表达 NPY 的小鼠(C57BL/6)的股动脉在球囊扩张损伤后不易引起再狭窄,而血小板表达 NPY 的小鼠(SV129/X1)极易引起再狭窄。

给 NPY 基因敲除小鼠注入 SV129/X1 的血小板,结果显示血小板源性的 NPY 明显导致血管平滑肌增生,新生内膜形成,单核-巨噬细胞渗透到血管损伤处。免疫组化研究也表明,NPY 系统参与了动脉粥样硬化的形成过程。有趣的是,健康人的血小板不表达 NPY,但在某些情况下,如心情沮丧以及一些有外周血管性疾病的人则表达 NPY。

4. NPY 与血管生成

NPY 介导的增殖不仅仅局限于血管粥样斑块样重构。祖科夫斯卡等的研究表明,NPY 主要通过激活 Y2 受体刺激正常血管的生成。[①] 体外实验表明,NPY 能刺激内皮细胞的活化、增殖、迁移和管腔的形成。将大鼠的动脉环包埋在胶原中,NPY 能刺激它生长出长度和厚度与正常血管类似的血管芽。这个成长过程在 eNOS 基因敲除小鼠中被阻断,表明 NPY 介导的血管生长是通过 eNOS 基因来完成的。NPY 也诱导其他生长因子的表达,如碱性成纤维生长因子(bFGF)及血管内皮生长因子(VEGF),这些都是 NPY 引起效应的一部分下游介质。

NPY 诱导的增殖能造成血管粥样斑块的形成,但同时能让缺血组织的血管实现再通。股动脉阻塞诱导的下肢缺血能上调 NPY、Y2 受体、Y5 受体和 DPPⅣ 的表达,并增加了静脉中 NPY 的浓度。对于缺血组织用外源性局部的 NPY 处理(通过缓释小球),在阻塞物下层形成新的毛细血管,在阻塞的股动脉周围形成新的肌动脉,NPY 通过这种方式改善血流及患肢功能。另外,NPY 的类似促血管新生的作用在伤口修复中也被证实。老年人再生血管的能力减弱,NPY 介导的血管新生能力也减弱,与之伴随的是 Y2 受体及 DPPⅣ 的减少。NPY、Y2 受体、DPPⅣ 的促血管新生的功能,对缺血组织的血管再通、伤口愈合以及老年人的血管再生也许能创新出一种新的治疗方法。但 NPY 的这种作用也会造成肿瘤和视网膜的病理性血管再生。因此,在某些情况下,Y2 受体拮抗剂也能成为治疗性药物。

5. NPY 与血管内皮细胞

NPY 与血管内皮细胞的关系十分复杂。在体外实验中,NPY 能使单层血管内皮细胞的通透性增加,在缺氧的情况下这种情况更严重,Y3 受体在其中起到关键作用。考虑到 NPY 可促进内皮细胞的增生,但是否由于细胞的增生导致局部缺氧而引起的内皮细胞功能不全,使细胞间连接松弛导致该结果,尚不清楚。最近的研究表明,血管内皮细胞也表达 Y1 受体,同时它自己也表达 NPY。因此,内皮细胞很可能存在 NPY 的正反馈机制,即 NPY 通过与受体结合增加细胞内钙离子浓度,而增加的钙离子浓度又引发了一系列因子的释放,比如 NPY 和内皮素(ET-1)。

---

① ZUKOWSKA Z, Feuerstein G Z. Comprar the NPY family of peptides in immune disorders, inflammation, angiogenesis, and cancer[M]. New York：Springer, 2005.

因此,少量的局部范围的 NPY 就可以对内皮细胞起到很强的作用。NPY 对内皮细胞的影响有可能是导致应激性心血管疾病的关键环节。

与应激关系密切的 NPY 无论在外周还是在中枢都起着重要的调节作用,尤其和心血管系统的关系更为紧密。NPY 在原发性高血压、充血性心力衰竭、冠心病、糖尿病的发生发展过程中有着极其重要的病理生理学意义。NPY 对心血管的调节,在应激引起的心血管疾病中起重要作用,研究该调节机制对于临床预防和治疗一些心血管疾病具有重要的意义。

(三)P 物质

P 物质(substance P,SP)是广泛分布于细神经纤维内的一种神经肽。当神经受刺激后,P 物质可在中枢端和外周端末梢释放,与神经激肽 1(NK1)受体结合发挥生理作用。在中枢端末梢释放的 P 物质与痛觉传递有关,其 C 末端参与痛觉的传递,N 末端有能被纳洛酮翻转的镇痛作用。P 物质能直接或间接通过促进谷氨酸等的释放参与痛觉传递,其镇痛作用是通过促进脑啡肽的释放引起。逆向电刺激感觉神经或经细传入纤维传出的轴突反射和背根反射冲动可使外周端末梢释放 P 物质,引起该神经支配区血管扩张,通透性增加,血浆蛋白外渗等神经源性炎症反应。结合经络研究的新进展,P 物质可能是经脉信息传递的重要物质。近来研究发现,P 物质与人类学习记忆能力有关。

1. 生理功能

(1)参与免疫调节。SP 能以神经内分泌的方式作用于各种免疫细胞,参与免疫调节,促进免疫功能。①对淋巴细胞的作用。不论是 B 淋巴细胞介导的体液免疫应答,还是 T 淋巴细胞介导的细胞免疫应答,均以淋巴细胞感应抗原刺激发生母细胞化,进而大量增殖分化为始点。而 SP 不论是在体内还是在体外,均能促进淋巴细胞的增殖分化。机体 B 淋巴细胞在抗原刺激下,增殖分化为浆细胞,合成多种免疫球蛋白,进行体液免疫应答。研究发现,SP 还影响活化的淋巴细胞合成细胞因子,进而介导和调节免疫炎症反应。近年的研究还表明,SP 对 T 淋巴细胞的趋化作用具有剂量依赖性和受体依赖性,在炎症时的免疫细胞募集过程中发挥重要作用。②对其他免疫细胞的作用。除了上述的淋巴细胞外,免疫细胞还包括辅助性 T 细胞、各种粒细胞、肥大细胞及其他一些具有免疫调节功能的特殊细胞。SP对它们的功能也有影响。SP影响辅助性T细胞合成细胞因子。研究表明,SP及其C末端片段对中性粒细胞有启动效应,还可延缓中性粒细胞的凋亡,表明SP在炎症的迁延过程中起作用。

（2）对生殖内分泌的影响。SP可抑制促性腺激素释放激素(GnRH)诱导促黄体生成素(LH)的分泌。当体内缺乏甾体激素或雌激素存在时,SP抑制GnRH诱导LH释放;但当体内只有黄体酮存在时,SP却促进GnRH诱导LH释放。SP可能通过抑制LH和促卵泡激素(FSH)分泌而抑制卵巢黄体酮和雌激素的生成,且对腺垂体LH分泌的抑制最为明显。SP对睾丸睾酮的分泌有直接抑制作用,且随着SP浓度的增大,抑制作用也增强。另外,SP还能调节垂体内生长激素(GH)、促甲状腺激素(TSH)和下丘脑中促甲状腺激素释放激素(TRH)的分泌。

（3）对其他系统的作用。①神经系统。SP作为一种对靶组织起兴奋作用的介质,从初级传入终末释放,涉及痛觉传递。研究表明,SP与学习记忆功能有关。②消化系统。SP可明显引起肠运动增强,胆囊收缩,胰液分泌量增加,刺激唾液分泌,具有催涎作用。③循环系统。SP可使血管扩张,增加血液流动。④呼吸系统。SP神经元参与氧不足的换气发动,使呼吸道平滑肌紧张性加强,致支气管痉挛、肺内水肿。⑤泌尿系统。SP能使输尿管、膀胱平滑肌收缩,使抗利尿激素(ADH)释放量增加,引起肾血流量增加,尿量增加。⑥被皮系统。人皮肤注射SP引起局部红肿、瘙痒反应;在皮肤损伤时期,SP参与局部炎症反应及免疫反应,促进创面的修复。SP是皮肤损伤修复、瘢痕愈合及不断增生过程中的重要介质。

2. 研究进展

吗啡等阿片类镇痛药是目前临床上最常用、最有效的镇痛药,但一定时期内反复使用这类镇痛药,容易造成耐受、依赖（成瘾）等不良反应。为了开发镇痛效率高、不良反应小的新镇痛药,人们亟须了解控制阿片类物质的镇痛效率及形成副作用的原理。

吗啡等镇痛药主要作用于 μ 阿片受体,这种受体与另一种阿片受体(δ阿片受体)一起存在于传导痛觉的初级感觉神经元中,并且相互作用。体内产生的阿片肽和人为给予的阿片受体激动剂作用于这些受体,对痛觉传导起抑制作用。与阿片肽及其受体有关的系统是痛觉的最主要抑制性系统，目前δ阿片受体是一些制药公司发展新型镇痛药的靶分子。

在传导痛觉的感觉神经元中，存在着一种叫作"P物质"的肽类物质。自20世纪30年代被发现以来，P物质一直被认为是脊髓中传导痛觉的主要物质之一，与P物质有关的系统被认为是痛觉的兴奋性调控系统。但是令人失望的是，国际著名制药公司开发的P物质受体阻断剂在临床实验中并没有起到镇痛作用。因此，痛研究界对P物质在脊髓的作用方面产生了争议。

2005年8月25日，国际著名学术期刊《细胞》刊发了中国科学院上海生命科学研究院神经科学研究所张旭博士指导的感觉系统研究组及其合作者完成的研究论文。他们发现，在传导痛觉的初级感觉神经元中，新合成的P物质的前体分子与δ阿片受体发生直接相互作用，并将该阿片受体带入可调控的分泌途径中，使δ阿片受体在它的激动剂刺激下，或者在痛觉刺激下，能够出现在这些感觉神经元的表面，与相应受体激动剂结合，产生镇痛作用。他们还观察到，没有P物质基因的小鼠，δ阿片受体无法正常地运输到脊髓中痛觉传入神经纤维的终末，也无法有效地出现在细胞表面发挥作用。这种小鼠不产生吗啡耐受，即吗啡类药物的镇痛效率不会随着药物使用时间的延长而降低，说明P物质前体调控的δ阿片受体转运的原理在形成吗啡耐受中起着重要作用。

这一发现突破了痛研究中对P物质和阿片类物质两大痛觉调控系统的传统认识，揭示了P物质前体分子是直接调控阿片系统镇痛功能和吗啡耐受的关键分子，为发展新型镇痛药物提供了新的理论基础。

四、神经递质功能紊乱与神经疾患

神经递质在神经调节中扮演重要角色，各司其职，又相互作用。在同一种神经元中，往往是递质和调质共存。前者作用快速，可以定量地准时完成；后者由血液体液传递对靶器官进行缓慢而持久的调节。其结果是神经调节更加精细，更臻完善。任何一种递质分泌过多或过少，几种递质之间失去平衡，递质传递过程中任一环节出了问题，都会引起递质功能紊乱，引发疾病。

下面，拟从几个方面来谈谈神经递质与神经疾病的关系。

（一）智力和神经递质

在大脑皮质中有 $10^9 \sim 10^{10}$ 个神经元，这些神经元大小不一，可释放各种神经递质进行相互间的联络。现已知有各种各样的神经递质，以乙酰胆碱为首，还包括儿茶酚胺、5-羟色氨、氨基酸（谷氨酸、天冬氨酸、甘氨酸等）、GABA、组胺、神经多肽（阿片肽、加压素、胆囊收缩素等）。这些递质和智力之间的关系，医学界现在仅仅弄清楚了其中的一小部分。

1. 乙酰胆碱

乙酰胆碱是与记忆、学习关系最明确的神经递质。胆碱能神经元存在于前脑基底部、脑干、大脑皮质、纹状体等部位，广泛分布于脑内，特别是从前脑基底部的 Meynert 核（NBM）向大脑皮质全面投射的神经元，以及从中隔向海马投射的神经元，显示出其与记忆、学习密切相关。乙酰胆碱的合成需要胆碱乙酰转移酶，分解依赖于乙酰胆碱酯酶。

（1）物理性损伤。在动物中，破坏 NBM 和中隔后，大脑和海马中的胆碱乙酰转移酶的活性会降低，学习能力会下降。切断连接中隔和海马的穹隆后，也会使学习功能受到影响，穹隆受损的患者记忆语言和文章的能力降低。

破坏 NBM 引起学习记忆障碍的动物，给予促进前脑基底部的胆碱能神经生存、维持的神经生长因子（NGF），或向大脑皮质中移植前脑基底部胆碱能神经元后，可以改善学习能力。

（2）化学性损伤。将乙酰胆碱毒蕈碱型受体阻断剂（阿托品和东莨菪碱）注入体内，可剂量依赖性地破坏学习能力。不能通过血-脑脊液屏障的硝酸甲基阿托品不会引起学习记忆能力障碍。中枢性烟碱受体阻断剂美卡拉明（mecamylamine）能使学习能力下降，但末梢性烟碱受体阻断剂六甲季胺（hexamethonium）却没有效果。因此，脑内的毒蕈碱型受体和烟碱型受体被认为都与学习功能有关。

给予胆碱能受体激动剂对正常动物的学习能力无影响，但对前脑基底部受到破坏而造成学习能力障碍的动物则会产生一定的保护作用。给予尼古丁（nicotine）可以改善由中隔破坏引起的学习能力障碍，给予乙酰胆碱受体激动剂氧化震颤素（oxotremorine）可以改善因 NBM 破坏而产生的学习能力的降低。并且，给予胆碱酯酶的阻断剂毒扁豆碱（physostignine）也有改善学习能力的效果。

2. 儿茶酚胺

蓝斑核的去甲肾上腺素能神经广泛投射到大脑皮质和海马,通过提高觉醒和注意力水平,使对信息的处理更为有效。不过,儿茶酚胺与学习、记忆的关系目前尚未确定。大鼠经给予 6-羟基多巴胺后,虽然破坏了从蓝斑核发出的去甲肾上腺素能神经,但并不影响迷路学习。并且,即使对健忘症患者给予 α 受体激动剂可乐定,在韦氏(Wechsler)智力检查中,文字记忆和视觉再生的成绩也只显示出了微弱的提高趋势,无显著性差异。

在大脑皮质中,特别是额前区也受到多巴胺能神经的投射。这些神经系统与空间认知有关。如果使这个部位的多巴胺枯竭,空间记忆就会发生障碍。泽口(Sawaguchi)等指出,D1 受体对空间信息的记忆很重要。[①]

3. 5-羟色胺

5-羟色胺能系统地通过与胆碱能系统相互作用来参与学习记忆。例如,毒蕈碱激动剂氧化震颤素可促进回避学习,若同时给予 5-羟色胺再摄取抑制剂,效果会更加显著。

4. 谷氨酸

谷氨酸能神经分布于全脑,与脑的功能有广泛的联系,特别是对海马中的记忆形成有重要的作用。在海马的记忆回路中,信息的不断传递引起突触功能和形态发生变化,从而促进学习记忆的形成。

"长时程增强"(LTP)是通过反复高频刺激使突触传递效率长时间增强的一种现象,被认为是学习记忆的细胞模型。谷氨酸受体与海马的长时程增强密切相关。谷氨酸受体可分为 NMDA 受体、AMPA 受体、海人藻酸受体以及代谢性受体等。NMDA 受体的拮抗剂 AP5 可抑制海马中长时程增强的形成和维持,学习记忆也相应地出现障碍。新生鼠在出生后 8～19 天中慢性给予 NMDA 型受体拮抗剂 MK-801,约在 100 天后检查其学习功能,发现学习功能发生障碍。谷氨酸受体的其他亚型也都与海马的长时程增强有关。

---

① SAWAGUCHI T，GOLDMAN-Rakic P S. D1 Dopamine Receptors in Prefrontal Cortex：Involvement in Working Memory[J]. Science，1991，251(4996)：947-950.

5. 神经多肽

1965 年，德·韦德(De Wied)发现加压素可改善由于垂体切除而产生的学习记忆障碍，并推断加压素是一种可增强记忆力的激素。[①] 随后，对其在各脑区的分布进行了研究，发现含有加压素的纤维存在于中隔、海马、扁桃体、脑室系统附近和延髓区，不存在于垂体后叶中的加压素的 C 端分子片段多存在于下丘脑以外的脑区域。实际上，将加压素或其 C 端分子片段注入海马中，极微量就可以促进回避学习，因此认为外源性加压素或其 C 端分子片段作用于脑内有促进记忆的作用。除了加压素之外，有报告指出生长激素抑制素、P 物质、胆囊收缩素等也能促进学习。阿片肽可抑制学习，强啡肽作为内源性阿片肽的一种，注入背侧海马后，可使学习发生障碍。给予阿片受体拮抗剂纳洛酮(naloxone)后，可促进学习行动的想起和视觉性认知。

6. 其他物质

(1)GABA。GABA 是中枢神经系统中主要的抑制性神经递质。对正常的动物给予 GABA 后并不影响学习，但对 NBM 损伤的动物，GABA 可使学习障碍进一步恶化。向中隔中注入 GABA-A 受体激动剂利蝇草酸(muscirnol)和 GABA-B 受体激动剂巴氯芬(baclofen)，可引起学习的障碍。而且，作为抗焦虑药和催眠药被使用的苯并二氮杂䓬类药物，虽然作用于 GABA-A 受体可使 GABA 的功能增强，但会引起前向性健忘。因此，GABA 被认为在记忆、学习的过程中有抑制性的作用。

(2)氧化亚氮(NO)和一氧化碳(CO)。如前所述，谷氨酸与海马中的长时程增强有关，进一步地，NO 和 CO 作为气体信号分子，与学习记忆也有密切的关系。当谷氨酸作用于突触后膜 NMDA 受体时，这些气体分子在突触后神经元中合成、释放，反向作用于突触前膜，促进递质的释放。

(二)焦虑的神经传导机制

恐惧是对于明确的外在对象而产生的惊慌害怕；相对于此，焦虑是

---

① De WIED D. The Influence of the Posterior and Intermediate Lobe of the Pituitary Peptides on the Maintenace of a Conditionded Avoidance Response in Rats[J]. International Journal of Neuropharmacology，1965，4：157-167.

当发生危及自身安全性的事件或产生内心的矛盾时，一种含混的、未分化的恐惧的感情，常伴有心悸、呼吸困难、出冷汗、眩晕、肌紧张等体征。焦虑是一种自然的情感活动，但当焦虑过多时，会出现与场面不相称的反复发作，这就是焦虑症。焦虑是神经医学多数疾病中所发现的最常见的症状。

在与焦虑有关的神经回路中，扁桃体被认为是处理焦虑信息的重要部位。从下位脑干向丘脑输入刺激后，这种刺激向扁桃体和大脑皮质传递。恐惧刺激与从大脑皮质发出，经过海马而受到认知、记忆机制处理的信息合在一起，流向扁桃体外核，进一步流向扁桃体基底外侧核和中心核。此后，向中心灰质传递的信息引起焦虑恐惧的行为反应，向下丘脑传递的信息引起内分泌反应，并使交感神经紧张而引起自主神经功能紊乱。下面列举的是一些在焦虑的神经回路网中发挥作用的神经递质或对其有修饰作用的物质，如去甲肾上腺素（NA）、多巴胺、5-羟色胺（5-HT）、GABA、苯并二氮杂䓬类相关物质、促肾上腺皮质释放激素（CRH）、神经肽Y、胆囊收缩素（CCK）等。在此，对NA、5-HT、CCK进行叙述。

1. 去甲肾上腺素与焦虑

脑内的NA能神经以蓝斑核为最大的起始核，向大脑皮质、丘脑、扁桃体、海马、小脑、脊髓等广阔范围内投射。蓝斑核NA神经元的兴奋使支配区域的突触后神经元受到抑制，通过这种机制的介导，表现出伴随焦虑和恐惧的认知障碍、神经-内分泌反应、心血管反应、运动反应等。而且，蓝斑核还接受许多区域的传入性纤维。与副交感神经血压调节功能有关的巨大旁网状核的输入使蓝斑核活化。在蓝斑核中存在CRH受体，当向蓝斑核中注射CRH后可引起焦虑，同时使NA神经纤维投射区域的NA代谢亢进，造成NA代谢产物MHPG的增加。下丘脑室旁核中含有CRH的神经元向扁桃体、下丘脑外侧核（包括蓝斑核的脑干诸核）投射，推测可在生物体内引发与神经末梢释放内在性CRH一样的效果。

以下为动物实验报告中得出的，蓝斑核的活动性异常增高显示出的在此区域中NA释放亢进引起的焦虑和恐惧的现象：

（1）引起精神紧张和恐惧的刺激使NA神经元的电活动增加。

（2）拘禁造成的精神紧张，电击造成的精神紧张，条件形成的精神紧张使大脑皮质及边缘系统的 NA 代谢周转亢进。

（3）精神紧张或蓝斑核的活化增高蓝斑核的酪氨酸羟化酶活性，使 c-fos 基因的表达增加。

（4）条件形成的恐惧性精神紧张使蓝斑核的神经元活动亢进，并增加其投射区域的 NA 代谢。

（5）对蓝斑核的电刺激或给予 α_2 肾上腺素自身受体激动剂后，使蓝斑核的 NA 神经元活化，同时引起焦虑和恐惧的行为。

（6）抗焦虑药抑制精神紧张引起的 NA 代谢周转亢进和蓝斑核电活动的亢进。

进一步地，在临床上也有报告显示 NA 类物质与恐慌障碍（PD）及外伤性精神紧张障碍（PTSD）的病理生理有关。

（1）给予 α_2 肾上腺素受体激动剂育亨宾（yohimbine）后，发现约 60% 的 PD 和 PTDS 患者在恐慌发作的同时，血浆 MHPG、血压、心率与正常人相比有非常大的提高。

（2）另一方面，α_2 肾上腺素受体激动剂可乐定（clonidine）在显示抗焦虑作用的同时，在 PD 患者中使苯乙二醇（MHPG）和血压有非常显著的下降。

（3）在 β 肾上腺素受体激动剂喘息定（isoprenaline）存在时，能引起 PD 患者的焦虑，治疗后喘息定不再诱发焦虑。以上结果暗示在 PD 的情况下，突触前 α_2 受体的敏感性和突触后 β 受体的敏感性亢进。

在对肾上腺素能受体的基因链研究中，通过对 PD 及恐慌发作时伴随广场恐惧症的 14 个家系进行研究，对一些区域进行链的解析，发现存在于 5 号染色体 q32-q34.2 中的仅 α_1/β_2，10 号染色体 q24-q26 中的 α_2/β_1，4 号染色体中的仅 α_2，还有 5 号染色体中的仅 α_1/β_2 的邻近区域，10 号染色体中的仅 α_2/β_1 的邻近区域，没有发现它们与疾病有关。

2. 5-羟色胺（5-HT）能系统与焦虑

5-HT 细胞基本上都存在于缝际核及其周围，经过内侧前脑束向大脑皮质、丘脑、下丘脑、海马等运送，而且由下行途径向脊髓神经末梢运送。根据其偶联机制的不同，5-HT 受体大致分为以下几类：5-HT1 受体与腺苷酸环化酶负性偶联，5-HT2 受体使肌醇磷脂代谢亢进，5-HT3 受体构成离子通道,5-HT4、5-HT6、5-HT7 活化腺苷酸环化酶,5-HT5 受体的偶联机制还未明确。这些受体中的几个还被进一步分为若干亚型,到现在为止,已经知道有 15 种 5-HT 受体。

5-HT 和焦虑之间的关系为:通过 5-HT 摄取阻断剂(氟西汀、帕罗西汀)和 5-HT 游离促进剂(芬氟拉明)的作用使 5-HT 类活化,诱导焦虑的发生;相反,5-HT 合成阻断剂(PCPA)和 5-HT 神经元的神经毒素(5,6-DHT 及 5,7-DHT)等阻碍运动的药物有抗焦虑的作用。关于受体的亚型,5-HT1A 受体被认为在抑制焦虑的方向上起作用,5-HT2A、5-HT2c、5-HT3 受体被认为在诱发焦虑的方向上起作用。因此,给予 5-HT1A 特异性受体激动剂(丁螺环酮、伊沙匹隆、坦度螺酮)后,在它作用于突触前部位的 5-HT1A 受体使 5-HT 游离抑制的同时,也作用于突触后部位的 5-TH1A 受体,发挥抗焦虑的作用。通过抑制 5-HT 的游离,作用在 5-HT2A、5-HT2C、5-HT3、5-TH3 受体上显示出来的效果也变小了,整体上是在抑制焦虑的方向上起作用。

从 5-HT 与焦虑障碍的关系来看,对 PD 患者给予 metachlorophe-nyl-piperazine(mCCP、5-HT2c、5-HT1B 受体激动剂)后,诱导恐慌发作的作用明显高于健康人,而且皮质醇的释放反应也要比健康人的强烈。同时发现,在 PD 的情况下,在给予 5-HT 选择性摄取阻断剂的初期会出现一时的焦虑症状的恶化,之后才呈现抗焦虑的效果。以上结果暗示在 PD 的情况下,5-HT 受体存在超敏感性。在强迫性障碍的情况中,给予 mCPP 后出现症状恶化。而且,对 PD 这种疾病有效的药物都有一个共同点,就是它们都有阻断 5-HT 摄取的作用,暗示 5-HT 与强迫症状有关。

3. 胆囊收缩素与焦虑

胆囊收缩素(CCK)是脑内存在最多的神经肽,在以大脑皮质为主的广泛范围内分布。已知其受体分为末梢型的 CCK-A 受体和脑型的 CCK-B 受体。CCK-B 受体基因存在于 11 号染色体上,在脑中广泛地分布在大脑皮质、侧坐核、尾状核、海马、扁桃体、迷走神经核中,CCK4 和五肽胃泌素(pentagastrin)是其高亲和性的配体。首次观察到 CCK 有引起焦虑的作用是在 1969 年,10 年后,有报告指出人静脉注射 CCK4 后,在短时间内可引起很强的焦虑感、幻觉、自主神经紊乱,因而被人们关注。

一系列的报告显示,给予 CCK 后,对人会引起伴有焦虑和强自主神经紊乱的恐慌样发作,由 CCK4 引起的恐慌样发作的诱发率在 PD 患者中要比在健康人中高,并且显示出这种增高依赖于 CCK4 的用量。而且,在用小鼠和大鼠进行的研究中,通过高架式十字迷路实验、条件形成的恐惧实验、旷场实验、惊愕反应等焦虑评价方法,都证实了 CCK4 和 CCK 类似物有引起焦虑的性质。除此之外,还从用 CCK-A 和 CCK-B 受体拮抗剂进行的实验中发现 CCK-B 受体的活化与焦虑的引起有关系。由于之前给予 CRH 的拮抗物质或抗血清会阻断 CCK 引起焦虑的效果,故认为 CCK 的引发焦虑效果是通过 CRH 的介导来实现的。CCK 的引发焦虑效果也被认为与苯并二氮杂䓬类的受体和 5-HT 神经元间的相互作用有关。

苯并二氮杂䓬类受体、GABA 受体、氯通道三者可形成复合物,目前已知苯并二氮杂䓬类可以使 GABA 的作用增强。苯并二氮杂䓬类可以与存在于 GABA-A 受体 α 亚基中的苯并二氮杂䓬类结合部位结合,使存在于 GABA-A 受体中心的 Cl^- 通道的开放变得容易。通道打开后,随着 Cl^- 的流入,神经元倾向于超极化,变得不易兴奋。通过这种机制,苯并二氮杂䓬类对 NA 和 5-HT 神经元有抑制作用,显示出抗焦虑的效果。但中枢型和末梢型的苯并二氮杂䓬类受体的生理功能和内在性苯并二氮杂䓬类受体配体等问题并没有充分阐明。在情感活动中占有很大部分的焦虑并不是单一的现象,而是一种复杂的、有多面性的现象。但是,相信在不久的将来,以基因解析和抗焦虑药为武器,在物质水平的另一个侧面上,这个现象一定会得到阐明。

（三）睡眠与神经递质

20 世纪 60 年代提出了睡眠的"单胺假说",指出 5-HT 和去甲肾上腺素等单胺类神经递质的系统在睡眠,特别是在快波睡眠的表达中扮演着重要的角色。基于此种观点提出了睡眠的"相反性相互作用假说"。20 世纪 80 年代以后,相继发现了多肽类的神经修饰物质,特别是总称为"睡眠物质"的内因性物质,使睡眠调节的体液机制骤然变得复杂起来。氨基酸类和核苷类神经递质以及像 NO 那样的新发现的神经递质也与睡眠调节有关。同时,通过药理学方法,也逐渐阐明了神经递质和睡眠之间的关系。作为催眠药的巴比妥类和苯并二氮杂䓬类作用于脑内抑制系统——γ氨基丁酸(GABA)能系统,与GABA-A受体和形成复合物的受体结构结合,这是一个典型的例子。此外,抑制觉醒的抗组胺药作用于间脑后部下丘脑中局部存在的组胺能系统的H1受体,也是一个典型的例子。本章仅对神经递质与睡眠调节机制之间的关系进行简要论述。

1. 睡眠调节机制与神经递质

睡眠存在快波睡眠和慢波睡眠两种不同的状态,调节这两种睡眠的脑区(睡眠觉醒中枢)从前脑基底部分化到脑干。睡眠觉醒中枢是具有复杂层次性的神经回路,系统的发生和个体的发生都存在于古皮层,两种睡眠状态都有各自对应的中枢,但两种中枢分布零散,分化程度无特异性。其调节机制也包含两种,一种是基于神经元活动的神经机制,另一种是基于各种睡眠物质的液性机制,两者之间相辅相成,调控睡眠觉醒状态。

在神经元活动机制中,神经元与神经纤维相连形成神经回路,通过电-化学-电的形式进行信息传递。支持这种神经元活动的化学分子为神经递质,神经元发出电性脉冲后,与之对应的,在突触中特定的神经递质被释放出来,通过改变对方神经元的电生理现象,促进或抑制其活动。

在液性机制中,当睡眠欲望较高时,各种睡眠物质会出现在脑内或体液中。睡眠物质通过脑脊液的介导运送到脑中各个区域,通过广泛或局部地修饰神经元的活动来控制睡眠和觉醒。这种神经元的修饰作用被认为是通过神经元中神经递质受体的敏感性的变化来影响睡眠物质表达的。

2. 腺嘌呤核苷与睡眠调节

腺苷具有催眠的作用,它可抑制兴奋性神经递质谷氨酸的释放,阻碍兴奋性突触后电位的作用。而且,腺苷还可能通过突触前膜的A1受体的介导,和突触后膜的GABA-B受体的Na^+通道以及GTP结合蛋白的介导来抑制神经元的活动。

睡眠物质前列腺素D2(PGD2)的睡眠诱发作用和腺苷A2a受体之间的关联已得到阐明。对PGD2有敏感性的睡眠促进带局部存在于吻侧前脑基底部的蛛网膜中。通过与这些部位神经元A2a受体的介导,使PGD2的睡眠诱发作用得以表达。

另外,存在于前脑基底部和中脑中部的胆碱能神经元在觉醒时和快波睡眠时活动增高,使脑波表现出活化。因这些神经元在腺苷的作用下会受到持续的抑制,所以推测在觉醒时,已蓄积的腺苷在诱发快波睡眠的同时,可解除前脑基底部对快波睡眠的抑制作用。

3. Glu/GABA 与睡眠调节

脑内存在的谷氨酸(Glu)能系统是主要的兴奋性神经系统,GABA能系统是主要的抑制性神经系统。Glu 在脑中浓度的变化与觉醒量显示出正性相关。在脑内,特别是下丘脑视交叉上核中,Glu 与 GABA 的总量基本一定,但其浓度比与活动时间和休息时间的比例相反。从觉醒时间段向慢波睡眠时间段移动期间,Glu 在脑中的浓度出现最高值,提示Glu 能系统和 GABA 能系统之间的拮抗关系在睡眠和觉醒的调节中发挥着基本的作用。在快波睡眠时,Glu 和 GABA 在皮质中的浓度比发生变化,Glu 合成酶的增加引起了 Glu 的增加,增强了皮质的兴奋性。

觉醒状态时释放出的 Glu 在星形细胞内通过转氨酶的作用转变成GABA,这是通过兴奋性及抑制性氨基酸的变化引起皮质反应性的变化来调节睡眠觉醒状态的。事实上,多数苯并二氮杂䓬类催眠药都是 GA-BA 受体激动剂,而且也已经知道 Glu 受体拮抗剂可以诱发睡眠,NMDA受体激动剂可以抑制睡眠。

令人感兴趣的是,睡眠物质中的尿苷对拥有尿苷受体部位的苯并二氮杂䓬-GABA-Cl-受体复合物有促进作用,与此相对应,睡眠物质的氧化型谷胱甘肽对 Glu 受体有抑制作用,两者都是诱发睡眠的物质。对这些睡眠物质敏感的神经元分布在下丘脑的视索前区和视交叉上核中。

4. 神经递质的相互作用与睡眠调节

睡眠的单胺假说和相反性相互作用假说立足于多数神经递质在时间以及空间上的相互作用。现代的睡眠科学是将经典神经递质和新加入神经递质(甘丙肽、甘氨酸、NO 等),还有主要的睡眠物质组合起来,基于脑内神经机制的空间构象和神经元的网络结构来展开讨论的。

睡眠调节研究的最新动向,是对从下丘脑视索前区腹侧部发出的,向下丘脑后侧部的组胺能神经元群及中脑、脑桥、延髓的多巴胺、5-羟色胺、去甲肾上腺素、肾上腺素能神经元延伸的神经支配加以重视,为了阐明睡眠调节机制而进行的试验。与此相反,也有人指出在与通向第 4 脑室的中脑水管连接的灰质和脑桥被盖的部位中,通过 GABA 能神经元的介导,参与对快波睡眠的抑制。

第三节　毒品与药品的区别

药品是指用于预防、治疗、诊断人类疾病,有目的地调节人的生理功能,并规定有适应证、用法、用量的物质,包括中药材、中药饮片、中成药、化学原料药及其制剂、抗生素、生化药品、放射性药品、血清疫苗、血液制品和诊断药品。在临床上使用的许多具有依赖潜力的药品在特定的情况下也可以成为毒品,所以毒品与药品的本质是相通的,而概念上的含义完全不同。在执法实践中,如何区别这些具有依赖潜力的药品与毒品十分重要。在实践中,可以从以下几个方面来综合判断。

一、是否具有医疗价值

药品的使用出于医疗需要,具有医疗价值;而毒品本身在临床上不具有医疗价值,其生产也不是出于医疗目的,是被各国法律严格禁止生产的,如海洛因、甲基苯丙胺(冰毒、MA)、3,4-亚甲基二氧基甲基苯丙胺(摇头丸、MDMA)、盐酸二氢埃托啡(DHE)、可卡因等。当然,上述所列毒品如鸦片、海洛因、盐酸二氢埃托啡在最初是作为治疗用药开发并使用的,具有一定的医疗价值,只是在后来的使用中发现这些药品的成瘾性要远远高于它的医疗价值,且人类已开发出可以替代的、更可靠的、危害相对较小的药品,故我们不再认为它们具有医疗价值。

二、使用目的、动机不同

用于医疗目的,解除病痛,依照医疗规范使用的是药品;用于寻求快感、贩卖的就是毒品。如果一个人通过医师处方得到吗啡并按规定的剂量与用法用于癌症止痛,这时吗啡是一种药品;但如果这个人使用吗啡只是喜欢吗啡带给他的那种欣快感受,那么就有可能产生依赖,我们就认为这个人在使用毒品。对于使用目的、动机的判断在实践中可能比较复杂,甚至连吸毒者本人也并不清楚其吸毒涉及的所有动机。在临床上和执法中,判断使用目的、动机的方法之一就是寻找吸毒行为发生情境中的一致性,即何时用、何地用,和什么人一起用,是否存在该药的治疗适应证。

三、使用方式不同

由于对使用目的、动机的判断比较困难(很少有人会承认其使用这些药品是在寻找欣快感),因此,使用方式(途径、用量)就成为判断一种致依赖性药品是否成为毒品的一个重要依据,特别是改变临床上规定的使用途径与用量时更值得注意。如一个人将地芬诺酯片用规定剂量口服治疗腹泻时,这是一种药品;而这个人将该药磨成粉溶于水后大剂量用于注射时,我们就认为这个人在吸毒。又如止咳药水新泰洛其,当一个人每天口服 5 瓶时我们也会认为这个人是在吸毒。再如丁丙诺啡含片,舌下含服用于戒毒时我们认为其是一种药品,而当将它磨成粉溶于水后注射时,我们就可以认为这个人是在吸毒。这一条在执法实践中显得尤为重要。

四、生产、流通方式不同

生产、流通主要与禁毒执法相关,对于在临床上使用的具有依赖性的药品(如哌替啶),如果它是由国家认可的企业生产,是在国家有关规定范围内流通的,是在医疗规范范围内根据医师处方使用的,我们称它为药品,反之就是毒品。

五、违法性

药品和毒品具有双重性质,违背法律规定生产、使用的药品就是毒品,在法律规定范围内使用的就是药品。从法学概念上看,毒品有三个基本的属性,即成瘾性、危害性和非法性。成瘾性相当于医学上的依赖性,所有精神活性物质都具有这一属性;危害性是由于使用者长期、连续或反复使用精神活性物质,使之产生了耐受性和依赖性,结果给他(她)带来了个人、家庭和社会的危害;非法性是指出于非医疗目的、故意使用已被国家管制了的精神活性物质。由于精神活性物质的成瘾性因品种不同而强弱不同,又由于危害性与精神活性物质的成瘾性有量效关系,所以我国有关部门首先对那些成瘾性强、危害性大的精神活性物质实行管制,其至把那些医疗价值小、依赖性大的药物如海洛因、甲喹酮等淘汰出局,从麻醉药品或精神药品产品目录中删去。若一经发现生产、制造、贩卖或非法使用这类物质,就作为毒品论处,给予严厉打击。而对那些成瘾性不太强、危害性不太大的精神活性物质,则有些采用限制,有些采用劝阻或警示等温和措施来强化管理,而不是采用禁止等强制措施来实行管制。为了界定毒品的概念,修订后的《中华人民共和国刑法》第三百五十七条对此作了明确规定:"毒品是指鸦片、海洛因、甲基苯丙胺(冰毒)、吗啡、大麻、可卡因以及国家规定管制的其他能够使人形成瘾癖的麻醉药品和精神药品。"

六、滥用性

麻醉药品及精神药品都有成瘾性,只要在医学治疗中严格按规定使用就是合理用药,即药品;如果非法滥用就成为毒品。毒品的滥用是指将麻醉药品或精神药品用于刺激中枢神经,从而产生具有欣快感的心理效应体验的行为。这里的滥用不能等同于不当用药,虽然在客观上毒品的滥用表现为非医疗性不当用药,即隐蔽地非法吸食和施打行为;但主观上滥用是指由寻求精神刺激这一动机产生的,以达到产生飘飘然的欣快感的行为,有丰富的心理内容。滥用性则是毒品的上述特殊的用途特征。

一般来讲,毒品滥用包括两种情况:一是因寂寞、为消遣刺激神经而吸食,成瘾后便愈演愈烈,这种情况下刚开始尝试吸毒就是滥用,以后的抵瘾则是滥用的延续和深化;二是刚开始为治病医痛而用药(此时并非滥用),但由于不能控制用量而成瘾,越用依赖性越严重,最后干脆就是为抵瘾而吸食(施打),此时就发展成了滥用。毒品的滥用性不同于毒品的成瘾性,虽然毒品的成瘾性是导致滥用的主要原因,甚至抵瘾本身就是滥用,但滥用性与成瘾性仍然非属同一概念。成瘾性是毒品可使人产生身体依赖的药理属性,而滥用性是毒品专门用于精神刺激的用途属性。正因为毒品是专门用于刺激中枢神经的麻醉药品或精神药品,有其滥用性,也正因为毒品被滥用后会产生一系列后果,故各国法律才明文禁止,规定了其违法性。总之,毒品中具有精神活性而产生依赖性的药物成分会导致滥用,而滥用的结果是成瘾,继而出现危害性、违法性等。

第二章　戒毒治疗

吸毒成瘾是一种慢性复发性脑病，吸毒成瘾的治疗简单来说就是"身心"治疗，包括身体康复治疗、因吸毒导致的慢性传染性疾病和慢性非传染性疾病治疗以及心理治疗。戒毒治疗是一个长期的康复过程，不同的治疗阶段具有不同的侧重点及目标，需要采取医学、心理、社会综合干预，同时也需要多学科团队相互合作完成。本章根据中华人民共和国司法部戒毒局全国统一模式的要求，将戒毒治疗分为四期进行阐述，即生理脱毒期、教育适应期、康复巩固期和回归指导期。

第一节　生理脱毒期症状及治疗

生理脱毒期医学戒毒的主要目的是完成急性戒断症状的治疗（即"脱瘾"的治疗），吸毒相关传染性疾病的筛查和治疗，慢性非传染性疾病的诊断与治疗，吸毒相关精神性疾病的筛查和治疗。海洛因滥用急性脱毒期常常伴有严重的戒断反应，需要进行积极的治疗，但近年来随着国家禁毒措施更加严厉、有效，海洛因滥用呈逐渐下降的趋势，市售的海洛因纯度明显降低，因而其急性戒断症状也变得较轻。新型毒品如"冰毒""摇头丸""K 粉"等在急性脱毒期躯体戒断症状不明显，焦虑、失眠、幻听、幻视等精神性症状表现突出，需要积极治疗。吸毒相关的并发症如呼吸系统、消化系统、心血管系统、生殖系统等的并发症近年来引起了医学界的广泛关注，特别是心血管系统并发症（如应激性心肌病、心律失常、急性冠脉综合征等）常常是导致患者死亡的主要原因。

一、海洛因滥用与依赖

(一)简介

海洛因是以吗啡生物碱作为合成起点得到的半合成毒品,俗称"三号""四号""白粉""白面""红鸡""白龙珠",是鸦片毒品系列中的精制品,一般包括海洛因碱(二醋吗啡)、海洛因盐(包括盐酸盐、硝酸盐、酒石酸盐和柠檬酸盐)和海洛因盐水合物。海洛因对人类的身心健康危害极大,长期吸食、注射海洛因可使人格解体、心理变态和寿命缩减,尤其对神经系统的伤害最为明显。海洛因最初曾被用作戒除吗啡毒瘾的药物,后来发现它具有比吗啡更强的药物依赖性,即成瘾性更强。海洛因已成为当今世界上滥用最为广泛的毒品,在所有毒品中,涉及海洛因制造、走私、滥用的毒品犯罪案件高居首位。海洛因被称为"世界毒品之王",被联合国认定为一级管制毒品,也是中国监控、查禁的最主要毒品之一。

1806 年,德国药剂师泽尔蒂纳(F. W. A. Serturner)首次从鸦片中提取出了含氮植物碱,即吗啡。1874 年,英国伦敦圣玛丽医院的化学家莱特(R. Wright)在吗啡的基础上合成了一种新化合物,该化合物之后被送到英国曼彻斯特市的欧文斯学院进行研究,动物实验发现其有致惊恐、渴睡、瞳孔放大、流大量口水、有吐欲的功效,呼吸最先加速然后舒缓,心跳减弱或不正常等,但这些并未引起注意。1897 年,德国拜耳药厂的化学家霍夫曼将海洛因制成药物,发现其止痛效力远高于吗啡,至少提高了 4～8 倍,可明显抑制肺痨患者的剧咳、久喘和胸痛,使患者情绪安定,且无明显不良反应。1898 年,拜耳药厂开始规模化生产该药,并正式注册商品名为"海洛因"(heroin),该字或源自德文 heroisch,意即"女英雄"。

(二)药理学

1. 药代动力学

纯净的海洛因是一种白色、有苦味的粉末,其水溶性较大,脂溶性也极强,其化学结构为吗啡的醇性羟基被乙酰基取代而成。口吸或鼻吸海洛因起效较鸦片快,效应较强烈,而以静脉注射更显著,但维持效应的时间不长。各种滥用方式均可使海洛因迅速且较为完全地吸收入血。海洛因口服后肝脏首过效应明显,其生物利用度极低,故仅作肠外给药。海洛因入血后很快由二醋吗啡转化为单乙酰吗啡和吗啡(大约 6 分钟),

然后单乙酰吗啡代谢成吗啡,海洛因和单乙酰吗啡迅速从血液中消失,吗啡的血药浓度缓慢上升,作用持续时间 4～5 小时。海洛因脂溶性极强,是吗啡的 2～3 倍,易透过血-脑脊液屏障与胎盘屏障,在脑内分解为吗啡起作用。由于胎儿体内缺乏分解吗啡的酶,故吗啡在胎儿体内蓄积可引起胎儿的呼吸抑制,如果孕妇有药瘾,新生儿可出现戒断症状。

海洛因的代谢主要在肝脏进行,包括葡萄糖醛酸结合及氮位去甲基。在肝脏,60%～70%的吗啡与葡萄糖醛酸结合成吗啡-3-葡萄糖醛酸苷,10%的吗啡脱甲基成为去甲吗啡,20%的吗啡成为游离型吗啡,以原型经其他通路(如胆、肺等器官)排出。海洛因代谢物在人体中的分布很特殊,在毛发中以 6-单乙酰吗啡为主,而在血液、尿液中主要以吗啡为主。海洛因被注射后,由于自身的水解和胆碱酯酶的水解作用,在血中很快代谢为 6-单乙酰吗啡,半衰期约为 5 分钟,在 10～15 分钟内完全转化;6-单乙酰吗啡继续去乙酰化转化为吗啡,半衰期为 5～25 分钟,一般最长不超过 40 分钟。在肝和其他组织中,6-单乙酰吗啡以较慢的速度转化为吗啡,约在几个小时内完全转化。由于 6-单乙酰吗啡的特殊作用,它可以作为检测滥用海洛因的有力证据。吗啡在体内主要转化为吗啡-3-β-葡萄糖苷酸,部分转化为吗啡-6-β-葡萄糖苷酸。注射海洛因后快速死亡者的血中 6-单乙酰吗啡的浓度较高,检出的可能性较大,而尿中 6-单乙酰吗啡的浓度要低些。在血中,游离态吗啡平均占全吗啡的 75% 左右;在注射海洛因死亡后一段时间内,血中游离态吗啡约占全吗啡的 31%。对因注射海洛因致死者,死去 8～9 小时后体内吗啡的分布研究表明:胃内容和尿中游离态吗啡占总吗啡的百分数少于 30%,肝、脑髓、肺和心包中游离态吗啡占总吗啡的百分数为 30%～60%,在脾、右大腿肌肉、心室血、右大腿静脉血中游离态吗啡占总吗啡的 61%～90%,在右肾和大脑中游离态吗啡占 91%。

吗啡主要以结合态的形式进行排泄,其中 60%～75% 为吗啡-3-β-葡萄糖苷酸,约 33% 为吗啡-6-β-葡萄糖苷酸,只有 2%～18% 为游离态吗啡,其中吗啡-6-β-葡萄糖苷酸的含量与摄取吗啡的方式和吸食吗啡时间的长短有关。注射 6 mg 海洛因,3～4 小时后尿中吗啡的浓度达到峰值 3316～12022 ng/mL,在第一次排尿时排泄出大部分的 6-单乙酰吗啡,最高浓度为 50～236 ng/mL。口服 10 mg 海洛因后,2～9 小时内尿中吗啡的浓度最高为 4317～12580 ng/mL,没有 6-单乙酰吗啡排泄出来。当全吗啡的浓度达到峰值时,游离态吗啡的浓度也达到最大值,占全吗啡的 4%～24%。

2. 药理作用

(1)对中枢神经系统的作用。海洛因对中枢神经系统的作用比较复杂,既有兴奋作用又有抑制作用,其镇痛、镇咳、镇静及呼吸抑制等属抑制作用;而恶心、呕吐、瞳孔缩小、欣快感等则属于兴奋作用。

①镇痛作用。海洛因的镇痛作用极强,其镇痛效能(等效作用)是吗啡的 4～6 倍,对各种原因引起的钝痛、锐痛、内脏痛皆有效。海洛因镇痛的特点是不仅意识存在,而且所有的感觉也都存在,且对用药者的运动和智力功能无影响。海洛因具有选择性镇痛的特点,对伴有情绪成分的疼痛效果尤为明显,对慢性、持续性钝痛的作用强于间歇性锐痛。海洛因的镇痛作用机制与内源性阿片肽相似,主要发挥体内抗痛系统对疼痛的调节作用,提高痛觉阈值,从而减轻机体对疼痛的感受;海洛因还可阻止痛觉神经冲动的向心性传导,使痛感受与痛反应分离,从而减轻疼痛;海洛因除可减轻疼痛外,还具有镇静催眠作用,同时其作用还涉及边缘系统,能消除因疼痛或其他原因引起的过度紧张、焦虑不安和烦躁、苦恼等情绪反应,对伴有恐惧和焦虑的疼痛效果显著,对精神紧张也有明显的缓解作用。在环境安静的条件下,以治疗剂量用药时可产生催眠效果,但睡眠较浅且易醒,大剂量使用海洛因后可出现深睡眠状态,过量中毒时则可出现昏迷。

②欣快感。欣快感是指使用海洛因后机体的一种特殊的感受和体验。研究显示,海洛因等阿片类物质的致欣快作用与中枢多巴胺递质有关,中枢神经系统的阿片受体兴奋后,可引起多巴胺递质的释放增多。关于欣快感是一种什么样的感受和体验,不同的人有不同的描述,其差异较大,很难统一。在很大程度上,欣快感的差异多与用药者的个人经历、用药时的环境气氛和用药目的有关。

③镇静作用。海洛因用于镇痛的治疗量,无论对患者还是健康受试者,都可产生困倦、思睡、淡漠或精神恍惚,这是海洛因对脑干网状结构的轻度抑制引起的,同时由于疼痛的减轻和患者情绪的改善,均可促使患者很快入睡。海洛因的催眠作用近似于正常生理性睡眠,在环境安静

的条件下,用药者可产生睡眠,但睡眠较浅且易醒,且常多梦。

④瞳孔缩小。海洛因可引起人的瞳孔收缩,其缩瞳作用是通过兴奋迷走神经引起的。此反应通过第三对脑神经——动眼神经的兴奋来进行调节,该神经起始于中脑背盖前核,海洛因与该处的阿片受体相结合而产生缩瞳作用。因此,此作用可被阿托品及其他抗胆碱药物所阻断。同时,由于机体对此作用并不产生耐受性,所以针尖样瞳孔是海洛因等阿片类过量中毒的一个重要诊断标志。

⑤呼吸抑制。位于脑干的呼吸中枢对海洛因有高度的敏感性,很小剂量便可产生抑制作用。海洛因能降低呼吸中枢对二氧化碳张力的反应性,还可直接抑制位于脑桥和延髓的呼吸调节中枢。海洛因对呼吸活动的所有参数均有影响,首先表现为呼吸频率的减慢,小剂量(5 mg/次)可使呼吸减慢加深,中等剂量可使呼吸减慢减弱,中毒剂量则可使呼吸时有时无,呼吸频率可由每分钟 18 次降为 2～4 次,出现不规则的潮式呼吸,最终因呼吸麻痹而死亡。海洛因对呼吸中枢的强烈抑制作用是海洛因过量致死的主要原因。

⑥镇咳作用。海洛因对咳嗽中枢有直接抑制作用,通过与孤束核阿片受体结合而阻断咳嗽反射。但海洛因不利于痰液的咳出,故支气管哮喘的患者不适用。对于胸外伤、肺穿孔的患者,只需几分钟便可生效。

⑦催吐作用。一般用量可兴奋第四脑室延脑背侧的催吐化学感受区,引起类似阿扑吗啡的作用,产生恶心、呕吐。海洛因的这一作用可为纳洛酮等阿片受体拮抗剂及氯丙嗪等多巴胺阻滞剂所对抗。

⑧对性功能的影响。在滥用海洛因的不同时期,海洛因对性功能的影响有所不同:在海洛因依赖形成前,海洛因可使阴茎勃起时间和性交时间延长,有的甚至可出现不射精的现象,其中有性交时间延长达数小时而不射精者,一般可延长性交 0.5 小时,有时为 2～3 小时。此阶段多伴有性快感的减弱和性高潮的丧失。在海洛因依赖形成后,依赖者的性交欲望、每周性交次数和平均性交时间均明显减少,有的甚至可长期无性生活,有的即使有也是勉强而为之。脱毒完成后,性功能可在短期内迅速恢复,提示海洛因对男性性功能的影响主要是以功能性为主,而非器质性。海洛因对女性性功能和生殖功能的危害很大。攀枝花市的调查显示,女性海洛因依赖者中,60％存在性欲减退,73％存在闭经。国外

一组报道也显示,60％的海洛因依赖者性欲减退,45％存在闭经,90％存在不孕,25％存在溢乳,30％存在乳房变小。

(2)对心血管系统的作用。小剂量的海洛因对心血管系统不会造成明显影响,大剂量时对某些人可引起体位性低血压。较大剂量静脉注射甚至可使卧位者的血压下降,更大剂量时则可出现心动过缓,这主要是海洛因引起体内组胺的释放和抑制血管运动中枢所致。海洛因也可使体内 CO_2 滞留和脑血管扩张,从而使颅内压升高。

长期滥用海洛因常可引起心血管系统的并发症。这些并发症大多难于处理,有时甚至会危及生命,如感染性心内膜炎、心律失常等。有报道显示,海洛因依赖者中,有 50％～55％的心电图异常表现为传导阻滞、期外收缩、窦性心动过缓,有 50％以上出现 T 波倒置。心功能测定提示海洛因依赖者心脏泵功能减退,心排血量减少,舒张压、平均动脉压和冠状动脉灌注压下降,有的可出现微循环功能障碍。血流动力学研究表明,有相当一部分海洛因依赖者出现血液黏度增高。

另外,静脉注射海洛因,其不溶性杂质可作为血栓核而使血栓形成和增大,或直接栓塞于机体的某些部位,出现血管栓塞性病理改变和相应的临床表现。

(3)对消化系统的作用。主要有如下几种:

①对口腔黏膜及牙齿的影响。海洛因的制作过程一般都较为粗糙,制作过程中的化学试剂难于除净,加上其中的掺杂物种类繁多,有的带有一定程度的腐蚀性,故通过"烫吸"方式吸食海洛因者可造成口腔黏膜和牙齿的损害,常见的有口腔黏膜的溃烂、长期不愈合的溃疡和牙齿发黄、变脆、片状脱落和缺损等。

②对消化道平滑肌的作用。海洛因能直接兴奋胃肠道平滑肌,提高其张力,可使向下推动的胃肠道蠕动减弱,延缓胃内容物进入十二指肠,使胃的排空延长,饥饿感下降;另外,海洛因可使小肠、大肠的推进性节律收缩减弱,增加回盲瓣和肛门括约肌的张力,导致内容物在胃肠道的运行减慢和停留时间延长。海洛因对排便中枢有强抑制作用,可使患者的便意减弱,海洛因依赖者的行为特征决定了其饮食的不规律,进食量明显减少。以上几种因素共同作用的结果是使海洛因依赖者产生严重的便秘,故海洛因依赖者的便秘现象十分严重和普遍,有的甚至 1～2 周

不排大便,干结的大便可硬如石子。严重的便秘是海洛因依赖者最感苦恼的症状之一。

③对消化道分泌腺的作用。海洛因可抑制胃酸的分泌,抑制胆汁和胰液的分泌。长期使用海洛因可使消化液分泌明显减少,胃黏膜可呈现萎缩性改变,严重影响消化道对食物的消化和吸收,出现消化功能紊乱。另外,海洛因强大的镇痛作用可掩盖机体消化系统原发性疾病的主要症状,如胃十二指肠溃疡的疼痛、反酸等,使海洛因依赖者察觉不到自己的疾病或误认为原有的疾病已经痊愈,因而放弃治疗。但事实上,在海洛因镇痛作用的掩盖下,这些疾病仍可能持续发展和加重,一旦停止使用海洛因或进行脱毒治疗,这些症状往往会伴随戒断症状明显地表现出来,如临床上常可见到海洛因依赖者剧烈腹痛,呕吐咖啡样物等上消化道出血的表现等。

④对肝脏及其功能的影响。海洛因对肝脏的损伤包括过敏性反应、中毒性炎症改变和感染性炎症改变等几个方面。前者主要由海洛因掺杂物引起,后者则多由静脉不洁用药行为所致。临床上常可见到有的海洛因依赖者伴有明显的黄疸,体检时可发现肝脏肿大,肝功能检查有谷丙转氨酶(GPT)增高,但患者可无其他症状和肝区疼痛,这可能与海洛因的强大镇痛作用有关。另外,在以静脉方式用药的海洛因依赖者中,共用注射器和注射针头的现象十分普遍,极易造成肝炎病毒的相互感染。因此,这个群体中各型肝炎的发病率远高于普通人群。

(4)对呼吸系统的作用。海洛因中含有大量掺杂物,其成分也相当复杂,既有乳糖、果糖、淀粉、滑石粉、红糖、细棉纤维等无药理活性的成分,也有咖啡因、普鲁卡因、烟碱、水杨酸、硫酸镁、麻黄碱、巴比妥类、地西泮、安钠咖、水杨酸类止痛粉等具有药理活性的成分。长期以"烫吸"方式吸食海洛因时,上述掺杂物可以沉积于气管、支气管、细支气管黏膜表面,产生局部刺激作用、炎性反应和慢性增生性改变,使呼吸道假复层纤毛柱状上皮细胞的功能受损,如纤毛倒伏、分泌物增多等,并在此基础上继发细菌感染等。另外,长期吸入海洛因烟雾还可影响肺泡表面活性细胞的功能,使肺泡表面张力发生改变,出现肺泡不张或萎陷。这些改变加上海洛因对咳嗽中枢的抑制作用,使得咳嗽反射、排痰等呼吸道自我清洁功能遭到严重破坏,故临床上常可见海洛因依赖者伴有气管炎、支气管炎、支气管周围炎、支气管扩张、肺组织炎症等呼吸系统病变,特别是在停用海洛因后其相关症状变得尤为明显。

（5）对泌尿系统的作用。海洛因对泌尿系统本身并无多大的作用,其不良影响可能与掺杂物所致的过敏反应有关,也可能是免疫球蛋白异常所产生的后果。可能的发病机制有多种,如合并有细菌性心内膜炎者可能发生肾内弥漫性或局灶性栓塞;抗原抗体复合物沉积在肾内而产生肾小球肾炎;并发病毒性肝炎时,体内出现了病毒抗原抗体复合物,该复合物沉积于肾毛细血管基底膜,引起复合型肾小球肾炎。有些海洛因依赖者缺乏细菌或病毒感染的证据,临床上表现为严重的蛋白尿,无肾病的其他症状,但肾衰竭出现较快,有人称之为"海洛因肾",电子显微镜下可发现免疫复合物呈斑块状分布,沉积于肾小球毛细血管基底膜上。

长期吸食海洛因对肾脏的影响主要包括以下几个方面:

①急性肾衰竭。少数海洛因依赖者在注射海洛因后出现伴有肌球蛋白尿的急性肌病,临床上表现为肌肉触痛、水肿和极度的全身虚弱感,这些患者的血清球蛋白、尿肌球蛋白浓度较高。这类患者中有60%会发生急性肾衰竭。

②链球菌和葡萄球菌皮肤感染后的急性肾小球肾炎。

③伴细菌性心内膜炎的局灶性肾小球肾炎。

④坏死性脉管炎。

⑤肾病综合征。

（6）对免疫系统的作用。免疫系统的基本功能包括免疫防御功能及免疫监视功能。当机体出现免疫缺陷时,感染性疾病和肿瘤的发病率便会上升。长期滥用海洛因者并发感染性疾病的机会远远高于正常人群。

①对非特异性免疫的影响。海洛因对多核白细胞数及其吞噬功能的影响不明显,但补体水平可有波动,其功能的改变还需要进一步证实。

②对特异性免疫的影响。长期注射海洛因者具有体液免疫功能的改变,表现为高球蛋白血症,IgM明显升高,有的可同时伴有IgG升高,这是长期注入抗原性物质的结果。阿片类物质对人类可能是一种半抗原,与蛋白载体结合后便可具备抗原性,其相应的抗体主要是IgG。此外,由于注射器、针头被污染,大量细菌或真菌进入机体内,可使机体产生大量抗体。停止注射海洛因或改为美沙酮维持治疗后,则水平有下降

的趋势。而 IgM 增高的原因可能是存在潜伏性的感染病灶。

③对细胞免疫的影响。体外研究发现,海洛因依赖者的淋巴细胞对三种非特异性抗原刺激物血凝素(PHA)、美洲商陆(PWM)、刀豆蛋白(Con-A)的淋巴细胞反应均受到抑制,说明细胞免疫功能受到了损害。但这种损害并非是永久性的,当停止注射海洛因或改为美沙酮维持治疗后,上述淋巴细胞转化反应可逐渐恢复正常。

长期滥用海洛因确实可能导致免疫功能受损,使机体对疾病的抵抗能力下降,从而导致感染性疾病的发病率上升,如化脓性感染、肺炎和病毒性肝炎等。据报道,海洛因依赖者中脑毛霉菌病、肾曲菌病的发病率较高,海洛因依赖人群中 HIV、HBV、HCV 感染率也明显增高。但海洛因是否会直接影响人类的细胞免疫功能,目前还缺乏足够的证据。

(7)对内分泌系统的作用。长期使用海洛因,神经-内分泌系统及其功能将受到较大的影响,通常表现在以下几个方面:

①对丘脑-垂体-肾上腺皮质轴的影响。长期使用海洛因可引起海洛因依赖者出现丘脑-垂体-肾上腺皮质轴功能的明显变化,使促肾上腺皮质激素和皮质醇 24 小时分泌时发生改变,表现为上午下降而晚上升高。

②对丘脑-垂体-甲状腺轴的影响。长期使用海洛因可造成丘脑-垂体-甲状腺轴的功能改变,使促甲状腺素明显降低,T3、T4 增高。

③对丘脑-垂体-性腺轴的影响。长期使用海洛因后,男性丘脑-垂体-性腺轴的功能改变表现为睾酮分泌降低,临床表现为性欲减退、性功能减退或消失;女性则出现黄体生成素、雌三醇、黄体酮均低于正常水平,尿促卵泡素高于正常生育女性,表现为月经紊乱或闭经。男女均可出现生育能力降低。

④对机体其他内分泌腺的影响。海洛因依赖者的心钠素、内皮素、血栓素、6-酮前列腺素测定值均可低于正常人,血清胰岛素和高血糖素均高于正常人,胃肠道活性肠肽胃动素水平较正常人低。

(8)其他作用。海洛因可使胆管、支气管平滑肌及膀胱逼尿肌兴奋性增高,增加其紧张度,有时可致尿潴留;还可引起胆管口括约肌痉挛,影响胆囊排空而引起胆绞痛;还可使哮喘加重,影响肺炎患者的痰液排出。因此,用海洛因治疗胆绞痛时,必须与阿托品合用,以部分对抗胆管痉挛。此外,海洛因还可影响糖类的代谢,产生一过性高血糖,这可能是促进了肝糖原的分解所致。

（三）成瘾机制

人脑中有一种与吗啡相似的物质内啡肽，它不仅具有比吗啡强 10 倍的镇静作用，而且还有助于分泌二羟基苯基丙氨酸。二羟基苯基丙氨酸和内啡肽能够直接或间接地给人带来快感，而海洛因进入人体后，能复制这两种物质，并在短时间内进入血液，大幅度增强供氧，极大地提高身体的力量与兴奋度，产生快感。但是，当这种作用消失后，人体内的氧气突然供应不足导致血液缺氧，体内的铁质紊乱，反过来削弱了正常的供氧机能，这时必须重复使用毒品才能刺激体内氧的再生。久而久之，如不靠毒品刺激，血液循环就处于凝滞状态，因而产生了各种极为痛苦的症状，吸食者将会感受到临近死亡的体验，不得不再次使用毒品。

海洛因（二醋吗啡）是半合成的阿片受体纯激动剂，其镇痛效力是吗啡的 4～6 倍。海洛因本身很少与脑内阿片受体结合，其药理作用主要来自活性代谢物 6-乙酰吗啡（6-MAM）和吗啡，通过与存在于人脑、脊髓和周围组织（如肠道）中的多种阿片受体结合，主要激动 μ 受体、δ 受体和 κ 受体，产生中枢性镇痛、镇静、呼吸抑制、缩瞳和抑制肠蠕动等作用。由于海洛因比吗啡有更高的脂溶性，极易通过血-脑脊液屏障，可迅速进入脑组织，在中枢迅速离解为吗啡，并在相应的作用部位形成局部高浓度，能产生强烈的欣快感，因而具有较强的成瘾性。其中，位于丘脑内侧、丘脑第三脑室-导水管周围的灰质与脊髓罗氏胶质区的阿片受体与疼痛有关，位于杏仁核、纹状体、下丘脑边缘系统的阿片受体与情绪反应有关，位于蓝斑核的阿片受体与欣快感有关，位于孤束核的阿片受体与镇咳、降压及胃液分泌有关。

海洛因成瘾的机制仍不完全清楚，假说也很多。目前，多数学者同意受体学说，倾向于用内源性阿片肽、阿片受体和受体后效应共同解释海洛因等阿片类物质成瘾及戒断症状出现的发生机制。阿片受体主要分布在大脑的尾状核、丘脑下部蓝斑核、边缘系统、海马回以及脊髓组织等部位，另外在胃肠道和心脏组织中也有分布。正常情况下，人体内有恒定的内源性阿片样物质（内啡肽、脑啡肽、强啡肽）作用于阿片受体，并通过阿片受体、阿片肽系统调节体内诸如去甲肾上腺素、多巴胺、5-HT、乙酰胆碱、组胺、性腺、甲状腺、Ac-cAMP、钙离子通道及 G 蛋白等一系列神经体液免疫系统,使体内各系统正常运转,以维持机体的功能平衡。

海洛因依赖者长期大量摄入外源性阿片类物质,可反馈性抑制内源性阿片样物质的合成,并且可使阿片受体数量减少,阿片受体敏感性降低,从而使上述各系统的功能在外源性阿片类物质存在的前提下达到新的平衡,并在新的基础上调节体内神经体液免疫系统,维持机体的正常生理功能。当减少或停止使用外源性阿片类物质时,由于机体内源性和外源性阿片样物质的同时缺乏,可使阿片受体和阿片肽系统的调节发生紊乱,干扰了机体神经体液免疫系统的功能,临床上会出现各种戒断症状。戒断症状的出现是海洛因依赖的一个主要诊断标志。

药物滥用(成瘾)机制的研究目前主要集中于脑奖赏系统,以及与情绪活动和记忆有关的杏仁核及海马区域。遗传学研究显示,尝试毒品更多地与家庭和环境因素有关,但从使用毒品发展到滥用毒品,甚至依赖毒品及成瘾,则与遗传方面因素的关系更为密切,并有望找到相关基因。将大脑中与情绪活动和记忆有关的杏仁核及海马区域联系到使用成瘾物质、渴求感和觅药行为等上,有利于对药物滥用(成瘾)和复吸问题进行深入的研究。

多年来人们一直认为,毒品对中枢神经系统的影响主要是功能性的,一般不会造成神经细胞形态和结构的损害。但近年来的研究显示,所有被滥用的药物都具有神经毒性,可造成神经细胞形态和结构的改变,进而影响其功能。这种形态、结构和功能的损害有可能是慢性、永久性和不可逆转的。

对大鼠脑部腹侧被盖区部位多巴胺神经元的形态学研究发现,长期使用吗啡后,腹侧被盖区部位的多巴胺能神经元体积皱缩 3/4,其合成、储存和释放多巴胺的能力也明显降低。另有研究发现,长期使用阿片类物质可使神经细胞树突和突触变性坏死,数量也明显减少,同时信息传导的通路与功能也相应减退;而长期使用兴奋剂则可使神经细胞树突和突触变性坏死,但却在其他部位生长出新的神经末梢,建立新的信息传导。研究者发现,中等剂量反复使用甲基苯丙胺可使小鼠大脑感觉区的锥体细胞、多巴胺能神经细胞及 5-羟色胺神经细胞的神经末梢死亡,死亡原因可能是使用甲基苯丙胺后的高热和过度运动。

一项利用 PET 脑成像技术对脑内多巴胺含量的研究显示,长期使用甲基苯丙胺可使脑多巴胺含量明显减少,其减少的程度接近帕金森综合征。研究发现,甲基苯丙胺可降低纹状体突触的多巴胺转运功能。一次和反复使用甲基苯丙胺后,纹状体突触多巴胺运输的明显减少分为两个时期(第一期和第二期),其减少分别为33%和78%。第一期减少与多巴胺转运蛋白功能的暂时缺乏有关,第二期减少则与多巴胺受体被激活、高热和自由基的形成有关。进一步搞清这两种多巴胺的减少机制,对认识滥用甲基苯丙胺所导致的短期和长期后果非常重要。

利用现代脑成像技术,药物滥用研究者对药物和自然奖赏、欣快感和渴求感,以及滥用药物对神经递质的影响进行了广泛研究。

研究发现,大脑内存在一个奖赏通路,主要结构包括腹侧被盖区(ventral tegmental area,VAT)、腹隔核(nucleus accumbens)和前额叶皮层(prefrontal cortex)。VAT 由含多巴胺递质的多巴胺能神经元组成,通过神经纤维与腹隔核和前额叶皮层相联系,并通过神经纤维释放多巴胺递质,将信息传递到腹隔核和前额叶皮层。在受到自然奖赏刺激,如进食、饮水、性交和哺育行为时,该通路被激活,机体同时也出现好的感受和体验。

研究发现,电刺激该通路时,机体会出现类似自然奖赏刺激时的效果,但其强度较自然奖赏刺激大。所有成瘾性物质均可直接或间接作用于该通路,说明毒品成瘾与该通路被激活关系密切。目前,科学家已了解到许多脑奖赏通路与成瘾的生物化学、细胞学和分子学基础,如自然奖赏是通过行为反射,促进多巴胺递质的释放;电刺激是通过电流促进多巴胺递质的释放;滥用药物则是直接模拟多巴胺的作用或促进多巴胺递质的释放。研究也同时证明,与成瘾有关的渴求感也与脑奖赏通路密切相关。

(四)临床表现

1. 一般戒断症状

滥用海洛因可使机体产生不同程度的生理依赖性和心理依赖性。生理依赖性又称"身体依赖性",海洛因吸食者反复连续用毒可使机体处于适应状态,一旦中断即会产生一系列强烈的戒断症状,如打哈欠、流泪、淌鼻涕、出汗、心慌、烦躁不安、寒战、呕吐、腹痛、腹泻、骨和肌肉酸痛、性欲下降等,大约在36小时之后反应加剧,全身感到极度寒冷、颤抖不止，双脚不由自主地乱蹬，在地上翻滚，大小便失禁，时而在身上乱抓，时而用头撞墙，并可持续数天。以后，身体便陷入了极度虚弱之中。在这一过程中，吸食者还可能出现发热脱水等症状，重者会引起惊厥、呼吸衰竭直至死亡。吸食者为了避免戒断反应，就必须定时使用毒品，并且不断加大剂量，导致终日离不开毒品。生理依赖性产生的时间及严重程度与吸食者的健康状况、心理特征、吸毒年限、吸毒剂量、滥用方式及使用频率有关。长时间、大剂量、高频率通过注射方式吸毒的吸食者，生理依赖性更显著，戒断症状更突出。心理依赖性又称"精神依赖性"，俗称"心瘾"，即吸食者在多次吸毒后心理上出现的对毒品的强烈渴求及觅药倾向。海洛因进入人体后，会使人产生一种特殊的欣快感和欢愉舒适的内心体验，并出现一种渴求用药的强烈欲望，驱使吸食者不顾一切地寻求和使用毒品，以获得心理上的满足并避免精神上的不适。许多吸食者在没有经济来源购毒、吸毒的情况下，或死于严重的身体戒断反应引起的各种并发症，或由于痛苦难忍而自杀身亡。

2. 海洛因急性中毒的临床表现

海洛因过量滥用可引起一系列中毒症状，包括呼吸深度抑制，心率减慢，瞳孔缩小，脉搏细弱，血压下降，皮肤湿冷，体温降低，全身性发绀，昏迷，尿少或尿潴留等。当海洛因的血清浓度达到 0.3 mg/L 时即可中毒，急性海洛因中毒最显著的症状为昏迷，针尖样瞳孔，呼吸抑制，称为"三联征"，出现三联征后不及时抢救，数分钟即可死亡，致死剂量推定为 240 mg/kg（腹腔）、40 mg/kg（静脉注射）。长期滥用海洛因会导致吸食者出现明显的躯体损害和心理损害，影响吸食者的生活质量。海洛因滥用不仅导致机体出现严重的心血管系统、神经系统、免疫系统、呼吸系统、生殖系统以及内分泌系统等的急慢性中毒损害，而且会导致吸食者产生焦虑、沮丧、抑郁、烦躁、自卑、情绪障碍等一系列心理损伤，这种损伤与吸食者的吸毒剂量、吸毒年限、滥用方式及复吸次数有关。研究表明，进行戒毒治疗的海洛因依赖强制隔离戒毒者的抑郁症状的发生率超过 80%，其中中度抑郁和重度抑郁各占 40%。

（五）诊断

1. 评估

对患者进行全面评估是诊断的基础和前提，评估主要包括病史、体格检查、精神检查以及辅助检查。

（1）病史。病史采集可通过询问患者、家属及知情人等获得，重点内容包括药物滥用史、精神症状史、既往史、个人史、高危行为、成瘾物质使用导致的功能损害、患者社会心理功能及康复相关资源等。阿片类物质使用患者往往会顾虑和恐惧社会的歧视以及一些法律问题，因此病史采集需要相当的临床访谈技巧，综合运用精神科病史采集、精神检查和成瘾疾病知识，并注意保护患者的隐私，采用非歧视性和中性的态度。在病史采集过程中，要注意建立、提升医患关系，提高治疗动机，必要时应用问诊技巧，辨别、对质症状真伪。

（2）体格检查。体格检查包括常规检查和与阿片类物质使用相关项目的检查，并注意评估患者是否存在阿片类过量使用或者中毒的体征。体格检查的阳性结果可以指导临床医生对一些否认或者回答问题模棱两可的患者进行诊断。

（3）精神检查。通过对患者的沟通和观察，检查患者的一般精神状况、认知、情感和意志行为症状，以了解患者过去或当前有无精神问题存在，是单一的症状还是形成了某种综合征，与使用阿片类物质的关系，以及能否诊断为精神疾病共病等。

（4）辅助检查。辅助检查包括阿片类物质生物学检测、实验室检查和相关量表评估。

2. 诊断

通过全面评估，根据患者物质使用史及相关临床表现，结合体格检查与精神科检查，以及实验室等辅助检查等结果进行分析，最后参照ICD-10 进行诊断。

（1）阿片类药物依赖诊断标准：

①对阿片类药物有强烈的渴求及强迫性觅药行为。

②对阿片类药物滥用行为的开始、结束及剂量难以控制。

③减少或停止滥用阿片类药物时出现生理戒断症状。

④耐受性增加，必须使用较高剂量药物才能获得原来较低剂量的感受。

⑤因滥用阿片类药物而逐渐丧失原有的兴趣爱好，并影响到家庭和社会关系。

⑥不顾身体损害及社会危害,固执地滥用阿片类药物。

在以往12个月内发生或存在3项以上即可诊断为阿片类药物依赖。除参照以上诊断标准外,诊断时还应注意以下几点:

①末次使用阿片类药物72小时内的尿毒品检测结果。

②病史、滥用药物史及有无与之相关的躯体并发症如病毒性肝炎、结核等,还应注意有无精神障碍、人格障碍等心理社会功能的损害。

③患者的一般情况、生命体征、意识状况、注射痕迹、皮肤瘢痕和感染等。

④性病、艾滋病和病毒性肝炎等传染病的检测结果。

(2)急性中毒。病史可见于以下四种情况:①停止使用后躯体耐受性下降,再使用与之前同剂量的阿片类物质导致中毒;②单独使用并未超过耐受量,但合并其他物质导致中毒;③因共患躯体疾病导致躯体耐受力下降,在未明显增加使用剂量时中毒;④停止使用后戒断症状出现并迅速达到高峰时补偿性超量使用。临床表现为欣快,随即淡漠、心境恶劣、精神激越或迟缓,判断力缺损,社交或职业观念缺损;瞳孔缩小,严重超量缺氧时瞳孔可扩大;嗜睡或昏迷,言语含糊不清,注意或记忆缺损;呼吸减慢变浅等。体格检查可见意识障碍快速加重、呼吸抑制和瞳孔缩小,出现典型的阿片类物质急性中毒"三联征"的表现。辅助检查可见吗啡检测阳性反应。还需排除由其他原因所致的急性意识障碍,如外伤、感染等。

(3)依赖综合征。病史反复的,强制性、非医疗目的使用阿片类物质至少12个月,可出现依赖综合征,临床表现包括:①对使用阿片类物质的渴望;②耐受性增加;③试图减量或停用时出现戒断反应;④对阿片物质使用行为失控,难以控制使用成瘾物质的数量、速度、频率及使用时间;⑤花费大量时间来获得或者使用阿片物质,不能成功地减少使用或停止使用,难以控制使用阿片物质的心理渴求等,可继发和伴有身体损害(如传染病和感染性疾病、精神障碍等)。患者的家庭和社会功能受损,并常出现违法犯罪行为,体格检查多有营养不良,浅表静脉有注射痕迹甚至呈现条索状改变和皮肤感染体征,以及合并其他躯体疾病的相应体征。减量或者停用后可出现阿片戒断的症状、体征。精神检查意识清楚,接触一般较差,态度多冷漠,情绪敌对或不稳定,一般无幻觉妄想等精神病性症状。日常作息时间昼夜颠倒,常常合并睡眠障碍。渴求发作时索药行为明显,甚至夸大或伪装某种躯体不适。辅助检查可见吗啡检测阳性,实验室检查可见贫血、白细胞升高或下降,肝功能异常,病毒性肝炎、梅毒、HIV 等传染病检测阳性。心电图检查可见异常,胸部影像学可发现肺部感染征象。抑郁或者焦虑量表测试可发现抑郁或焦虑症状(综合征)。

(4)戒断状态。病史反复、长期和(或)大剂量使用阿片物质者,停止或减少用量时可出现急性戒断症状。戒断状态常常是依赖综合征的指征之一,临床表现出与所使用阿片类物质的种类和剂量有关的戒断症状。患者体格检查意识清楚,一般呈蜷曲姿势,可有血压升高,脉搏加快,体温升高,立毛肌收缩,瞳孔扩大,流泪,流涕,震颤,腹泻,呕吐,失眠等。男性可有自发泄精,女性出现性兴奋等。精神检查见烦躁不安,态度不合作,甚至敌对。焦虑明显,一般无幻觉妄想等精神病性症状,严重时行为冲动激越,索药行为突出。辅助检查可见吗啡生物学检测阳性,焦虑和抑郁量表评分较高,渴求指数较高。实验室检查可见贫血、电解质紊乱等。

(六)治疗

戒毒治疗过程分脱毒和脱瘾两个阶段。相对来说脱毒治疗方法较多,也较为成熟,效果也较好。脱毒治疗主要是应用戒毒药物帮助吸毒成瘾者度过痛苦的急性脱毒期,也就是生理依赖期。

1. 替代治疗

本疗法的目标是消除阿片类毒品的非法使用,使患者恢复正常人的工作、学习和生活方式,减少犯罪和反社会行为,以及乙肝、丙肝、艾滋病等传染性疾病的传播。具体是用一种或者几种药物代替吸食的毒品,减轻吸毒者因戒断症状而带来的痛苦,并且逐步递减用量至停药为止,最终平稳安全地完成脱毒过程。替代治疗具有戒断症状控制彻底、疗效显著、脱毒治疗成功率高的特点,用药原则为单一用药,逐日递减,先快后慢,只减不加,停药坚决。常用药物有美沙酮、丁丙诺菲、洛非西定等。该疗法适合传统毒品如海洛因、鸦片、吗啡等,对目前社会上流行的合成毒品如冰毒、摇头丸、K 粉等无效。

2. 亚冬眠疗法

此法是在戒断症状发作期间,给戒毒者服用较大剂量的安眠药(如巴比妥类安眠药、苯二氮䓬类镇静药、吩噻嗪类镇静药等),使戒毒者在昏睡过程中安全度过戒断症状反应高峰期,也称"意识剥夺疗法"。此法需使用较大剂量的安眠药,使患者处于昏睡状态,易造成安眠药中毒或呼吸抑制等不良反应,有一定的危险性,应慎用,应用中一定要进行生命体征监测。本法具有较大的局限性和严重的不良反应,国外已淘汰。我国在 20 世纪 80 年代曾普遍使用,现在已很少使用。

二、苯丙胺类兴奋剂滥用与依赖

(一)简介

苯丙胺类兴奋剂(amphetamine-type stimulations,ATS)是苯丙胺及其衍生物的统称,具有药物依赖性(主要是精神依赖性)、兴奋中枢神经、致幻、食欲抑制和拟交感能效应等药理和毒理学特性,是联合国精神药品公约管制的精神活性物质。苯丙胺类兴奋剂的历史可以追溯到 19 世纪中后期,世界上第一种苯丙胺类兴奋剂是由罗马尼亚化学家首先合成的,也就是现在我们熟知的"苯丙胺"。随后,另一种与苯丙胺相似的兴奋剂"3,4-亚甲二氧基甲基苯丙胺"(MDMA)于 20 世纪中叶由德国的一个药厂合成出来,并被作为合法的药物进行推广,直到后来有研究发现其有严重的服食后遗症才被各国政府明令禁止销售。与 MDMA 同一时期问世的还有另一种兴奋剂"甲基苯丙胺"(MA),也就是所谓的"冰毒"。作为正式毒品的冰毒出现于 20 世纪 70 年代,90 年代进入中国。冰毒被认为是新型毒品的代表,目前对其成瘾机制等的认知相对缺乏,治疗手段也极为有限,但其危害程度并不亚于传统毒品。联合国禁毒署的统计数字表明,冰毒类毒品吸食者人数已经居全世界毒品滥用人数的第二位。

1. 历史

冰毒的主要原料之一的麻黄起源和使用都很早。作为传统中药,麻黄已经在中国使用了上千年之久。1885 年,作为麻黄主要成分的活性生物碱——麻黄碱被成功提取出来。1887 年,罗马尼亚化学家埃德尔埃诺(Edeleano)在德国柏林首次合成了麻黄碱的类似物苯丙胺。

当时,人们并没有认识到甲基苯丙胺严重的不良反应。1927 年,人们发现苯丙胺可作为雾化剂吸入,用于解除鼻炎的阻塞症状,于是在 1932 年推出了一种含有消旋苯丙胺,品名为"Benzedrine"的鼻塞吸入剂,1940 年又推出了片剂。

由于苯丙胺具有较强的短时间内提升脑力的作用,在第二次世界大战时,各国为提高士兵的士气和耐久力而在军队内推广使用,无论同盟国或轴心国都在用,包括日本、德国、美国军队都有使用记录。像德军在炎热的北非沙漠中曾用甲基苯丙胺作为兴奋剂,以增加其作战效率。苯丙胺还被提供给必须超长时间工作的军需厂工人使用,最早是哪方首先开始的现已不可考,但美国的可能性略大。还有报道称,日本的"神风特攻队"悍不畏死的部分原因是使用了此类兴奋剂。

战争结束后,大量苯丙胺从军队流入民间,尤其是日本。作为战败国,当时的日本国民心态极为复杂,部分是进行重建需要提神,部分则是无法接受战败而极度沮丧,导致苯丙胺类药物在日本民众中滥用,成了日本当时最好的心理药物。据记载,1945~1952年,日本有过吸食苯丙胺(日本人称为"觉醒剂")体验的高达200万人以上,出现精神障碍的吸毒者推定为20万人,一般吸食者达55万人。也有史料称,那个时期的日本有5%~10%的民众吸食苯丙胺类兴奋剂,这被认为是日本毒品滥用的第一个高峰,也是苯丙胺类毒品历史上的首次大规模滥用。1951年,日本政府颁布了《觉醒剂取缔法》,禁止了觉醒剂的生产和销售。

二战后,欧美也出现了苯丙胺和甲基苯丙胺滥用的倾向,但与日本不同的是,欧美当时药用仍然居多数。但随着此类药物不良反应报告的不断出现,美国联邦和各州政府相继禁止苯丙胺类兴奋剂片剂的非处方柜台销售,并规定它们只准在处方条件下使用,但有一个漏洞,就是并未禁止鼻用吸入剂,这也导致了后来鼻用吸入剂的滥用。据说,当时为了防止这两种药品滥用,制药商们也想了一些对策,比如在制药的时候,往药里增加一些苦味剂或气味剂,但这一招根本制止不了越来越严重的滥用。吸食者将鼻用吸入剂用于口服,或者将鼻用吸入剂中的成分过滤后溶于酒精或咖啡中,以减少直接口服的刺激性。1959年还报道了从鼻用吸入剂中直接提取甲基苯丙胺用于注射的例子。同年,美国食品药品监督管理局宣布苯丙胺和右旋苯丙胺类鼻用吸入剂仅限于处方使用。

1953年,史密斯·克莱-法兰西公司对苯丙胺类兴奋剂的专利所属权到期,此后在欧美至少有6家公司立即开始生产该类药品。1967年,苯丙胺类兴奋剂的处方用量达到最高峰,美国境内服食人数达3100万人次。1970年,美国的苯丙胺类兴奋剂产量达到100亿片。同年,美国联邦政府制订了《毒品预防和控制综合法》,将苯丙胺类兴奋剂列为二级管制品,同时还明确指出,苯丙胺类虽可作为药物,但会"形成强烈的依赖性"。

20 世纪 70 年代中期,日本的毒贩制造出了不再是以往的粉状剂,而是如冰块一样晶莹剔透的固体晶状物。这种固体甲基苯丙胺即甲基苯丙胺盐酸盐,也就是当下通用的冰毒的主要成分。

从 20 世纪 80 年代开始,美国连续颁布了多项法令,对苯丙胺系列药品严加管制。如 1980 年美国联邦政府将 2-苯基丙酮列入易制毒化学品目录,1986 年颁布了《联邦毒品类似物管制法》,1988 年颁布了《化学药品分遣和贩运法》,1996 年颁布了《冰毒控制法》。这些法令也在一定程度上迫使制毒者重新寻找前体(指合成所需的原料)来源。

1991 年,中国内地首次发现"冰毒"(甲基苯丙胺),当年就缴获 351 千克;到 1999 年缴获数量猛增到 16.059 吨,超过了以往 10 年缴获的总和。

1996 年 11 月 25 日,在上海召开的国际兴奋剂专家会议上,联合国禁毒署一致认为苯丙胺类兴奋剂将逐步取代 20 世纪流行的鸦片、海洛因、大麻、可卡因等常用毒品,成为 21 世纪全球范围内滥用最为广泛的毒品。

2. 分类

苯丙胺类兴奋剂均具有中枢神经系统兴奋作用,但不同药物的作用各有侧重。根据苯丙胺类兴奋剂化学结构的不同及药理学和毒理学特性,可分为以下四类:

(1)兴奋型苯丙胺类。这类化合物以中枢神经系统兴奋作用为主,代表药有苯丙胺、甲基苯丙胺、卡西酮和哌甲酯等。

(2)致幻型苯丙胺类。这类化合物具有导致用药者产生幻觉的作用,代表药有二甲氧甲苯丙胺(DOM)、溴基二甲氧苯丙胺(DOB)和麦司卡林等。

(3)抑制食欲型苯丙胺类。这类化合物具有抑制食欲的作用,代表药有维洛沙秦、苯二甲吗啉、二乙胺苯丙酮、芬氟拉明及右旋芬氟拉明等。

(4)混合型苯丙胺类。这类化合物兼具兴奋和致幻作用,代表药有亚甲二氧基甲基苯丙胺(MDMA)、亚甲二氧基苯丙胺(MDA)和亚甲二氧基乙基苯丙胺(MDEA)等。摇头丸多指 MDMA,但目前国内黑市上多为苯丙胺类兴奋剂的混杂剂。

3. 滥用方式与过程

苯丙胺类中枢神经兴奋剂(ATS)的滥用方式很多,包括口服、鼻吸、注射或与酒精饮料掺和在一起饮用。早期的 ATS 滥用者将苯丙胺棉塞型吸入剂拆开后直接吞服或将其溶解在水里饮用,后来为追求更快、更强的用药效果,有些滥用者开始将片剂用水溶化后直接注入静脉。几乎所有的静脉滥用者都经历了从口服到注射的过程。

甲基苯丙胺(冰毒)可以像可卡因(快克)一样经熏燃后以烟雾的形式抽吸,也可口服或注射。摇头丸多用啤酒或红酒送服,其中相当一部分吸毒者与 K 粉合用,据称能增强"昏"的感觉。

ATS 的滥用过程可分两类:一类是不规律的间断使用,包括体验性滥用和偶然性滥用,这一类滥用者出于某种目的只在特殊的环境或场合下使用 ATS,如青少年在迪吧、歌厅的境遇性滥用,学生为复习考试或卡车司机在长途运输中服用,以增强记忆、推迟或减少睡眠;第二类是典型的滥用行为,即规律性、习惯性或强制性滥用,包括小剂量维持型和大剂量周期型两种,这些滥用者用药的目的纯粹为享乐,热衷于追求使用 ATS 后的舒适和"飘"的感受。

从偶尔滥用过渡到规律滥用、强制性滥用,有时只需几天或几个星期。为不断获得用药后的欣快感受,用药间隔时间会越来越短,滥用剂量也会很快增加。就苯丙胺而言,口服滥用者的日剂量很少超过 2 克,而静脉或抽吸方式滥用者的使用剂量会迅速增加,滥用者常连续不停地使用数日,其间很少进食并始终保持不睡状态。这种滥用周期通常会因药品用尽或出现恐惧等不良体验而停止,停药后即进入 12~18 小时的深睡状态,一觉醒来会有极度的饥饿感、困倦和抑郁情绪,并伴有继续用药的渴求。如果此时再次用药则疲乏感消失,并进入新一轮滥用的循环。

对于冰毒和摇头丸而言,习惯性或强制性滥用并不少见,但近年来依赖性个案的报道正在不断增多。

(二)药理学

1. 药代动力学

(1)苯丙胺。苯丙胺是苯异丙胺(phenylisoprepylamine)的消旋体,存在两个异构体,其中右旋体苯丙胺的药理活性较高且作用较强。除药物剂量的差别外,左旋体与右旋体的药理作用相同。

苯丙胺和儿茶酚胺在化学结构上非常相似,具有拟交感作用,归属拟交感胺类,但苯丙胺的苯环上无羟基,侧链是异丙胺,而不是乙胺,不被单胺氧化酶破坏,性质稳定。与苯丙胺在化学结构或作用上类似的拟交感药物还包括二乙基苯丙酮、苯丁胺、氯苯丁胺、芬氟拉明、呋甲苯丙胺、甲苯丙胺、哌甲酯和维洛沙秦等。当 a 侧链上的氮出现甲基时,则具有单胺氧化酶的抑制作用,如反苯环丙胺等,临床上多用于治疗抑郁症。

无论是通过口服还是注射途径用药,苯丙胺都会经与药物接触的黏膜或注射部位充分吸收,并在体内广泛分布。人口服苯丙胺后,在胃肠道很快被吸收,约在 30 min 内在体内广泛分布,故口服后 0.5 h 即可出现药物作用。苯丙胺与血浆白蛋白的结合率为 16%,有效血药浓度为 $1 \sim 2$ mg/L,药物在人体内的生物半衰期为 $7 \sim 11$ h。苯丙胺在人体内的清除主要通过原型排泄和生物转化两种方式。苯丙胺与甲基苯丙胺服用后 20 min ~ 3 h 开始从尿排泄,24 h 尿内排出 $60\% \sim 65\%$,其中约半数为无变化的原形药,另一半为经肝脏脱氨代谢后失活的脱氨代谢物,仅少数为羟化代谢物。90% 的药物在 $3 \sim 4$ 天内排泄完毕。尿 pH 值的变化对苯丙胺类药物的排泄有较大影响,尿液呈酸性时排泄加快,呈碱性时排泄明显减慢;碱性尿时 24 h 的排泄率为 45%,其中 2% 为原型药;而酸性尿时 24 h 排泄率为 78%,其中 68% 为原型药。滥用苯丙胺期间常见长期禁食后的酸中毒状态,实际上可促进药物从体内快速排泄,但同时也增加了滥用者对药物的需求。苯丙胺清除的另一途径是生物转化,苯丙胺可代谢成去氨基代谢物(马尿酸和苯甲酸)和羟基化代谢物。目前,对于大剂量给药时所特有的代谢排泄方式尚不清楚。

(2)甲基苯丙胺。甲基苯丙胺的分子具有苯环结构,与儿茶酚胺递质的结构极其相似,而且没有氢氧化基团,容易通过血-脑脊液屏障。进入血液之后,有 $20\% \sim 25\%$ 与蛋白质结合,而且血液和脑脊液中的浓度大致相同。对于甲基苯丙胺类,苯环 α-碳被甲基置换,所以甲基苯丙胺不会被氧化酶水解,可较长时间发挥作用,并能抑制单胺氧化酶的活性。

甲基苯丙胺在生物体内的代谢方式主要是苯环的 β-羟基化、侧链的 β-氢氧化、N-脱烷基化以及水解脱氨基化,而人体内的主要代谢途径是羟基化和 N-去甲基化。经肝脏代谢后,约 20% 的甲基苯丙胺经 N-去甲基化反应生成有精神兴奋作用的苯丙胺和麻黄碱的衍生物,经脱氨基、脱羟基和共轭作用而被彻底分解。甲基苯丙胺代谢稳定,口服能充分发挥出药理作用,半衰期长,血中半衰期为 11～30 h,一次吸毒后体内发挥药效的时间较长。

（3）摇头丸：不同种类的 MDMA 在效价、起效时间和持续时间方面存在差异。以 MDA、MDMA 和 MDEA 为例进行比较,MDA 的效价高于 MDMA 和 MDEA。MDA 的常规服用剂量为 60～120 mg,MDMA 和 MDEA 则为 100～200 mg。口服 MDA 的起效时间为 30～60 min,MDMA 和 MDEA 则可在 30 min 内起效。药效作用时间方面,MDA 约为 8 h,MDMA 和 MDEA 为 3～4 h。排泄方式不详。

2. 药理作用

（1）苯丙胺。苯丙胺类药物主要通过两种机制来影响神经递质的活动:一是促进突触前膜对多巴胺和去甲肾上腺素的释放,这是主要的途径;二是阻断突触后膜对多巴胺和去甲肾上腺素的回收。两种途径协同作用,使位于突触间隙的儿茶酚胺类堆积,对突触后膜产生强有力且持续时间较长的儿茶酚胺样作用,从而引发临床所见的行为改变和拟交感作用。此外,苯丙胺类药物还能够抑制单胺氧化酶（MAO）的活性。上述作用可被氯丙嗪等多巴胺神经阻滞剂所拮抗。从离子平衡而言,苯丙胺类药物进入人体后与细胞内的钠、钾、钙等离子结合形成相对稳定的团簇结构,并引发细胞内外的离子动态平衡。由于钾离子大量存在于细胞内液中,而钠离子则大量存在于细胞外液,团簇形成后钠的电荷下降比钾的电荷下降的速率快,原有膜外正电位、膜内负电荷的情况被打破,神经接收电信号刺激即产生兴奋;另外,钠离子的内流会造成血管痉挛,造成血压升高,心肌细胞含水量增多。钾离子和钠离子在细胞膜间反向运输会使体内 ATP 合成增多,使组织细胞得到比原有水平更多的营养物质的补充,机体获得更加旺盛的活动能力,这也是人服用甲基苯丙胺后长时间感觉不到累的原因。而同时,钾的流失（即细胞内血清钾的流失）造成静息电位负值的减少,使静息电位与阈电位的差减小,从而引起兴奋所需的刺激也较小,所以一般苯丙胺类药物急性中毒猝死的人相当比例是因为心动过速、心律失常及心力衰竭。

苯丙胺在中枢表现为兴奋作用,在外周发挥拟交感作用,外周作用包括提高收缩压和舒张压;低剂量时由于心排血量增加而反射性地降低心率,高剂量时可出现心动过速和心律失常。

苯丙胺的中枢兴奋作用主要是通过促进多巴胺和去甲肾上腺素的释放而引起。实验和临床证实,苯丙胺能够增强大脑皮质和皮质下脑结构的兴奋性,增强精神运动,并使个体的反应加快,从而使活动增多,条件反射较易形成,动力增强;当中枢神经处于抑制状态时,这种精神激活作用更为明显,其兴奋作用包括刺激延髓呼吸中枢,使呼吸频率和呼吸深度增加,对于脑干、间脑和皮质的兴奋作用可使肢体活动增加、睡眠减少和体温升高。充分大剂量使用可导致刻板动作,如摸索、耸肩和摆头,并可进一步发展为震颤、随意运动障碍、木僵甚至抽搐发作。苯丙胺还会使脑氧代谢增加。此外,虽然苯丙胺本身并无镇痛活性,但它可以增加阿片类药物的镇痛效果。

苯丙胺对精神活动的影响包括振奋精神和导致欣快。振奋作用可能与增强中脑网状结构的去甲肾上腺素能神经活动有关,用药后出现的欣快、焦虑和抑郁等情绪变化与其影响边缘系统的多巴胺功能有关。对皮质多巴胺神经元的影响可能是导致长期滥用者判断力和自知力损害的结果。各类苯丙胺所诱导的欣快作用在临床上很难区分。

苯丙胺引起食欲抑制的机制主要是通过促进下丘脑去甲肾上腺素能神经细胞及多巴胺能神经细胞的递质释放,对下丘脑侧部的摄食中枢产生抑制作用。因此,曾将苯丙胺作为食欲抑制剂用于治疗肥胖症。各种苯丙胺类药物的兴奋作用与食欲抑制作用的强度是不同的,据此可以选择不同的药物用于兴奋或减少食欲。右旋苯丙胺的中枢神经系统兴奋作用强度较左旋苯丙胺高 4 倍,而甲基苯丙胺比二者都强。哌甲酯的中枢兴奋作用更强,但厌食作用轻微;苯甲噁嗪、二乙丙酮的厌食作用强而中枢兴奋作用弱;苯氟拉明能够有效地抑制食欲而无中枢兴奋作用。

(2)甲基苯丙胺。甲基苯丙胺的化学结构与苯丙胺相近,是一种中枢神经兴奋剂,基本药理作用与苯丙胺极为相似,故不另作介绍。但甲基苯丙胺的中枢兴奋作用比苯丙胺强,这可能与甲基苯丙胺的中枢穿透能力较强且半衰期较长有关,其滥用和依赖性潜力要高于苯丙胺。

(3)亚甲基二氧甲基苯丙胺(MDMA,俗称"摇头丸")。与苯丙胺一样，MDMA 具有苯环结构，对中枢神经系统的作用也大致相似，能促使大脑神经细胞释放去甲肾上腺素和多巴胺，并抑制儿茶酚胺的再摄取。此外，摇头丸对 5-羟色胺递质系统具有明显的作用。

在中枢作用方面，大多数摇头丸服用者能体会到欣快、舒适感，出现易于控制的意识状态改变，精力体力增强，感知觉变得敏锐，与人交流的欲望增强，性欲望增强，部分服用者出现"迷幻"样感觉，与麦角酸二乙基酰胺（LSD）产生的幻觉作用相似。以上作用又称"正性强化"，是促使个体再次服用的重要原因之一。外周作用主要是由于促进 NE 释放而引起的拟交感作用，包括心率增快，血压升高，瞳孔扩大，震颤，心悸，大汗，流涎，磨牙和牙关紧闭。

动物实验表明，MDMA 可使细胞外 5-HT 和 DA 水平上升。MDMA 在动物身上还能破坏产生 5-HT 的神经元，这些神经元对调节暴力冲动、态度、性欲、睡眠及痛感起直接的作用。MDMA 能造成多种心理上的障碍，包括心理混乱、抑郁、失眠、焦虑及神经错乱。在滥用者中，大约有四分之一的人有恐慌和妄想症。MDMA 能使精力分散，动作不协调，因此滥用者对于要集中注意力的工作是无法完成好的，特别是对司机来说，服用 MDMA 后开车是十分危险的。服用 MDMA 后的身体症状包括肌肉紧张，不能自控地咬牙，恶心，口干，手部颤抖，视觉模糊，发冷，出汗甚至虚脱。

服用大剂量 MDMA 时，人体生理指标可很快地出现剧烈变化。MDMA 可使血压大幅度升高、心率加快和心肌耗氧量增多。MDMA 致心率加快和血压升高的作用与最大剂量多巴酚丁胺产生的作用类似，但其不增加心脏泵血功能，故其引起的心率加快和血压升高可导致出乎意料的心肌耗氧大量增加，使已患心脏病的人病情加重。

MDMA 剂量稍微大一点就能极大地降低其在体内的代谢能力，影响其迅速排泄，故 MDMA 能以活性状态在体内滞留一段时间。若滥用者在短期内多次服用 MDMA，则血浆中药物和伴随物毒性水平可显著增加，引起脱水、体温升高和惊厥发作。

MDMA 后续作用有嗜睡，肌肉痛，疲劳，抑郁（持续 1～2 天），注意力无法集中，偏执，焦虑和激越等。有研究发现，随着剂量的加大，后续的负性作用增加，而正性作用减少。以往认为，后续的负性体验可限制个体对药物的再摄取,然而新近的研究认为,后续作用可作为负性强化,促使个体产生依赖,后续作用明显的个体易于出现神经变性。

(三)成瘾机制

临床试验及动物实验都证明,苯丙胺类中枢神经兴奋剂有较强的精神依赖性,可以在多种实验程序的控制下,使大鼠、小鼠、恒河猴、狗等多种动物形成自身给药行为。已经有大量的实验证据表明,精神依赖与中枢的多种递质系统有关,尤其与中脑-边缘系统的多巴胺和5-羟色胺系统关系密切。

苯丙胺可以抑制单胺类神经元对递质的重摄取,还可以促进单胺类递质的释放,抑制单胺氧化酶(MAO)的活性,从而使突触间隙的单胺类递质增多。中枢的去甲肾上腺素、多巴胺、5-羟色胺与情感活动密切相关,它们的异常变化会导致精神活动的失调。

1. 与中枢多巴胺系统的关系

中脑-大脑皮质、中脑-边缘多巴胺系统的多巴胺能通路积极参与精神及情绪活动。苯丙胺类兴奋剂自身给药行为的形成与中枢多巴胺的关系是长期以来人们研究的一个重点,目前已积累了丰富的资料。

如果苯丙胺的强化效应是通过多巴胺发挥作用的,那么多巴胺受体激动剂就可能有苯丙胺强化效应,使动物在获得较少量的兴奋剂的情况下便可以维持原有的欣快感,而多巴胺受体拮抗剂则有可能干扰或削弱苯丙胺的欣快效应,从而降低或消除其精神依赖性。

实验证实,非选择性激动剂如阿扑吗啡、溴隐亭以及多巴胺受体激动剂吡贝地尔(piribedi)都可以使大鼠的苯丙胺自身给药反应率减少,阿扑吗啡及溴隐亭还可以作为替代药物维持自身给药行为。实验也证实,多巴胺受体拮抗剂左旋四氯巴马丁(L-THP)能阻断大鼠对 MA 的辨别效应,表明 MA 辨别效应与多巴胺受体激活有关。

用自身脑部电刺激的方法已证实,脑内存在奖赏系统,并且可分正负奖赏中枢;用电解毁损核团的方法证实,儿茶酚胺神经元与奖赏系统处在相似的位置,其通路中的重要纤维内侧前脑束(medial forebrain bundle,MFB)是几条脑奖赏系统的共同通路,用强电流刺激此区,动物的踏板反应可高达 100 次,甚至为了获得脑刺激,宁愿放弃食物,苯丙胺可以强化这种刺激。另外,儿茶酚胺能通路中的中脑腹侧被盖区(VTA)、

A10 细胞群、伏隔核（NAc）、杏仁复合体都是奖赏系统的重要组成部分。儿茶酚胺通路与奖赏系统的这种密切关系说明，苯丙胺的强化效应与奖赏系统是密不可分的。

有很多实验报道，苯丙胺类兴奋剂在给药初期，中枢神经细胞外 DA含量显著增高，反复给药后含量反而下降，而此时实验动物对兴奋剂的敏感性却显著增加，由此有人认为细胞外 DA 含量的绝对值并不决定动物的行为变化。长期给药后，其他一些因素如受体的敏化、递质的代谢减慢、突触前膜重摄取能力的持续下降等在兴奋剂强化效应的维持中可能有重要作用。

总之，无论从宏观还是从微观角度看，许多资料都证明，DA 系统在自身给药行为的形成及维持中起着极其重要的作用，是兴奋剂强化效应的基础。

2. 与中枢 NE 系统的关系

大多数实验结果显示，中枢 NE 系统与兴奋剂自身给药行为联系较少，NE 受体拮抗剂、激动剂都不会影响兴奋剂的自身给药行为。

3. 与中枢 5-HT 系统的关系

中枢 5-HT 与焦虑有关，减少中枢 5-HT 的功能可缓解焦虑症；反之，提高中枢 5-HT 的功能可导致焦虑的产生。

4. 与 γ-氨基丁酸的关系

γ-氨基丁酸（GABA）是一种抑制性氨基酸，可以抗焦虑，抗惊厥，对维持中枢神经系统的正常功能具有重要意义。它在脑内分布广（脑内有 2%～4% 的突触以 GABA 为递质），含量高（比单胺类递质高出 1000 倍以上）。在临床上，苯二氮䓬类药物与氟哌啶醇常常与其他一些药物联合治疗苯丙胺类中毒。

GABA 受体激动剂氯氮䓬可以影响兴奋剂自身的给药行为：在低剂量时，可以使一些大鼠的踏板反应率升高；随着剂量的增加，反应率逐渐下降，并且有量效关系。另一种 GABA 受体激动剂也有类似作用。实验表明，GABA 可能参与兴奋剂自身给药行为的调节。

5. 与中枢乙酰胆碱系统的关系

在苯丙胺自身给药期间，给予乙酰胆碱（ACh）合成酶抑制剂，可以使自身给药反应率一过性增加，且有量效关系，但是在高剂量时苯丙胺的自身给药行为会受到抑制。有人发现,阿托品可以增加苯丙胺的自身给药反应率,说明 ACh 系统与兴奋剂的强化效应有一定关联。

综上所述,体内多种递质系统都可能参与了兴奋剂自身给药行为的调节,其中 DA 系统与奖赏系统密切相关,是药物滥用行为形成的关键因素。其他递质系统如 5-HT、ACh、GABA 等都可能参与调节。

(四)临床表现

1. 苯丙胺

在临床上,苯丙胺的口服常用量一次为 2~10 mg,极量为一次口服 20 mg,每日最多不超过 30 mg。一般认为,初次滥用者每次口服 10~30 mg苯丙胺后可体验到欣快感或焦虑情绪,同时表现出自信心和自我意识增强,警觉性增高,精力旺盛并且注意力集中,饥饿感和疲劳感减轻等,同时由于过分自信会出现判断力损害;行为表现为活动增多,话多,易激惹,坐立不安,滥用者常来回走动并不时地活动身体,并可出现性冲动和性兴奋期延长;同时可出现头痛、心慌、疲倦、血压增高,反射性心率减慢;瞳孔轻微扩大,睡眠减少且快动眼相比例降低。

药物剂量继续增加时,会出现焦虑加重、情感表现愚蠢且不协调;思维联想松散、逻辑性差,并出现偏执观念或妄想;语速增快,言语含混不清或持续言语;行为表现为刻板动作和自发动作,还可出现咬牙及共济失调;部分滥用者会出现头痛、恶心、呕吐和身体不适。

静脉注射苯丙胺后,滥用者可立即感受到似触电样的极度兴奋或快速振奋感。由于药物从肺到脑的时间比从肘部静脉到脑的时间短,所以通过熏燃吸入所得到的欣快感更为迅速和强烈。由于苯丙胺的半衰期较长,因此个体对于药物的感受可持续数小时,相比之下可卡因只持续 30~90 min。反复使用可出现药物蓄积。

苯丙胺的致欣快作用的耐受性发展很快,为追求强烈的快感,滥用者可发展到每隔 2~3 h 注射一次,剂量可逐渐加大到每次 100~300 mg,与此同时中毒症状也越发严重,表现为瞳孔扩大、大汗、口渴、厌食、血压增高、脉搏增快、心房和心室的异位节律增多,出现阵发性心动过速和室性早搏。用药初始阶段时心排血量增加,随后由于外周阻力增加使心排血量减少,同时会出现血糖升高,血液凝集速度加快;还会出现因口干而引起的固体食物吞咽困难。由于外周血管收缩使皮肤冰冷,骨骼肌张力增加,肌腱反射亢进,有不自主的磨牙动作,并可见手部静止时的细微震颤或手舞足蹈样动作,支气管平滑肌和胃肠道平滑肌的张力也会下降。由于苯丙胺对膀胱和胃肠道交感神经的阻断作用,可出现尿潴留和便秘。一次大剂量苯丙胺中毒可导致惊厥、昏迷和心律失常致死。

苯丙胺类兴奋剂滥用者中,多药滥用现象很常见。为避免用药后的不适,一些滥用者常常合并滥用镇静类药物(如巴比妥类),或同时酗酒或滥用海洛因。

2. 甲基苯丙胺

甲基苯丙胺(MA)可诱导欣快感,提高警觉性,使人易激动,自信心增加,并且被认为能提高性欲,有较高的滥用和依赖潜力。甲基苯丙胺、可卡因和各种各样的苯丙胺类药所诱导的欣快作用在临床上是很难区分的。不同的使用途径使甲基苯丙胺产生作用的时间不同:烟吸和静注作用最快,5～10 s 即可产生一阵激动或突然燃烧的感觉,被描述为"极乐境界",而口服产生作用时间为 15～20 min。

目前,对 MA 滥用的具体中毒症状的研究并不透彻,报道也不是太多,大致有如下两个方面:

(1)急性中毒。患者表现为反应性提高,偏执狂,有飘的感觉,幻想;有自信的感觉,自大,夸大观念;心率加快,部分或全身肌肉痉挛,体温很高(可导致脑损伤或脑死亡),不自主地活动(扭动、抽搐等);皮肤干燥,瘙痒;对朋友、性和食品冷淡,食欲丧失;失眠,多语(俗称"开会"),惊恐,抑郁,焦虑,神经质;过度兴奋,好斗和出现暴力行为。临床表现为中枢神经系统和交感神经系统的刺激症状,即兴奋症状、血管症状、痉挛和昏迷这三大症状。轻度中毒表现为瞳孔扩大,血压升高,脉搏加快,恶心,出汗,口渴,呼吸困难,肌痛,震颤,反射亢进,头痛,兴奋躁动,感觉异常等症状;中度中毒主要表现为失眠,意识障碍,精神错乱,抑郁,谵妄,幻听,幻视,被害妄想等一系列精神症状;重度中毒时表现为心律失常,痉挛,出血,胸痛以及心、脑、肝、肺、肾等多器官损害和代谢紊乱,甚至可致高热综合征,包括高热和代谢性酸中毒、心血管疾病、心室纤颤、弥散性血管内凝血、横纹肌溶解、急性肾衰、中毒性肝炎、循环呼吸衰竭或合并多器官功能衰竭而死亡。

（2）长期作用。MA 可降低脑内多巴胺的水平，动物实验表明高剂量 MA 可导致多巴胺和 5-HT 神经末梢损伤，使滥用个体出现认知功能（如判断力、注意力、记忆力）的损害，而这种损害基本上是永久性的。MA 长期使用还可导致致命性的心、肺、肾功能紊乱；患者易激惹，常可出现暴力行为；营养不良，体重下降；长期失眠，出现类精神分裂症样表现；对疾病抵抗能力低，肝脏损伤，出现帕金森综合征，脑卒中，猝死等。甲基苯丙胺所致精神障碍以阳性症状为主要表现，包括以下几方面：①幻觉、妄想。幻觉以幻听、幻视、幻触常见，妄想往往以关系妄想、被害妄想较常见。妄想的产生与药物所致的警觉性增高及长期药物滥用所致的社会隔离有关。起初，患者对周围的世界有一种探索性的、愉悦的、模糊的质疑，对周围的事物和人关注度增高，似乎想要透过现象看清本质。接着，患者会感觉他人也在密切地注视自己，甚至监视、跟踪自己。随着用药的继续，患者往往对感觉范围内的刺激过度反应，并开始产生幻觉。最后，患者渐渐丧失了自知力，并发展出关系妄想或被害妄想。②刻板行为，常常是一些患者平时经常做或喜欢做的行为。比如，有些患者常反复拆卸、安装收音机、发动机以及一些小的物件。尽管患者知道这些行为毫无意义，但他们难以控制。如果被迫停止这些行为，患者会感到极度不安和焦虑。而一旦开始这些行为，患者会体验到一种探索性的快乐，焦虑也随之消失。③怪异言语、攻击行为和人格瓦解。患者逐渐远离社会交往，变得怪异。随着自知力的进一步丧失、体能的耗竭以及镇静药物的使用，患者会出现意识障碍及类似惊恐发作的状态，并导致暴力攻击行为的发生。甲基苯丙胺所致精神障碍与精神分裂症的症状极为相似，以至于根据临床特征很难将两者区分开来。

3. 摇头丸（MDMA）

MDMA 具有类似苯丙胺和类麦角二乙酰胺（LSD）的药效，MDMA 在化学结构上与多巴胺、苯丙胺和麦司卡林有关。MDMA 的兴奋作用比可卡因或苯丙胺要低，既有苯丙胺的兴奋作用，又有麦司卡林的致幻作用。MDMA 滥用者主要利用其致幻作用，而不是兴奋作用。

MDMA 的起效时间、作用时间、服药后主观感受及戒断反应因人而异。MDMA 服用后大约 2 h 达到高峰，并可持续 6 h 以上。起效时间短、作用时间长的滥用者都是用啤酒送服的。最初的心理感受有头晕、口干、出汗、舒适,有的出现恶心呕吐。作用高峰期的主要心理感受为心情愉快,思维敏捷,有灵感,精力充沛,健谈,有些人可感受到人与人之间亲密感增加,对音乐和节拍的感觉增强;行为上表现为随强烈节奏感的音乐而不住地摆动头部并扭动四肢,摆动头部的动作可以随意愿得到控制,部分滥用者称在没有音乐时,即使听到汽车拐弯示意灯的滴答声也会情不自禁地随着这种节奏摇头。可有不自主的磨牙动作,部分用药者出现性要求增加。

服用 MDMA 后可导致心率加快和血压升高,这种现象可持续几个小时。滥用者一般多在短时间内大量服用 MDMA,且与其他物质(如酒精)一同使用,同时又在闷热和拥挤的环境中狂舞。这些因素会增加 MDMA 中毒的危险,造成滥用者脱水、高热和疾病发作,甚至出现心、肾衰竭。此外,MDMA 还会损害神经系统(如脑 5-HT 神经元),导致滥用者长期记忆和认知功能缺损。有报告称,很多 MDMA 中毒发生在一些通宵舞会上。

在大剂量下,常有听觉和视觉的改变。很多滥用者认为,MDMA 可产生正性效应,包括改变知觉和心境,增加交谈能力、理解他人情感的能力和理解力,认识和精神上的改变包括产生欣快感、感知改变和幻觉,并有一种超常和认真严谨的体验。

不同剂量的摇头丸中毒症状可以概括为:

(1)中低剂量急性中毒。MDMA 滥用的剂量往往从 50～150 mg 开始。在这个用量范围内,如用量偏高,滥用者可产生悬念、烦躁和平静的心态,但可察觉到这种心态与用药有关,随后不久便可趋于平静。一次使用 MDMA 达 250～300 mg 时易出现情绪变化,由愉悦的心态转为沮丧乏味或沉闷抑郁。这些现象为时短暂。

(2)高剂量急性中毒。高剂量急性中毒由过量滥用至 300～400 mg 引起,通常开始时出现焦虑不安和激动,继而产生高血压危象;还可表现为感觉异常,眼球震颤,共济失调,高热惊厥,严重者出现肾衰竭,弥散性血管内凝血,横纹肌溶解,甚至致死。

(3)长期作用。除已形成依赖性之外,滥用者平时会出现情绪不稳定和焦虑状态,同时可产生偏执倾向乃至暴力冲突。严重者可出现中毒性精神病。

（五）诊断

诊断需结合滥用史、体格检查和实验室检查进行综合判断，必要时需经尿或血液的特异性检测试验进行诊断。

1. 病史采集

（1）用药史。应系统询问苯丙胺类兴奋剂中毒史及戒断症状的表现，并询问开始使用的目的、方式、频度、使用量、使用期限以及使用苯丙胺类兴奋剂的心理效应，最后一次使用剂量、方式及时间等。

（2）躯体及精神疾病史。询问是否有结核、肝炎史，有无 HIV 感染及性病史；有无精神分裂症、情感性精神病、焦虑症等病史；还应进行躯体和精神状况检查，观察有无中毒及戒断症状，必要时可进行心理或神经心理测验。

（3）治疗史。包括询问既往治疗环境（自愿或强制）、治疗方法及用药史，患者的合作程度、期限，患者对治疗的态度及评价，治疗的结果等。

（4）多药滥用史。苯丙胺类兴奋剂依赖者常常合并滥用其他成瘾药物，如阿片类、镇静催眠药、酒精等。

（5）家庭情况、个人史。询问家庭成员的成瘾物质使用情况，有无影响患者使用成瘾物质的家庭因素，患者的学业、职业情况、性格特征、同伴关系、经济及法律问题等。

2. 实验室检测

（1）筛选法。一般使用体外检测试剂盒进行测定。滥用冰毒后可在 $1\sim72$ h 内从尿液中检测出来，滥用摇头丸后可在 $1\sim72$ h 内从尿液中检测出来（使用 MDMA 金标筛选试剂盒）。

①甲基苯丙胺（M-AMP）金标筛选试剂盒可以快速检测人是否在 72 h 内滥用甲基苯丙胺（冰毒），是否在 24 h 内滥用 MDMA；对甲基苯丙胺的检测阈值为 1000 ng/mL，对 MDMA 的检测阈值为 500 ng/mL。

②苯丙胺（AMP）金标筛选试剂盒可以快速检测人是否在 72 h 内滥用苯丙胺，是否在 24 h 内滥用 MDA，对苯丙胺的检测阈值为 1000 ng/mL，对 MDA 的检测阈值为 7000 ng/mL。

③MDMA（摇头丸）金标筛选试剂盒可以快速检测人是否在 72 h 内滥用 MDMA，检测 MDMA 的阈值为 500 ng/mL，甲基苯丙胺、苯丙胺在浓度 100 μg/mL 以下时对检测结果不产生干扰。检测结果呈阳性时，可

以认为被检测人滥用了 MDMA,不用考虑甲基苯丙胺、苯丙胺和麻黄碱的干扰。

3.结果判定

阳性(十):仅质控区 C 出现紫红色带,而测试区 T 无紫红色带,表明尿液中相关毒品浓度在阈值以上。

阴性(一):质控区 C 及测试区 T 均出现紫红色带,不论颜色深浅,均表明尿液中相关毒品浓度在阈值以下。

无效:质控区 C 未出现紫红色带,表明试剂盒失效。

确证法:根据检测需要,可选用气相色谱法(GC)、气相质谱联用(GC-MS)和高效液相色谱法(HPLC)等。

(六)治疗

无明显精神症状及功能损害的吸毒人员无需特殊治疗措施,多采取对症处理,同时需给予心理行为治疗。 对于偶尔滥用苯丙胺类药物而尿检呈阳性者,可视情况给予心理咨询或心理行为治疗。

1.戒断症状

目前尚无可推荐的替代药物。 一般来说,如能保证充足的睡眠和营养,大部分症状可在几日后逐渐消失,不需要特殊处理。 部分吸毒人员在停药后出现较为严重的抑郁,可持续数周或更长时间,需密切注意,防范自杀。

(1)抑郁、乏力、渴求等症状严重者可使用抗抑郁药物,如 5-羟色胺再摄取抑制剂(如氟西汀 $20 \sim 40$ mg/d 口服,帕罗西汀 $20 \sim 40$ mg/d 口服,舍曲林 $50 \sim 150$ mg/d 口服);也可使用去甲肾上腺素和 5-羟色胺再摄取抑制剂,如文拉法辛 $75 \sim 150$ mg/d 口服;还可使用去甲肾上腺素和特异性 5-羟色胺再摄取抑制剂,如米氮平 $15 \sim 30$ mg/d 口服。 若使用三环类抗抑郁药,如米帕明(丙米嗪),则从小剂量(25 mg/d)口服用起,逐渐增加到 $100 \sim 150$ mg/d 口服。

(2)若吸毒人员出现幻觉、妄想症状,建议使用非典型抗精神病药物,如利培酮 $2 \sim 4$ mg/d 口服或奥氮平 $5 \sim 20$ mg/d 口服,也可用氟哌啶醇 $2 \sim 10$ mg/d 口服,待幻觉、妄想症状消失后逐渐停止使用。

(3)谵妄者应进行系统检查以排除其他原因,如中枢神经系统感染、颅内出血、滥用其他成瘾药物或酒精等。

2.急性中毒

急性中毒时需采取如下措施:

(1)将吸毒人员置于安静的环境下,减少刺激。

(2)严密监测生命体征,维持呼吸、循环稳定,维持水、电解质平衡,必要时给氧。

(3)鼓励多饮水,如口服滥用药物时间不超过 4 h 可行洗胃、催吐。

(4)酸化尿液以加快苯丙胺类药物的排泄,可予以氯化铵 0.5 g 口服,每 3～4 h 重复 1 次,使尿液的 pH 值控制在 6.6 以下。 如果吸毒人员有高热、出汗、代谢性酸中毒,则不宜酸化尿液。

(5)可采用物理降温方法降低体温。 目前研究认为,ATS 所致的体温升高不是药物对体温调节中枢的直接作用,而是全身肌肉过度兴奋、收缩,产热过多的结果。

(6)若吸毒人员出现惊厥,则应缓慢静脉注射苯二氮䓬类药物,如地西泮 10～20 mg/次,必要时 15 min 重复一次。 静脉注射地西泮能导致喉痉挛或呼吸抑制,应做好气管插管的准备。

(7)如出现严重高血压,应警惕颅内出血,给予紧急处理,可使用酚妥拉明 2～5 mg 静脉缓慢注射。

(8)兴奋激越、行为紊乱者,可使用多巴胺受体阻滞剂如氟哌啶醇 2.5～10 mg 肌肉注射,亦可用苯二氮䓬类如地西泮 10～20 mg 静脉缓慢注射。 如出现锥体外系反应,可使用抗胆碱类药物,如氢溴酸东莨菪碱(海俄辛)0.3～0.5 mg 肌肉注射。 必要时可采取保护性约束。

(9)谵妄:可用氟哌啶醇控制兴奋、激越、幻觉、妄想等症状,剂量不宜太大,以免加重意识障碍。

(10)中毒程度极重者可采用腹膜透析或血液透析。

3.精神病性症状

应首先将吸毒人员置于安静的环境中,减少刺激,给予充分安慰,减轻因幻觉、妄想所导致的紧张不安和冲动攻击行为。 可使用抗精神病药物,如利培酮 2～4 mg/d 口服或奥氮平 5～20 mg/d 口服,也可使用氟哌啶醇 2～10 mg/d 口服。 兴奋躁动明显者可用氟哌啶醇 5～10 mg 肌肉注射。 注意,苯丙胺类药物依赖可能导致多巴胺受体敏感性的改变,使用抗精神病药物易出现锥体外系反应,因此在幻觉、妄想症状消失后应逐渐停止使用抗精神病药物。若在急性中毒期出现精神病性症状,处理时还应参阅急性中毒治疗的相关内容。

4.情感症状

如情感症状持续时间不长或症状轻微,可不必用药,否则应予相应的对症治疗。

(1)抑郁:可使用选择性 5-羟色胺再摄取抑制剂等新型抗抑郁药物或三环类抗抑郁药物。

(2)焦虑:建议使用苯二氮䓬类药物,如阿普唑仑 0.4 mg 口服,每天 2～3 次。应注意防止此类药物的滥用。如焦虑症状持续存在,可给予丁螺环酮、坦度螺酮等非苯二氮䓬类药物。

5.心理行为治疗

此类治疗主要针对患者的心理依赖及其他心理行为问题,主要目的是预防复发和复吸。在进行药物治疗的同时,配合心理行为治疗可提高治疗效果。心理行为治疗应作为药物依赖治疗的重要环节。

(1)动机强化治疗:帮助吸毒人员认识自己的问题,制订治疗计划并帮助吸毒人员坚持治疗,有助于增加戒毒治疗的成功率。

(2)认知治疗:改变吸毒人员的不良认知方式,帮助吸毒人员应对急、慢性药物渴求,强化吸毒人员的不吸毒行为,预防复吸。

(3)行为治疗:通过各种行为治疗技术,强化不吸毒行为及其他健康行为,降低复吸的可能性。

(4)集体治疗:通过交流发现吸毒人员间的共同问题,增进吸毒人员间的交流和理解,制订出切实可行的治疗方案。也可使吸毒人员在治疗期间相互监督,相互支持,增进其与医师间的接触,有助于预防复吸,促进康复。

(5)家庭治疗:通过改善吸毒人员与其家庭成员间的关系,促进家庭成员间的感情交流,提高治疗支持度。

6.预防复吸

预防复吸的主要措施是帮助吸毒人员找出复吸的危险因素,如渴求、戒断症状、某些条件刺激、不良的社会环境及人际关系等,使他们掌握应对不良环境及心理应激的方法。结合药物、心理、社会治疗,达到预防复吸的目的。

7.治疗的环境与场所

苯丙胺类药物依赖的吸毒人员与阿片类药物依赖的吸毒人员在行为方面存在诸多差异,不宜将两类吸毒人员置于同一病房内治疗,以免相互影响。

8.治疗苯丙胺类依赖的临床研究

(1)作用于多巴胺能系统的治疗药物。长期滥用 ATS 可以导致神经毒性,早期可见大脑皮质及白质密度降低,丘脑葡萄糖代谢率下降,顶叶皮层葡萄糖代谢增加及体重减轻。一项针对终生患病率的研究发现,甲基苯丙胺依赖者中,63%患有幻觉,38%患有偏执症状。利培酮属于非典型抗精神病药物,与 5-HT$_2$ 和多巴胺 D$_2$ 受体有很高的亲和力,锥体外系反应和静坐不能的发生率相对较低。瓦希德(Vahid)等采用阿立哌唑和利培酮治疗苯丙胺相关精神病并进行了随机对照双盲试验,研究纳入 53 名苯丙胺戒断了 1~4 周、精神病发作(如幻觉和思维障碍)平均 6~7 周的男性,给予阿立哌唑(22 人,剂量为 15 mg/d)或利培酮(23 人,剂量为 4 mg/d),8 人拒绝后期随访。[①] 6 周实验结束后进行精神病阴性症状评估(SANS)和阳性量表症状评估(SAPS),结果显示两治疗组的 SANS 和 SAPS 分数显著下降;提示阿立哌唑和利培酮均能有效治疗 ATS 依赖所致的精神病性障碍,利培酮对精神病阳性症状突出的患者效果明显,特别是有幻觉和思维障碍者;而阿立哌唑对于阴性症状为主的患者更有效,因此临床治疗苯丙胺依赖的精神病性症状时,应优先考虑患者的症状来选择非典型的抗精神分裂症药物。由于该研究缺乏安慰剂组对照和长期随访,因此无法评估药物的长期疗效,但研究结果仍具有一定的临床指导意义。

安非他酮(bupropion)是一种抗抑郁药,能辅助戒烟。沙波塔夫(Shoptaw)等完成了随机对照临床试验,研究纳入 30 名男同性恋患者,在第一阶段 6 天的治疗后,安非他酮相比于安慰剂组,可明显减弱甲基苯丙胺使用后的欣快感和戒断后对药物的渴求;而第二阶段 11 周的观察发

---

① VAHID F, JALAL S, FAEZEH T, et al. Randomized controlled trial of aripiprazole versus risperidone for the treatment of Amphetamine-induced Psychosis[J]. The American Journal of Drug and Alcohol Abuse,2014,40(1):10-15.

现,安非他酮并未降低甲基苯丙胺的总体使用率,但能降低甲基苯丙胺轻度依赖者的尿检阳性率和男男同性恋者之间的危险性行为。[①] 翰若林(Heinzerling)等在研究中纳入 19 名符合 DSM-Ⅳ 诊断标准的甲基苯丙胺依赖者,随机分配至安非他酮组(150 mg,每天给药两次)或安慰剂组治疗 8 周,结束后进行治疗有效性评分检测。结果显示安非他酮的耐受性较好,也无明显不良反应,与安慰剂组在物质滥用和精神方面表现相似,但具有相对较高的药物渴求,更易频繁出现吸食大麻的行为,以及行为障碍和抑郁症状,提示安非他酮治疗甲基苯丙胺依赖的作用效果有限。长期维持可能会带来明显的不良反应[②]。

(2)调节 GABA 能神经系统的治疗药物。阿普唑仑(alprazolam)为苯二氮䓬类催眠镇静药和抗焦虑药,可激活中枢神经系统的苯二氮䓬受体,增强中枢 GABA 与 GABAa 受体的结合,促进氯通道开放,导致细胞超极化,强化 GABA 能神经元所介导的突触抑制,从而降低神经元兴奋性。一项小规模临床研究观察了右旋苯丙胺依赖者的门诊治疗,发现纳曲酮或阿普唑仑均可降低 ATS 产生的主观效应,只是个别人对纳曲酮有轻微的胃肠道反应,而阿普唑仑可导致收缩压轻微降低;随着各自单用剂量的增加,阿普唑仑的临床疗效有一定增强,而纳曲酮治疗效应未见明显变化,且二者相关不良反应亦随之增强,但二者联合治疗可提升临床疗效,如可明显减轻右旋苯丙胺带来的欣快感和警觉性,更大限度地降低主观效应且不影响心率和血压的变化。虽然右旋苯丙胺与苯丙胺具有不同的结构,但能产生相似的药理效应,从而对苯丙胺类依赖的临床治疗有一定参考价值。有一项小样本的临床对照研究观察了阿普唑仑缓释片对甲基苯丙胺的疗效,8 名鼻吸甲基苯丙胺患者分为安慰剂组和阿普唑仑组(1 mg/d),治疗 4 天后进行生理机能、心境和行为相关的测试,发现阿普唑仑维持治疗 4 天后可以降低患者对甲基苯丙胺的神

① SHOPYAW S, HEINZERLING S, KEITH G, et al. Bupropion hydrochloride versus placebo, in combination with cognitive behavioral therapy, for the treatment of cocaine abuse/dependence[J]. Journal of Addictive Diseases, 2008, 27(1):13-23.

② HEINZERLING K, LONDON E D, MIOTTO K. The effects of naltrexone on subjective response to methamphetamine in a clinical sample: a double-blind, placebo-controlled, laboratory study[J]. Neuropsychopharmacology, 2015, 40(10): 2347-2356.

经与行为应答,减轻甲基苯丙胺带来的主观反应和体验。ATS 具有拟交感神经活性,可调节下丘脑-垂体-肾上腺轴(HPA)以及蓝板核-肾上腺髓质系统,且戒断后患者有发生焦虑和惊厥的风险。也有研究证明,GABA 受体激动剂具有抗焦虑作用,可削弱机体对苯丙胺的神经内分泌应答,提高神经兴奋阈值,控制惊厥,有望作为一种治疗 ATS 依赖的对症治疗药物。

托吡酯(topiramate)是一种磺酸基取代的单糖果糖衍生物,临床上用于治疗癫痫,它可提高 GABA 启动 GABA 受体的频率,加强 GABA 诱导氯离子内流的能力,影响皮层边缘多巴胺能神经元的活性,已用于酒精依赖的治疗。有报道称,托吡酯亦可减轻甲基苯丙胺引起的戒断症状,起到防止复吸的作用。杰妮(Jennie)等设计了随机对照和多中心的临床研究,8 个临床中心共将 140 名甲基苯丙胺依赖者纳入临床研究。治疗方案为给予安慰剂($n=71$)和托吡酯($n=69$),托吡酯组的起始剂量为 25 mg/d,前 5 周治疗剂量逐渐增至 200 mg/d 或患者最大耐受量,于第 6~12 周维持最大剂量。[①] 在治疗期间,每周 3 次定期尿检,完成前 6 周试验的共 105 人(其中托吡酯组 53 人,安慰剂组 52 人),此时两组患者最后一次的尿检阴性率均为 28.6%,而完成 12 周试验的有 77 人(托吡酯组 39 人,安慰剂组 38 人)。在第 6~12 周的治疗期间,托吡酯组的尿检阴性率总体增长了 23.3%,而安慰剂组总体下降了 3.9%;第 1~12 周期间,共有 40 例患者出现甲基苯丙胺使用量减少或者尿检阴性的情况(托吡酯组 26 人,安慰剂组 14 人),而治疗无效的患者共 65 人(托吡酯组 27 人,安慰剂组 38 人),托吡酯组的治疗有效率大约是安慰剂组的 2.67 倍。由此看来,托吡酯可能增强甲基苯丙胺使用者的自控力,明显降低尿检阳性率,对尿检阴性的患者有减少复吸的可能性。也有临床双盲试验显示,托吡酯不能帮助甲基苯丙胺依赖者戒断,但能有效降低尿检阳性率和缩短对甲基苯丙胺的反应时间(通过快速视觉信息处理任务和数字符号替换试验),因此托吡酯对甲基苯丙胺依赖者的认知反应功能有一定益处。

① JENNIE L H, JENNIFER L, WENGER L, et al. Low-frequency heroin injection among out-of-treatment, street-recruited injection drug users[J]. Journal of Urban Health, 2013, 90(2): 299-306.

（3）作用于谷氨酸能系统的治疗药物。N-乙酰半胱氨酸（N-acethl-cysteine，NAC）是一种含巯基的化合物，在突触后膜，NAC可恢复AMPA/NMD受体引起的峰电位比值水平，激动谷氨酸能神经通路。格兰特（Grant）等纳入了31名甲基苯丙胺依赖患者，进行了为期8周的随机双盲对照试验，治疗组每2周更换1次NAC＋纳曲酮的剂量（若疗效明显，则不增加剂量），剂量梯度分别是600 mg/d＋50 mg/d，1200 mg/d＋100 mg/d，1800 mg/d＋150 mg/d，2400 mg/d＋200 mg/d。通过佩恩渴求量表评估受试者的心理渴求，其他测评指标包括汉米尔顿抑郁/焦虑评定量表、尿检阳性、每周使用甲基苯丙胺的天数。结果表明，相比于安慰剂组，治疗组在降低患者的心理渴求方面并无显著差异，而前三个治疗剂量与基线值相比，在心理渴求评估值方面有显著的降低，但该临床研究样本量少，治疗效果不明显；而赛义德（Seyed）等在一双盲、交叉实验中，纳入32名甲基苯丙胺依赖者，随机给予NAC（A组）或安慰剂（B组）1200 mg/d，第一阶段（为期4周）结束后，借助可卡因渴求问卷评分发现，A、B两组的平均得分分别是3.38分和5.96分。而在第二阶段，A、B两组的治疗药物对换，4周治疗结束后再次评估，发现A、B两组的平均得分分别是4.57分和3.2分。[①] 由此看来，NAC能安全有效地减少甲基苯丙胺依赖者对药物的渴求，预防复吸。关于NAC的治疗作用研究结果不一，可能与研究方法有关，因此还需进一步探讨。

（4）调节肾素-血管紧张素系统的治疗药物。肾素-血管紧张素转换酶抑制剂（ACEI，如培哚普利）可加速恢复由甲基苯丙胺引起的神经毒性，在大鼠脑部ACEI可穿过血-脑脊液屏障，增加纹状体多巴胺的合成和释放；而在人体黑质和纹状体，多巴胺能神经元亦存在血管紧张素Ⅱ受体。托马斯（Thomas）等在一双盲临床研究中纳入了30名18～45岁的甲基苯丙胺依赖者，研究了培哚普利治疗甲基苯丙胺对人体心血管系统和主观体验的影响。研究发现，低剂量的培哚普利通过减弱血管紧张素Ⅱ的作用而增强拟交感效应，从而降低了甲基苯丙胺依赖者对药物的

① SEYED V，JAVADIAN S，SHABANI A. Clinical course of methamphetamine-induced psychotic disorder in a 3-month follow-up[J]. Prim Care Companion CNS Disord，2016，18(6)：12.

渴求；高剂量的培哚普利可能会增加 P 物质的量，进而增强甲基苯丙胺产生的主观影响。[①] 但该实验样本量小，未具体估量培哚普利对甲基苯丙胺依赖者的影响，如觅药及药物摄入量。考虑到培哚普利不良反应较少且与剂量无关，因此是治疗甲基苯丙胺依赖的有潜力的方法。动物实验观察了 AT1 受体抑制剂对苯丙胺急性和慢性反应的影响，急性实验中，预先在侧脑室注射 AT1 受体抑制剂氯沙坦 20 μg/mL，之后给予 1 次腹腔注射苯丙胺 0.5 mg/kg；慢性给药实验中口服 5 天坎地沙坦（3 mg/kg）后连续给予 5 天的苯丙胺腹腔注射[2.5 mg/（kg·d）]，戒断 1 周，再腹腔注射 1 次苯丙胺（0.5 mg/kg），通过被动回避试验和电生理研究发现，神经元均有适应性改变，且苯丙胺引起的抑制回避反应和海马区突触传递增加的效应可被氯沙坦或坎地沙坦抑制。由此看来，AT1 受体与苯丙胺引起的神经认知和长期效应有关，且 AT1 受体抑制剂已在临床上得到了较广的应用，安全性较好，有望成为治疗苯丙胺依赖的候选药物。

（5）调节胆碱能系统的治疗药物。伐尼克兰是乙酰胆碱烟碱型 α_7 受体激动剂，同时是乙酰胆碱 $\alpha_4\beta_2$ 受体的部分激动剂，已用于戒烟的治疗，其可与烟碱型乙酰胆碱受体结合，间接影响中脑边缘通路和前额叶皮层多巴胺的释放。一项为期 7 天的双盲临床试验中，参与者随机口服一种剂量的伐尼克兰（0 mg·bid，1 mg·bid，2 mg·bid），并在每阶段的第 6 天和第 7 天，吸食甲基苯丙胺前的 15 min 以及吸食后的第 5 min、15 min、30 min、60 min 时完成视觉模拟量表评分（试验期间严密监测参与者，禁止使用其他毒品，但允许在预定的时间间隔使用尼古丁），第 8 天出院，2～4 周返回后再重复 2 次该试验。研究结果采取三因素重复测量方差分析伐尼克兰剂量（0，1 mg，2 mg）、甲基苯丙胺吸食量（0，10 mg，30 mg）和时间因素（0，5 min，15 min，30 min，60 min）的交互作用，结果伐尼克兰减轻了吸食甲基苯丙胺带来的欣快感，呈剂量依赖；而相比于安慰剂，伐尼克兰能明显降低甲基苯丙胺的兴奋性作用，但未能明显减弱患者对药物的渴求；伐尼克兰减弱甲基苯丙胺患者的主观感受可能与

① THOMAS F N, JOHN D R, RICHARD D G, et al. Bupropion reduces methamphetamine-induced subjective effects and cue-induced craving[J]. Neuropsychopharmacology, 2006, 31: 1537-1544.

它部分激动烟碱型乙酰胆碱受体,减少中脑边缘多巴胺的异常释放有关,但该研究纳入患者较少,且伐尼克兰对甲基苯丙胺和尼古丁依赖的双重治疗作用尚待研究。

(6)调节细胞膜磷脂的生物合成的治疗药物。胞苷-5-二磷胆碱(CDP胆碱)是细胞膜磷脂结构生物合成的重要物质,可增加膜磷脂及磷脂结构的合成,也可增加特定脑区去甲肾上腺素、多巴胺、五羟色胺和乙酰胆碱的水平。在病理情况下(如缺氧),CDP胆碱可减少脑线粒体的脂质代谢,通过抗缺氧或缺血性脑损伤神经保护作用恢复神经元的活动,增强认知功能,其神经保护作用可能与直接抗凋亡机制相关。N-乙酰天冬氨酸(N-acetyl-aspartate,NAA)是一种神经元标记物,其水平随CDP胆碱的治疗而增加,通过31名受试者为期4周的临床双盲随机对照试验和磁共振质子波谱检测NAA水平,可见口服胞磷胆碱与前额叶NAA水平增加相关,能改变甲基苯丙胺依赖者的神经元代谢,改善症状及减少甲基苯丙胺的使用,具有潜在的临床疗效。该研究存在一定的局限性,如临床试验纳入样本量相对较小,CDP胆碱服用时间较短,临床被试的流失率较高,因此研究结果还需进一步验证。另外有研究通过对甲基苯丙胺依赖共患抑郁或双相障碍的患者进行为期12周的胞磷胆碱治疗、抑郁症状的临床测评、霍普金斯词汇学习测验以及尿液分析,发现在临床观察的小样本中,相比于安慰剂组,胞磷胆碱对治疗者有抗抑郁及改善抑郁患者自杀心境的作用,但对于改善认知功能和减少药物使用方面无明显差异。

(7)抗体以及其他药物。目前,治疗药物主要针对调节神经递质系统,减少ATS产生的部分主观反应,但疗效有限,这可能与治疗药物的药理特性和药代动力学特性有关,影响其进入血-脑脊液屏障的浓度或速率。鉴于此,免疫生物疗法也可能成为一种新兴的治疗手段,临床上已有针对可卡因和甲基苯丙胺依赖的疫苗研究,通过产生抗体减慢兴奋性药物进入血-脑脊液屏障的速度和剂量,被动地阻断它激活中枢奖赏通路。第二代疫苗也在研发当中,这将是一很有发展潜力的治疗途径。Salvinorin A是从鼠尾草中提取出的一种物质,作用于阿片受体,在动物成瘾模型上已有研究发现,它能抑制多巴胺的释放,降低行为敏化,故Salvinorin A及其相关化合物可作为一种抗精神活性物质依赖的治疗药物。哌甲酯是一种精神兴奋剂,可影响单胺类神经递质系统,对甲基苯丙胺依赖者使用哌甲酯缓释片,能安全、可耐受地减轻抑郁症状,从而减少对药物的渴求和使用。另外,通过中药及理疗(如电针和耳针插入选定的穴位)进行治疗后,能改善甲基苯丙胺戒断产生的焦虑和抑郁症状,且改善程度随治疗时间的延长而愈加显著,但尚待临床上继续探索。

三、大麻滥用与依赖

(一)简介

大麻为一年生草本植物,雌雄异株,雌株叫"苴麻",雄株叫"枲麻"。植株有掌状复叶,为叶披针形,花淡绿色,茎是绿色的四角状,在表面有直立着的纵沟。大麻茎的直径为2～3 cm,高2～3 m,世界上大部分热带和温带地区都有生长,每年5～6月播种,同年9～10月开花结籽,寒露后收割。雄株细直而高,光开花不结籽,花呈黄绿色,为顶生圆锥花序,枯死比雌株早15～20天;雌株掌状复叶(呈3～5裂之掌状对生复叶),各小叶为狭锯齿形,上端尖锐,边缘呈锯齿形,枝多繁茂,顶端开结大量麻籽(含油量30%～40%,可食用),花尖、果、苞叶、枝端有黏着之树胶(暗绿色),为大麻主要的生理毒素来源。

1.历史

大麻的生产历史很长,我国早在公元前2800年就已出现栽培大麻获取纤维的记载。古代一些部落和群体为使人迷醉,失去知觉,或促进恍惚、亢进、幻觉,据称就是用大麻油。可见,大麻烟之蔓延与滥用有深远的历史背景,大量滥用是20世纪30年代以后。

印度、伊朗、巴基斯坦等地均有野生的大麻,印度干燥、高温、低气压之气候下生长的大麻(喜马拉雅山南侧)含麻醉性树脂较多。大麻于1839年被列入西方药品年鉴,其疗效包括用作止痛剂和抗惊厥药物。大麻在19世纪广泛用于治疗各种身体疾病和精神疾病。20世纪,随着许多新的药物相继问世,大麻在医疗方面的作用逐渐减少,到1941年被从美国药典中删去。

2.分类

大麻的化学成分复杂,变化无常,主要有类脂物、黄酮类化合物、萜烯、碳氢化合物、非环形大苯酚、生物碱、柠檬酸和环形大麻酚等。此外,在不同植物中,甚至在同一植物里每种化学构成的含量也是变化无常的。

大麻毒品有三种,即大麻草、大麻树脂和大麻油,每种毒品四氢大麻酚(THC)的含量都不同。大麻草烈性成分的含量因产地不同而异,印度出产的含 0~1.5%,非洲产的含 2%~4%,哥伦比亚产的"黄金大麻"含量高达 8%。大麻草有用的部分是茎的一部分、叶、花和种子。

3.滥用方式

大麻的吸食方式和方法大致分为三种,即吸烟方法、食用方法、饮用方法。物证检材多见前两种,即大麻叶子、花等的细末;另一类为块(条)状的大麻树脂。前一种检材新鲜时呈暗绿色,积久或暴露后变为棕色,吸食者将其制成纸烟或以香烟纸做成烟卷点火吸食,或以烟斗、水烟斗吸食,常发现将其混合在纸烟叶内。包装无定型,有烟草锡罐、火柴盒、玻璃纸、塑料袋或布袋等。后一种是将前一种经加工(沥滤、打紧等各种方法抽取收集)而成。大麻树脂的麻醉药力 10 倍于前一种,颜色为淡棕、棕、褐、暗绿及黑色等,形状有细末及块状、条状等多种,可吸亦可食,如泡水喝或以砂糖、蜂蜜、香料做成饼食用,也可与酒精相配或配合饮料饮用,常用布袋、塑料袋、蜡纸、玻璃纸等包装,在中草药中容易夹带。

大麻抽吸比口服效力大 3 倍多,几分钟就能感知效力,10~30 min 达高潮,并持续作用 2~3 h。低剂量可导致坐卧不安,感知倍增,随之进入松弛梦幻状态,常觉饥饿,尤喜吃甜食;高剂量则加剧反应。吸食者可有眼前梦境飘移,情绪快速波动起伏,思绪断断续续,障碍性地飘忽不定,自我意识改变,记忆残缺,注意力迟钝(观察者一般注意不到这些中毒症状),对空间、时间、距离、速度发生偏差,视觉夸大,对声音敏感,情绪走极端,狂笑,恐惧,歪曲事实,易被暗示。成人致死量为 5~10 mg。

(二)药理学

1.药代动力学

抽吸是大麻滥用最常见的方式,10%~23%的 THC 通过肺部吸收进入体内,吸入量的多少与抽吸的速度、抽吸的总时间、吸入的程度、吸入后屏气时间的长短及"大麻烟"的品种有关,平均吸入量为 18%。大麻抽吸后起效极快,数秒钟即有感觉,最慢者数分钟出现效应。

除抽吸外,也可将大麻加入食物或饮料中,通过口服滥用,口服的吸收量仅相当于抽吸的 1/3 左右,口服起效较慢,短者 30 min 起效,长者需 2 h,其影响因素主要为食物的种类、构成以及食物中 THC 的含量。口服大麻制剂后,△9-四氢大麻酚即被胃酸转化为与原药药理作用基本相同的 11-羟基-△9-四氢大麻酚。口服的效应与抽吸相似,但程度较轻,持续时间也长。

四氢大麻酚呈油状晶体,遇酸极易异构化,在水中几乎不溶,易溶于氯仿和石油醚等有机溶剂。大麻中的 THC 含量以雌花为最高,且因生育期和气候不同而异,在新鲜的或正在生长的大麻植株中,THC 常以大麻酸的形式存在。大麻植株及其提取物在干燥、陈化、加热或焚烧成烟后,大麻酸便转化为 THC。由于 THC 难溶于水,所以静脉注射者极少。

THC 极易溶于脂类,故易于通过细胞膜、血-脑脊液屏障、胎盘屏障。进入血液后的 THC 绝大部分与脂蛋白、白蛋白结合,血浆蛋白结合率为 97%,只有 3% 呈游离状态,可以通过细胞膜进入细胞。各组织摄取 THC 的量主要受血流量的限制,肺及肾脏分布最早、最多。THC 的生物半衰期在滥用者与正常人之间明显不同,滥用者的半衰期为 28 h,而正常人为 56 h。排泄途径无明显差异,以粪便排泄为主,为 33%~65%,尿中排泄 15%~30%,主要代谢产物为 11-羟代谢物和 8-β-羟代谢物。

2. 药理作用

(1)对神经系统的作用:

①镇痛作用。大麻控制急性、慢性疼痛有效,口服 THC 的镇痛强度与可待因相当,但在有效的剂量范围内有明显的不良反应。大麻酚对实验动物鞘内给药的镇痛作用非常有效,大麻酚鞘内给药和系统给药能加强吗啡的镇痛作用,但不幸的是,大麻酚产生镇痛的剂量也会引起诸如镇静、体温下降、木僵等行为效应。

②抗呕吐作用。大麻常频繁地用于治疗因化疗引起的恶心和呕吐。研究证明,THC 对中度呕吐的化疗患者的抗呕吐作用超过安慰剂,与止吐药丙氯拉嗪有同等疗效。THC 的一些类似物如庚苯吡酮、左旋萘硫酚、吡哌丁酯可减轻化疗不可避免的恶心和呕吐。

③抗惊厥作用。20 世纪 40 年代,5 位智力低下的儿童用常规抗惊厥剂无法控制惊厥,而用大麻后就有明显的改善,由此激发了科研人员对大麻抗惊厥作用的研究兴趣。动物实验显示,THC 有引发惊厥和抗惊

厥的双重作用,但尚未证明它在临床有效。

④促进食欲作用。吸大麻最突出的作用之一是促进食欲。调查发现,吸大麻与食量增加呈正相关。

(2)心血管系统。吸大麻烟和注射 THC 者最明显的心血管效应是心动过速,心率平均每分钟增加 20%～50%,最高可达 140～150 次/min。使用大麻后几分钟到一刻钟就可出现上述效应,可持续 3 h。预先服用普萘洛尔可防止大麻引起的心动过速。

对 THC 效应产生耐受的年轻健康使用者,心血管功能的变化没有临床意义,一般只是心脏的轻度应激。对于原有心血管疾病(如冠心病)的个体而言,抽吸大麻可起到诱发或加重原有疾病的作用,并可因感觉迟钝而影响其及时用药、及时就诊。

吸食大麻还可使眼结膜血管扩张、结膜充血,出现典型的"红眼睛"症状。大麻、THC 及其合成的类似物还可降低青光眼患者的眼内压,临床上可用于治疗青光眼,但当前没有资料证实大麻或 THC 控制青光眼比其他药物更有效。

(3)呼吸系统。抽吸大麻对支气管,尤其是大气管的扩张作用很明显,作用可持续约 1 h。一次小量(大麻烟 1 支以下)抽吸可刺激肺通气,而剂量更大时却产生相反的作用,使通气量明显下降。静注 THC 对支气管及肺通气的影响不明显。

长期大量吸大麻烟,呼吸道功能受到损害,可引起慢性支气管炎,出现咳嗽、多痰、喘息等症状,并使原有的肺部疾病加重。长期滥用大麻烟可损害气道内的上皮细胞及肺泡巨噬细胞的功能。

长期使用大麻对健康的危害是暴露于大麻烟的部位易发生癌变。研究表明,THC 能改变细胞的代谢及 DNA 合成,并有诱变作用,所以大麻是潜在的致突变物。其他研究也表明,吸大麻者呼吸道、肺组织的病理学异常较为严重,且常为肺癌的先兆。肺和上呼吸道是暴露于大麻烟中最多的部位,发生癌变的概率最高。

(4)免疫系统。动物实验表明,大麻或 THC 几乎可损害免疫功能的每一个方面,如可以抑制动物的细胞免疫及体液免疫,降低抵抗细菌和病毒传染的能力;还有资料证实,大麻烟的非大麻酚成分可损伤肺泡的巨噬细胞功能,这是人体肺防御系统的第一道防线;也有研究检测了长期吸大麻者的 T 淋巴细胞、B 淋巴细胞或巨噬细胞的数量、功能以及免疫球蛋白水平,结果均显示正常。到目前为止,尚无吸用大麻易使人发生免疫功能障碍的结论性证据,而且以上数据也不能排除长期大量吸大麻烟者免疫功能受到小的损害的可能性。

实践表明,吸大麻者感染细菌和病毒性疾病的疾病谱大于不吸的人群,呼吸道疾病的发生率也高于非吸大麻烟者。

(5)生殖系统与发育。动物实验表明,长期高剂量给予 THC 可破坏雄性动物的生殖功能,减低睾丸甾酮的分泌,减少精子的生成,使精子的活动力、生存力下降;阻碍孕激素的分泌,破坏雌性动物的排卵周期。研究发现,大麻可损伤胎儿发育,导致新生儿体重下降,致出生后健康不良,死亡率增加。有资料表明,若胎儿在子宫内暴露于大麻,则在其出生后的头几个月,行为和发育会受到短暂的影响,而且此类婴儿中非淋巴细胞性白血病的发病率有所增高。

范德堡(Vanderbilt)大学医疗中心的一份研究报告指出,抽大麻可能会增加发生宫外孕的风险。《自然医学》(*Nature Medicine*)的研究报告描述了小鼠的 CB_1 受体如何调控肌肉收缩,而使胚胎在输卵管中移动。研究人员发现,在缺乏 CB_1 受体基因的怀孕小鼠中,或是使小鼠的受体被抑制,胚胎将无法通过输卵管进入子宫体,同样的状况也发生于受体被刺激的正常小鼠中。目前还不知道在人类中,CB_1 受体被刺激是不是也会导致宫外孕。这项研究结果提示,育龄妇女应该避免长期使用大麻作为止痛或娱乐药物。

(6)致死毒性。迄今为止,在世界医学文献中没有发现由于使用大麻导致中毒致死的案例。

动物研究表明,THC 的半数致死量大大超过常用的药物和其他滥用药物。人们发现,种系发生越高,致死剂量也随之增加,人类吸大麻烟很难达到致死剂量,这是大麻有别于其他滥用药物的地方。

以上事实使人们将大麻误认为是一种安全的、无不良反应的药物。事实上,滥用大麻最大的问题是破坏正常的生产、生活,导致滥用者社会功能、责任心、进取心、爱心衰退,而不是中毒死亡。

(三)成瘾机制

大麻类植物是最早被人类认识到的成瘾性植物之一,大麻中被滥用最广泛的品种是印度大麻(Cannabis satirva),其制品一般称为"大麻毒品"(marijuana)。大麻含有多种活性成分,其中以 Δ9-四氢大麻酚(Δ9-tetrahydrocannabinol,Δ9-THC)为主。1968 年,罗杰·珀特维(Roger Pertwee)最早开始对大麻的作用机制进行研究,并于 20 世纪 90 年代提出了"大麻素受体"的概念。1992 年,以色列的拉斐尔(Raphael)研究室首次从猪脑中提取出一种内源性大麻素样物质 N-花生四烯酸氨基乙醇(anandamine),随后又从大鼠脑中分离出了 2-花生四烯酸甘油(2-AG),二者具有与 THC 极为相似的三维结构,从而提出了"内源性大麻素样物质"的理论,这进一步又证明了体内与之结合的大麻素受体的存在,并认为大麻所引起的许多生理和药理现象都与大麻受体相关。目前,对大麻素受体的研究已经成为药理学界研究的热点问题之一。

1. 内源性大麻素样物质的合成与代谢调节

内源性大麻素样物质(2-AG 及 N-花生四烯酸氨基乙醇)在脑中都有选择性和有效性的合成通路,其合成通路是由 Ⅰ 型代谢性谷氨酸(mGlu)受体和 Ca^{2+} 激活而启动的。内源性大麻素样物质可能是由突触后神经元上的胞体和树突释放,当突触后神经元兴奋时,mGlu 受体兴奋,细胞膜去极化,Ca^{2+} 内流,二者作用于细胞膜上的脂质前体,激活磷脂酶 c,产生甘油二酯,然后被甘油二酯脂肪酶裂解,产生 2-AG;如果二者作用于细胞膜上的磷脂,则激活酰基转移酶,裂解为 N-花生四烯酸磷脂酰乙醇胺,再被磷酸二酯酶裂解,产生 N-花生四烯酸氨基乙醇。2-AG 与 N-花生四烯酸氨基乙醇释放到突触间隙后作用于突触前膜上的相应受体产生作用,而释放到突触间隙中的多余内源性大麻素样物质被其他的神经元或胶质细胞上的特殊转运蛋白重摄取而清除。已证明这种转运蛋白的拮抗剂 AM404 可显著增加血液中 N-花生四烯酸氨基乙醇的水平。在海马区的脑片上,AM404 也可明显增加 N-花生四烯酸氨基乙醇的含量。同时,释放到突触间隙中的 N-花生四烯酸氨基乙醇还可被脂肪酸氨基水解酶(FAAH)水解而失活。FAAH 敲除的小鼠脑内 N-花生四烯酸氨基乙醇水平显著提高,提示 MAHH 的水平有助于调节内源性大麻样物质的含量。

2. 大麻素受体的信号传导机制

近年来,本研究领域的一个重要成果是发现了体内两种大麻素受体的存在：CB$_1$受体和CB$_2$受体。基因克隆研究发现，这两种受体有44％的氨基酸序列同源。人类与大鼠的CB$_1$受体氨基酸序列有97.3％同源，分子量为52800左右。CB$_1$、CB$_2$受体都是G蛋白偶联受体，CB$_1$受体主要位于脑、脊髓与外周神经系统中，脑内CB$_1$受体主要分布于基底神经节（黑质、苍白球、外侧纹状体）、海马CA锥体细胞层、小脑和大脑皮层。CB$_1$受体的这种分布可能与大麻素对记忆、认知、运动控制的调节有关。而CB$_2$受体主要分布于外周，如脾脏边缘区、免疫细胞、扁桃体等，它的这种分布可能与大麻素的免疫抑制作用有关。

脑内的2-AG的含量至少是N-花生四烯酸氨基乙醇的50倍，表明2-AG作为主要内源性大麻素样物质发挥生理性作用。2-AG也是中枢神经系统中CB$_1$受体的主要内源性配体，在CB$_1$受体上有特殊的结合位点。如前所述，内源性大麻素样物质在脑内作为一种逆向性神经递质起作用，从突触后神经元释放后作用于突触前膜CB$_1$受体上。当CB$_1$受体激活后，经G蛋白转导，抑制腺苷酸环化酶（AC），使cAMP含量减少，再进一步抑制依赖于cAMP的蛋白激酶（PKA）。PKA抑制后则兴奋了外向性K$^+$流，同时CB$_1$受体还与N、Q/P型电压依赖性Ca通道相偶联，抑制了N和Q/P型电压依赖式Ca^{2+}通道，使Ca^{2+}内流减少，进而使突触前膜神经元内神经递质（如γ-氨基丁酸或谷氨酸）释放减少，最后影响突触后膜，分别产生兴奋性或抑制性作用。内源性大麻素样物质的这种作用已经被Δ9-THC和一些合成的CB$_1$受体激动剂所模拟。还有的学者提出，大麻素也可以抑制Na$^+$通道，使Na$^+$内流减少；而外周的CB$_2$受体激活时也通过抑制AC和N型Ca^{2+}通道起作用。

3.大麻素的镇痛作用

天然的大麻素及其合成品在急、慢性疼痛的动物模型中具有明显的镇痛作用。Δ9-THC、N-花生四烯酸氨基乙醇、CB$_1$受体激动剂CP-55490都能明显提高动物的痛阈，并且这种镇痛作用可被CB$_1$受体拮抗剂SR141716A所拮抗。电刺激大鼠中脑导水管灰质（PAG）所引起的镇痛作用可被SR141716A所阻断，皮下注射福尔马林所引起的疼痛可引起PAG细胞外大麻素样物质水平的提高，鞘内注射SR141716A也可增加疼痛敏感性，提示大麻素引起的镇痛作用是通过CB$_1$受体介导的，即CB$_1$受体激活后可减轻疼痛，抑制则增强疼痛敏感性。基于上述观点，有

的学者提出利用 CB_1 受体基因敲除的模型来模拟一种超敏疼痛状态。然而,尽管对大麻素镇痛已进行了大量研究,但是在吸食大麻的临床研究中却产生了不同的结果:有的学者提出,大麻素可作为癌症疼痛和术后剧痛的有效镇痛剂;而有的学者却发现大麻素对于疼痛不仅无任何作用,反而还增强了疼痛的敏感性。这种矛盾现象的机制还不清楚,有人认为可能与不同人群对大麻的敏感度和情绪有关。

由于阿片类药物和大麻素有几种相似的病理学效应,如镇痛作用、躯体和精神依赖性等,因此,近年来对于二者之间的功能联系进行了研究,以期探讨两者的联合应用是否对于急、慢性疼痛治疗具有意义。脑室和鞘内注射小剂量 $\Delta 9\text{-}THC$ 或 CP-55490 可增强吗啡在大鼠热辐射刺激实验中产生甩尾反应的潜伏期和镇痛能力,同时这种作用可被 CB_1 受体拮抗剂 SR141716A、阿片受体拮抗剂纳洛酮所阻断,这表明大麻增强吗啡镇痛的作用可能是通过 CB_1 受体或者通过激活阿片受体而引起的。勒当(Ledent)等人在 CB_1 受体基因敲除的小鼠模型上发现,吗啡在热板实验中的镇痛作用和长期应用吗啡引起的药物依赖性与野生型小鼠有明显不同。[1] 总之,大麻素引起的镇痛作用是直接激活 CB_1 受体或者通过其他一些机制激活 CB_1 受体而起的。有研究表明,大麻素在激活 CB_1 受体和部分阿片受体时不产生阿片样的躯体依赖症状,而具有明显的镇痛作用,因此具有极大的临床潜在应用价值。

4. 大麻素与奖赏效应的关系

在药物的精神依赖性形成中,奖赏效应是其重要的药理学基础。中脑-边缘多巴胺系统是药物奖赏效应产生的神经解剖学基础。大麻中的化学成分能够增加中脑边缘多巴胺系统的神经传递。因此,目前认为内源性大麻素所起的药理作用与多巴胺能和阿片能神经传递密切相关。在研究大麻素与阿片类药物依赖性时发现,两者之间具有明显的相关性,大鼠长期应用大麻提取物或 $\Delta 9\text{-}THC$ 后,注射纳洛酮可产生类阿片样的戒断症状,而 N-花生四烯酸氨基乙醇可减弱纳洛酮引起的戒断症

---

① LEDENT C, MACCARRONE M, ATTINÀ M, et al. Anandamide degradation and N-acylethanolamines level in wild-type and CB_1 cannabinoid receptor knockout mice of different ages[J]. Journal of Neurochemistry, 2001, 78(2): 339-348.

状；SR141716A 也可使吗啡依赖大鼠产生戒断症状。更进一步的实验证明，长期应用吗啡的大鼠可见到脑内 CB₁ 受体密度增加。在 CB₁ 受体敲除的小鼠模型中，吗啡依赖戒断时的症状明显改善，从而推断内源性大麻素系统激活的神经通路涉及吗啡所引起的依赖性。已有研究表明，阿片类药物依赖性形成时，大脑伏隔核内的 DA 含量明显升高，而应用大麻也可引起伏隔核内 DA 含量的增加。在 CB₁ 受体敲除小鼠中，长期应用吗啡后伏隔核内未见 DA 含量的增加。这些结果表明，CB₁ 受体与阿片受体在精神依赖性的形成上具有相互作用。

滥用性药物在动物身上都可出现自身给药行为，但是大量研究表明，大麻和其他 CB₁ 受体激动剂不能或仅能引起微弱的自身给药行为。例如，皮肯斯（Pickens）等在猴子身上观察到，仅仅在动物应用盐酸苯环己哌啶后才能出现大麻的自身给药行为[①]；戴尼（Deneau）等观察到，只有在大麻产生躯体依赖性时才有大麻的自身给药行为[②]；而高桥（Takahashi）等人报道，只有在长期应用大麻或 Δ9-THC 的大鼠的体重控制在正常自由饲养的大鼠的 80% 时，才出现大鼠自身给药行为[③]。上述研究表明，尽管大麻是常见的滥用药物之一，但它产生躯体或精神依赖性的效能可能会低于阿片类药物。

5. 内源性大麻素样物质与其他神经递质系统的相互作用

内源性大麻素样物质与 GASA、谷氨酸相互作用而调节 GABA、谷氨酸的释放。已证明在海马中，CB₁ 受体与 GABA 位于同一突触前神经元中而直接抑制 GABA 的释放。CB₁ 受体激动剂 WIN552122 可减少突触前 GABA 的释放，进而改善海马内由 GABA 释放增加所引起的记忆功能缺陷，提示海马部位的内源性大麻样物质主要是调节 GABA 的释放。纹状体-黑质内 GABA 能神经元上 CB₁ 受体的激活也可抑制 GABA

① PICKENS R W，THOMPSON T，MUCHOW D C. Cannabis and phencyclidine self-administration by animals[J]. Psychic Dependence，1973，4(1)：78-86.

② DENEAU G A，KAYMAKÖ ALAN S. Interaction between Δ9-tetrahydrocannabinol and morphine on the motor activity of mice[J]. Psychopharmacology，1979，63(1)：169-172.

③ TAKAHASHI S，MASEDA C，HAMA K，et al. Detection of Δ9-THC in saliva by capillary GCECD after marihuana smoking[J]. Forensic Science International，1986，32(4)：259-266.

的释放与重摄取。在大鼠纹状体脑片中,WIN552122抑制皮层-纹状体的谷氨酸能突触传递,而CB_1受体拮抗剂SR141716A可使这种作用消失。同时应用膜片钳技术证实,CB_1受体的激活还可以抑制纹状体内的谷氨酸释放,表明内源性大麻素样物质可以调节纹状体的功能,进而提示作用于CB_1受体的药物可以作为一种潜在的药物治疗基底神经节疾病,如帕金森病、亨廷顿舞蹈症等。在海马部位,SR141716A也能阻断mGlu受体的激活而减少内源性大麻样物质的产生。在CB_1受体基因敲除的小鼠中,mGlu受体激活后不能引起脑内GABA的释放,这表明内源性大麻素样物质是通过CB_1受体来调节GABA和谷氨酸的释放。

(四)临床表现

1.一般作用

吸食大麻可引起一系列的心理、行为变化。一般认为,吸1支含2%THC的大麻烟或口服20 mg THC即可产生效应。

(1)对情绪的影响。大麻对情绪的影响最为多见,多为一种幸福感或欣快伴随着困意,自觉内心安静,精神松弛。有些人表现为诙谐,对人友好、发笑,其发笑多表现为一种傻笑,人笑他也笑。使用者的情绪可随着思维活动的变化而不断变化,意志活动可控制情绪,有人称当他想要高兴时,那么以往高兴的事会不断涌现,情绪随之兴奋;而当他想要悲伤时,则悲伤的事也将不断闪过,随之情绪跌入低谷,可以表现为不停地哭泣。有的使用者自我感觉过分良好,认为自己有深刻的思想、敏锐的洞察力,表现有如轻度醉酒。

也有人会体会到一些情感上的不良反应,这些不良反应主要见于初次吸用大麻的人,其表现各异,主要有焦虑、惊慌、抑郁,严重者可达惊恐程度,吸食者有大祸临头感或濒死感,有的吸食者会在大冬天穿着衣服淋冷水,边冲边喊"我要死了,我要死了",不停地哭泣,直到药效丧失。有的人吸食后可产生一过性的抑郁状态,表现为悲观绝望,重者有自杀企图,需严密观察。部分滥用者则表现冷漠,对周围环境很少关心。若滥用者本来就有焦虑、抑郁倾向,则吸食大麻后上述症状往往加重。

(2)对感知觉的影响。大麻可造成感知觉的明显改变,主要表现为各种感觉体验的增强及感知综合障碍,部分吸食者会出现幻觉,具体表现为对于颜色感觉更加生动、鲜艳,自觉触觉、味觉、嗅觉灵敏,其中以听觉的变化最为突出，自觉对音乐的鉴赏力增强，有的可听见波浪状的音乐，自称到耳边会突然停止，此即所谓的"共感体验"，即兴奋可从一个感官扩散到另一感官，如可"看"到音乐，可"听"到形象；有的出现空间感知障碍，感到周围事物之间的距离发生了改变，可感到从10楼到1楼如履平地，可一跨而过，因此常会造成意外伤亡；较多的人会出现时间感知综合障碍，感到时间过得特别缓慢，一分钟如一年那么长；有的出现自身感知综合障碍，感到自己整个人好像飘浮在空中，好像自身已经消失了、不存在了，有的则觉得自己的脸、手等可发生各种变化，像猪、像牛，但患者多知道这是药物的作用之故。还有的人出现视物变形症，有人称他有时看见跳舞的人都会变形，脸可很长，眼睛很小，像米粒大，鼻子扭曲，手和脚也会发生变化，很粗或很细，十分难看，十分可笑，因此常会傻笑。部分吸食者还会出现片段的幻觉，有吸食者反映他可以看见自己的灵魂与人在跳舞。

（3）对思维活动的影响。吸食大麻或THC可影响人的思维活动，有的人出现思维联想加速，觉得几天、几周或几年的事似一个个片段忽闪而过；有的人自觉失去了联想能力，还有的人会出现偏执观念。

（4）对运动与操作能力的影响。大麻可引起运动技能受损，尤其是精细的运动技能，如驾车、操作仪器，并破坏各种熟练活动的能力。由于吸食大麻后滥用者的时间反应和信息处理减慢，感觉-运动协调性和运动技能、短时记忆、注意力、信号察觉能力、跟踪行为能力受损，故那些技巧性要求较高的运动能力，如驾驶汽车、操作机器更易受到影响。

大麻对运动技能的影响持续时间很长，通常为数小时，长者甚至可达数天，且滥用者对这种损害大多并不察觉。因此，大麻滥用者发生交通事故的危险性增加，但其发生事故的原因与酒精中毒者有所不同：饮酒的人中枢兴奋，驾驶汽车速度快，自控能力差；而吸大麻的人驾驶汽车速度慢，反应迟钝。一般认为，大麻对操作能力的危害要比酒精大，因为前者并无醉酒时的征象，且持续时间长，易被忽视。

（5）对记忆力的影响。研究表明，大麻对记忆的损害不仅明显，而且复杂；影响最重的是短时记忆，而对远时记忆的影响较轻。字词辨认试验显示，吸食大麻者回忆的正确率比对照组低，让两组同时阅读一段文章，然后让他们复述内容，吸食大麻者比对照组复述得差。

(6)对性活动的影响。一般认为,大麻可增强性功能与性快感。研究表明,当大麻剂量较低时,性幻想和有关性的念头增多,当大麻的剂量较大时,各种行为(包括性行为)的发生频度均增加。有的滥用者认为吸食大麻以后性交十分舒服,可控制自己的性高潮时间,且快感体验强烈。同时,由于吸食大麻后自觉时间缓慢,滥用者自觉性高潮的时间也相对延长。

(7)对意识的影响。有的滥用者会见到自己的灵魂在外面游荡,其形象较为模糊,色彩较为暗淡;有的滥用者则表现为害怕失去自己的心神,害怕失去自己的灵魂,有的有灵魂出窍的体验,有的觉得自己的精神和灵魂都已离开了自己的身体。此即为人格解体,是自我存在意识、统一性意识丧失的一种临床表现。

此外,大麻花粉是过敏原,可引起过敏性鼻炎、支气管哮喘和过敏性肺炎,其叶和花可引起皮炎。

2.急性中毒

大麻急性中毒主要表现为精神、行为方面的症状。

(1)中毒性谵妄,又称"急性脑综合征",为过量滥用大麻的严重不良反应,其特征类似于高热性谵妄,多发生在一次大量使用时,表现为意识不清、定向力受损,有不安、躁动、惊恐,同时伴发错觉、幻觉及思维障碍,有的可有冲动伤人行为。此症呈自限性,停用大麻类药物后可逐渐自行好转,多数人在发病后 4～6 h 开始睡眠,醒来后症状基本消失。

(2)急性惊恐发作,多见于一些初期吸食大麻的人,当过量吸食时,可产生严重的焦虑,重者达惊恐程度,患者可产生大祸临头感或濒死感。有的滥用者在惊恐发生的同时伴随偏执观念,感到自己受到了监视,对人产生敌对的态度。

(3)急性抑郁反应。有些滥用者在大量滥用大麻后可产生一过性的抑郁状态,表现为悲观绝望,重者有自杀企图,需严密观察。

3.长期作用

(1)动机缺乏综合征。长期摄入大麻及其制品,由于脑功能受损,可导致动机缺乏综合征。此综合征最早由威斯特（West）在1970年描述[①]，多见于青少年，是由于长期滥用大麻制品，导致THC在中枢神经系统蓄积中毒产生的行为毒性反应。患者常表现为萎靡不振，精神迟钝，情感淡漠，无欲望无目的，缺乏进取心和向上精神，社会责任感下降，对外界事物缺乏兴趣与追求。此外，患者注意力、记忆力、计算力和判断力都有不同程度的减退，可影响工作与学习；即使停止吸食，也需数月乃至数年才能康复。

（2）长期吸食大麻与精神分裂症。一项新研究表明，容易罹患精神分裂症等精神疾病的少年如果吸食大麻，会增加其发病的概率。这项发现阐明了大麻是如何对发育中的大脑产生效果的，并为人们用新方法去教育青少年提供了线索。

4.依赖性和耐受性

（1）耐受性。短期或间断使用大麻，一般不易产生耐受性，即用量的增加不明显。但在长期使用者身上，可观察到对大麻的主观效应和心血管效应产生了耐受性。有人在志愿者身上用THC进行了研究，让志愿者每4 h服用THC一次，最高日用量为210 mg，初期可见试者情绪变化，心动过速，皮肤温度下降及精神运动性操作不良等，但连续使用数日后，上述变化减轻或不再出现。大麻耐受性的产生主要是由于个体中枢神经系统对药物的药代动力学起了适应性变化所致。大麻的耐受性是相对的，与剂量有关，也有限度。

（2）依赖性。大麻有很强的精神依赖性，吸食大麻对情绪与感知觉的影响是其成瘾的主要因素。大麻的躯体依赖性多见于长期、大量使用者身上，突然停止吸食大麻将出现戒断症状，其表现类似于酒精依赖的戒断症状。流行病学研究发现，大麻依赖表现最普遍的方式是群体违法依赖。使用大麻产生依赖的危险性与使用酒精相当，低于尼古丁和鸦片。主要戒断症状有激越、不安、食欲下降、失眠、体温降低甚至寒战、发热、震颤，上述症状一般在4～5天内逐渐消失。

（五）诊断

由于大麻不易产生耐受性，加上滥用者多为长期、间断地使用，故通

---

① WEST L J, LOMAX P, MCGLOTHLIN W H. The marijuana problem[J]. California Medicine, 1971，114(4)：55-57.

常不会出现特征性的戒断症状,同时因为吸食者多为间断用药,一般极少出现明显的不良反应,故对大麻滥用的认定有一定难度,最为困难的是对大麻的检测目前还存在技术上的限制,所以大麻滥用的诊断多根据病史与特征性的体征。我国已有专门的大麻金标筛选试剂盒,可以快速检测人是否在 96 h 内滥用大麻制品(包括大麻叶、大麻树脂、大麻油等)。大麻制品中的有效成分是四氢大麻酚,它在人体内代谢成 9-羧基-四氢大麻酸。大麻筛选试剂尿检盒可以检测尿液中的 9-羧基-四氢大麻酸,检测阈值为 50 ng/mL,该尿检盒的使用方法与吗啡金标尿检盒相同。

1. 大麻中毒的诊断标准

(1)最近使用过大麻。

(2)在使用大麻时或使用后不久,出现了明显的非适应性行为和心理的变化(如运动协调损伤、欣快、焦虑、时间变慢感、判断力受损和社交退缩)。

(3)使用大麻后 2 h 内出现下列体征或症状至少两项者:①结膜充血;②食欲增加;③口干;④心动过速。

(4)上述症状不是由于一般医学情况所致,并且不能用其他精神障碍更好地解释。

伴有感知觉障碍,即在无谵妄的情况下,出现伴有完整现实检验能力的幻觉或听觉、视觉或触错觉时,这种特殊情况需注明。完整现实检验能力是指物质使用者知道幻觉是由物质使用引起的,并不代表客观实际。在缺乏完整现实检验能力的情况下出现幻觉时,应该考虑诊断为物质所致的精神病性障碍伴有幻觉。

2. 大麻急性戒断的诊断标准

(1)曾大量长期应用大麻,现已停用或减量。

(2)突然停用大麻或减少用量,在随后的 24 h 内出现下列四项以上症状:①心境恶劣或抑郁;②失眠;③激惹、沮丧或发怒;④焦虑;⑤注意力难以集中;⑥心率减慢;⑦坐立不安;⑧食欲增加或体重增加。

(3)由于以上的症状产生了临床上明显的痛苦烦恼,或在社交、职业和其他重要方面的功能缺损。

(4)这些症状并非由一般躯体情况所致,也不可能归因于其他精神障碍。

（六）治疗

大麻在西方国家是滥用最广的毒品,发生率仅次于酒精滥用。总体而言,大麻滥用虽可引起一系列心理、行为效应,但引起严重心理、行为后果的较为少见。对于短暂出现的精神障碍如中毒性谵妄、惊恐发作,一般会逐渐消除,不需收住院专门处理,但需注意进行严密的观察,以防意外;必要时可予以精神药物对症治疗,对持续存在的偏执性精神障碍者则应住院治疗,注意与内源性精神病的区别,并予以抗精神病药物进行系统治疗。

对于大麻成瘾戒毒后出现的一系列症状,目前多以对症治疗为主,治疗方法与其他几类毒品成瘾的治疗相同。

四、氯胺酮滥用与依赖

（一）简介

氯胺酮(Ketamine)俗称"K粉",属于合成类新型毒品,我国香港地区称之为"K仔"或"筘",内地娱乐场所常称其为"嗨药"。氯胺酮在医学上属新的非巴比妥类静脉麻醉药,在我国属第一类精神药品,用于手术后镇痛和急、慢性病理性疼痛的治疗。无论是全身用药还是椎管内应用,氯胺酮都显示出具有良好的镇痛效果,局部应用的镇痛作用亦存在。氯胺酮镇痛作用强,呼吸循环抑制轻,对循环系统甚至有轻度兴奋作用,而且阈下剂量镇痛作用仍然显著。氯胺酮致瘾作用强,一般人只要足量接触2～3次即可上瘾,且依赖性极强,滥用后产生意识与感觉分离状态,导致神经中毒,易致迷幻,产生错觉,麻痹神经系统,对记忆和思维能力造成严重损害。氯胺酮有个俗名"情景药品",意思是要在一定场合吸食才有"气氛"。最早氯胺酮都是在歌舞厅等公共娱乐场所吸食,但近年来其吸食场所开始由迪斯科舞厅、KTV等逐步向茶艺吧、咖啡厅、酒店、宾馆、各种大型聚会性晚会和私人舞会等场所蔓延,甚至出现了家庭派对集体吸毒的现象。吸食地区也逐渐从经济发达地区向经济落后地区扩散蔓延,过去是在东南沿海一带,现在已扩散至内地西南地区、西北地区和东北地区。

1. 历史

氯胺酮滥用已有近50年的历史。1956年,氯胺酮被发现是一种有效的麻醉药,最初用于动物麻醉。1962 年,交由派克-戴维斯(Parke-Davis)药厂(目前为辉瑞的子公司)开发,作为较安全的麻醉药,以取代当时不良反应大的苯环己哌啶(PCP,俗名"天使尘")。1965 年,多米诺(Dimino)首次将氯胺酮应用于临床麻醉,越战时期作为麻醉药被广泛应用于野战创伤外科手术。同年,此药首次被人消闲应用。1971 年,西格尔(Siegel)首先报告了美国旧金山和洛杉矶的氯胺酮成瘾病例。20 世纪 70 年代中期,粉剂、片剂氯胺酮陆续出现在街头毒品黑市中。1999 年以来,氯胺酮流入日本、泰国、我国香港特别行政区和内地。1987~2000 年,欧美有 12 宗人的死亡案例与氯胺酮有关,其中 7 宗在美国,5 宗在欧洲,当中只有 3 宗涉及单独滥用氯胺酮。自 2000 年起,欧盟开始监测氯胺酮滥用问题。按照规定,氯胺酮在欧盟几乎一半的国家属于管制药物。2001 年 6 月 9 日,中国国家药品监督管理局将氯胺酮纳入国家第二类精神药品进行管理。2003 年,我国公安部将氯胺酮列入毒品范畴。2004 年 8 月,氯胺酮(包括其可能存在的盐及制剂)被定为第一类精神药品,只能由国家药品监督管理局指定的药品生产企业定点生产。从 2004 年 7 月起,氯胺酮制剂须按要求进行销售和购买。2005 年和 2006 年,瑞典和英国分别将氯胺酮列为麻醉药物。

氯胺酮滥用者为了使用方便,常将氯胺酮溶液蒸制成粉末,鼻吸或卷入香烟中吸用,通常是同海洛因、大麻等毒品合并使用,可使两种毒品相互作用产生"协同"效应。达尔加诺(Dalgarno)等的调查表明,氯胺酮鼻腔内用药的常用剂量每次约 1.2 g,作用持续时间约 1 min。[①] 研究表明,氯胺酮等 NMDA 受体拮抗剂具有强化效应,动物实验可产生自身给药和辨别效应。对滥用者采用视觉类比量表(VAS)测量的结果表明,氯胺酮的欣快效应类似于可卡因、大麻和酒精。氯胺酮产生滥用的基础是"分离性幻觉"作用。氯胺酮可产生类 PCP 样效用,但持续时间较 PCP 短(PCP 是最早用于临床的一种分离麻醉药,由于在其产生麻醉作用的同时,患者伴有严重精神行为异常,故临床早已停用)。

---

① DALGARNO P J, SHEWAN D. Illicit use of Ketamine in Scotland[J]. Journal of Psychoactive Drugs,1996,28(2):191-199.

2.分类

氯胺酮主要以剂型进行分类,最早为溶液制剂。20世纪70年代中期,滥用者为了使用方便,常将溶液蒸制成粉末,故名"K粉",继而出现了粉剂和片剂氯胺酮。

3.滥用方式与过程

鼻吸为氯胺酮最主要的滥用方式,俗称"打K""拉K""唆K",是利用截短了的吸管或折成管状的钞票从鼻孔吸食,或者混杂于烟草中,称为"抽K烟"。另外有溶于饮料、酒内饮用、肌肉、静脉注射和肛塞等几种滥用方式。其常与海洛因、摇头丸、冰毒、大麻等毒品混合滥用,甚至与可卡因一起使用,可令两种毒品相互作用产生"协同"效应。

(二)药理学

1.药代动力学

氯胺酮首关效应明显,口服生物利用度为16%。脂溶性高,注射给药起效快,静脉1 min,肌注5 min达峰值。分布半衰期7~11 min,清除半衰期为2.5~3.5 h,体内分布容积广,静脉注射后首先进入脑组织,表现其麻醉特性,恢复是通过重新分布到外周组织如肝、肺和脂肪内。肝微粒体酶代谢,70%~90%进行N-脱甲基,去甲氯胺酮(代谢产物Ⅰ,占1/5~1/3)再脱甲基、羟化,形成脱氢去甲氯胺酮(代谢产物Ⅱ,占1%)经尿排出。以上中间产物可能是引起不良反应的根源,是造成术后恢复期幻觉、梦境等反应的原因之一,小孩和老人较少见。其他代谢旁路包括环己酮环的羟基化及葡萄糖醛酸的轭合作用。上述产物可通过胎盘进入胎儿循环,胎儿血浆和脑组织内的浓度可等于甚至高于孕妇体内的血药浓度。排泄呈指数函数曲线,α相持续约45 min,绝大部分经肾脏排出体外,原形少于4%。

2.药理作用

(1)中枢神经系统作用。静脉注射氯胺酮后意识逐渐消失,往往表现为眼睛睁开凝视,眼球震颤,肌张力增加,有时出现不自主肌肉活动,眼睑、角膜和喉反射不受抑制。氯胺酮镇痛作用显著,即使阈下剂量也会产生镇痛效应,脑电图表现为α波活动减弱,出现θ波和δ波。有时在丘脑和边缘系统出现癫痫样波形,但不向大脑皮质扩散。氯胺酮可使脑血流量和脑耗氧量增加,颅内压随脑血流量增加而升高。过度通气造成低二氧化碳血症可消除这些现象。氯胺酮麻醉苏醒期可出现精神运动性反应，表现为噩梦、幻觉、谵妄、恐怖感等。地西泮、咪达唑仑等药物有助于减少这些不良反应。

（2）心血管系统作用。氯胺酮既有直接抑制心肌的作用，又有通过兴奋交感神经中枢而间接地兴奋心血管系统的作用，临床上的表现是这两方面作用的综合结果。对一般患者，主要表现为心血管系统兴奋作用，包括心率增快，血压升高，心脏指数、外周血管阻力、肺动脉压和肺血管阻力均增加；而对危重患者，尤其是交感神经活性减弱的患者，则主要表现为心血管系统抑制作用，血压下降，心肌收缩力减弱，外周血管扩张。氯胺酮对心血管系统的兴奋效应是由其阻滞去甲肾上腺素的再摄取（包括摄取Ⅰ和摄取Ⅱ）介导的，同时还可引起交感神经节释放去甲肾上腺素。

（3）呼吸系统作用。临床剂量的氯胺酮缓慢注射对呼吸影响轻微，能很快恢复。如果静脉注射过快或量过大，尤其当与麻醉性镇痛药伍用时，则能引起显著的呼吸抑制甚至呼吸暂停。对婴儿和老人的呼吸抑制作用更为明显。氯胺酮能使支气管平滑肌松弛，拮抗组胺、乙酰胆碱和5-羟色胺的支气管收缩作用，故适用于支气管哮喘患者。氨胺酮会使唾液和支气管分泌物增加，故麻醉前用药以采用阿托品为宜。咳嗽、呃逆、喉痉挛在小儿较成人更常见。喉反射抑制不明显，仍有误吸的可能。

（4）其他作用。氯胺酮可使眼压轻度增高，可能是由于眼外肌张力不平衡所致。氯胺酮能增加妊娠子宫的收缩强度和频率，不影响肝、肾功能。

（三）成瘾机制

氯胺酮为苯环己哌啶（phencyclidine，PCP）衍生物，是非竞争性 N-甲基-D-天门冬氨酸（N-methyl-D-aspartate，NMDA）受体拮抗剂。氯胺酮进入体内可与 NMDA 受体、阿片受体等多种受体结合，反复多次注射可激活脑内奖赏通路。滥用氯胺酮能够产生神经毒性作用，引起相关区域神经元结构和功能的变化，进而使大脑产生适应性变化，重塑为成瘾的大脑。

药物成瘾的行为基础主要是强化效应，目前研究认为，强迫性觅药行为的起始阶段主要是药物的正性强化效应在起作用，也是形成精神依赖的基础。而依赖形成后,起主要作用的是负性强化效应,即由戒断引发的不适使用药者维持觅药行为。氯胺酮导致的正性强化效应包括漂浮感和分离感,产生幻觉,认知增加及欣快感等。负性强化效应包括运动失调,言语含糊,精神错乱,视物模糊,负性幻觉,社交能力下降,焦虑,恶心,失眠,性欲下降等。氯胺酮的致幻作用是导致其滥用的原始因素。

药物成瘾的解剖基础是中脑边缘多巴胺(DA)系统的奖赏通路,它源于中脑腹侧背盖区(VTA),主要投射至前脑伏隔核(NAc)。氯胺酮同大多数成瘾性药物一样激活脑内奖赏系统,使中脑边缘系统 DA 浓度增加,从而产生欣快感,使精神活动增强。DA 介导的欣快感又能加强成瘾药物的兴奋性,使人产生再次使用的欲望,最终导致成瘾。

研究表明,氯胺酮可增加伏隔核区 DA 的释放,这可能是氯胺酮致幻作用和导致成瘾的重要原因。动物实验表明,长期使用氯胺酮可导致外侧前额皮层的 D1 受体活性增高。D2 受体也参与了药物滥用的行为反应,它与药物奖赏效应密切相关。还有动物实验表明,氯胺酮可使海马和纹状体的 D2 受体增加。有文献报道,低剂量的氯胺酮可减少纹状体中 D2 受体与雷氯必利的结合,间接提示 DA 释放的增加。另外,长期注射 NMDA 受体拮抗剂所产生的毒性作用容易损伤在工作记忆和执行能力中起作用的前额叶 DA 系统,而氯胺酮作为一种 NMDA 受体拮抗剂,其长期滥用会影响前额叶 DA 系统的递质传递。同时,氯胺酮能够降低 GABA 抑制性神经元的活性,其麻醉作用与增强 GABA 抑制性神经元在中枢神经系统中的作用有关。GABA 神经元活性降低,从而降低 GABA 对谷氨酸能神经元的正常抑制作用,引起谷氨酸能神经元的脱抑制,最终导致与奖赏相关区域细胞外 DA 水平升高。

NMDA 受体是一种具有多个作用位点的配体门控离子通道,与感觉向脊髓、丘脑、皮层和边缘系统的传导相关。氯胺酮能阻滞或干扰这些感觉向高级神经中枢的传导。氯胺酮作为一种非竞争性的 NMDA 受体拮抗剂,可抑制 NMDA 受体的活性。由于谷氨酸和 NMDA 受体在药物依赖的形成和发展过程中起着重要作用,且 NMDA 受体能介导多种成瘾性药物的奖赏效应,因此氯胺酮的成瘾性与阻断 NMDA 受体息息相关。氯胺酮能与处于活化状态的 NMDA 受体的苯环己哌啶位点结合,非竞争性地抑制谷氨酸对 NMDA 受体的激活。目前认为,氯胺酮可从两方面拮抗 NMDA 受体的作用：一是与开放的通道结合，降低平均开放时间；二是通过变构效应减少通道开放的频率。NMDA 受体拮抗剂在动物体内能够产生神经毒性，主要包括神经元空泡样变性、神经元退行性变以及区域性脑细胞死亡等。在大脑的后扣带回和胼胝体亚带区域，NMDA 受体可调节兴奋性冲动向抑制性中间神经元的传导，NMDA 受体拮抗剂则可能减少这种调节作用。如果这种去抑制达到一定水平，兴奋性毒性作用的敏感性就会得到增强。目前认为，氯胺酮拮抗 NMDA 受体产生的神经毒性与其成瘾性相关。临床观察发现，使用氯胺酮的患者可以产生类似精神分裂症的症状，并且氯胺酮可加重精神分裂患者的症状。上述研究提示，氯胺酮所产生的神经毒性和精神分裂症的病因学有一定关联。氯胺酮很有可能损伤了后扣带回和胼胝体亚带神经元，导致了神经元的病理性损害，继而引发毒性反应。这可能是临床上使用氯胺酮后，部分患者产生拟精神分裂症症状的原因，也可能是氯胺酮致幻和成瘾发生的病理学基础。除了 DA 受体、NMDA 受体与 GABA 受体，阿片受体也可能参与了氯胺酮的成瘾。与 NMDA 受体相比，氯胺酮对阿片受体的亲和力较低，其与阿片受体的相互作用很复杂，它既是一种 μ 受体拮抗剂，又是 κ 受体的激动剂。氯胺酮的致幻作用可能与 κ 阿片受体的作用有关，因为 κ 受体的激动剂能引起相应的效果。

关于氯胺酮的戒断症状，目前没有明确的统计数据。有研究者认为，氯胺酮戒断后并不表现出明显的戒断症状。有研究表明，对药物的渴求是频繁用药者戒断失败的主要原因。有一项研究显示，30 位频繁用药者中，28 人试图戒除毒瘾但最终失败。这些人一致认为，对药物的渴求是戒断失败的主要原因。该研究还发现，氯胺酮成瘾者停药时会出现焦虑、颤抖、出汗和心悸等症状。一些研究也证实，对药物的渴求以及生理和心理上的焦虑是氯胺酮戒断的主要症状。对药物剂量需求的不断增大使药物更具有成瘾潜力。在对大鼠、恒河猴以及儿童麻醉进行了一系列观察后发现，氯胺酮具有快速耐受且耐受剂量高的特征，频繁使用氯胺酮者最终使用剂量为初次使用剂量的 6 倍。对头发中氯胺酮浓度的检测发现，非频繁使用氯胺酮者头发中氯胺酮浓度 1 年中提高了 1 倍，而频繁使用者头发中氯胺酮浓度不再增加，这可能是由于其使用量已达最大剂量。氯胺酮的耐受特征在一定程度上反映了氯胺酮导致的神经适应性及受体敏化,预示了其较大的成瘾潜力。氯胺酮快速耐受的另一个原因可能是诱导了肝药酶代谢。

(四)临床表现

氯胺酮滥用可导致多种临床问题,如急性中毒、成瘾,引起精神病性症状及各种躯体并发症等,具有致幻作用、躯体戒断症状轻的特点。氯胺酮滥用不仅严重损害滥用者的身心健康,导致艾滋病等传染病蔓延,还会引发各种家庭问题,影响社会安全,已成为我国药物滥用的主要问题之一。

1.一般表现

(1)神经系统表现构成比为44.2%,主要表现为梦幻,谵语,躁动,惊厥,尖叫,兴奋,烦躁不安,定向障碍,认知障碍,易激惹行为。

(2)呼吸系统表现构成比为22.4%,主要表现为呼吸抑制,呼吸暂停,喉痉挛,支气管痉挛,哮喘。

(3)消化系统表现构成比为12.01%,主要表现为恶心,呕吐,腹胀,胃扩张,胃出血。

(4)循环系统表现构成比为10.6%,主要表现为血压改变,心率增快,室性早搏。

(5)泌尿系统症状有尿频、尿急、尿痛,以尿频为最多,占95.2%,平均每50 min需小便一次,最短可达每10 min一次。夜尿占87.5%,次数可多至每晚20次。其他如尿急占82.7%,小便疼痛占63.5%,血尿占53.8%,非细菌性膀胱炎占14.1%,单侧或双侧肾盂积水占15%。

(6)复视、暂时失眠表现构成比为6.33%。氯胺酮对外侧膝状体、视辐射和皮质视觉区的影响可能是造成复视或暂时性失眠的原因。

(7)变态反应表现构成比为2.77%,主要表现为急性荨麻疹、眼结膜水肿、喉水肿、休克。

(8)精神病性障碍。氯胺酮滥用者常出现精神病性症状,临床表现与精神分裂症非常相似,主要表现为幻觉、妄想、易激惹、行为紊乱等症状。幻觉以生动、鲜明的视幻觉、听幻觉为主;妄想多为关系妄想、被害妄想,也可有夸大妄想等;行为紊乱主要表现为冲动、攻击和自伤行为等。少数患者可出现淡漠、退缩和意志减退等症状。患者亦可有感知综合障碍,如感到自己的躯体四肢变形,感到别人巨大而自己变得非常矮小等。

氯胺酮所致精神病性症状一般在末次使用4～6周后消失,也可能持续长达6周以上。反复使用可导致精神病性症状复发与迁延。

2.急性中毒

氯胺酮急性中毒在使用过程中或者使用后很快发生,主要包括:

(1)行为症状,表现为兴奋、话多、自我评价过高等,患者出现理解判断力障碍,可导致冲动,如自伤与伤害他人等行为。

(2)精神症状,表现为焦虑,紧张,惊恐,烦躁不安,有濒死感等。

(3)躯体症状。心血管系统表现为心悸,气急,大汗淋漓,血压增加等;中枢神经系统表现为眼球震颤,肌肉僵硬强直,构音困难,共济运动失调,对疼痛刺激反应降低等。严重者可出现高热,抽搐发作,颅内出血,呼吸循环抑制,甚至死亡。

(4)意识障碍。表现为意识清晰度降低,定向障碍,行为紊乱,错觉,幻觉,妄想等以谵妄为主的症状。严重者可出现昏迷。

3.躯体并发症

氯胺酮中毒常见的躯体并发症是泌尿系统损害和鼻部并发症等。

(1)泌尿系统损害。氯胺酮相关性泌尿系统损害是一种以下尿路症状为主要临床表现的全尿路炎性损害,机理不明。临床主要症状为排尿困难、尿频、尿急、尿痛、血尿、夜尿增多以及急迫性尿失禁等,可伴有憋尿时耻骨上膀胱区疼痛感,尿常规可发现白细胞和红细胞,尿细菌和抗酸杆菌培养阴性,可伴不同程度的肾功能损害。尿动力学检测提示膀胱顺应性差,不稳定膀胱,功能性膀胱容量减少或膀胱挛缩。

(2)鼻部并发症主要因鼻吸入氯胺酮粉末所致,其他原因包括鼻吸管导致的机械性损伤或氯胺酮粉末中含有的其他物质粉末引起损伤,或挖鼻等。吸毒者可并发慢性鼻炎、鼻中隔穿孔和鼻出血等鼻部疾病。

①慢性鼻炎:主要表现为鼻塞、多涕,鼻分泌物多为黏液性。可伴有头痛,鼻根部不适、胀痛,闭塞性鼻音等症状。局部检查可见鼻黏膜充血,下鼻甲肿胀等。

②鼻中隔穿孔:表现为鼻腔干燥、鼻塞、鼻内异物感和鼻出血等症状。若前部小穿孔,呼吸时可产生吹哨音,检查可见鼻中隔贯穿性穿孔。

③鼻出血:可为单侧或双侧出血,出血量多少不一,多为轻度出血,表现为鼻涕带血或倒吸血涕。重者可大量出血。

4.依赖综合征

（1）耐受性增加。在长期使用后，滥用者常需要增加使用剂量和频度才能取得所追求的效果。

（2）戒断症状。通常在停药后 12～48 h 出现烦躁不安、焦虑、抑郁、精神差、疲乏无力、皮肤蚁走感、失眠、心悸、手震颤等戒断症状。戒断症状的高峰期和持续时间随氯胺酮滥用情况的不同而不同。

（3）强迫性觅药行为。滥用者有不同程度的心理渴求，控制不了氯胺酮的使用频度、剂量，明知有害仍然滥用。

（五）诊断

诊断需结合滥用史、体格检查和实验室检查进行综合判断。

1.病史采集

（1）药物使用史。应尽可能获得氯胺酮使用情况，如使用时间、频度、使用剂量、使用感受等，也要了解其他成瘾物质（包括酒精）滥用情况，以及既往药物滥用治疗情况等。

（2）躯体问题。包括鼻腔黏膜损伤，鼻中隔穿孔，泌尿系统症状等，也要询问躯体疾病情况，如肝炎史、颅脑外伤史、躯体损伤史、结核史、肺部感染史和性病史等。

（3）其他精神障碍。滥用氯胺酮可以导致各种精神问题，如幻觉、妄想、谵妄、焦虑和抑郁等。滥用也可以加重原来的精神疾病。要了解精神症状最早出现的时间，确定是否和滥用氯胺酮有关。

2.辅助检查

（1）实验室检查：

①胶体金法（氯胺酮检测试剂盒）是一种定性检测方法，以尿液作为样本，可快速检测氯胺酮。在服用 2～4 h 后即可被检出，一般在末次吸食氯胺酮后 48～72 h 内仍可检出。应尽快进行尿液检测。

②气相色谱-质谱联用法（GC-MS）是一种确认分析方法，对尿液标本中的氯胺酮和去甲氯胺酮检出限分别可达 3 ng/mL、75 ng/mL。

③高效液相色谱法（HPLC）也是一种定量检测法，以血液、尿液为样本，血液、尿液中氯胺酮和去甲氯胺酮的检出限分别是 6 ng/mL、4 ng/mL。

（2）影像学检查。氯胺酮滥用者可出现脑白质和脑灰质的损害，有条件者可进行头颅 CT、MRI 等检查。伴有泌尿系统损害者应进行肾脏和膀胱的影像学检查，B超、CT等影像学检查可有双肾积水、输尿管扩张、膀胱挛缩等改变。膀胱镜检提示有不同程度的膀胱急性炎症。

3.诊断要点

（1）急性中毒。在氯胺酮使用过程中或使用后发生，症状表现与使用剂量及使用者的耐受性等有关，具有自限性。临床表现多种多样，如呼吸系统、循环系统与神经系统症状和体征等。

急性中毒时常出现谵妄状态，患者意识模糊、定向障碍，表现为不理解环境，无法进行深入交谈等，症状消失后患者往往不能回忆当时的状况。患者同时还有明显的错觉、幻觉、妄想等精神症状，以及冲动、攻击、自伤等行为紊乱症状。氯胺酮有脂溶性，临床上即使在尿中、血液中不能检出氯胺酮，仍可能有急性中毒症状。

（2）依赖综合征。特征为强迫性觅药行为及渴求等行为失控症状，躯体上表现为耐受性增加与戒断症状。与鸦片类相比，氯胺酮戒断症状往往不严重，如果患者不合作，会给诊断带来困难。

（3）精神病性障碍。以幻觉、妄想、行为紊乱为主要临床表现。与精神分裂症相比，与氯胺酮滥用有关的幻觉、妄想生动鲜明，患者往往有明显的情绪反应。发生过幻觉、妄想的氯胺酮滥用者在症状消失后，再次使用非常小剂量也可诱发幻觉、妄想。

（4）认知功能损害。此表现较常见，往往不被注意，主要表现为记忆力、理解力下降，注意力不集中，新知识学习困难，抽象思维较差等。慢性使用者持续时间较长，较难逆转。

（5）氯胺酮相关泌尿系统损伤。患者有明确的氯胺酮滥用史，临床表现以尿频、尿急、尿痛、血尿等下尿路症状为主。影像学检查发现膀胱挛缩，容量变小，膀胱壁不均匀增厚时，应考虑本病。

临床上可参考《ICD-10使用致幻剂形成的障碍的诊断标准》做出诊断。

4.鉴别诊断

（1）精神分裂症。氯胺酮所致精神病性障碍应与精神分裂症鉴别。幻觉、妄想、情感淡漠等精神病性症状的出现与氯胺酮使用在时间上密切相关，氯胺酮实验室检测结果阳性等有助于鉴别。此外，氯胺酮所致精神病性障碍一般病程较短，症状缓解较快。

（2）心境障碍。氯胺酮滥用者可出现情感高涨，话多，易激惹，兴奋，冲动等类躁狂状态，亦可出现情绪低落，愁眉苦脸，精神不振，唉声叹气，对事物不感兴趣，少语，动作迟缓等抑郁状态，故应与心境障碍相鉴别。氯胺酮滥用史、氯胺酮滥用与心境改变密切相关，氯胺酮实验室检测结果阳性等有助于鉴别。

（3）焦虑症。氯胺酮滥用者可伴有紧张不安，担心，提心吊胆，心烦意乱，坐立不安等焦虑状态的表现，应与焦虑症相鉴别。根据氯胺酮滥用史等可进行鉴别。

（4）其他药物所致精神障碍。氯胺酮所致精神障碍者常有多种药物滥用的情形，常同时滥用其他药物或无规律交替使用。鉴别时应注意了解具体滥用药物与精神症状的关系，以及药物的实验室检测结果等。

（5）其他药物急性中毒。氯胺酮急性中毒常需与其他药物的急性中毒相鉴别，鉴别主要依据过量用药史、中毒的临床表现，药物实验室检测结果等。

（6）其他泌尿系统损害。应注意氯胺酮相关泌尿系统损害与尿路感染、肾结核、膀胱结核和淋病等疾病的鉴别，必要时请相关专科医生会诊。

（六）治疗

氯胺酮滥用及相关障碍的治疗遵循"预防为主，个体化，综合治疗"的原则。对于急性中毒、病情危重者，主要采取内科治疗，及时抢救生命。氯胺酮使用应早期发现与早期干预，主要采用心理行为干预措施，防止发展到依赖。对氯胺酮依赖的治疗应遵循慢性复发性疾病的治疗原则，这是一个长期的康复过程，需要进行躯体戒断治疗，然后采取药物、心理、社会综合治疗，促进躯体、心理、社会的全面康复，重建健康的生活方式，预防复发，保持操守。氯胺酮所致精神病性障碍以精神科治疗为主，必要时应住院治疗。

氯胺酮滥用及相关障碍者与阿片类物质依赖者在临床表现、个性行为特征、治疗和预后等方面存在诸多差异，不宜将两类患者置于同一病房治疗，以免相互影响。

1. 急性中毒

氯胺酮中毒无特异性的解毒剂，处理原则与措施同其他药物中毒相同。如出现呼吸心搏骤停,应遵循 A-B-C 抢救原则给予必要的呼吸、循环支持,并及时转送到有条件的医院进行抢救。如患者出现急性谵妄状态,必要时可予以保护性约束,以保护患者的安全。兴奋躁动者可给予氟哌啶醇肌内注射,2.5～10 mg/次,必要时可以重复,每日 2～3 次,总剂量不宜超过 20 mg,特别要注意躯体及生命体征情况。

2. 有害使用及依赖综合征

目前尚无减轻氯胺酮心理渴求的药物,亦无特异的抗复吸治疗药物。治疗以心理社会干预措施为主,伴有其他心理障碍的可试用选择性 5-羟色胺再摄取抑制剂(SSRIs)、曲唑酮等药物治疗。

对氯胺酮戒断症状主要是对症治疗,如应用镇静催眠类药物、抗焦虑药和抗抑郁药等,同时辅以支持疗法,补充水或电解质,加强营养等。

3. 精神障碍

(1)精神病性症状治疗。出现幻觉、妄想等精神病性症状时,推荐使用非典型抗精神病药物,如利培酮(1～6 mg/d)、奥氮平(5～15 mg/d)、喹硫平(100～600 mg/d)、阿立哌唑(5～20 mg/d)、齐拉西酮(5～15 mg/d)等口服,也可用氟哌啶醇 2～10 mg/d 口服,增加剂量应缓慢。精神病性症状消失后可逐渐减少药物剂量,视情况予以维持治疗。

(2)抑郁、焦虑症状的治疗。抑郁症状可使用 SSRIs 等新型抗抑郁药物治疗,可选用盐酸氟西汀(20～40 mg/d)、盐酸帕罗西丁(20～40 mg/d)、舍曲林(50～150 mg/d)、氟伏沙明(50～200 mg/d)、西酞普兰(20～40 mg/d)、艾司西酞普兰(10～20 mg/d),还可使用文拉法辛(75～200 mg/d)、米氮平(30～45 mg/d)或三环类抗抑郁药物等。

急性焦虑症状可使用苯二氮䓬类药物,但应注意防止此类药物滥用,或使用曲唑酮(50～100 mg/d),如焦虑症状持续存在也可选用丁螺环酮(15～30 mg/d)、坦度螺酮(20～60 mg/d)或 SSRIs 等非苯二氮䓬类药物治疗。

4. 并发症治疗

(1)泌尿系统损害。目前氯胺酮相关性泌尿系统损害无确切有效的治疗方法,以下药物治疗对缓解症状有一定效果:

①抗生素:尿常规检查有白细胞者可使用抗生素,如头孢克肟 100 mg,每日 2 次;氧氟沙星 200 mg,每日 2 次;莫西沙星 400 mg,每日 1 次等。

②肾上腺素能受体阻滞剂,如坦索罗辛 0.2 mg,每日 1 次;甲磺酸多沙唑嗪1～4 mg,每日 1 次。③胆碱能受体阻滞剂,如酒石酸托特罗定 2 mg,每日 2 次。疗程应视症状缓解情况而定,一般可持续用药 2～4 周。必要时请相关科室会诊,协助处理。

(2)治疗鼻部并发症。①慢性鼻炎:戒断鼻吸氯胺酮是治疗的关键。局部治疗包括鼻内用糖皮质激素、减充血剂滴鼻,以及生理盐水鼻腔冲洗等。②鼻中隔穿孔:保守治疗可每日用生理盐水冲洗鼻腔,用 10% 的硝酸银烧灼穿孔边缘的肉芽组织,并涂以 2% 的黄降汞等,直至穿孔愈合。无效者可行鼻中隔穿孔修补术。③鼻出血:少量出血无休克者应取坐位或半卧位,需明确出血部位并及时止血。患者多数是鼻中隔前下部出血,一般出血量少,可嘱患者用手指捏紧两侧鼻翼 10～15 min,可用 0.1% 的肾上腺素棉片置入鼻腔止血。出血量较多时,可用填塞法止血。一旦出血量大,难以止住,有可能出现休克时,应及时转专科处理。

5.心理行为治疗

与其他药物滥用相似,氯胺酮滥用是生理、心理、社会因素相互作用的结果,依赖后会出现心理行为与家庭、社会影响等一系列不良后果,复吸也与诸多心理、社会因素有关,因此心理行为治疗是氯胺酮滥用及相关障碍治疗的一个重要内容。心理行为治疗的主要目标包括强化患者的治疗动机,改变药物滥用的相关错误认知,帮助其识别及应对复吸高危因素,提高生活技能,提高对毒品的抵抗能力,预防复吸,建立健康生活方式,保持长期操守,适应社会生活等。主要的心理行为治疗方法包括:

(1)动机强化治疗。帮助药物滥用者认识到自己的问题,制订治疗计划并改变自己的药物滥用行为,有助于帮助药物滥用者开始及坚持治疗,提高治疗的依从性与成功率。

(2)认知治疗。帮助药物滥用者改变滥用药物的错误认知,帮助其正确认识治疗过程中所面临的各种问题,如心理渴求、偶吸、外在压力和社会歧视等,认识药物滥用的短期与长期不良后果,强化操守状态,预防复吸。

(3)预防复吸。帮助药物滥用者识别复吸相关高危环境,学习应对高危情境的各种技巧,提高自我应对复吸高危情景的能力,学习建立替代药物滥用的全新生活方式,达到预防复吸、保持长期操守的目标。

（4）行为治疗。通过运用奖励和惩罚等各种行为治疗技术，建立强化目标行为，强化患者保持操守及其他健康行为，帮助患者减少使用毒品，促进患者保持戒断与康复。

（5）集体治疗。以小组为单位进行心理行为治疗，通过小组成员间的互动与交流，共同认识与解决患者面临的问题。小组成员间的正性同伴压力可帮助患者建立与保持戒断及其他健康行为方式。个体可在与小组成员的交往中观察、体验、学习、认识和改善与他人的关系，培养良好的社会适应能力，有助于预防患者复吸，促进康复。

（6）家庭治疗。通过改善药物滥用者的交流方式，改善其与家庭成员间的关系，促进家庭成员间的感情交流，争取家庭支持，有助于患者康复与预防复吸。

五、曲马朵滥用及依赖

（一）简介

曲马朵（Tramadol）是一种非阿片类中枢性镇痛药，但与阿片受体有很弱的亲和力，主要用作镇痛药，可缓解普通到严重的疼痛。与大多数阿片类不同，曲马朵并非管制类药物（在美国、澳大利亚等许多国家都不是），而是处方药。在某些国家，曲马朵甚至是非处方药。临床上应用的是其盐酸盐，即盐酸曲马朵。据世界卫生组织统计，曲马朵已在100多个国家注册上市，有200多个商品名。

1. 历史

曲马朵是20世纪70年代末由一家名叫"Grünenthal GmbH"的德国药品公司开发的，1977年首先在德国上市，商品名为"Tramal"。该公司同时也与其他药品公司相互特许了该药，更改了商品名，如"Ultram"等。曲马朵的滥用并不广泛，我国于20世纪90年代初将曲马朵作为非管制镇痛药用于临床，此后，一些地区相继出现曲马朵流行性滥用事件。1997年，我国卫生部委托中国药物依赖性研究所对曲马朵滥用情况进行了流行病学调查，并采取了相应的管理措施。2006年以来，一些媒体相继报道了曲马朵的滥用情况，引起了各方面的关注。

2. 分类

曲马朵有多种剂型可供选择，主要以剂型进行分类。注射剂供肌内、静脉或皮下注射;速释剂型多为口服剂型,有胶囊、可溶性片剂,还有滴剂和栓剂;缓释剂型有数种,包括缓释片剂、缓释胶囊。

3.滥用方式与过程

国际上对曲马朵药物滥用的监测表明,1997～2003年间,曲马朵药物滥用发生率仅为0.5/10万～1/10万,即使近年来曲马朵使用显著增加,但主要用于医疗用途,总体上曲马朵滥用仍处于低水平。其滥用方式以口服为主。

虽然大多数国家的曲马朵滥用都为散在发生,并未发现任何曲马朵滥用增长的趋势以及非法生产的证据,但其已经在我国一些地区发生了流行性滥用。我国发生曲马朵流行性滥用的因素主要有以下几点:①海洛因或其他阿片类滥用成瘾者应用曲马朵,临时替代海洛因等阿片类毒品;②为了缓解阿片依赖脱毒治疗后的骨、关节疼痛等稽延性症状;③为了吸毒的需要,欲用曲马朵体验药物的"欣快"效应。

(二)药理学

1.药代动力学

(1)吸收。曲马朵口服吸收快速而且完全,滴剂和胶囊分别有0.2 h和0.5 h的滞后时间。口服滴剂1.2 h内可达峰值血药浓度,胶囊则为1.6～1.9 h。口服单次剂量能达到几乎100%的吸收,生物利用度为70%,但因有20%～30%的首关效应,故多次口服可以达到90%～100%的生物利用度。肌内注射曲马朵注射剂吸收同样快速且完全,肌肉或静脉注射超过30 min,其全身作用具有相同的生物等效性。曲马朵皮下给药镇痛有效,但尚无相关药动学研究。缓释片剂和胶囊每12 h服用一次,能维持稳定的血药浓度。缓释片剂的绝对生物利用度是静脉用注射的67.3%,缓释片剂和即释胶囊几乎是等效的,缓释胶囊的药代学特性和缓释片类似。另有研究发现,摄食能轻微降低"缓释"的作用。

(2)分布。曲马朵能快速分布于全身,分布半衰期分别为6 min和1.7 h,其具有高度的组织亲和性,血浆蛋白结合率约为20%。鼠类模型研究发现,曲马朵主要分布于肺、脾、肝、肾和脑,且相对血浆分布而言,曲马朵及其主要代谢产物O-去甲基曲马朵(M1)优先分布于脑组织。曲马朵能通过胎盘屏障,脐静脉血药浓度是母体浓度的80%。极少量的(0.1%)曲马朵和M1能进入胚胎,在服药16 h内被检测出来。

（3）代谢和清除。曲马朵经由肝脏代谢，通过细胞色素 P450 的同工酶 CYP2D6，被 O-去甲基化和 N-去甲基化产生 5 种代谢物，其中 M1 因其 200 倍于曲马朵的 μ-受体亲和性，以及 9 h 的半衰期（曲马朵只有 6 h）而最为重要。6％的人群会显示出 CYP2D6 高活性，对他们来说镇痛效应会有所减弱。肝代谢 Ⅱ 相酶使代谢物产生水溶性并排泄到肾。曲马朵主要（90％）通过肾脏排泄，有放射性标记检测到剩余的量可从粪便排出。

2. 药理作用

曲马朵的镇痛作用机制并不十分明确，根据目前的研究结果，其主要通过阿片和非阿片机制起到镇痛作用。

（1）阿片作用机制。曲马朵具有阿片激动作用，其单体原药及在生物体内的代谢物 M1 可与脑内阿片受体产生弱亲和力的结合。曲马朵与 μ 阿片受体的亲和力为吗啡的 1/6000，右丙氧芬的 1/60，可待因的 1/10。曲马朵与阿片 σ 受体和 κ 受体的亲和力较 μ 受体弱，而其体内代谢物 M1 与 μ 受体的亲和力强于曲马朵原药 160～300 倍。M1 与 μ 受体的亲和力比可待因强 20～40 倍，但比吗啡弱，是吗啡的 1/12～1/7。M1 可以诱导出较强的阿片受体激动作用，动物实验表明 M1 的镇痛效果比曲马朵原药至少强 6 倍，因此推测曲马朵通过阿片机制的镇痛作用主要有赖于其在体内的代谢物 M1 发挥作用。尽管曲马朵具有弱阿片激动作用，但研究表明，对吗啡依赖的大鼠，曲马朵不能替代吗啡的作用，不能抑制吗啡的戒断反应。

（2）非阿片作用机制。曲马朵对中枢神经元再摄取去甲肾上腺素（NE）和 5-羟色胺（5-HT）起轻度抑制作用，从而可增加脑内单胺类神经递质水平。研究表明，NE 和 5-HT 等单胺类神经递质参与脊髓水平下行伤害性刺激的调控，NE 通过 α_2-肾上腺素能受体，5-HT 通过 5-HT2 受体的作用分别阻抗伤害性冲动的传导，从而降低对疼痛的敏感性。曲马朵的这一药理学作用与其空间结构有直接关系。曲马朵是一个对映消旋混合体，两种对映体对不同的受体具有不同的亲和力：（＋/－）曲马朵可选择性地激动 μ 受体，并抑制 5-HT 的再摄取；而（－）曲马朵主要抑制 NE 的再摄取，这两种对映体对镇痛作用具有互补和协同作用。曲马朵的镇痛作用是通过弱阿片样激动与 NE 和 5-HT 等单胺类神经递质对疼痛调控的共同作用,形成一种阿片机制和非阿片机制相结合的协同作用方式。曲马朵的这种双重镇痛机制有别于通过激活阿片受体的镇痛作用机制,这是其具有弱阿片受体结合作用但却具有较强镇痛作用的主要原因,因而也受到了国际镇痛研究人士的关注。但是,也正是由于曲马朵具有增加脑内 NE 和 5-HT 水平的作用,因此理论上其可能会增加强化效应以及精神依赖性和滥用潜力。

(三)成瘾机制

曲马朵在临床使用剂量下,成瘾的可能性很低,但大剂量长期服用则易成瘾。目前,曲马朵滥用成瘾问题在中国比较严重,国外对此的研究却甚少。

目前,关于曲马朵成瘾的机制有一些不同的意见。根据国内外的资料和中国的临床实践,曲马朵成瘾的原因主要是其可以作用于阿片受体产生激动作用(类似于吗啡、海洛因等的作用)。从某种程度上说,曲马朵是一种弱阿片类镇痛药。当然,曲马朵的作用机制还包括抑制神经递质去甲肾上腺素和五羟色胺的再摄取,从而与对阿片受体的激动作用协同增强镇痛作用。但是,曲马朵对于此两种神经递质的作用并不是成瘾的机制,因为三环类抗抑郁药也对这两种神经递质有类似的作用,却不会成瘾,也没有谁用此类抗抑郁药去替代海洛因或者追求快乐的感觉。

曲马朵对正常人没有振奋情绪的作用,相反在大剂量的时候,因为对阿片受体的作用,会产生镇静作用。当然,大剂量曲马朵作用于阿片受体时,也不排除会产生精神上感到舒服的感觉(类似于吗啡的感觉)。

不过,曲马朵一旦成瘾,停止服用后,部分戒断症状也可能是由于神经递质去甲肾上腺素和五羟色胺的紊乱所引起的,但这仍不能成为曲马朵成瘾的理由,故其成瘾机制仍有待进一步研究。

(四)临床表现

1.一般表现

(1)呼吸抑制。与其他阿片类镇痛药比较,曲马朵的呼吸抑制作用比较轻,且与剂量相关。除非使用大剂量,一般不会产生危及生命的呼吸抑制,但大剂量时可产生严重的呼吸抑制,甚至导致患者死亡。

(2)中枢神经系统症状。头晕、头疼、镇静效应的发生率为 $16\%\sim33\%$;患者有轻度欣快感,中枢神经系统刺激症状有战栗、兴奋、焦虑、幻觉、烦躁不安等;有不到 1% 的患者会产生痉挛症状(与某些动物实验结果具有抗痉挛作用相反)。

(3)胃肠道症状。恶心、呕吐、便秘的发生率为 9%～40%,少数患者食欲下降。

2.中毒表现

大剂量服用曲马朵可导致意识紊乱,昏迷,体温下降,肌张力减退,幻觉,恶心,呕吐,痉挛等症状;甚至会导致呼吸抑制及呼吸骤停,危及生命。长期滥用则会对大脑和肾脏等器官造成严重损伤,危害不亚于其他毒品。

3.成瘾症状

由于身体对曲马朵逐渐产生了耐受性,故患者的服用剂量会越来越高,有的患者每天服用高达 30～40 片。偶然一次不服药,身体会出现非常剧烈的戒断反应,如恶心呕吐、骨骼疼痛、有"蚁爬感"、抽搐等。

4.其他症状

长期滥用曲马朵还会诱导癫痫发作,这也是曲马朵成瘾的典型症状之一。有的患者在滥用期间癫痫发作多达 5～6 次。且患者通常隐瞒滥用史,从而给癫痫发作的病因诊断及治疗带来了困难。

(五)诊断

诊断需结合滥用史、体格检查和辅助检查进行综合判断。

1.病史采集

(1)药物使用史。应尽可能获得患者的曲马朵使用情况,如使用时间、使用频率、使用剂量、使用感受等,也要了解其他成瘾物质(包括酒精)的滥用情况,以及既往药物滥用治疗情况等。

(2)躯体症状,包括询问呼吸系统、中枢神经系统、消化系统症状等,也要询问躯体疾病情况,如肝炎史、颅脑外伤史、躯体损伤史、结核史、肺部感染史和性病史等,重点询问有无癫痫发作史,有无曲马朵中毒相关表现。

2.辅助检查

试纸检测是目前常用的辅助检测手段,采用胶体金免疫层析技术,在硝酸纤维素膜上检测区(T 线)和质控区(C 线)处分别包被 TRA-BSA 结合物和羊抗鼠 IgG 多抗,在结合垫上含有 TRA 抗体金标记物,应用竞争抑制法原理,定性检测尿液中的曲马朵。检测时,如果尿样中曲马朵浓度低于 200 ng/mL,则 TRA 抗体金标记物不能全部与之结合,未结合的金标记物在层析过程中与固定在硝酸纤维素膜上的 TRA-BSA 结合物结合,从而在检测线(T 线)处出现一条紫红色条带;如果尿样中曲马朵浓度高于 200 ng/mL,则 TRA 抗体金标记物全部被结合,因此在检测线(T 线)处不会出现紫红色条带。无论曲马朵是否存在于尿样中,一条紫红色条带都会出现在质控区(C 线)处。紫红色条带是判定是否有足够尿样,层析过程是否符合正常的标准,同时也可作为试剂的内控标准。

(六)治疗

目前尚无可推荐的替代药物。一般来说,如能保证充足的睡眠和营养,大部分症状可在几日后逐渐消失,不需要特殊处理。部分吸毒人员在停药后会出现较为严重的抑郁症状,可持续数周或更长时间,需密切注意,并防范患者自杀。

1. 抑郁、乏力、渴求

症状严重者可使用抗抑郁药物,如 5-羟色胺再摄取抑制剂(如氟西汀 20～40 mg/d 口服,帕罗西汀 20～40 mg/d 口服,舍曲林 50～150 mg/d 口服);也可使用去甲肾上腺素和 5-羟色胺再摄取抑制剂,如文拉法辛 75～150 mg/d 口服;还可使用去甲肾上腺素和特异性 5-羟色胺再摄取抑制剂,如米氮平 15～30 mg/d 口服。若使用三环类抗抑郁药,如米帕明(丙米嗪),则应从小剂量(25 mg/d)口服用起,逐渐增加到 100～150 mg/d 口服。

2. 幻觉、妄想

建议使用非典型抗精神病药物,如利培酮 2～4 mg/d 口服或奥氮平 5～20 mg/d 口服,也可用氟哌啶醇 2～10 mg/d 口服,待幻觉、妄想症状消失后逐渐停止使用。

3. 谵妄

应进行系统检查以排除其他原因,如中枢神经系统感染、颅内出血、滥用其他成瘾药物或酒精等。

4. 惊厥

可缓慢静脉注射苯二氮䓬类药物,如地西泮 10～20 mg/次,必要时每 15 min 重复 1 次。静脉注射地西泮能导致喉痉挛或呼吸抑制,应做好气管插管准备。

5. 严重高血压

应警惕颅内出血,给予紧急处理,可使用酚妥拉明 2～5 mg 静脉缓慢注射。

6.兴奋激越、行为紊乱

可使用多巴胺受体阻滞剂如氟哌啶醇 2.5～10 mg 肌内注射,亦可用苯二氮䓬类如地西泮 10～20 mg 静脉缓慢注射。如出现锥体外系反应,可使用抗胆碱类药物,如氢溴酸东莨菪碱(海俄辛)0.3～0.5 mg 肌内注射。必要时可采取保护性约束。

7.谵妄

可用氟哌啶醇控制兴奋、激越、幻觉、妄想等症状,剂量不宜太大,以免加重意识障碍。

8.中毒程度极重

中毒程度极重者可采用腹膜透析或血液透析。

第二节　教育适应期症状及治疗

强制隔离戒毒人员在完成生理脱毒后,经诊断评估,急性戒断症状改善或消失,可流转至教育适应期。在此阶段,对戒毒人员的医疗管理主要体现在稽延性症状的处置和肺结核、乙肝、丙肝、梅毒、艾滋病的筛查、治疗,以及高血压、糖尿病、心脏病、呼吸系统疾病等慢性非传染性疾病的随访和治疗上。

一、稽延性戒断症状的治疗

脱毒治疗后,无论是"冻火鸡法"还是替代递减法,随着外源性阿片类物质的逐渐消除,内源性阿片肽的合成及阿片受体数量的增加在短期内是难以恢复到正常水平的,体内神经、体液免疫系统的功能仍会出现紊乱,在相当长的时期内机体仍可出现各种躯体、精神不适症状,即稽延性戒断症状。也有人认为,稽延性戒断症状的出现是因为海洛因损害了个体的神经系统,对中枢受体部位及神经递质的代谢造成损害,从而出现了所谓的"间脑综合征"。稽延性戒断症状除了生理方面的症状外,还有心理方面的表现,如易激惹、焦虑不安等。一般来说,在脱毒后的 3～6 个月内不少人仍会感到这样那样的不适,有时甚至较为严重。此时若加上其他诱发因素,极易造成复吸。

根据稽延性戒断症状的出现频率及顽固程度,现将主要症状分述如下:

(一)睡眠障碍

这是最为常见的稽延性戒断症状之一,表现为顽固性失眠,可通宵达旦,甚至几天几夜不能入睡,有的患者即使服用强效镇静催眠药后也常常不能奏效。处理睡眠障碍的办法是应逐渐调整自己的生活规律,多数人可以恢复到正常睡眠状态;如效果不佳,可给予镇静催眠药辅助治疗,但不可长期大量使用,最好2~3种不同类的镇静催眠药轮流交替使用。有人使用多塞平(75±25)mg/次口服,认为其改善入睡困难和睡眠质量的效果优于阿普唑仑3片/次。不良反应为口干、便秘、眩晕、头晕,但使用前应排除心血管疾病。

(二)全身乏力,四肢关节和肌肉疼痛

这些症状在脱毒后的早期阶段比较多见,患者多以全身乏力为主,表现为周身疲乏无力,不想活动,整天躺在床上,但仍觉不舒服,感到四肢酸困,手脚都好像不是自己的,怎么放都不自在。这些症状可持续相当长的时间,可能与海洛因对神经系统的影响尚未完全消除有关;也可能与吸毒者食欲缺乏,营养不良,体质消瘦以及脱毒后精神萎靡不振有关;或与因失眠而大量使用镇静催眠药,因稽延性戒断症状使用可乐定等药物有关。乏力一般不很严重,注意休息即可缓解,无需特殊处理,随时间推移可自行消除。积极主动的体育锻炼有助于早日缓解和消除乏力。一些特殊行业如体力劳动者、动作演员、舞蹈演员等若得不到休息,过早工作,往往难以坚持,可能会偷吸少量海洛因以增强体力,从而导致戒毒失败。一些生意人和公关人员在未完全康复前就进行商业洽谈或交际,为以良好的精神面貌示人,促成生意成功,也可能会求助于海洛因来提神,进而复吸。对这些人应安排足够的康复时间,待身体恢复正常后再开始工作。

四肢酸痛多表现为四肢大关节和肌肉的酸胀、无力、疼痛,有的人会出现腰酸、腰痛,这些症状往往与原有的潜在性肌肉、关节损伤有关,以前在海洛因的掩盖下未曾感觉到的症状,脱毒后会因痛觉变得敏感而出现。这些症状一般不会太重,多为酸痛,疼痛发作持续的时间也不会很长。采用局部按摩,擦一些外伤用止痛油膏很有效。当然,对那些严重的肌肉劳损、韧带损伤、关节扭伤等,需要专科处理。

(三)自主神经功能紊乱

阿片受体在大脑内主要分布于丘脑下部与边缘系统,二者对自主神经系统的功能有强有力的调节作用。在大量外源性海洛因的作用下,阿片受体激动后的生理功能被放大,除正常的止痛作用外,患者还会出现情感、知觉方面的改变,表现为欣快效应,甚至出现幻觉,同时还会扰乱下丘脑和边缘系统对自主神经系统的调节功能。在外源性阿片类物质存在的前提下,为维持正常生理作用,丘脑和边缘系统建立了新的平衡,而一旦外源性海洛因摄入中断,这种新平衡便被打破,但内源性阿片肽系统又不能马上恢复到原来的状态,从而使调节失控,出现情感和自主神经功能紊乱,患者表现为不安,易激惹,过度关注身体的不适感,情感脆弱,焦虑,抑郁及胃肠不适,忽冷忽热感,自汗,鸡皮征,心慌等。阿片肽系统功能的恢复常需很长时间,因此在急性脱毒期后,这些症状在相当长的时间内会不同程度地存在,有的可达 3～6 个月,但其严重程度随着时间的延长将逐渐减轻。有资料表明,在心脏及胃肠道等内脏组织中亦存在阿片受体,海洛因对心脏和胃肠道的作用主要呈抑制性。当海洛因依赖戒断时,海洛因对心脏与胃肠道的抑制解除,心脏与胃肠道功能相对亢进,出现相应症状,如心跳加快、心慌心悸、胃肠痉挛性疼痛等。这些症状的恢复也需相当长的时间,在临床上,使用普萘洛尔及阿托品等可使这些症状得到缓解。自主神经功能紊乱所导致的稽延性戒断症状主要有:

1.心慌、心动过速

人体长期接受海洛因等外源性阿片类物质的作用,抑制了机体内啡肽的合成与释放,亦可降低阿片受体的敏感性。突然中止外源性阿片类物质的摄入时,会导致中脑蓝斑核去甲肾上腺素能神经元的活动剧增。蓝斑核有神经纤维与边缘系统、丘脑下部及大脑皮质相联系,与情绪活动有密切的关系。在海洛因大量存在的前提下,蓝斑核去甲肾上腺素能系统受抑制,戒断时由于内啡肽合成不足,暂时不能完全代偿海洛因的作用,从而使蓝斑核去甲肾上腺素能系统不受抑制,去甲肾上腺素能神经元功能亢进,抑制迷走神经而使心跳加快,加上海洛因对心脏阿片受体抑制作用的解除,也可使心脏的兴奋性增高。因此,在稽延期仍可存在不同程度的心跳加快、心慌和心悸等症状。在临床工作中可见到有的患者心跳达 120～150 次/min,或呈阵发性心动过速。

以上症状使用普萘洛尔及可乐定会有较好的治疗效果。普萘洛尔为 β-受体阻断剂,可抑制心肌 β-受体而直接减慢心率,抑制心肌收缩与房室传导,使循环血流量减少,心肌耗氧量降低。普萘洛尔可口服,每日 10～30 mg,分 3 次服用,也可根据心率、血压和心律变化及时调整用量。北京大学第六医院在一项动物模型研究中发现,普萘洛尔可以有效消除动物的所有尼古丁成瘾记忆,进而在非条件性刺激后,在巩固时间窗内,给予吸烟成瘾人群口服普萘洛尔可以消除吸烟相关记忆,降低吸烟的心理渴求。可乐定为中枢 α₂-肾上腺素受体激动剂,中枢 α₂-肾上腺素能神经元为抑制性神经元,而可乐定则主要作用于中脑的蓝斑核,通过抑制该区的去甲肾上腺素神经元的超量活动,使其活动性降低,解除迷走神经的抑制,从而减慢心率,降低血压,控制某些戒断症状。可乐定用量为每日 0.03～0.8 mg,分 3～4 次服用。其换代产品洛非西定不良反应更小,用量需加大一倍,日用量可达 2 mg,疗效更好,有推广应用价值。

2.寒战,忽冷忽热

在脱毒期过后的相当长一段时间内,机体可有阵发性的寒战、皮肤起鸡皮疙瘩和忽冷忽热感。这些症状的出现可能与丘脑下部体温调节中枢有关。阿片受体激动后,对中枢的作用主要表现为抑制,当海洛因戒断时,便失去了这种抑制,使体温调节中枢的功能发生混乱,出现体温时高时低。有的脱毒者说:"我经常感觉到一阵冷一阵热,冷多热少,那种冷并不是寒风刺激皮肤或气温过低、着衣太少所感觉到的体表之冷,而是从骨头缝里发出的刺骨的寒冷,哪怕盖上几床被子都不会暖和,有时伴有自汗或盗汗,甚至汗湿衣服;有时伴有头痛、发热感,量体温又往往不高,非常难受。"稽延期发热多为感觉上的"发热",或为低热,体温并无明显升高,除非伴有感染性疾病。这种寒战及忽冷忽热感可存在很长时间,有的脱毒者诉说可持续 2～3 个月,这是造成脱毒者复吸的一个重要因素。

对这种寒战及忽冷忽热的处理,目前尚无特殊的治疗方法。用美沙酮或丁丙诺啡等可收到良好的效果,甚至立竿见影,但过了其半衰期后,又会出现类似的感觉甚至有所加重,从而不断索药,易形成新的依赖。在临床上,比较常用的方法是口服可乐定或洛非西定,在实际应用中可乐定用量应偏小，洛非西定用量可稍大。也可使用某些中草药，近年来有许多戒毒机构都在摸索自己的中草药配方，取得了一定的成绩。

3.腹痛腹泻，胃肠不适

海洛因虽可兴奋迷走神经使胃肠收缩功能增强，但其提高胃肠道平滑肌及括约肌张力的作用更强，可完全抵消迷走神经兴奋对胃肠道的作用，使胃肠道蠕动减弱和减慢，导致肠道内水分过度吸收；同时，海洛因对中枢的抑制作用也可使机体对排便反射的刺激很不敏感；另外海洛因吸食者多有食欲缺乏，进食很少，常以水果等充饥，由此常常导致吸毒者出现严重的便秘，甚至十天半月才有一次大便，且需借助开塞露等才能排出大便。海洛因还可使胆管口括约肌收缩，引起胆管内压力上升而诱发胆绞痛。

脱毒后的稽延期由于内源性阿片肽的产生不能满足机体需要，加上阿片受体数量减少，敏感性降低，胃肠平滑肌张力将降至正常，且胃肠蠕动增强增快，甚至活动过度，从而出现胃肠痉挛性疼痛。这种疼痛的程度一般不会太重，持续时间也长短不一，一般为隐痛或钝痛，多为一过性，患者发作完后又如同正常人。意志薄弱者可能会过分夸大疼痛程度以博得家人的同情，成为复吸的借口。

一般情况下，只要脱毒者本身无器质性胃肠道病变，则其稽延期腹痛等症状多为功能性，相关临床处理并无特别要求，一般使用阿托品、654-2有较好疗效。稽延期腹泻多由胃肠功能紊乱所致，一般不重，或仅表现为大便溏稀，次数增多，有时表现为腹泻与便秘交替出现，常无需特殊处理，服用普通的止泻药如硅炭银可收到良好效果。

4.性功能异常，月经紊乱

性功能异常多表现为性功能减退或增强。减退多因脱毒后情绪低落，对任何事情都毫无兴趣所致；而性功能增强多为脱毒期性功能亢进的延续。吸毒时，海洛因对性功能有强烈的抑制作用，一旦解除这种抑制，性功能可代偿性亢进。无论减退或增强，均不需特殊处理，待以时日可自行恢复。吸毒时女性多出现月经紊乱，尤其是对吸毒时间长、吸毒量大的静脉吸毒者，可出现长时间停经或严重月经失调。脱毒后，随着海洛因从体内消除及机体的康复，月经会再次出现并逐渐恢复正常。当然，恢复正常需一定时日，因此患者在康复期仍可表现为不规则月经，从周期到经量都不同以往,可以不予处理,也可行人工周期治疗。

其他症状还有焦虑、抑郁等,其治疗可参照精神科的相关方法治疗,但治疗剂量及时间可适当减少与缩短。

二、慢性传染性疾病和慢性非传染性疾病的健康管理

该期的医疗重点是乙肝、丙肝、梅毒、艾滋病、肺结核等慢性传染性疾病的健康管理。在该期要完成常见传染病的窗口期筛查和常规治疗。对慢性非传染性疾病,如高血压、糖尿病、支气管哮喘等疾病的健康管理,应组织专业医生和护理人员,通过对患有慢性非传染性疾病的戒毒人员提供连续、全面、主动的管理,以达到促进健康,延缓慢性病进程,减少并发症,降低伤残率,提高生活质量的目的。慢性非传染性疾病的主要管理方式有以下几个特点:

(一)健康管理是以控制健康危险因素为核心,包括可变危险因素和不变危险因素

可变危险因素为通过自我行为改变的可控因素,如不合理饮食、缺乏运动、吸烟酗酒等不良生活方式,高血压、高血糖、高血脂等异常指标因素;不变危险因素为不受个人控制的因素,如年龄、性别、家族史等因素。

(二)健康管理体现一、二、三级预防并举

一级预防即无病预防,又称"病因预防",是指避免疾病(或伤害)的发生或至少推迟疾病的发生。二级预防即早发现、早治疗疾病,又称为"临床前期预防",即在疾病的临床前期作好早期发现、早期诊断、早期治疗的"三早"预防措施。这一级的预防是通过早期发现、早期诊断而进行适当的治疗,来防止疾病临床前期的变化,能使疾病在早期就被发现和治疗,避免和减少并发症、后遗症、残疾的发生。三级预防即治病防残,又称"临床预防",可防止伤残和促进功能恢复,提高生存质量,延长寿命,降低病死率。

(三)健康管理服务过程为环形运转循环

健康管理的实施环节为健康监测(收集戒毒人员的个人健康信息,是持续实施健康管理的前提和基础)、健康评估(预测各种疾病发生的危险性,是实施健康管理的根本保证)、健康干预(帮助戒毒人员采取行动,控制危险因素,是实施慢性非传染性疾病健康管理的最终目标)。整个

服务过程通过这三个环节不断循环运行，以减少和降低危险因素的个数和级别，保持低风险水平。

第三节　康复巩固期症状及治疗

康复巩固期的治疗主要包括稽延性戒断症状的治疗、慢性传染性疾病和慢性非传染性疾病的健康管理，以及美沙酮或丁丙诺啡维持治疗。

一、维持治疗

常用的维持治疗方法有美沙酮维持治疗和丁丙诺啡维持治疗。

（1）美沙酮维持治疗：经欧美等西方国家 50 多年的实践，以及 20 世纪 70 年代初我国香港地区实施美沙酮治疗计划的实践和我国内地近 20 余年应用美沙酮维持治疗的经验，证明美沙酮维持治疗是防治阿片类复吸的较好的方法。具体实施时，要谨慎确定初始导入剂量，既要防止剂量不足，起不到完全消除戒断症状的目的，又要预防剂量过量导致中毒，同时更要加强对参加维持治疗人员的规范管理和长期依从性教育。

（2）丁丙诺啡维持治疗：根据吸毒人员的戒断症状及药物引发不良反应的严重程度，随时调整剂量。最初 1～3 天剂量应充分，轻度依赖者为 1～1.5 mg/次，舌下含服，每 8 h 给药一次；中度依赖者为 2～2.5 mg/次，舌下含服，每 8 h 给药一次；重度依赖者为 3～6 mg/次，舌下含服，每 8 h 给药一次。首次用药 2 h 后，根据戒断症状的控制情况决定是否追加剂量，追加剂量为上次使用剂量的 30%～50%。经最初 1～3 日充分用量后可酌情减量，每日减前一日剂量的 20%～30%，治疗周期为 10～14 天。

药物须舌下含服不少于 5 min，含服期间不可吞咽，以保证药物被口腔黏膜充分吸收。掌握适当的给药时机是治疗的关键，一般应在末次滥用阿片类药物 8～24 h 后，出现早期戒断症状时开始治疗。不良反应常见嗜睡、恶心、呕吐、出汗和眩晕，还可见口干、便秘、瞳孔缩小、心率减慢和低血压等。呼吸抑制约在给药 3 h 后发生，持续时间长，程度较吗啡所致呼吸抑制轻，不随用药剂量的增加而加重。盐酸丁丙诺啡过量使用所致中毒较少发生。

呼吸系统疾病患者、严重肝病患者、孕妇及哺乳期妇女不宜使用盐酸丁丙诺啡。酒精和中枢神经系统抑制剂会加强盐酸丁丙诺啡的呼吸抑制作用。用药期间切忌再度滥用阿片类药物，否则可引发或加重戒断症状。用药期间慎用镇静催眠药，严禁酗酒。

二、相关精神症状的治疗

苯丙胺类兴奋剂滥用可引起情绪不稳定和焦虑状态，同时可产生偏执倾向乃至暴力行为，严重者可出现中毒性精神病。治疗上应首先将吸毒人员置于安静的环境中，减少刺激，给予充分安慰，减轻患者因幻觉、妄想所导致的紧张不安和冲动攻击行为。可使用抗精神病药物，如利培酮 2～4 mg/d 口服或奥氮平 5～20 mg/d 口服，也可使用氟哌啶醇 2～10 mg/d 口服。兴奋躁动明显者可用氟哌啶醇 5～10 mg 肌内注射。注意苯丙胺类药物依赖可能导致多巴胺受体敏感性的改变，此时使用抗精神病药物易出现锥体外系反应。在幻觉、妄想症状消失后，应逐渐停止使用抗精神病药物。若在急性中毒期出现精神病性症状，处理时还应参阅急性中毒治疗的相关内容。如情感症状持续时间不长或症状轻微，可不必用药，否则应予相应的对症治疗。如出现抑郁，可使用选择性 5-羟色胺再摄取抑制剂等新型抗抑郁药物或三环类抗抑郁药物；出现焦虑症状时建议使用苯二氮䓬类药物，如阿普唑仑 0.4 mg 口服，每天 2～3 次，应注意防止此类药物的滥用。如焦虑症状持续存在，可给予丁螺环酮、坦度螺酮等非苯二氮䓬类药物进行治疗。

三、躯体并发症的治疗

氯胺酮滥用常见的躯体并发症是泌尿系统损害。氯胺酮相关性泌尿系统损害是一种以下尿路症状（LUTS）为主要临床表现的全尿路炎性损害，机理不明。临床主要表现为排尿困难、尿频、尿急、尿痛、血尿、夜尿增多以及急迫性尿失禁等，可伴有憋尿时耻骨上膀胱区的疼痛感。同时，尿常规可发现白细胞和红细胞，尿细菌和抗酸杆菌培养呈阴性，可伴不同程度的肾功能损害。尿动力学检测提示膀胱顺应性差、不稳定膀胱、功能性膀胱容量减少或膀胱挛缩。

目前，氯胺酮相关性泌尿系统损害尚无确切有效的治疗方法，以下药物治疗对缓解症状有一定效果：

（1）抗生素。尿常规检查有白细胞者可使用抗生素，如头孢克肟100 mg，每天 2 次；氧氟沙星 200 mg，每天 2 次；莫西沙星 400 mg，每天 1 次等。

（2）肾上腺素能受体阻滞剂，如坦索罗辛 0.2 mg，每天 1 次；甲磺酸多沙唑嗪 1～4 mg，每天 1 次。

（3）胆碱能受体阻滞剂，如酒石酸托特罗定 2 mg，每天 2 次。疗程应视症状缓解情况而定，一般可持续用药 2～4 周。必要时请泌尿外科会诊，协助处理。

第四节　回归适应期症状及治疗

回归适应期的治疗主要包括慢性传染性疾病和慢性非传染性疾病的健康管理、防复吸治疗和吸毒预防的三级预防工作。

一、防复吸治疗

常用的防复吸治疗方法有纳曲酮防复吸治疗和赛宝松防复吸治疗。

1.纳曲酮防复吸治疗

纳曲酮主要用于阿片类依赖者的防复吸治疗，适用于对已解除阿片类药物毒瘾者的康复期治疗。其治疗原理主要是，通过其对阿片受体的阻断作用，减弱或消除阿片类物质的正性强化效应，形成隔离层，保护机体免受阿片类物质的作用。该疗法的优点是抗复吸的近期疗效好，可明显提高操守率；缺点是服用一天的纳曲酮得到一天的保护，停用后的远期效果不清楚，因而对那些意志力不强、戒毒愿望不强烈的吸毒者来说是起不到防复吸作用的。况且纳曲酮不能消除脱毒后的稽延性戒断症状，如失眠、焦虑、疼痛、胃纳差等。

为解决吸毒人员每日服用依从性差的问题，我国近年来研制的纳曲酮微球缓释制剂已获得国家食品药品监督管理局的新药临床研究批文，正在进行临床试验研究。Ⅱa 期临床研究结果表明，纳曲酮微球缓释制剂防复吸效果明显优于片剂，呈现出了良好的应用前景。该制剂 1 个月注射一次，缓慢吸收，缓慢发挥作用，使得用药方式从原来的一天一次改为一月一次,提高了依从性,降低了脱失率。更有采用皮下埋置方式的纳曲酮微球缓释制剂,维持时间达 3～4 个月,更能减少海洛因的使用,增加了治疗维持率。

2.赛宝松防复吸治疗

赛宝松舌下薄膜衣片由利洁时(Reckitt Benckiser)公司合成,于 2010 年被美国食品药品监督管理局批准用于阿片类药物依赖的维持治疗。该药为丁丙诺啡/纳洛酮复合制剂,两者的比例为 4∶1,具有丁丙诺啡的阿片受体部分激动剂特点和纳洛酮的阿片受体拮抗剂特点。含服时,主要产生丁丙诺啡抑制阿片类物质依赖戒断症状的作用;而静脉注射时,则产生纳洛酮催促阿片类戒断症状的作用。该特点使赛宝松既可控制戒断症状,又可降低其被静脉滥用的可能性。我国自行研制的丁丙诺啡/纳洛酮复合制剂目前也已经上市并应用于临床。

二、复吸的三级预防

吸毒的预防分三级,即一级预防、二级预防和三级预防。

一级预防即致力于减少和消除导致药物滥用的因素,以保持良好的生活方式和健康的身心状态,从而降低药物滥用的发生率,这是最有效、最基本的药物滥用预防措施。有针对性地进行一级预防是我国禁毒工作的一个重要环节。

二级预防即对吸毒行为早发现、早干预、早治疗。在广义上,药物滥用的二级预防应包括对任何成瘾物质使用的早期阶段进行干预,使患者尽早停止使用毒品或避免进一步发展,其中既包括烟草、酒精等依赖程度较小或危害性较轻的物质,也包括海洛因等有严重身心损害和社会危害的烈性毒品。二级预防的具体干预措施包括在高危人群中进行筛查,开展药物滥用预防教育;形成以社区、学校、家庭、工作场所为基础的药物滥用防范报告机制;及时有效地进行治疗和干预,延缓或停止药物成瘾的发展。二级预防是针对脆弱人群的预防和干预体系,对行为易出问题或已经出问题的人群,除了进行有关预防知识的教育外,还应提供有效的行为干预和生活技能方面的帮助。实践证明,通过二级预防可以有效地减少药物滥用复发患者数。

三级预防即减少药物依赖形成后对个体造成的损害和对社会、公共卫生的危害性后果（如减少性病与 HIV 感染和传播），降低戒毒后的复发或复吸率，这也是该期医疗戒毒的主要工作。

"减少危害"是西方国家一些学者近年来提出的旨在减少药物滥用相关危害的一个重要策略。这种策略的提出主要基于三点事实：一是药物滥用者往往难以彻底戒除吸毒行为；二是药物滥用是导致违法犯罪和公共卫生问题的重要因素，滥用者是感染和传播艾滋病病毒的高危人群；三是毒品在社会上难以彻底禁绝。在正视和承认这些问题的基础上，便产生了"减少危害"的思想。

三级预防的具体措施包括：改变单纯药物脱毒的戒毒治疗方式，加强针对身心障碍的长期综合康复治疗；建立脱毒后的社会帮教、监管机制，加强包括社区、单位和家庭在内的社会支持；在吸毒者中进行关于艾滋病和安全性行为的教育，并采取有效措施，发现、控制、减少各类传染病的发病率；进行预防毒品过量中毒、不采用静脉注射方式吸毒，特别是不共用注射器的干预和教育；有选择地对海洛因成瘾者进行阿片类替代维持治疗（如使用美沙酮、丁丙诺啡）。

三级预防可提供针对吸毒者和 HIV 感染者的关怀体系，通过社区和家庭对已吸毒人员和 HIV 感染者给予积极治疗、帮助和关怀，最大限度地帮助他们恢复生理和心理健康。

第五节　吸毒者常见病治疗

世界卫生组织药物依赖专家委员会提出了戒毒治疗的目标和药物依赖治疗应遵循的基本原则，其中包括对 HIV/AIDS、乙肝、甲肝、结核病及其他传染性疾病的检测提供咨询，帮助患者改变高危行为，帮助已感染者正确控制疾病。本节利用部分篇幅对吸毒成瘾人员常见的五大传染性疾病（艾滋病、乙肝、丙肝、肺结核、梅毒）和常见的精神障碍性疾病从流行病学特征、临床症状、实验室检查、诊断、治疗几方面进行了阐述。

一、吸毒成瘾相关传染性疾病

吸毒人员由于长期滥用毒品，伴随多种不良嗜好，导致其生活起居不规律,饮食营养不协调,致使其机体组织器官功能受损,免疫能力下降,各种疾病的患病率明显高于正常人群。加之多种高危行为,如共用注射器、多个性伴侣等,使得吸毒人员极易罹患各类传染性疾病。据哨点监测显示,我国吸毒人员中,HIV 的平均感染率为 5.0%～8.0%,丙型肝炎病毒的平均感染率约为 3.8%,梅毒的平均感染率约为 4.88%,远高于正常成人水平。

近年来,随着艾滋病的快速蔓延、肺结核的死灰复燃及各型病毒性肝炎的高发,如何安全有效地管理患有传染病的戒毒人员的问题日益突出。

(一)艾滋病

艾滋病全称是"获得性免疫缺陷综合征",1981 年世界上出现了首个报道病例,1982 年被正式命名,1983 年首次分离出了人类免疫缺陷病毒(HIV)。

1. 病原学特征

人类免疫缺陷病毒属于反转录病毒科慢病毒属中的人类慢病毒组,电镜下呈立体对称球形颗粒,直径 100～120 nm,由核心和包膜两部分组成。根据基因差异,人类免疫缺陷病毒分为 HIV-1 型和 HIV-2 型,目前在全球流行的主要是 HIV-1 型。我国艾滋病患者群体以 HIV-1 型为主要流行株,1999 年起在部分地区发现并证实存在少数 HIV-2 型感染者。

HIV 在外界环境中的生存能力较弱,对物理因素和化学因素的抵抗力较低,一般消毒剂如碘酊、过氧乙酸、戊二醛、次氯酸钠、75% 的乙醇等对 HIV 均有良好的灭活作用,但紫外线或 γ 射线不能灭活 HIV。HIV 对热敏感,56 ℃加热 30 min 可使 HIV 在体外失去对人 T 淋巴细胞的感染性,但不能完全灭活;100 ℃加热 20 min 可将 HIV 完全灭活。

2. 流行病学

(1)流行特点。截至 2017 年 12 月,艾滋病已造成全球约 3500 万人死亡。以非洲地区最为严重,每年新感染人数约占全球新发病例的 2/3。目前我国艾滋病发病人数及死亡人数呈总体上升趋势,流行范围已覆盖所有的省、自治区、直辖市和特别行政区,流行人群逐渐由吸毒、暗娼等高危人群向一般人群扩散。2011 年,我国艾滋病哨点监测发现吸毒人群中 HIV 的感染率约为 5.01%。

(2)传播途径。HIV 主要存在于艾滋病患者和感染者的血液、精液、阴道分泌物、胸水、腹水、脑脊液和乳汁中,经以下三条途径传播:①性传播:包括同性、异性和双性性接触。生殖器有溃疡或性病(梅毒、淋病、尖锐湿疣等)时,感染危险增大。阴交、肛交、口交均可传播。②血液传播:包括共用针具静脉注射毒品、介入性医疗操作、输入血液制品等。③母婴传播:包括经胎盘、分娩时和哺乳传播。

人类免疫缺陷病毒不会经呼吸道和消化道传播。日常工作、生活接触(如握手、拥抱、礼节性亲吻)、同吃同饮、共用厕所等无血液暴露的接触不会传染。流行病学和实验室研究未发现 HIV 能经吸血昆虫传播。

(3)预防措施。①控制传染源:对 HIV 感染者进行健康宣教,树立"艾滋病到我为止"的观念。②切断传播途径:在人群中开展正确使用安全套的宣教,提倡进行安全性行为;不吸毒,不共用针具;对献血员、血制品进行 HIV 筛查;严格执行消毒制度,规范技术操作,预防职业暴露;控制母婴传播。③保护易感人群:对高危人群如艾滋病患者的配偶、性接触者,共用注射器的药物依赖者及其子女等进行医学检查和 HIV 检测,并提供相应的咨询服务。

3. 临床症状

影响 HIV 感染临床转归的主要因素有病毒、宿主免疫和遗传背景等。参照中华人民共和国《HIV/AIDS 诊断标准及处理原则》,艾滋病的全过程分为急性期、无症状期和艾滋病期。

(1)急性期。该期通常发生在初次感染 HIV 后 2~4 周,部分感染者会出现病毒血症和免疫系统急性损伤所产生的临床症状。大部分患者症状轻微,1~3 周可缓解,临床表现为发热,可伴有咽痛、盗汗、恶心、呕吐、腹泻、皮疹、关节痛、淋巴结肿大及神经系统症状。

(2)无症状期。患者可从急性期进入此期,或直接进入此期,持续时间一般为 6~8 年。持续时间的长短与感染病毒的数量、类型、传播途径、感染者免疫状况、营养条件及生活习惯等因素有关。在此期间,由于 HIV 持续复制并攻击感染者的免疫系统,导致 $CD4^+$ T 淋巴细胞的数量逐渐下降,同时患者具有传染性。

(3)艾滋病期。该期为艾滋病的终末阶段,此期患者 HIV 病毒载量明显升高,$CD4^+$T 淋巴细胞计数持续下降,多低于 200 个/μL。主要临床表现为出现 HIV 相关症状、各种机会性感染及肿瘤。

HIV 的相关症状包括：持续 1 个月以上的发热、腹泻、盗汗,体重减轻超过 10%;神经精神症状包括精神淡漠、性格改变、记忆力减退、癫痫及痴呆等;存在持续性全身淋巴结肿大,除腹股沟外,有 2 个及以上的部位出现淋巴结肿大,单个淋巴结直径不低于 1 cm,无压痛、粘连,持续时间不少于 3 个月。

4.艾滋病的诊断

诊断原则:艾滋病的诊断需结合流行病学史、临床表现及实验室检查等进行综合分析,慎重作出。根据我国的规定,需经过 HIV 抗体初筛检测和确认试验,才能确定 HIV 感染。对 HIV 的 RNA 和 P24 抗原的检测有助于对艾滋病的早期诊断。

（1）急性期:患者近期有流行病学史（包括静脉注射毒品史、不安全性生活史、不安全的采血或输血史、职业暴露史、抗 HIV 抗体阳性者所生子女等）及临床表现,实验室抗 HIV 抗体检查由阴性转为阳性即可诊断;或仅实验室检查抗 HIV 抗体由阴性转为阳性亦可诊断。

（2）无症状期:有流行病学史,实验室抗 HIV 抗体检查结果阳性即可诊断;或仅实验室检查抗 HIV 抗体结果阳性亦可诊断。

（3）艾滋病期:有流行病学史,实验室抗 HIV 抗体检查结果阳性,外加下面任何一项即可诊断;或实验室检查抗 HIV 抗体结果阳性,$CD4^+$ T 淋巴细胞计数低于 200 个/μL 也可诊断。

①不明原因的持续不规则发热,38 ℃以上,时间超过 1 个月。

②不明原因的腹泻（大便次数多于每天 3 次）,时间超过 1 个月。

③6 个月之内体重下降 10% 以上。

④反复发作的口腔假丝酵母菌感染。

⑤反复发作的单纯疱疹病毒感染或带状疱疹病毒感染。

⑥卡氏肺孢子虫肺炎。

⑦反复发生的细菌性肺炎。

⑧活动性结核或非结核分枝杆菌病。

⑨皮肤黏膜或内脏的卡波西氏肉瘤、淋巴瘤。

⑩活动性巨细胞病毒感染。

⑪反复发生的败血症。

⑫中枢神经系统病变。

⑬弓形虫脑病。

⑭中青年人出现痴呆。

⑮青霉菌感染。

⑯深部真菌感染。

5.高效抗反转录病毒治疗策略

治疗目标是抑制病毒复制,使 HIV 病毒载量降低至检测下限;重建或维持免疫功能;降低 HIV 相关或非相关疾病的发病率和病死率,改善患者的生活质量,使患者获得正常的期望寿命;减少免疫重建炎性反应综合征的发生;减少 HIV 的传播。

在开始高效抗反转录病毒治疗之前,如果患者存在严重的机会性感染或处于既往慢性疾病的急性发作期,应先控制病情,待病情稳定后再开始治疗。

一旦确诊 HIV 感染,无论 $CD4^+ T$ 淋巴细胞的水平如何,均建议立即开始治疗。在开始高效抗反转录病毒治疗之前,一定要取得患者的配合和同意,教育患者保持良好的服药依从性;如患者存在严重的机会性感染或处于既往慢性疾病的急性发作期,应待感染控制、病情稳定后开始治疗。启动高效抗反转录病毒治疗后,需终身治疗。

治疗药物方面,目前我国已批准上市的共有 6 类 22 种药物(包括复合制剂),分为核苷类反转录酶抑制剂(NRTI)、非核苷类反转录酶抑制剂(NNRTI)、蛋白酶抑制剂(PI)、整合酶抑制剂、融合抑制剂和辅助受体拮抗剂。相关治疗药物情况如表 2-1 所示。

表 2-1　　　　　　　　治疗艾滋病的相关药物简介

药物名称	用法与用量	主要不良反应	药物间的相互作用和注意事项	备注
齐多夫定(Zidovudine,AZT)	300 mg/次,每天 2 次	(1)骨髓抑制,严重的贫血或嗜中性粒细胞减少症 (2)胃肠道不适,如恶心、呕吐、腹泻等 (3)磷酸肌酸激酶和谷丙转氨酶升高,乳酸酸中毒和(或)肝脂肪变性	不能与司他夫定(d4T)合用	NRTI,已有国产药

续表

药物名称	用法与用量	主要不良反应	药物间的相互作用和注意事项	备注
拉米夫定（Lamividine，3TC）	150 mg/次，每天 2 次或 300 mg/次，每天 2 次	不良反应少且较轻微，偶有头痛、恶心、腹泻等不适		NRTI，已有国产药
司坦夫定（Stavudine，d4T）	30 mg/次，每天 2 次	（1）外周神经炎（2）胰腺炎（3）乳酸酸中毒和（或）肝脂肪变性	不能与 AZT 类合用	NRTI，已有国产药和进口药
阿巴卡韦（Abacavir，ABC）	300 mg/次，每天 2 次	（1）高敏反应，一旦出现高敏反应应终身停用本药（2）恶心、呕吐、腹泻等	有条件时应在使用前检查HLA5701，如阳性不推荐使用	NRTI，已注册
替诺福韦（Tenofovir disoproxil，TDF）	300 mg/次，每天 1 次，与食物同服	（1）肾脏毒性（2）轻至中度消化道不适，如恶心、呕吐、腹泻等（3）低磷酸盐血症，脂肪分布异常（4）可能引起酸中毒和（或）肝脂肪变性		NRTI，已有国产药和进口药
恩曲他滨（Emtricitabine，FTC）	200 mg/次，每天 1 次，可与食物同服	头痛、腹泻、恶心和皮疹，皮肤色素沉着		NRTI，已有国产药
齐多夫定/拉米夫定（Combivir，AZT＋3TC）	1 片/次，每天 2 次	见 AZT 与 3TC	见 AZT 与 3TC	NRTI，已有进口药

续表

药物名称	用法与用量	主要不良反应	药物间的相互作用和注意事项	备注
齐多夫定/拉米夫定/阿巴卡韦（Trizivir，AZT＋3TC＋ABC）	1 片/次，每天 2 次	见 AZT、3TC 和 ABC	见 AZT、3TC 和 ABC	NRTI，已注册
奈韦拉平（Nevirapine，NVP）	200 mg/次，每天 1 次	（1）皮疹，出现严重的或可致命性的皮疹后应终身停用本药（2）对有肝损害的患者，出现重症肝炎或肝功能不全时，应终身停用本药	可引起 PI 类药物的血浓度下降；与 IVD 合用时，IVD 剂量调整至 1000 mg/次，每天 3 次	NNRTI，已有国产药
依非韦伦（Etravirine，ETV）	600 mg/次，每天 1 次	（1）中枢神经系统毒性，如头晕、头痛、失眠、非正常思维等（2）皮疹（3）肝损害（4）高脂血症和高三酰甘油血症	与 IVD 合用时，IVD 剂量调整至 1000 mg/次，每天 3 次；不建议与 SQV 合用	NNRTI，已有进口药
茚地那韦（Indinavir，IDV）	800 mg/次，每天 3 次	（1）肾结石（2）对血友病患者有可能加重出血倾向（3）腹泻、恶心、呕吐等（4）甲外翻、甲沟炎、脱发、溶血性贫血（5）高胆红素血症（6）高脂血症、糖耐量异常、脂肪重新分布等 PI 类药物的共同毒性不良反应	与 NVP、EFV 合用时，剂量增至 1000 mg/次，每天 3 次；服药期间每日均匀饮用 1.5～2 L 水	PI，已有国产药

续表

药物名称	用法与用量	主要不良反应	药物间的相互作用和注意事项	备注
利托那韦（Ritonavir，RTV）	在服药初至少用 2 周的时间将服用量逐渐增加至 600 mg/次，每天 2 次。第 1～2 天口服 300 mg/次，每天 2 次；第 3～5 天口服 400 mg/次，每天 2 次；第 6～13 天口服 500 mg/次，每天 2 次	(1)恶心、呕吐、腹泻、头痛等 (2)外周神经感觉异常 (3)转氨酶和 γ-GT 升高 (4)血脂异常 (5)糖耐量降低，但极少出现糖尿病 (6)应用时间较长时可出现脂肪的重新分布	由于 RTV 可引起较重的胃肠道不适，故大多数患者无法耐受本药，因此该药多作为其他 PI 类药物的激动剂，仅在极少数情况下单独使用	PI,已注册
洛匹那韦/利托那韦（Lopinavir/Ritonavir，LPV/r）	2 片/次，每天 2 次（Kaletra 每粒含 LPV 200 mg，RTV 50 mg）	主要为腹泻、恶心、血脂异常，也可出现头痛和转氨酶升高		PI,已有进口药

目前我国采用的最新方案为：替诺福韦/齐多夫定＋拉米夫定＋伊非韦伦/奈韦拉平。抗病毒治疗的有效性主要通过病毒学指标、免疫学指标和临床症状三方面进行评估，其中病毒学指标的改变是最重要的评估指标。

（1）病毒学指标：抗病毒治疗 4 周内血浆病毒定量水平下降 1 个 lg 值以上，12～24 周内达到检测不到的水平。

（2）免疫学指标：CD4$^+$ T 淋巴细胞计数在治疗后 12 周较诊疗前增

加 30%，或治疗后 1 年增加超过 100 个/μL。

（3）临床症状：最敏感的一项指标是体重增加，机会性感染的发病率及艾滋病的病死率大大降低。需要注意的是，在抗病毒治疗最初的 12 周内出现的机会性感染应与免疫重建炎性反应综合征（IRIS）相鉴别。

（二）乙型病毒性肝炎

乙型病毒性肝炎是一种由乙型肝炎病毒（HBV）感染人体后引起的疾病。HBV 主要破坏肝细胞，引起肝细胞炎性坏死，纤维化形成，继而导致肝硬化和肝细胞癌。

1. 病原学

HBV 属嗜肝 DNA 病毒科，部分双链环状 DNA，基因组长约 3.2 kb。一个完整的乙肝病毒颗粒被称为"Dane 颗粒"，呈二十面体立体对称结构，直径约 42 nm，由外壳和核心两部分组成。

HBV 抵抗力较强，环氧乙烷、戊二醛、过氧乙酸和碘伏对 HBV 有较好的灭活作用。65 ℃加热 10 h、煮沸 10 min 或高压蒸汽可灭活 HBV。

2. 流行病学

（1）HBV 感染呈世界性流行，据世界卫生组织报道，全球约 20 亿人曾感染 HBV，其中慢性感染者约 2.4 亿人。每年约有 65 万人死于 HBV 感染所致的肝衰竭、肝硬化和肝细胞癌。我国 2006 年进行的一项血清流行病学调查显示，1～59 岁的一般人群中，HBsAg 的携带率为 7.18%。据此推算，我国有慢性 HBV 感染者约 9300 万人，其中慢性乙型肝炎患者约 2000 万人。

（2）HBV 的传播途径包括：①血液传播：不安全注射（特别是毒品注射），侵入性诊疗操作，职业暴露等。其他会导致皮肤或黏膜破损的行为如修足、文身、穿耳，共用剃须刀和牙刷等也可传播。②母婴传播：主要发生在围产期，大多是在分娩时接触 HBV 阳性母亲的血液和体液而感染。③性传播：不安全性行为导致，包括同性、异性和双性性接触。生殖器有溃疡或性病（梅毒、淋病、尖锐湿疣等）时，感染风险增大。

HBV 不经呼吸道和消化道传播。日常工作、生活接触（如握手、拥抱、礼节性亲吻）、同吃同饮、共用厕所等无血液暴露的接触不会传染。流行病学和实验室研究未发现 HBV 能经吸血昆虫传播。

（3）预防措施包括：①控制传染源：对已经确定的 HBsAg 阳性者，应按规定向当地疾病预防控制中心报告,定期进行医学随访。建议对HBsAg阳性者的家庭成员进行乙肝五项检测,对其中的易感者(血清HBsAg、抗 HBs 和抗 HBc 均阴性者)接种乙型肝炎疫苗。②切断传播途径:大力推广免费发放安全注射器、安全套;对理发、刮脸、修脚、穿耳、文身等的器具进行严格消毒,杜绝共用剃须刀、牙具等;严格执行医疗技术操作规范,避免职业暴露。HBV 阳性的孕妇应避免羊膜腔穿刺,尽量缩短分娩时间,保证胎盘的完整性,减少新生儿暴露于母血的机会。③保护易感人群:接种乙型肝炎疫苗是预防 HBV 感染的最有效方法。乙型肝炎疫苗的接种对象为新生儿、婴幼儿、15 岁以下未免疫人群和高危人群,如静脉内注射毒品者、不安全性行为者、医务人员、HBsAg 阳性者的家庭成员、免疫功能低下者、经常接受输血或血制品者等。乙肝疫苗按照 0-1-6 程序接种三针,即接种第一针疫苗后,在 1 个月和 6 个月时接种第二针和第三针疫苗。新生儿在出生后 24 h 内接种第一针乙肝疫苗,接种部位为上臂三角肌,采取肌内注射的方式。接种推荐剂量儿童为10 μg,成人为 20 μg。接种乙型肝炎疫苗后,有免疫应答者保护效果一般可维持 12 年,因此一般人群不需进行抗体水平监测或加强免疫,但对高危人群可进行抗 HBs 监测,如低于 10 mIU/mL 可给予加强免疫。

当意外暴露于含 HBV 的血液或体液后,应立即检测 HBV DNA、乙肝五项和肝功能,并酌情在 3 个月和 6 个月内复查。已接种过乙肝疫苗且已知抗 HBs 阳性者,可不进行特殊处理或予以加强免疫。如未接种过乙肝疫苗或虽接种过乙肝疫苗,但抗 HBs 抗体低于 10 mIU/mL 或抗HBs 水平不详者,应立即注射乙型肝炎免疫球蛋白 200~400 IU,并同时在不同部位按照 0-1-6 程序接种三针乙型肝炎疫苗。

3. 实验室检查

(1)HBV 血清学检测。HBV 血清学标志物包括 HBsAg、抗 HBs、HBeAg、抗 HBe、抗 HBc。HBsAg 阳性表示 HBV 感染。血清 HBsAg定量检测可用于预测疾病进展,判断抗病毒疗效和预后。抗 HBs 为保护性抗体,阳性表示对 HBV 有免疫力,见于乙型肝炎康复及接种了乙型肝炎疫苗者。HBeAg 为乙肝病毒核心颗粒中的一种可溶性蛋白质,阳性提示乙型肝炎早期或活动期,肝细胞有较严重的损伤,传染性较强。抗HBe 是机体针对 HBeAg 刺激产生的抗体,无保护性,长期持续存在提示体内持续存在 HBV 复制。抗 HBc 总抗体主要是 IgG 型抗体,阳性表示曾感染过 HBV,无论病毒是否被清除。抗 HBc-IgM 阳性多见于急性乙型肝炎及慢性乙型肝炎急性发作。

（2）HBV DNA 定量、基因型和变异检测。HBV DNA 定量检测能判断病毒复制水平,用于抗病毒治疗适应证选择及疗效判断;HBV 基因分型和耐药突变株检测可用来了解基因分型,为抗病毒治疗选择用药及预后提供指导。

（3）生物化学检查。丙氨酸氨基转移酶（ALT）和天冬氨酸氨基转移酶（AST）是最为常用的评价肝功能、肝细胞损伤程度的指标;γ-谷氨酰转肽酶（γ-GT）在急性肝炎、慢性活动性肝炎及肝硬化失代偿时仅轻度或中度升高,肝内外胆汁淤积时可显著升高;胆红素可反映胆汁的代谢、排泄情况,肝细胞损害、内外胆道阻塞、溶血等可引起胆红素升高。肝衰竭患者血清胆红素呈进行性升高,并有胆红素升高与 ALT、AST 下降的"胆酶分离"现象。凝血酶原时间（PT）和凝血酶原活动度（PTA）反映了肝脏合成凝血因子的功能,常用国际标准化比值（INR）表示,用于判断乙肝病情进展、临床疗效及预后。白蛋白、球蛋白、胆碱酯酶反映了肝脏的合成功能,用于评估肝脏应急能力和储备功能。血清碱性磷酸酶（ALP）可以动态地观察、判断病情发展、预后和临床疗效。甲胎蛋白（AFP）的升高幅度、动态变化及与 ALT、AST 的消长关系是诊断肝细胞癌的重要参考指标。应结合临床表现和影像学结果,进行综合分析。

4. 影像学检查

影像学检查的主要目的是监测慢性乙型肝炎的进展程度,有无肝硬化、占位性病变等,尤其是发现和诊断肝细胞癌。

（1）腹部超声。腹部超声检查由于直观、无创、操作简便、低价,已成为肝脏检查最常用的方法。腹部超声检查可协助判断肝脾的大小、形态,肝内重要血管的情况及有无占位性病变,缺点是易受解剖部位、设备性能及操作者技术经验等因素的限制。

（2）电子计算机断层成像。电子计算机断层成像是目前肝脏病变诊断和鉴别诊断的重要影像学检查方法,用于观察肝脏形态,了解有无肝硬化、占位性病变及鉴别占位性质。动态增强多期扫描对于肝细胞癌的诊断具有高度的敏感性和特异性。

（3）核磁共振。核磁共振无放射性辐射，组织分辨率高，可以多方位、多序列成像，对肝脏组织结构变化（如出血坏死、脂肪变性及肝内结节）的显示和分辨率优于 CT 和超声。动态增强多期扫描及特殊增强剂显像对鉴别占位性病变的性质优于 CT。

5. 病理学检查

病理学检查（如肝组织活检）是诊断慢性乙肝患者肝脏病变程度和性质的"金标准"，可用于了解疾病进展，监测治疗应答和判断预后。

乙肝患者病理学检查可表现为不同程度的汇管区及周围炎症，浸润炎细胞包括淋巴细胞、浆细胞、巨噬细胞。炎细胞聚集可引起汇管区扩大，界板肝细胞凋亡坏死形成界面炎；小叶内肝细胞变性、坏死、凋亡，可见毛玻璃样肝细胞。肝细胞坏死形成凋亡小体，与炎症病变活动程度正相关。

6. 慢性乙型病毒性肝炎的诊断

根据 HBV 感染者的血清学、病毒学、生物化学及其他临床和辅助检查结果，可将慢性 HBV 感染分为以下几种：

（1）慢性 HBV 携带者。此类患者多为年龄较小，处于免疫耐受期的患者，其血清 HBsAg、HBeAg、HBV DNA 阳性，1 年内连续随访 3 次，每次至少间隔 3 个月，均显示血清 ALT 和 AST 在正常范围内，HBV DNA 通常呈高水平，肝组织检查无病变或病变轻微。

（2）HBeAg 阳性慢性乙肝。此类患者血清 HBsAg、HBeAg、HBV DNA 阳性，ALT 持续或反复异常，或肝组织学检查有病理学改变。

（3）HBeAg 阴性慢性乙肝。此类患者血清 HBsAg、HBV DNA 阳性，HBeAg 持续阴性，ALT 持续或反复异常，或肝组织学检查有病理学改变。

（4）非活动性 HBsAg 携带者。此类患者血清 HBsAg 阳性，HBeAg 阴性，抗 HBe 阳性或阴性，HBV DNA 低于 200 IU/mL，1 年内连续随访 3 次以上，每次至少间隔 3 个月，ALT 和 AST 均在正常范围内。肝组织检查结果显示病理学改变轻微。

（5）隐匿性慢性乙肝。此类患者血清 HBsAg 阴性，HBV DNA 阳性，有慢性肝炎的临床表现。部分患者可有血清抗 HBs、抗 HBe 和（或）抗 HBc 阳性。诊断主要依靠检测 HBV DNA，尤其是血清抗 HBc 持续阳性患者。

（6）乙型肝炎肝硬化。此类患者有明确的 HBV 感染证据,组织学或临床提示存在肝硬化;通过病史或相应检查可明确或排除其他引起肝硬化的常见病因,如酒精、药物、其他类型的病毒性肝炎等。

临床上常根据有无主要并发症,将肝硬化分为代偿期及失代偿期。代偿期肝硬化的影像学、生物化学或血液学检查可见肝细胞合成功能障碍或门静脉高压症证据,或组织学符合肝硬化诊断,但无食管胃底静脉曲张破裂出血、腹水或肝性脑病等症状及严重并发症;失代偿期肝硬化患者可以出现食管胃底静脉曲张破裂出血、肝性脑病、腹水等其他严重并发症。

7. 慢性乙型病毒性肝炎的治疗

治疗目标为最大限度地长期抑制 HBV 的复制,减轻肝细胞炎性坏死及肝纤维化进程,尽可能追求慢性乙型肝炎的临床治愈(停止治疗后 HBsAg 消失,持续病毒学应答,ALT 维持正常,肝脏病理学改善),延缓或减少并发症如肝硬化失代偿、肝衰竭、肝细胞癌的发生,改善患者的生活质量,延长其生存时间等。

治疗药物有以下几种:

（1）聚乙二醇干扰素(Peg IFNα)。Peg IFNα 的用量为 180 μg/周,治疗 48 周。有研究显示,延长 Peg IFNα 的疗程至 2 年可提高病毒应答率,但考虑到延长治疗带来的更多不良反应和经济负担,从药物经济学的角度考虑,现阶段并不推荐延长治疗。

Peg IFNα 治疗的绝对禁忌证包括失代偿期肝硬化、心力衰竭和慢性阻塞性肺病等基础疾病、妊娠或短期内有妊娠计划、精神病史、未控制的癫痫、未控制的自身免疫性疾病、伴有严重感染和视网膜疾病等;相对禁忌证包括未有效控制的糖尿病和高血压病、甲状腺疾病、抑郁症、治疗前中性粒细胞计数低于 1.5×10^9/L 和/或血小板计数低于 90×10^9/L。

（2）核苷酸类药物(NAs),包括伊非韦伦(ETV,600 mg/次,每天 1次)、替诺福伟(TDF,300 mg/次,每天 1 次)、替比夫定(LdT,600 mg/次,每天 1 次)、阿德福韦酯(ADV,10 mg/次,每天 1 次)、拉米夫定(LAM,100 mg/次,每天 1 次)。

核苷酸类药物的总体安全性和耐受性良好,临床罕见严重不良反应。耐药性是核苷酸类药物长期治疗慢性乙型肝炎所面临的主要问题之一。耐药性可引发病毒学突破、生物化学突破、病毒学反弹及肝炎发作,少数患者可出现肝功能失代偿、急性肝功能衰竭,甚至死亡。

(3)Peg IFNα 与核苷酸类药物联合或序贯治疗。在治疗结束时的 HBeAg 转换、HBsAg 清除、病毒学应答、生物化学应答等方面,同步联合方案较 Peg IFNα 单药治疗存在一定优势,但不能显著改善停药后的持久应答率,因此同步联合方案的疗效尚不确切。

使用核苷酸类药物降低病毒载量后联合或序贯 Peg IFNα 的方案,较核苷酸类单药在 HBeAg 血清学转换及 HBsAg 下降方面有一定的优势,但序贯使用 Peg IFNα 可能带来更多的不良反应和更大的经济负担,因此需从药物经济学角度进一步评估。

治疗方案:

(1)HBeAg 阳性慢性乙肝。在 HBV 感染自然史中,部分 ALT 升高的 HBeAg 阳性患者在随访过程中可出现自发的 HBeAg 血清学转换,ALT 恢复正常。因此,对于 ALT 升高的 HBeAg 阳性患者,可以先观察 3~6 个月,如未发生自发性血清学转换且 ALT 持续升高,再考虑开始抗病毒治疗。

药物选择:对初治患者,优先推荐选用 ETV、TDF 或 Peg IFNα;对于已经开始服用 LAM 或 LdT 的患者,如果治疗 24 周后病毒定量高于 300 copies/mL,则改用 TDF 或加用 ADV 治疗;对于已经开始服用 ADV 的患者,如果治疗 24 周后病毒定量较基线下降低于 2 个 lg 值,则改用 ETV 或 TDF。

Peg IFNα 的推荐疗程为 1 年,若经过 24 周的治疗后 HBsAg 的定量仍超过 20000 IU/mL,则建议停止治疗,改用 NAs 治疗。核苷酸类药物的总疗程建议至少 4 年,在达到 HBV DNA 低于检测值下限且 HBeAg 血清学转换及 ALT 复常后,再巩固治疗至少 3 年(每隔 6 个月复查一次)仍保持不变者,可考虑停药,但延长疗程可减少复发。

(2)HBeAg 阴性患者抗病毒治疗的具体疗程不明确,且停药后肝炎复发率高,因此治疗疗程宜长。

对初治患者,优先推荐选用 ETV、TDF 或 Peg IFN;对于已经开始服用 LAM 或 LdT 的患者,如果治疗 24 周后病毒定量超过 300 copies/mL,

则改用 TDF 或加用 ADV 治疗;对于已经开始服用 ADV 的患者,如果治疗 24 周后病毒定量较基线下降低于 2 个 lg 值,则改用 ETV 或 TDF 治疗。

Peg IFNα 推荐疗程为 1 年,若经过 12 周治疗未发生 HBsAg 定量的下降,且 HBV DNA 较基线下降低于 2 个 lg 值,则建议停用 Peg IFNα,改用核苷酸类药物治疗。核苷酸类药物治疗建议达到 HBsAg 消失且 HBV DNA 检测不到,再巩固治疗 1 年半(每隔 6 个月复查一次,至少 3 次)仍保持不变时,可考虑停药。

(三)丙型病毒性肝炎

1.病原学特征

丙型肝炎病毒(HCV)属于黄病毒科肝炎病毒属,为单股正链 RNA 病毒,由 $9.6×10^3$ 个核苷酸组成。丙型肝炎病毒呈球形,直径 36～62 nm。丙型肝炎病毒具有显著的异源性和高度可变性,目前至少可分为 6 个基因型及多个亚型。亚洲国家以 Ⅱ 型和 Ⅲ 型为主。

丙型肝炎病毒对一般化学消毒剂敏感,甲醛熏蒸等均可灭活丙型肝炎病毒;100 ℃加热 5 min、60 ℃加热 10 h 或高压蒸汽等物理方法也可灭活丙型肝炎病毒。

2.流行病学

(1)流行特点。丙型肝炎病毒感染呈世界性流行,人群普遍易感。据世界卫生组织统计,全球丙型肝炎病毒的感染率约为 2.8%,每年因丙型肝炎病毒感染导致的死亡病例约 35 万。由于丙型肝炎病毒感染具有隐匿性,多数感染者并不知道感染了丙型肝炎病毒,因此全球确切的慢性丙型肝炎发病率尚不清楚。

我国 1～59 岁人群的抗丙肝抗体的携带率为 0.43%,在全球范围内属丙型肝炎低流行地区。吸毒人群中抗丙肝抗体的携带率约为 3.8%,由此推算,我国一般人群中丙型肝炎病毒感染者约 560 万,加上高危人群和高发地区的丙型肝炎病毒感染者,约 1000 万。

(2)传播途径。①血液传播:不安全注射(特别是毒品注射)、侵入性诊疗操作、职业暴露等,其他如修足、文身、穿耳、共用剃须刀和牙刷等会导致皮肤或黏膜破损的行为也可传播。②母婴传播:主要发生在围生期,大多为在分娩时接触 HCV 阳性母亲的血液和体液所致;合并 HIV

感染时,传播的危险性将增至 20%。③性传播:不安全性行为,包括同性、异性和双性性接触。生殖器有溃疡或性病(梅毒、淋病、尖锐湿疣等)时,感染风险增大。

丙型肝炎病毒不经呼吸道和消化道传播。日常工作、生活接触(如握手、拥抱、礼节性亲吻)、同吃同饮、共用厕所等无血液暴露的接触不会传染。流行病学和实验室研究未发现丙型肝炎病毒能经吸血昆虫传播。

(3)预防措施。①控制传染源:对已经确诊的抗 HCV 阳性者,应按规定向当地疾病预防控制中心报告,定期进行医学随访。推行无偿献血,通过血清抗 HCV、ALT 等检测严格筛选献血员。②切断传播途径:大力推广免费发放安全注射器、安全套,对理发、刮脸、修脚、穿耳、文身等的器具进行严格消毒,杜绝共用剃须刀、牙具等行为。对牙科器械、内镜等医疗器具严格消毒,避免医源性感染。严格执行医疗技术操作规范,避免职业暴露。丙型肝炎病毒阳性的孕妇应避免羊膜腔穿刺,尽量缩短分娩时间,保证胎盘的完整性,减少新生儿暴露于母血的机会。③保护易感人群:目前尚无有效的预防性丙型肝炎疫苗可供使用,唯一有效的处理方式是对高危人群尽早进行筛查检测,及时发现患者并积极予以治疗。

3.丙型病毒性肝炎的诊断

(1)急性丙型肝炎。有明确的就诊前 6 个月以内的流行病学史,如输血史、应用血液制品史或明确的丙型肝炎病毒暴露史者可以确诊。

临床表现可有全身乏力,食欲缺乏,恶心,右季肋部疼痛等,少数伴低热、轻度肝大,部分患者可出现脾大;少数患者可出现黄疸。部分患者无明显症状,表现为隐匿性感染。

实验室检查见 ALT 可呈轻度或中度升高,也可在正常范围内,有明确的 6 个月以内抗 HCV 和(或)HCV RNA 检测阳性结果的检测史。HCV RNA 可在 ALT 恢复正常前转阴,但也有 ALT 恢复正常而 HCV RNA 持续阳性者。

根据临床表现和实验室检查即可诊断。

(2)慢性丙型肝炎。诊断依据为 HCV 感染超过 6 个月,或有 6 个月以前的流行病学史,或发病日期不明。抗 HCV 及 HCV RNA 阳性,肝脏组织病理学检查符合慢性肝炎的表现。也可根据症状、体征、实验室及影像学检查结果综合分析,作出诊断。

肝组织活检病理学诊断可以判定肝脏炎症分级和纤维化分期。HCV 单独感染极少引起重型肝炎,伴有 HIV、HBV 等病毒感染,过量饮酒或应用肝毒性药物时,可发展为重型肝炎。

慢性丙型肝炎的肝外表现可能是机体异常免疫反应所致,包括类风湿性关节炎、眼口干燥综合征、扁平苔藓、肾小球肾炎、混合型冷球蛋白血症、B 细胞淋巴瘤和迟发性皮肤卟啉症等。

4.丙型病毒性肝炎的治疗

治疗目标为清除 HCV,清除或减轻 HCV 相关的肝损害,逆转肝纤维化,阻止其进展为肝硬化、失代偿期肝硬化、肝衰竭或肝癌;提高患者的生活质量与长期生存率,预防 HCV 传播。

目前,我国批准用于慢性丙型肝炎的治疗药物为聚乙二醇干扰素(Peg IFNα)、普通干扰素和利巴韦林(RBV)。

(1) Peg IFNα 可用于所有基因型的 HCV 的现症感染,同时也可用于无治疗禁忌证的患者。绝对禁忌证包括妊娠或短期内有妊娠计划,具有精神分裂症或严重抑郁症等病史,未控制的神经系统疾病(如癫痫),未控制的自身免疫性疾病,失代偿期的肝硬化,哺乳期女性,伴有严重感染、视网膜疾病、心功能衰竭、慢性阻塞性肺病等基础疾病,未控制的高血压;未控制的糖尿病,除肝移植外的实体器官移植,对干扰素不良反应高度不耐受,2 岁以下的儿童,未戒掉的酗酒或吸毒;相对禁忌证包括中性粒细胞计数绝对值低于 $1.5×10^9$/L,血小板计数低于 $90×10^9$/L,未控制的甲状腺疾病,总胆红素高于 51 μmol/L,年龄超过 70 岁。

如患者有绝对禁忌证,应考虑使用以直接抗病毒药物为基础的方案;如患者有相对禁忌证,而直接抗病毒药物获取困难,则应充分考虑患者的年龄、药物耐受性、伴随的非 HCV 感染相关的其他疾病的严重程度、患者的治疗意愿及 HCV 相关肝病进展情况等综合因素,全面衡量后再考虑是否应用聚乙二醇干扰素联合利巴韦林的方案。

给药剂量:Peg IFNα-2a 180 μg,皮下注射,每周 1 次;或 Peg IFNα-2b 1.5 μg/kg,皮下注射,每周 1 次。

(2)利巴韦林的绝对禁忌证为妊娠或短期内有妊娠计划,严重心脏病,对利巴韦林不良反应高度不耐受;相对禁忌证为男性血红蛋白低于

13 g/dL,女性血红蛋白低于 12 g/dL,患有血红蛋白疾病,肾功能异常,血肌酐超过 1.5 mg/dL,有未控制的冠状动脉疾病。

给药剂量为 800 mg/d,若患者存在低应答的基线因素,如胰岛素抵抗、代谢综合征、重度肝纤维化或肝硬化、年龄较大,则利巴韦林应根据体重给药:体重低于 75 kg 者为 1000 mg/次,每天 1 次;体重不低于 75 kg 者为 1200 mg/次,每天 1 次。

(3)直接抗病毒药物。目前,在多个国家已有多种直接抗 HCV 病毒药物获批上市,我国首个直接抗病毒药物戈诺卫(达诺瑞韦,DNV)于 2018 年 6 月 8 日正式获批上市,部分直接抗病毒类药物也已处于 Ⅱ/Ⅲ 期临床试验阶段。目前的临床研究暂未有关于直接抗病毒药物绝对禁忌证的报道,除了部分直接抗病毒药物将失代偿肝硬化列为禁忌证外,其他药物可用于治疗几乎所有类型的丙肝病毒感染者。

一旦确诊为慢性丙型肝炎且血液中检测到 HCV RNA,便应进行规范的抗病毒治疗。治疗前应根据病毒载量、基因分型、肝纤维化程度以及有无抗病毒治疗禁忌证等进行综合评估。

①聚乙二醇干扰素(Peg IFNα)联合利巴韦林(RBV)方案(PR)。最新的 EALS 指南已不再推荐含干扰素的任何方案,但限于我国国情,PR 方案在一定时期内还会在临床上发挥一定的作用。PR 方案可用于所有基因型 HCV 的现症感染,同时无治疗禁忌证的患者。Peg IFNα 联合 RBV 在治疗前及治疗第 4、12、24 周应采用高灵敏度实时定量 PCR 方法监测 HCV RNA,以评估病毒学应答,以此来指导治疗。

②以直接抗病毒药物为基础的抗病毒方案。我国《丙型肝炎防治指南(2015 年更新版)》虽然推荐 PR 方案用于丙肝的治疗,但在能获取直接抗病毒药物的地区,直接抗病毒药物应作为首选。

以直接抗病毒药物为基础的抗病毒方案包括:一种直接抗病毒药物联合 PR 的三联方案,直接抗病毒药物联合利巴韦林,不同直接抗病毒药物联合或复合制剂。

我国目前上市的达诺瑞韦联合聚乙二醇干扰素和利巴韦林 12 周方案已完成 Ⅲ 期临床试验,治愈率高达 97%,安全性及耐受性良好,肝功能检测异常程度仅为 1 级和 2 级。

③静脉注射毒品感染 HCV 患者的治疗和管理。应该关注吸毒与疾

病进展,吸毒与疗效的关系。重点强调对吸毒人群 HCV 感染的监测,同时治疗期间必须戒毒。吸毒人群应用 PR 方案治疗的依从性差且疗效低于一般人群,因此如果可以获得直接抗病毒药物,最好选择无干扰素的治疗方案,并强调个体化治疗。

(四)梅毒

1.病原学特征

梅毒是由苍白(梅毒)螺旋体引起的一种慢性、系统性的性传播疾病。梅毒螺旋体长 4~14 μm,直径约 0.2 μm,有 6~12 个螺旋,螺旋细密、规则,一端或两端呈钩状,菌体呈"8"形、"S"形或"C"形。梅毒螺旋体在暗视野显微镜下活动活泼,一般染色不易着色,丰塔纳(Fontana)镀银染色可将其染成棕褐色。

梅毒螺旋体在干燥条件下不易生存。肥皂水和一般消毒剂(如乙醇、新洁尔灭等)以及加热至 42 ℃ 以上均极易将其杀灭,但在潮湿环境下可存活数小时,—78 ℃ 以下可保持活性甚久。

2.流行病学

(1)流行特点。梅毒呈世界性流行,据世界卫生组织估计,全球每年约有 1200 万新发病例,主要集中在南亚、东南亚和撒哈拉沙漠以南的非洲。发病年龄高峰为 15~30 岁。目前,梅毒的发病率呈整体上升趋势,2015 年我国甲乙类传染病报告中,梅毒居第三位。

梅毒是人类特有的疾病,唯一的传染源为显性或隐性梅毒患者,其血液、精液、皮损分泌物、乳汁和唾液中均有梅毒螺旋体存在。人群对梅毒螺旋体普遍易感,吸毒者、男男性行为者、性乱者为高危人群。

2009 年我国的哨点监测结果表明,暗娼人群梅毒抗体阳性率最高达 30.6%,平均为 2.4%;男男性行为人群最高达 31.2%,平均为 9.1%;吸毒人群最高达 27.9%,平均为 3.4%。

(2)传播途径。①性传播是梅毒的主要传播方式,90% 以上的后天梅毒是通过性接触传播的。未经治疗的梅毒患者在感染一年内传染性最大,随病期的延长,传染性逐渐减小。感染两年后,性接触一般无传染性。②母婴传播:梅毒阳性的孕妇在妊娠 3~4 个月可通过胎盘感染胎儿。在分娩过程中,产道伤或哺乳期接触性感染的概率较低。一般认为,孕妇梅毒病期越短,对胎儿感染的概率越大。③血液传播:冷藏 3 天以内的梅毒患者血液仍具有传染性,输入此种血液可发生传染,但被感染者不会发生一期梅毒,而是直接进入二期梅毒。④其他方式传播:少数患者可通过接吻、接触皮损分泌物等直接接触传染,极少数可通过间接接触被污染的毛巾、玩具、衣服、餐具和医疗器械被传染。

(3)预防措施。推广安全性行为,一旦发生不安全性接触,应尽早到医院进行梅毒血清检查,做到早发现、早治疗。在公共场合要注意接触性传播,不去公共浴室,避免共用坐式马桶、毛巾、盆具等。加强对育龄孕产妇女的梅毒血清学筛查,及时进行预防性治疗。

3.梅毒的诊断

梅毒可分为后天获得性梅毒和胎传梅毒(先天梅毒)。获得性梅毒又分为早期梅毒和晚期梅毒。早期梅毒是指感染梅毒螺旋体 2 年内发生的梅毒,包括一期、二期和早期隐性梅毒;晚期梅毒的病程在 2 年以上,包括三期梅毒、心血管梅毒、晚期隐性梅毒等。

(1)一期梅毒可通过流行病学史、不安全性行为、多性伴或性伴感染史等予以确诊。

临床表现:①硬下疳:潜伏期一般为 2～4 周,常为单发,也可多发。初为粟粒大小高出皮面的结节,后发展为直径 1～2 cm 的圆形或椭圆形浅在性溃疡。典型的硬下疳特点为触诊浸润明显,呈软骨样硬度,无疼痛或压痛(无继发感染时),损害数目通常为一个;损害表面清洁,不经治疗可在 3～8 周自然消失,不留痕迹或留有轻度萎缩性瘢痕。硬下疳多见于外生殖器部位,男性为包皮、冠状沟、系带、龟头、肛门、直肠等部位,女性为大小阴唇、子宫颈等部位。②腹股沟或颈部淋巴结肿大,可为单侧或双侧,如手指大小,较硬,相互孤立而不粘连,无疼痛及压痛,不化脓破溃,其表面皮肤无红肿痛。

实验室检查可见:①暗视野显微镜或镀银染色显微镜检查法,取硬下疳损害渗出液或淋巴结穿刺液,可查到梅毒螺旋体,但检出率较低。②非梅毒螺旋体血清学试验阳性,如感染不足 2～3 周,该试验结果可为阴性,应于感染 4 周后复查。③梅毒螺旋体血清学试验阳性,极早期可呈阴性。

诊断时,疑似病例应同时符合临床表现和实验室检查中的 2 项,可有或没有流行病学史;或同时符合临床表现和实验室检查中的 3 项,可有或没有流行病学史。确诊病例应同时符合疑似病例和实验室检查中的 1 项,或同时符合疑似病例的要求和 2 类梅毒血清学试验均为阳性。

(2)二期梅毒:可通过流行病学史、不安全性行为、多性伴或性伴感染史,或有输血史(供血者为早期梅毒患者)作出诊断。

临床表现可有一期梅毒史(常在硬下疳发生后 4～6 周出现),病期在 2 年之内。皮损类型呈多样化,包括斑疹、斑丘疹、丘疹、鳞屑性皮损、毛囊疹及脓疱疹等,颜色呈"生火腿"或铜红色,分布于躯体和四肢等部位,常呈泛发对称性。掌跖部暗红色或淡褐色环状脱屑性斑丘疹,外阴及肛周的湿丘疹或扁平湿疣为其特征性损害。皮疹一般无瘙痒感,可出现口腔黏膜斑、虫蚀样脱发。二期复发梅毒皮损数目较少,皮损形态奇特,常呈环状、弓形或弧形。全身浅表淋巴结可肿大,可出现梅毒性骨关节、眼、内脏及神经系统损害等。

实验室检查可见:①暗视野显微镜或镀银染色显微镜检查法,取二期皮损(尤其是扁平湿疣、湿丘疹)可查到梅毒螺旋体;口腔黏膜斑因不易与口腔中的其他螺旋体相鉴别,故不采用此法检查。②非梅毒螺旋体血清学试验结果呈阳性;③梅毒螺旋体血清学试验结果呈阳性。

疑似病例应同时符合临床表现和实验室检查中的 2 项,可有或无流行病学史。确诊病例应同时符合疑似病例和实验室检查中的 1 项,或同时符合疑似病例的要求和 2 类梅毒血清学试验均为阳性。

(3)三期梅毒:可通过流行病学史、不安全性行为、多性伴或性伴感染史,或有输血史作出诊断。

临床表现可有一期或二期梅毒史,病期 2 年以上。①晚期梅毒可见皮肤黏膜损害,患者头面部及四肢伸侧有结节性梅毒疹,大关节附近有近关节结节,皮肤、口腔、舌咽的树胶肿,上腭及鼻中隔黏膜树胶肿可导致上腭及鼻中隔穿孔和马鞍鼻。可见骨梅毒、眼梅毒、其他内脏梅毒等,累及呼吸道、消化道、肝脾、泌尿生殖系统、内分泌腺及骨骼肌等。②心血管梅毒可发生单纯性主动脉炎、主动脉瓣闭锁不全、主动脉瘤等。

实验室检查可见:①非梅毒螺旋体血清学试验阳性,极少数晚期梅毒可呈阴性。②梅毒螺旋体血清学试验阳性。

疑似病例应同时符合临床表现和实验室检查中的 1 项,可有或无流行病学史。确诊病例应同时符合疑似病例的要求和 2 类梅毒血清学试验均为阳性。

（4）神经梅毒：可通过流行病学史、不安全性行为、多性伴或性伴感染史，或有输血史作出诊断。

临床表现：无症状神经梅毒可无明显的神经系统症状和体征。脑膜神经梅毒表现为发热、头痛、恶心、呕吐、颈项强直、视盘水肿等。脑膜血管梅毒表现为闭塞性脑血管综合征，如偏瘫、截瘫、失语、癫痫样发作等。脑实质梅毒可出现精神症状，表现为麻痹性痴呆，出现注意力不集中、情绪变化、妄想，以及智力减退、判断力减退、记忆力减退、人格改变等；还可出现神经系统症状，表现为震颤、言语与书写障碍、共济失调、肌无力、癫痫发作、四肢瘫痪及大小便失禁等。若梅毒螺旋体引起了脊髓损伤，即为脊髓痨，可发生闪电样痛，感觉异常，触痛觉及温度觉障碍，深感觉减退或消失，位置觉和振动觉障碍等。

实验室检查可见：①非梅毒螺旋体血清学试验阳性，极少数晚期梅毒可呈阴性；②梅毒螺旋体血清学试验阳性；③脑脊液检查可见白细胞计数不低于 $5 \times 10^6/L$，蛋白量高于 $50 \ mg/L$，且无引起异常的其他原因。脑脊液荧光螺旋体抗体吸收试验（FTA-ABS）和（或）性病研究实验室（VDRL）试验阳性。在没有条件做 FTA-ABS 和 VDRL 的情况下，可以用梅毒螺旋体明胶聚集试验（TPPA）和快速血浆反应素环状卡片试验（RPR）或甲苯胺红不加热血清学试验（TRUST）替代。

疑似病例应同时符合临床表现和实验室检查中的脑脊液常规检查异常（排除引起异常的其他原因），可有或无流行病学史。确诊病例应同时符合疑似病例的要求和实验室检查中的脑脊液梅毒血清学试验阳性。

4. 梅毒的治疗

治疗原则为及早发现，及早正规治疗；用药剂量要足够，疗程要规则；治疗后要保持足够时间的追踪观察；对所有的性伴同时进行检查和治疗。

治疗方案：

（1）早期梅毒：包括一期、二期及病程少于 2 年的隐性梅毒。推荐方案为普鲁卡因青霉素 G 每天 80 万单位肌内注射，连续 15 天；或苄星青霉素 240 万单位，分为双侧臀部肌内注射，每周 1 次，共 2 次。替代方案可用头孢曲松 0.5～1 g 肌内注射或静脉给药，每天 1 次，连续 10 天。

对青霉素过敏者可用以下药物：多西环素 100 mg，每天 2 次，连服 15 天；或盐酸四环素 500 mg，每天 4 次，连服 15 天（肝、肾功能不全者禁用）。

（2）晚期梅毒：包括三期梅毒，黏膜、骨梅毒，晚期隐性梅毒或不能确定病期的隐性梅毒及二期复发梅毒。

推荐方案为普鲁卡因青霉素 G 每天 80 万单位肌内注射，连续 20 天为 1 个疗程，也可考虑给第 2 个疗程，疗程间停药 2 周；或苄星青霉素 240 万单位，分为双侧臀部肌内注射，每周 1 次，共 3 次。

对青霉素过敏者用以下药物：多西环素 100 mg，每天 2 次，连服 30 天；或盐酸四环素 500 mg，每天 4 次，连服 30 天（肝、肾功能不全者禁用）。

（3）心血管梅毒的推荐方案：如有心力衰竭，应首先治疗心力衰竭，待心功能可代偿时注射青霉素治疗，需从小剂量开始，以避免发生吉海反应，造成病情加剧或死亡。可使用水剂青霉素 G，第 1 天 10 万单位，肌内注射 1 次；第 2 天 10 万单位，分 2 次肌内注射；第 3 天 20 万单位，分 2 次肌内注射。自第 4 天起按下列方案用药：普鲁卡因青霉素 G 每天 80 万单位，肌内注射，连续 20 天为 1 个疗程，共 2 个疗程（或更多），疗程间停药 2 周；或苄星青霉素 240 万单位，分为双侧臀部肌内注射，每周 1 次，共 3 次。

对青霉素过敏者用以下药物：多西环素 100 mg，每天 2 次，连服 30 天；或盐酸四环素 500 mg，每天 4 次，连服 30 天（肝、肾功能不全者禁用）。

（4）神经梅毒、眼梅毒的推荐方案：水剂青霉素 G 300 万～400 万单位，静脉滴注，每 4 小时 1 次，连续用药 10～14 天。必要时继以苄星青霉素 240 万单位，分为双侧臀部肌内注射，每周 1 次，共 3 次。或普鲁卡因青霉素 G 每天 80 万单位，1 次肌内注射，同时口服丙磺舒，每次 0.5 g，每天 4 次，共 10～14 天。必要时继以苄星青霉素 240 万单位，分为双侧臀部肌内注射，每周 1 次，共 3 次。替代方案为头孢曲松 2 g，静脉给药，每天 1 次，连续用药 10～14 天。

对青霉素过敏者可用以下药物：多西环素 100 mg，每天 2 次，连服 15 天；或盐酸四环素 500 mg，每天 4 次，连服 15 天（肝、肾功能不全者禁用）。

(5)梅毒合并 HIV 感染的处理:①所有 HIV 感染者均应做梅毒血清学筛查,所有的梅毒患者均应做 HIV 抗体筛查。②常规的梅毒血清学检查无法确定诊断时,可取皮损活检,做免疫荧光染色或银染色,以寻找梅毒螺旋体。③对所有的梅毒患者,凡合并 HIV 感染者,应考虑行腰椎穿刺,检查脑脊液以排除神经梅毒。④梅毒患者合并 HIV 感染时,是否要加大剂量或疗程治疗梅毒仍不明确。对一期、二期及隐性梅毒患者,建议检查脑脊液以排除神经梅毒;若不能实现,则建议用神经梅毒治疗方案来进行治疗。⑤对患者进行密切监测及定期随访。

(五)结核

结核病是由结核分枝杆菌侵入人体引起的一种慢性传染病,可发生在人体的任何部位,其中以肺部最为多见。除了毛发、牙齿、指甲外,结核杆菌可侵入人体的任何器官,即人体各器官均可以发生结核病。

1.病原学特征

结核分枝杆菌属于放线菌门,棒杆菌亚目,分枝杆菌属,为细长略弯曲的杆菌,大小为 $(1\sim4)\mu m\times0.4\ \mu m$,牛结核分枝杆菌较粗短。分枝杆菌可用抗酸染色法染色。

结核分枝杆菌对湿热、乙醇、紫外线敏感,60 ℃加热 15 min 或煮沸,70% 的乙醇中 2 min,或直接日光照射数小时均可灭活。结核分枝杆菌对干燥、酸碱的抵抗力强,黏附在尘埃上可保持传染性 8~10 天。

2.流行病学

(1)结核呈世界性流行。世界卫生组织在 2017 年的全球结核报告中指出,估计目前全球患者人数约为 1040 万,因结核病死亡的人数约为 167 万。中国属结核病高负担国家,估算发病率为 6.4‰,总患者数约为 89.5 万,因结核死亡的人数约为 4.1 万。随着结核防治工作的开展,肺结核报告发病率呈逐年下降趋势,年递减率为 3.23%,高于全球 1.5% 的水平。

(2)结核病的传染源主要为排菌的肺结核患者。呼吸道传播是结核的主要传播方式,健康人员可因吸入带菌的飞沫、尘埃引起感染,产生肺部原发灶。消化道传播多因饮用被牛型结核杆菌污染的牛奶或被人型结核杆菌污染的食物而引起咽部或肠道原发病灶。偶尔也可通过破损的皮肤、黏膜、生殖器官等接触传染。

（3）预防措施。人群普遍对结核杆菌易感，受感染后，是否发病与结核菌的数量、毒力及机体抵抗力有关。对已经确诊的结核患者，应按规定向当地疾病预防控制中心报告，定期进行医学随访。对痰菌阳性的患者应注意呼吸道隔离，嘱其不随地吐痰，咳嗽、打喷嚏时注意用纸巾捂住口鼻。告知人群勤洗手，勤翻晒衣物，加强对公共场合，特别是人群密集场合的通风换气，保持室内空气流通。不饮用未经严格消毒的乳制品。对易感人群接种卡介苗，通过皮内法接种到人体后 3 个月左右可产生免疫力，婴儿出生 24 h 内应进行卡介苗接种，超过 3 个月的婴儿需做结核菌素试验，阴性者才能接种。对于潜伏感染的患者（合并 HIV 感染或年龄小于 65 岁的患者），可从下列两种治疗方法中任选其一：3 个月的异烟肼＋利福平治疗，或 6 个月的异烟肼治疗。

3. 结核病的分类

（1）结核分枝杆菌潜伏感染者体内感染了结核分枝杆菌，但没有发生临床结核病，没有临床细菌学或者影像学方面活动结核的证据。

（2）活动性结核病。患者具有结核病相关的临床症状和体征，结核分枝杆菌病原学、病理学、影像学等检查有活动性结核的证据。活动性结核可按照病变部位、病原学检查结果、耐药状况、治疗史进行分类。按病变部位，活动性结核可分为肺结核和肺外结核。肺结核是指结核病变发生在肺、气管、支气管和胸膜等部位，分为原发性肺结核、血行播散性肺结核、继发性肺结核、气管支气管肺结核、结核性胸膜炎五类。肺外结核是指结核病变发生在肺以外的气管和部位，如骨关节结核、结核性脑膜炎、肾结核、肠结核等。按照病原学检查，活动性结核可分为涂片阳性肺结核、涂片阴性肺结核、培养阳性肺结核、培养阴性肺结核、分子生物学阳性肺结核、未痰检肺结核。按照耐药状况分类，活动性结核可分为非耐药肺结核和耐药肺结核。耐药肺结核又分为单耐药肺结核、多耐药肺结核、耐多药肺结核、广泛耐药肺结核。按照治疗史分类，活动性结核可分为初治肺结核和复治肺结核。

（3）非活动性结核病。患者无活动性结核的相关临床症状和体征，细菌学检查结果呈阴性，影像学检查符合以下一项或多项表现，并排除其他原因所致的肺部影像改变可诊断为非活动性肺结核：钙化病灶，条索状病灶（边缘清晰），硬结性病灶，净化空洞，胸膜增厚、粘连或伴钙化。

4.肺结核的诊断

肺结核是指发生在肺组织、气管、支气管和胸膜的结核病变,包括肺实质的结核、气管/支气管结核和结核性胸膜炎,占各器官结核病总数的80%～90%。

肺结核的诊断是以病原学(包括细菌学、分子生物学)检查为主,结合流行病学史、临床表现、胸部影像、相关的辅助检查及鉴别诊断等进行综合分析作出的,以病原学、病理学结果作为确诊依据。

(1)临床表现。有下列表现者应考虑肺结核的可能,并进一步做痰和胸部X线检查。约有20%的活动性肺结核患者也可以无症状或仅有轻微症状。肺部症状有咳嗽、咳痰3周或以上,可伴有咯血、胸痛、呼吸困难等症状。结核中毒症状有发热(常午后低热),可伴盗汗、乏力、食欲缺乏、体重减轻、月经失调。结核变态反应引起的过敏表现为结节性红斑、泡性结膜炎和结核风湿症等。肺部体征常不明显。肺部病变较广泛时可有相应体征,如有明显空洞或并发支气管扩张时可闻及中小水泡音。康尼峡缩小提示肺尖有病变。

(2)实验室检查。①结核菌素(PPD)皮肤试验:我国是结核病高流行国家,儿童普遍接种卡介苗,故结核菌素皮肤试验阳性对诊断结核病意义不大,但对未种卡介苗的儿童则提示已受结核分枝杆菌感染,或体内有活动性结核病。当呈现强阳性时,表示机体处于超敏状态,发病可能性高,可作为临床诊断结核病的参考指征。PPD试验查验反应为:72 h查验,以皮肤硬结为准。阴性:硬结平均直径小于5 mm或无反应。阳性结果:一般阳性硬结平均直径不小于5 mm,但小于10 mm;中度阳性硬结平均直径不小于10 mm,但小于15 mm;强阳性硬结平均直径不小于15 mm或局部出现双圈、水疱、坏死及淋巴管炎。②γ干扰素释放试验(IGRAs):该试验是检测结核分枝杆菌特异性抗原刺激T细胞产生的γ干扰素,以判断是否存在结核杆菌的感染。IGRAs在不同地区、不同人群中的特异度和敏感度均存在较大差异,且对实验技术和实验条件要求较高,价格昂贵,样本检测时限短,因而限制了在中低收入国家的推广应用。IGRAs不能有效区分活动性结核病和潜伏性结核病,对活动性结核病的诊断价值有限,尤其是在结核病高负担国家。无论是特异度还是敏感度,IGRAs均优于或至少不差于PPD试验,因此推荐单独或联合应用

IGRAs 以协助诊断。

（3）影像学检查。X 线胸片检查是诊断肺结核的首选方法，患者病变多位于上叶尖后段、下叶背段和后基底段，呈多态性，包括有渗出的片状或斑片状浸润影，有增殖的结节影、条索影和钙化影，密度不均匀，边缘较清楚，病灶变化慢，易形成空洞和播散灶。胸部 CT 扫描有补充性诊断价值。

（4）病原学诊断。直接涂片抗酸杆菌镜检是简单、快速和较可靠的方法，但敏感性不高，可作为常规检查方法。涂片阴性不能排除肺结核，连续检查 3 次可提高检出率。分枝杆菌培养是诊断结核的"金标准"，大部分患者可在 2～3 周获得结果，可用于菌种鉴别及与非结核分枝杆菌的鉴别诊断。获得的菌株可进行药物敏感性试验，从而指导临床药物治疗。

5.肺结核的治疗

（1）治疗原则：早期、联合、适量、规律、全程五项原则。①早期。对已经确诊的排菌肺结核，应及早进行治疗，这样既有利于病变修复，更重要的是可减轻对亲属和周围健康人群的传染。②联合。选择两种以上的抗结核药物组成化疗方案，联合治疗可保证治疗效果，并延缓或防止结核菌产生耐药，从而导致化疗失败。③适量。药物剂量过小不能杀灭细菌，且易产生耐药性；剂量过大又易发生毒性不良反应而中断治疗。因此，必须遵照医嘱坚持服用规定剂量的药物才能完成预定疗程，确保疗效。④规律。在规定疗程内要严格按照化疗方案规定的用药次数和间隔时间用药，尽量避免漏服或中断服药。⑤全程。患者应按要求完成规定疗程（一般为 6 个月）。若疗程未满即停药，会使治疗失败或造成复发；但超过疗程无限期用药，不但不能提高疗效，反而易产生毒性不良反应，并增加不必要的经济负担。

整个化疗方案分为强化和巩固两个阶段。多数肺结核患者采用不住院治疗，同样能收到良好的效果。在不住院的条件下，要想取得化学疗法的成功，关键在于对肺结核患者实施有效的治疗管理，即目前推行的在医务人员的直接面视下督导化疗（DOTS），旨在确保肺结核患者在全疗程中规律、联合、足量和不间断地实施规范化疗，减少耐药性的产生，最终获得治愈。

（2）治疗药物：异烟肼（INH，H）300 mg，口服，每天 1 次；利福平（RFP，R）450～600 mg，口服，每天 1 次；乙胺丁醇（EMB，E）1.0 g，口服，每天 1 次；吡嗪酰胺（PAZ，Z）1.0 g，口服，每天 1 次；链霉素（SM，S）1 g，肌内注射，每天 1 次。

（3）治疗方案：①初治肺结核的治疗适用于下列情况之一者：尚未开始抗结核治疗的患者，正进行标准化疗方案用药而未满疗程的患者，不规则化疗未满 1 个月的患者。方案：强化期 2 个月＋巩固期 4 个月，可采用 2S（E）HRZ/4HR，2S（E）HRZ/4H_3R_3，2S_3（E_3）$H_3R_3Z_3$/4H_3R_3，2S（E）HRZ/4HRE，2 卫非特/4 卫非宁（药名前的数字表示用药月数，药名右下方的数字表示每周的用药次数）。②复治肺结核的治疗适用于下列情况之一者：初治失败的患者，规则用药满疗程后痰菌又复阳的患者，不规律化疗超过 1 个月的患者，慢性排菌患者。方案为强化期 3 个月＋巩固期 5 个月，可采用 2SHRZE/1HRZE/5HRE，2SHRZE/1HRZE/5$H_3R_3E_3$，2$S_3H_3R_3Z_3$/1$H_3R_3Z_3E_3$/5$H_3R_3E_3$。

二、吸毒成瘾相关的精神障碍性疾病

（一）概述

精神障碍在《国际精神与行为障碍分类》第 10 版（ICD-10）中的定义为："是一种有临床意义的行为、症状群或类型，其发生与当事人目前的痛苦烦恼（如令人痛苦的症状或功能不良，有一个或多个主要领域的功能损害）有关；或能明显增加引起病死、痛苦、功能不良和丧失自由的风险。同时，这种综合征或类型不仅是对于某一特殊事件的可预期反应（如心爱的人的死亡等）。"精神障碍除包括精神病，还有痴呆、精神活性物质所致的精神和行为障碍、心境障碍、神经症性障碍、应激相关障碍、躯体形式障碍、人格障碍等。

吸毒成瘾相关的精神障碍性疾病是在毒品期间或之后出现的一类精神障碍，其特点为生动的幻觉（典型者为听幻觉，但常涉及一种以上的感官）、人物定向障碍、妄想和（或）援引观念（常具有偏执或被害色彩）、精神运动性障碍（兴奋或木僵）以及异常情感表现，后者可从极度恐惧到销魂状态。患者的感觉往往清晰，有某种程度的意识混浊，但不存在严重的意识障碍。典型病例在 1 个月内至少部分缓解，而在 6 个月内痊愈。

吸毒成瘾相关的精神障碍性疾病可分为两类：第一类是毒品使用障碍（毒品依赖障碍和毒品滥用）；第二类是毒品滥用所致精神障碍，包括使用毒品中毒，戒断综合征，毒品使用所致的谵妄、持久性痴呆、持久性遗忘障碍、精神病性障碍、心境障碍、焦虑障碍和睡眠障碍等。毒品依赖障碍、毒品滥用、使用毒品中毒、戒断综合征在其他章节中阐述。

（二）诊断

（1）有精神活性物质进入体内的证据，并有理由推断精神障碍系该物质所致。

（2）出现躯体或者心理症状，如中毒、依赖综合征、戒断综合征、精神病性症状、情感障碍、残留性或迟发性精神障碍等。

（3）首次使用毒品时到末次使用毒品6个月以内出现的，且排除其他疾病导致的上述精神症状，就可以确诊了。现在国内常用的诊断标准有《ICD-10精神与行为障碍分类》和《精神疾病诊断与统计手册（第4版）》。因为疾病的诊断必须要有专业的精神科医生来进行，故本书对诊断标准的内容不做详解。

（三）吸毒成瘾相关的精神障碍性疾病的治疗

1. 心理治疗

支持性心理治疗是指通过倾听、解释、指导、鼓励和安慰等帮助患者正确认识和对待自身疾病，主动配合治疗。认知治疗、行为治疗、人际心理治疗、婚姻及家庭治疗等一系列的心理治疗技术可帮助患者识别和改变认知曲解，矫正患者适应不良性行为，改善患者的人际交往能力和心理适应功能，提高患者对家庭和婚姻生活的满意度，从而减轻或缓解患者的精神症状，调动患者的积极性，纠正其不良人格，提高患者解决问题的能力和应对处理应激的能力，节省患者的医疗费用，促进其康复，预防复发。但是，单独的心理治疗往往达不到理想的效果，需要同时合并药物治疗和其他非药物治疗。

2. 药物及其他非药物治疗方法

（1）毒品所致幻觉、妄想等阳性症状及其治疗。幻觉是一种缺乏外界相应的客观刺激作用于感觉器官时，客体人所出现的知觉体验，如没有人与自己当面讲话时听见别人的讲话声音。幻觉具有两种特性：一是逼真的知觉体验，并非想象；二是幻觉多数来自外部世界，包括听幻觉、视幻觉、嗅幻觉、味幻觉、触幻觉、本体幻觉和反射性幻觉。

妄想是一种歪曲的信念、病态的推理和判断,其内容与事实不符,与患者的文化水平及社会背景也不符,但患者坚信不疑,难以通过摆事实、讲道理的方法加以纠正,属于思维内容障碍,常见的有被害妄想、关系妄想、夸大妄想、自罪妄想、疑病妄想、嫉妒妄想、钟情妄想、物理影响妄想等。

治疗妄想可用抗精神病性药物,常用的一线药物为新型抗精神病药物,如奥氮平(10～30 mg)、利培酮(2～6 mg)、喹硫平(300～800 mg)、齐拉西酮(80～160 mg)、阿立哌唑(10～30 mg)等。二线用药为经典抗精神病药物,如氟哌啶醇(5～20 mg)、奋乃静(10～50 mg)、氯丙嗪(150～600 mg)等。效果都不好时换用氯氮平(150～600 mg),但因为其不良反应比较多,患者对药物的依从性比较差,故放到三线用药。如果想快速控制病情或者单纯药物治疗不佳时,可以在药物治疗的基础上合并电痉挛(ECT)治疗。

(2)毒品所致心境障碍及其治疗。心境障碍又称"情感性精神障碍",是由各种原因引起的,以显著而持久的心境或情感改变为主要临床特征的一组疾病,主要表现为情感高涨或低落,伴有相应的认知和行为改变,可伴有幻觉、妄想等精神病性症状。

1)抑郁发作:抑郁发作通常以典型的心境低落、思维迟缓、意志活动减退"三低症状",以及认知功能损害和躯体症状为主要临床表现,但多数患者共患焦虑症状,可有消极自杀的想法和企图,个别存在精神病性症状。

治疗:①抑郁药物治疗,常用的一线药物为选择性5-羟色胺再摄取抑制剂,如氟西汀(20～60 mg)、帕罗西汀(20～60 mg)、舍曲林(50～200 mg)、氟伏沙明(50～300 mg)、西酞普兰(20～60 mg)、艾司西酞普兰(10～20 mg)。还有5-羟色胺和去甲肾上腺素再摄取抑制剂(SNRIs)、去甲肾上腺素和特异性5-羟色胺受体拮抗剂(NaSSA)等双通道阻断药物,代表药物分别是文拉法辛(75～300 mg)和米氮平(15～45 mg)。二线用药为三环类抗抑郁药,如多塞平(50～250 mg)、氯米帕明(50～250 mg)、阿米替林(50～250 mg)。②电痉挛(ECT)和经颅磁刺激疗法(TMS)治疗。电痉挛一般治疗3次后病情好转,6～10次一个疗程。经颅磁刺激疗法每天1次,为期4～6周(共20～30次)的前额叶经颅磁刺激,用于治疗对抗抑郁药应答不佳的成人重度抑郁患者。该疗法已获美国食品药品管理局批准,但治疗时也需要联合应用抗抑郁药物。

2)躁狂发作:与抑郁发作相反,躁狂发作主要表现为情感高涨,思维增加,言语和活动增多,大多伴有睡眠减少、入睡困难等睡眠障碍。

治疗:①心境稳定剂和抗精神病药物联合用药,常用的心境稳定剂为丙戊酸盐(600～1200 mg)和锂盐(600～1200 mg);常用的一线抗精神病药物为奥氮平(10～30 mg)、利培酮(2～6 mg)、喹硫平(300～800 mg)等。二线抗精神病药物为氯氮平(150～600 mg)、氯丙嗪(150～600 mg)等。②抗精神病药物合并电痉挛治疗,注意做电痉挛治疗时不要合并应用心境稳定剂,否则会减弱电痉挛的治疗效果。

(3)毒品所致焦虑障碍及其治疗。毒品所致焦虑障碍是一种以焦虑情绪为主要表现的神经症,包括急性焦虑和慢性焦虑两种临床相,常伴有头晕、胸闷、心悸、呼吸困难、口干、尿频、尿急、出汗、震颤和运动性不安等。焦虑并非实际威胁所引起,其紧张程度与现实情况很不相称,主要症状为焦虑的情绪体验、自主神经功能失调及运动性不安。临床上常见急性焦虑和慢性焦虑两种表现形式。

急性焦虑即惊恐发作,这是一种突如其来的惊恐体验,表现为严重的窒息感、濒死感和精神失控感。患者宛如濒临末日,或奔走,或惊叫,惊恐万状,四处呼救。惊恐发作时,患者伴有严重的自主神经功能失调,主要有三个方面:心脏症状为胸痛、心动过速、心跳不规则,呼吸系统症状为呼吸困难,神经系统症状为头痛、头昏、眩晕、晕厥和感觉异常,也可以有出汗、腹痛、全身发抖或全身瘫软等症状。

慢性焦虑又称"广泛性焦虑",是焦虑症最常见的表现形式。患者长期感到紧张和不安,做事时心烦意乱,没有耐心;与人交往时紧张急切,极不沉稳;遇到突发事件时惊慌失措,六神无主,极易朝坏处着想;即便是休息时,也可能坐卧不宁,担心出现飞来之祸。患者如此惶惶不可终日并非由于客观存在的实际威胁,纯粹是一种连他自己也难以理喻的主观感受。

治疗:①苯二氮䓬类药物具有疗效好、显效快的优点,常常作为迅速控制惊恐发作的有效措施,如劳拉西泮每天2～6 mg,分2～4次服用;阿普唑仑每天 2～6 mg,每日用药 2～3 次;地西泮 2.5 mg/次,每天 3 次起,缓慢加到 30 mg;氯硝西泮可从 1 mg 每天 3 次开始,渐加到 6 mg/d。此类药物的缺点是镇静过度,可导致记忆的轻度改变,以及精神运动功能的改变,如动作的协调性下降,特别是在服药期间不应从事驾车等危险的操作。②选择性 5-羟色胺再摄取抑制剂、5-羟色胺和去甲肾上腺素再摄取抑制剂、去甲肾上腺素和特异性 5-羟色胺受体拮抗剂等药物,以及三环类抗抑郁药,这些药物的用法及用量同抑郁发作治疗类似。③β 受体阻断药:β 受体阻断药(如普萘洛尔)能阻断焦虑的自主神经反应,减轻症状,常与其他药合并使用,一般以 10 mg 每天 3 次至 20 mg 每天 3 次,使用的时间和剂量因人而异。④选择性的 5-HT1A 激动拮抗药,如丁螺环酮(15～30 mg)可使焦虑症状明显缓解,但丁螺环酮主要对广泛性焦虑有效,对惊恐障碍无明显疗效。

(4)毒品所致强迫和相关障碍及其治疗。强迫状态指的是以强迫观念、强迫情绪或强迫动作为突出症状,见于各种精神疾病状态,如强迫怀疑(指对本人做过的事情,如锁门、关灯等动作是否完成得很好产生怀疑),从而在强迫怀疑的背景上产生继发性强迫行为,如强迫性检查或强迫性仪式动作(指一系列的动作),如锁门后或关闭电门后产生反复检查、核查的动作,这是为了摆脱强迫现象的痛苦折磨而采取的一类保护性措施。强迫性仪式是患者为自己规定了必须执行的整套习惯性动作,在每次活动前后照例要做完所规定的动作程序以后,患者才能暂时得以安心。如果这种强迫性仪式动作被外界干扰或打断时,则出现紧张焦虑。

治疗:①强迫障碍治疗的一线药物为氟西汀、氟伏沙明、帕罗西汀或舍曲林,这四种药物的有效率为 40%～60%。如果一种一线药物疗效不足,应考虑是否达到常用最大剂量,评价患者的依从性;当常用最大剂量仍疗效不佳时,应更换药物。二线药物包括氯丙咪嗪、文拉法辛缓释剂、西酞普兰、米氮平。如果两种不同的一线药物疗效不足,可换成氯丙咪嗪。氯丙咪嗪对强迫障碍的疗效好,但不良反应较严重。②脑深部电刺激疗法(DBS)治疗难治性强迫症效果较好,但是需要大型医院的神经外科医生来完成,花费比较高,且远期的治疗效果有待考证。

(5)毒品所致紧张性木僵及其处理。该症以全身肌肉张力增高而得名,紧张性木僵状态的临床表现为木僵、违拗、刻板言语和动作、模仿言语和动作、蜡样屈曲、缄默等症状,患者丧失活动能力,肌肉紧张,张力升高。有时患者表现为对任何刺激(如疼痛、冷热刺激)显得无动于衷,甚至面临危险时仍岿然不动。

治疗:①药物治疗可采用静脉缓慢滴注舒必利 $200\sim400$ mg/d,同时保证患者一天所需要的液体量、能量及电解质的入量。当患者可口服时改为口服。②电痉挛治疗可迅速见效,一般 $4\sim6$ 次后即可缓解。

(6)毒品导致的冲动和暴力行为及其治疗。冲动行为指突然产生,通常导致不良后果的行为;暴力行为指故意造成财物或他人身心伤害的行为,攻击对象可以是自己、他人或物体。患者的冲动暴力行为是一种十分严重的临床紧急状态,如不及时处理,可能会对患者本人、周围的患者或家属及医务人员造成伤害,或造成财物损害。除了显现的具体行为外,冲动和暴力倾向尚可表现为潜在行为,如威胁性言语或姿态。药物依赖患者的冲动和暴力行为常常发生在渴求得到药物或毒品遭到拒绝时,可卡因过量可致躁狂样谵妄状态,出现严重暴力行为。

治疗:①采取保护性约束,既保护了患者本人,又保护了周围的人和物免于损坏。②临床干预快速镇静(RT)方法是在较短时限内给予患者一定剂量的抗精神病药物,如氟哌啶醇($5\sim10$ mg)肌内注射。近年来,为安全起见,临床上倾向于在 RT 时使用苯二氮䓬类药物,如氯硝西泮($1\sim2$ mg)、劳拉西泮($2\sim4$ mg)等。尤其对初次发病者,或既往用药情况不详者,使用苯二氮䓬类药物比较安全。目前最常用的 RT 疗法是反复肌注劳拉西泮或氟哌啶醇,或交替注射劳拉西泮和氟哌啶醇。电抽搐治疗也可用来快速控制冲动和暴力行为。

(7)毒品导致的睡眠障碍及其治疗。毒品所致睡眠障碍是继发性睡眠障碍,最常见的类型为失眠,失眠通常指患者对睡眠时间和(或)睡眠质量不满足,并影响日间社会功能的一种主观体验。

治疗:①药物治疗应注意药物对睡眠的影响,并作适当调整;催眠药有助睡眠,但不应常规应用,使用期不超过 $21\sim28$ d。可短期使用苯二氮䓬类药物,促进和维持睡眠,如安定、劳拉西泮、氯硝西泮等。也可以选用选择性 γ-氨基丁酸受体激动药,这类药血药浓度达峰值速度迅速,半衰期短,能快速诱导入睡,次日无明显宿醉效应,停药反应小,不易产生耐受性和依赖性,可作为苯二氮䓬类药物的替代,代表药物有唑吡坦、佐匹克隆、扎来普隆。对于伴发焦虑、抑郁情绪的患者,可应用镇静作用强的抗抑郁药,如米氮平、曲唑酮、阿米替林、多塞平、马普替林等。对伴有幻觉、妄想等精神病性症状者,可以应用奥氮平、氯氮平、喹硫平等镇静作用强的抗精神病药物。②通过生物反馈加强自我放松训练,对于减轻焦虑情绪有效。也可通过适当的体育锻炼增强体质,加重躯体疲劳感对睡眠有利,但运动量不宜过大,因为过度疲劳反而会影响睡眠。③有条件的可以选用经颅磁刺激疗法治疗。

(8)毒品导致的认知障碍及其治疗。认知功能损害主要包括谵妄、痴呆和遗忘综合征三方面。

谵妄是多种器质性原因引起的暂时性脑功能全面紊乱,其特征是短时间内出现意识障碍和认知功能改变、意识清晰度下降或觉醒程度降低。

痴呆是由于脑部器质性病损而引起的继发性智能减退,其临床基本特征是出现多种认知功能缺损,包括记忆障碍和至少下列认知功能障碍之一:失语、失用、失认和执行功能紊乱。这种认知功能缺损足以损害患者的职业和社会功能,而且受损的职业和社会功能水平明显低于病前的水平。

遗忘综合征是以记忆障碍为主要临床表现,无觉醒障碍,无其他认知功能损害为特征的一种器质性综合征。遗忘综合征的特点是仅记忆障碍而无其他认知功能的明显损害。患者很难学习及回忆新知识,刚说过的话和做过的事马上就忘,从而明显影响社交和职业功能。

认知功能障碍在停止使用毒品后能得到部分恢复。目前,改善神经认知障碍的药物非常多,包括促智药、麦角生物碱类制剂、钙离子拮抗剂、银杏叶提取物、胆碱酯酶抑制剂等。常用的药物有吡咯烷酮、尼麦角林、尼莫地平、银杏叶制剂、多奈哌齐、卡巴拉汀等。

(四)精神科药物用药原则、常用药物不良反应及对策

1.用药原则

(1)一旦确定诊断,应当尽快开始药物治疗,注意单一用药。急性发作病例(包括复发和病情恶化的患者)可根据既往用药情况继续使用原有效药物,剂量低于有效治疗剂量者,可增加至治疗剂量继续观察;如果已达治疗剂量仍无效者,可酌情加量或考虑换用另一种化学结构的非典型药物或典型药物,仍以单一治疗为主。治疗应个体化,因人而异。

(2)经上述治疗疗效不满意者,可考虑两种药物合并治疗,以化学结构不同、药理作用也不尽相同的药物联用比较合适,达到预期治疗目标后仍以单一用药为宜。

(3)精神科用药大多为神经递质阻断剂,该类药的不良反应比较多,必须从小剂量起,逐渐增加剂量,直到有效剂量范围,药物增加速度视药物特性及患者特质而定。维持剂量可酌情减少,并需足疗程治疗。

(4)治疗过程中应定期评价疗效,以调整治疗方案。认真观察评定药物的不良反应,并作积极处理。

2.常见急性精神药物不良反应及对策

精神药物所致不良反应因药物种类较多而表现各异,且轻重程度不一。应用传统抗精神病药物时多见,精神科急诊中需处理的常见不良反应如下:

(1)急性肌张力障碍为抗精神病药物的常见不良反应,常于治疗第1周或第1次治疗后出现,以儿童青少年多见,男性多于女性。临床表现为个别肌肉群的持续性痉挛,多见面、颈、唇、舌肌痉挛;表现为斜颈或颈后倾,眼球向上凝视(动眼危象),四肢肌肉受累,出现角弓反张,步态不稳;咀嚼肌受累,张口困难(锁颌症);喉肌受累,出现语言和吞咽障碍等,同时可伴有焦虑、烦躁及心率增快、出汗等自主神经症状。症状可持续几分钟至几小时。

处理:①即刻肌内注射东莨菪碱 0.3 mg,症状可迅速缓解。②预防可加用口服抗胆碱能药,如苯海索 2～4 mg 或甲磺酸苯扎托品 1～2 mg,每天 2～3 次。使用非典型抗精神病药物治疗时,没有必要采取预防性措施。③预防措施效果不明显时,则应减少抗精神病药物的剂量或换用另一种锥体外系不良反应小的药物,如奥氮平或氯氮平。

(2)静坐不能发生率颇高,多发生于应用抗精神病药物的第2～3周,发生率 20% 左右,表现为无法控制的、强烈的不安定感。患者烦躁不安,不能静坐,来回走动,可伴焦虑、易激惹,易被误认为原有的精神症状加重而加大药量。

处理:先试用急性肌张力障碍的处理方法,若无效,再用阿普唑仑

0.4 mg 或普茶洛尔 10 mg,每天 3 次;或地西泮 5 mg,每天 2 次。

(3)药源性帕金森综合征是抗精神病药物最常见的锥体外系反应,尤多见于哌嗪类和丁酰苯类药物,女性和老年患者更易发生。传统抗精神病药物的发生率为 30% 左右,多于治疗后 2 周至 2 月内出现,表现为肌肉僵直,肢体肌张力呈齿轮样增高,动作减少或减慢,小步态,静止性震颤,面具脸,流涎,构音困难,吞咽困难,嘴唇快速震颤(兔唇综合征)等,常伴抑郁、焦虑情绪及自主神经功能紊乱。

处理:①加用苯海索 2～4 mg 或甲磺酸苯扎托品 1～2 mg,每天 2～3 次;②重症肌无力和青光眼患者则加用苯海拉明或异丙嗪 25～50 mg,每天 2～3 次;③症状严重者需减少药物剂量或改用锥体外系不良反应小的抗精神病药物,如新型抗精神病药奥氮平、喹硫平、利培酮等。

(4)药物抗胆碱能作用引起的排尿困难、麻痹性肠梗阻。抗胆碱能作用强的药物(如三环类抗抑郁药)可以引起排尿困难,发生机制是抗胆碱能作用抑制了膀胱括约肌舒张,从而使膀胱括约肌的收缩相对增强所致。抗精神病药、三环类抗抑郁药可因其较强的抗胆碱能作用抑制肠壁平滑肌的收缩而发生麻痹性肠梗阻。

排尿困难的处理:①肌内注射新斯的明 0.5～1 mg 或毒扁豆碱 2 mg 可暂时解决患者的排尿困难;②反复发生者应减少药物剂量或改用抗胆碱能反应小的药物,必要时需导尿才能缓解患者的排尿困难。膀胱高度膨胀而患者体弱时,首次排尿不要超过 1000 mL。

麻痹性肠梗阻的处理:①停用相关的精神药物,包括苯海索等抗胆碱能药物;②禁食及胃肠减压;③对症处理,如纠正水、电解质紊乱和酸碱平衡失调,抗感染;④拟胆碱药(如新斯的明)的使用应十分谨慎;⑤完全梗阻者需普外科会诊,转科手术治疗。

(5)直立性低血压。精神药物可阻断外周肾上腺素能受体而发生直立性低血压,此外,升压反射的抑制和对心肌活动的影响也起部分作用。肌内注射半小时、口服 1 h 后即可出现降压反应,年老体弱或基础血压偏低者易发生。直立性低血压多发生于治疗初期,常在体位突然转换,如由卧位转为直立时发生,患者感到头晕眼花、心慌,甚至晕厥,可导致摔伤和休克。查体可发现患者脸色苍白,脉速和血压降低。

处理:轻者即刻平卧,取头低足高位,监测血压,必要时静脉注射葡萄糖,有助于血压恢复;减少药物用量或换用其他药物治疗。

(6)皮疹多见于吩噻嗪类抗精神病药物,以氯丙嗪最多见;也见于心境稳定药(如卡马西平)及抗抑郁药物。常见的皮疹有两类:一类为过敏反应,于治疗的第1~4周在颜面、躯干、四肢出现斑丘疹、多型性红斑或荨麻疹,严重者可出现剥脱性皮炎(较罕见),可见于卡马西平;另一类为光敏性皮炎,即经日晒后在暴露部位出现红斑、红肿或丘疹。

处理:①过敏性皮疹即刻停药或换药,并予氯苯那敏 4 mg 口服,每天2~3次,出现剥脱性皮炎者除停药外,可加用糖皮质激素治疗;②光敏性皮炎可自行消失,但应避免暴晒。

(7)恶性综合征(NMS)又称"马林综合征",是一种罕见但可致命的不良反应,几乎所有的抗精神病药都可引起,其中以氟哌啶醇引起的最常见。90%见于开始抗精神病药物治疗10天内,或见于剂量过大或加药过快者,一旦出现,2天内症状可充分发展。患者表现为显著的帕金森综合征(肌肉僵硬,吞咽困难,木僵缄默)和明显的自主神经功能紊乱(心动过速,出汗,排尿困难和血压升高,持续高热等),严重者出现意识障碍、呼吸困难、急性肾衰竭,甚至死亡。实验室检查可发现白细胞增高,肌酸磷酸激酶升高,肌红蛋白升高,后者与 NMS 严重程度可能相关。

处理:①即刻停用所有抗精神病药;②采取支持和对症疗法,如物理降温、补液,纠正水和电解质紊乱、酸碱平衡失调,预防感染等,继发感染者使用抗生素;③加快药物从体内排出;④使用多巴胺激动药,如金刚烷胺、左旋多巴溴隐亭(每天 7.5~20 mg 分次服)或肌内注射(每天 5~60 mg),⑤重新使用另一种抗精神病药物必须在 NMS 症状缓解2 周后。

(8)粒细胞缺乏症。几乎所有的抗精神病药物对粒细胞都有一定的抑制作用,粒细胞缺乏症是指外周血象的粒细胞少于 $4.0 \times 10^9/L$,且中性粒细胞低于 50%。这是一种严重的不良反应,发病可急可缓,多发生于治疗的6~12周,与剂量无明显关系;高危因素有老年妇女、粒细胞基数偏低、伴有全身疾病;多见于氯丙嗪和氯氮平使用者,其中氯氮平使用者发生粒细胞缺乏症的比例最高,发生率为 $1\% \sim 2\%$。

处理:应立即停药,给予升白细胞药物,必要时予以皮质激素或输入白细胞;将患者单独安置在消毒间内,预防感染,予以抗生素控制感染;

避免同时使用抑制骨髓功能的药物。

（9）药源性癫痫。抗精神病药（如氯丙嗪、氯普噻吨、氟哌啶醇、氯氮平、硫利达嗪）、三环类抗抑郁药及锂盐均可引起癫痫。临床表现为：大发作多发生于治疗最初几周内或快速加药时，原有脑器质性疾病者更易发生；局限性发作多见于锂盐中毒或丁酰苯类快速加药时；持续状态多见于三环类抗抑郁药（如丙咪嗪或锂盐）治疗时。

处理：①发作次数少者，可加用抗癫痫药，如苯妥英钠 0.1 g，每天 3 次，或卡马西平 0.1 g，每天 3 次；②发作次数频繁或发生癫痫持续状态者，则停用相关药物，并改用其他药物。

（10）5-HT 综合征。多见于联用两种或多种 5-HT 能药物，如两种 SSRI 或多种 SSRI 和氯丙咪嗪、曲唑酮、单胺氧化酶抑制剂（MAOIs）联用时。临床表现为高热、坐立不安、肌肉强直或抽动、反射亢进、寒战、腹泻、运动失调等，严重者可出现横纹肌溶解、酸中毒、肾衰竭、心血管休克或死亡。

处理：停用所有精神药物，采用支持和对症疗法，如物理降温、补液、扩容、促使药物排泄，纠正水和电解质紊乱、酸碱平衡失调，预防感染等。选用 5-HT 对抗药，如普萘洛尔 10 mg，每天 3 次，或赛庚定 4 mg，每天 3 次。

（五）精神科常用非药物治疗方法简介

1.电痉挛治疗

电痉挛治疗（electro-convulsive therapy，ECT）于 20 世纪 30 年代后期引入临床。经实践证实，电痉挛治疗确实能改善精神分裂症患者的兴奋症状，亦能显著减轻严重抑郁的病情。最开始是药物痉挛治疗，1938年发明了电痉挛治疗，因其操作简便、效果确定而广泛应用于临床。随着 20 世纪 50 年代抗精神病药物的问世，电痉挛治疗日益减少。近年来，医学界对电痉挛治疗进行了改进，即于治疗前静脉注射短程麻醉药硫喷妥钠和肌肉松弛药氯化琥珀酰胆碱，再予通电引起轻微肌肉抽搐，达到治疗目的。此种无抽搐电痉挛治疗虽可减少抽搐引起的骨折，但增加了发生呼吸抑制的危险，治疗时须有良好的呼吸抢救设备及麻醉师在场，以备呼吸抑制恢复不好时插管抢救。目前，国内外有条件的单位多采用无抽搐电痉挛疗法。

（1）适应证：严重抑郁，有强烈自伤、自杀行为者；明显自责自罪者；极度兴奋躁动、冲动伤人者；拒食、违拗和紧张性木僵者；精神药物治疗无效或对药物治疗不能耐受者。

（2）电痉挛治疗的不良反应及措施。常见的不良反应有头痛，恶心，呕吐，焦虑，肌肉痛，关节痛，短暂的定向力障碍，一般情况下无需处理，严重时予以对症处理。施术后须进行床旁监护，直至患者意识完全恢复正常，行动自如。患者可出现短暂的逆行性遗忘和发作后约 30 min 的记忆丧失，一般可自行恢复。患者偶尔会发生牙、舌及嘴唇的损伤或电极接触皮肤的灼伤，因此在进行电痉挛治疗时，要有专人对患者的头部进行保护，须在患者的口腔中放置牙垫。有时可出现呼吸暂停延长，一般在抽搐停止后 10～30 s 呼吸可自行恢复，无抽搐者在治疗后 5 min 内恢复呼吸。如未能及时恢复呼吸，应立即进行有效的人工呼吸和吸氧。

2. 重复经颅磁刺激治疗

经颅磁刺激疗法（transcranial magnetic stimulation，TMS）是一种利用脉冲磁场作用于中枢神经系统，改变皮层神经细胞的膜电位，使之产生感应电流，影响脑内代谢和神经电活动，引起一系列生理生化反应的磁刺激治疗技术。根据刺激脉冲的不同，其分为单脉冲（sTMS）、双脉冲（pTMS）及重复性脉冲（rTMS）三种刺激模式。sTMS 多用于常规电生理检查；pTMS 多用于研究神经易化和抑制作用；rTMS 分为高频和低频两种，具有不同的神经生理效应，低频刺激可引起皮层抑制，高频刺激可引起皮层兴奋，利用这种生物效应可产生诊断和治疗作用。经颅磁刺激作为一种非药物治疗手段，被广泛用于精神病科（抑郁症、精神分裂症）、康复科、儿科（脑瘫等）、戒毒科等各科室，尤其对抑郁症、睡眠障碍等具有良好疗效。作为 21 世纪研究脑部科学的四大技术之一，其具有无痛、无创、无损的三大特点，是一种具有研究开发潜力的疗法。经颅电刺激戒毒疗法是一种利用低频直流电刺激大脑中枢神经的特定核团，来矫治吸毒成瘾等疾病的新型治疗技术，是一种无创、安全、经济、简便的戒毒矫治手段，也是一种具有研究开发潜力的戒毒康复方法。但是，目前对其临床应用还不很广泛，积累的应用研究经验还不太多，还缺乏大样本的循证论证和统一、权威的应用操作规范，有待进一步探索论证，积累有效的临床经验，以便扩大推广应用。

3. 脑深部电刺激疗法

脑深部电刺激疗法（deep brain stimulation，DBS）是通过置入脑深部的特殊电极装置（又被称为"脑起搏器"）向脑内特定神经核团发射不同参数的电脉冲信号，以调节神经环路的电活动，改善神经精神疾病的神经调控疗法。该疗法已成功应用于帕金森病等运动障碍性疾病的治疗，还用于难治性强迫症、抑郁症等精神疾病，以及阿尔茨海默症等认知疾病的临床研究。近几年来，其被引进用于毒品成瘾的治疗。经研究发现，伏隔核是干预药物成瘾的有效靶点，应用脑深部电刺激伏隔核，对吸毒成瘾者戒断后的抗复吸治疗有良好效果，国内已有临床研究取得了良好进展，有关研究正在进行中。该方法推动人类进入了调控神经网络的新时代，其对脑组织无损、可调、安全、长效，有良好的发展潜力。但其对医院的技术条件要求高，目前至少在三级医院的神经外科才能操作。

DBS 的主要不良反应是由于脑深部电刺激疗法需要外科手术置入装置，手术过程、装置、刺激本身等都可造成不良反应。手术置入可能导致组织、血管损伤，也可能导致癫痫、出血感染等后果。最常见的不良反应与刺激本身有关，包括麻痹、肌肉抽搐、构音困难、复视等，这些不良反应中大部分是短暂而可逆的。

4. 手术治疗

在大脑两侧切除 $1 \, mm^2$ 控制毒瘾的大脑组织，就可以根除毒瘾，一般做法是通过脑立体定向手术毁坏杏仁核。但毒瘾的原因是多种多样的，加上大脑的结构复杂和不可恢复性，这种治疗方法并不被推广。2004 年，我国卫生部针对手术戒毒曾指出，脑科手术戒毒是一种正在进行临床研究探索的科学项目，目前临床研究尚未结束，该项手术的毁损位点、技术要点、适应证、安全性、有效性等方面还没有得出结论，故该项手术不能作为临床服务项目向毒品依赖者提供。根据已经接受手术的毒品依赖者的情况看，此项手术有可能成为帮助毒品依赖者戒除毒瘾的技术手段之一，因此要求在严格的管理和监督下进行科学研究。对已经开展研究的医疗机构，要组织专家研究制订科学的评价方案，对已接受手术的患者进行观察和随访，以客观、科学地确定该项手术的适应证、安全性、有效性，并在此基础上提出对该项技术的临床应用和深入研究意见。

第三章 现代医学戒毒的现状和趋势分析

戒毒被公认为是一个世界级难题。目前,全世界在戒毒治疗应遵循的原则、戒毒目标和戒毒措施等方面已基本达成共识,但在采取何种戒毒模式方面,由于对待吸毒问题采取的价值取向不同,故分歧较大。本章主要介绍目前国内外采取的戒毒模式、戒毒原则、戒毒目标和戒毒措施,并结合实践时对中医中药戒毒的探索和研究进行了介绍。

第一节 国内外医疗戒毒的模式

模式是一种认识论意义上的确定的思维方式,是人们在生产生活实践当中通过积累而得到的经验的抽象和升华。它是解决某一类问题的方法论,即从生产和生活实践中经过抽象和升华提炼出来核心的知识体系,把解决某类问题的方法总结归纳上升到理论高度,即从不断重复出现的事件中发现和抽象出规律。模式的良好指导有助于按照既定思路快速做出一个优良的设计方案,得到解决问题的最佳办法,达到事半功倍的效果。

戒毒是世界性的难题,预防吸毒、戒断毒瘾、防治复吸、帮助成瘾者正常回归社会一直是世界各国戒毒研究的重点和难点。国外戒毒模式差异较大,核心原因是各国和地区对待吸毒问题采取的价值取向不一。综观国外各种戒毒模式,总体上可分为医学康复模式和社会心理康复模式两种。

一、强制性戒毒治疗模式

强制性戒毒治疗模式是指将戒毒人员强制集中在政府开办的无毒封闭场所中,物理性人为阻断其接触毒品,在一定期限内限制其人身自由,由无毒封闭场所提供必要的医学和心理治疗的戒毒过程。泰国的强制戒毒、澳大利亚的强制治疗改造中心即属于此类模式。

二、住院治疗戒毒模式

住院治疗戒毒模式是指由医院收治戒毒者,在相对封闭的环境中采用医学和心理学等技术对其进行生理脱毒和心理康复的治疗方式。采用这种方式的国家较多,如韩国的所有医院均提供戒毒住院治疗服务。欧盟一些高福利国家如法国、英国、德国等采取的社区陪伴和治疗中心也采用此类戒毒模式。

三、治疗社区戒毒模式

治疗社区戒毒模式始于 20 世纪 60 年代中期,现有 60 多个国家应用,是除美沙酮维持治疗之外最主要的戒毒治疗康复模式。治疗社区戒毒模式由心理学工作者、社会工作者、康复咨询师或精神科医生对吸毒者进行认知和行为治疗,是一种居住治疗模式,有相当大的开放性和自愿性。它集戒毒和仿家庭环境于一体,戒毒者住在一起,相互帮助与制约,以集体治疗为基础,以高度结构化、等级化的家庭氛围为手段,最终促成个体行为和人生观的转变。

四、自治组织和自愿性的治疗康复模式

国外多数国家主要采取自愿戒毒的方式,由各种医疗机构或自治组织采取合法长期使用海洛因、吗啡、哌替啶、鸦片、美沙酮、丁丙诺菲等多元药物维持疗法,对吸毒者进行治疗。事实上,这是一种姑息政策下的替代疗法,是以毒性较低的毒品替代毒性强烈的毒品。

我国的《戒毒条例》明确规定,我国采取自愿戒毒、社区戒毒、强制隔离戒毒和社区康复四种方式。近年来,全国各省依据《禁毒法》和《禁毒条例》积极探索,在开展不同戒毒措施的实践中,形成了各具特色的地方

戒毒模式,其中司法行政强制隔离戒毒场所形成的戒毒模式数量最多,在研究深度上也较其他戒毒措施更为深入。如以浙江省为代表的"分期型"模式,以北京市为代表的"理念引导型"模式,以山西省为代表的"分合型"模式,以海南省为代表的"精神戒毒型"模式等。各地方模式在实践中都取得了积极的成效,但也存在一些问题,如有的期限设定依据是否科学还值得商榷,有的暴露出了"阶段特色不明显,评估体系较薄弱"的不足。经过几年的探索和实践,2018 年 5 月 29 日,全国司法行政戒毒工作会议明确了全国统一的司法行政戒毒工作基本模式,即"以分期分区为基础,以专业中心为支撑,以科学戒治为核心,以衔接帮扶为延伸"的戒毒模式。

第二节　国内外医疗戒毒遵循的原则及治疗目标

吸毒成瘾是一种慢性复发性疾病,其发生发展与多种因素有关。戒毒的治疗是一个长期的康复过程,不同的治疗阶段具有不同的侧重点及目标,需要采取医学、心理、社会等各种措施综合干预,同时也需要多学科团队相互合作完成。

吸毒成瘾治疗的阶段包括脱毒阶段、康复阶段和回归社会阶段三个连续的、不可分割的阶段。为了让世界各国的医务人员对药物依赖治疗有一个统一的认识,世界卫生组织药物依赖专家委员会提出了戒毒治疗应达到的三个治疗目标和药物依赖治疗应遵循的基本原则。

一、应遵循的基本原则

(一)个体化原则

任何一种单独的治疗方法都不可能适用于所有的患者,提供与每个患者的自身问题和需求相对应的治疗环境、干预措施和配套服务非常重要。

(二)治疗可及性

治疗机会应该是容易获得的,若不能迅速容易地进入治疗程序,则原先愿意治疗的患者很容易流失。

（三）综合性

有效的治疗应该考虑患者多方面的问题，而不应仅仅局限于滥用药物本身。对于患者的用药行为及相关的医学、心理学、社会、职业及法律问题应一并考虑。

（四）治疗方案的灵活性

治疗方案应该根据患者不断变化的需求，随时评估和调整治疗。

（五）足够的治疗时间

足够的治疗时间对于疗效至关重要，具体取决于病情需要，对于大部分患者来说，3个月或更长的治疗时间会产生更好的效果。治疗计划应包括防止患者过早脱离治疗措施。

（六）药物依赖咨询

个体和群体咨询及其他行为治疗对于疗效极为重要。在治疗过程中，我们应帮助患者树立信心，建立对抗药物滥用和对抗复吸的技能，使其以建设性、奖励性的药物行为代替用药行为，提高其解决问题、对抗风险的能力。行为治疗也能改善患者的人际关系。

（七）积极的药物治疗

药物治疗是戒毒治疗的重要组成部分，特别是结合咨询及各种行为疗法时更是这样。

（八）积极治疗精神疾病共病

对于并发精神障碍的药物滥用或成瘾者，应对二者同时进行整体治疗；因药物滥用或成瘾同时并发精神障碍的情况极为普遍，故发现滥用或成瘾时必须考虑精神问题，并进行相应的检查和治疗。

（九）脱毒只是治疗的第一阶段

对治疗长期药物滥用患者而言，脱毒只是有效治疗的开始。

（十）治疗并非自愿才能有效

来自家庭、单位和司法部门的督导及压力，可以明显提高吸毒者接受治疗、保持操守和成功戒毒的概率。

（十一）药物滥用监测的重要性

在治疗过程中，应该连续不断地监测治疗期间可能发生的药物滥用，如经常进行尿样分析检测，不仅可保持对吸毒者的压力，预防复吸，也可早期发现已经发生的偷吸行为，及时调整治疗方案。

（十二）治疗其他疾病

治疗计划应包括对 HIV/AIDS、乙肝和甲型肝炎、结核病及其他传染性疾病的检测，提供咨询，帮助患者改变高危行为，帮助已感染者正确地控制其疾病。

（十三）治疗的长期性

药物依赖的康复是一个长期的过程，通常需要经历多次治疗。与其他慢性疾病一样，在戒毒治疗期间甚至成功戒断成瘾药物之后，复吸都有可能发生。因此，在治疗期间和完成之后，患者参加自助项目训练有助于维持戒毒操守。

二、三个治疗目标

（一）减轻对成瘾物质的依赖

减轻对成瘾物质的依赖包括减少或停止成瘾物质的使用，减轻躯体依赖和精神依赖程度。

（二）降低因滥用成瘾药物带来的伤害

降低因滥用成瘾药物带来的伤害包括因使用成瘾药物而导致的躯体、心理、家庭、职业社会功能的损害。

（三）增加患者接受治疗和各种服务的机会

尽量让患者接受各种康复服务，达到身体康复、社会活动能力增强，为保持戒毒操守、重返社会打下良好的基础。

三、医疗戒毒的主要目的

（一）消除或缓解戒断症状

消除或缓解戒断症状包括消除或缓解急性戒断症状和慢性迁延性戒断症状。不同的药物依赖戒断症状表现、程度和特点均有所不同，多需要使用恰当的药物进行治疗。

（二）抢救急性中毒

一次急性大量使用任何成瘾物质，均可能导致急性中毒，对机体造成损害甚至危及生命。因此，针对成瘾物质急性中毒的正确诊断和抢救治疗是不可缺少的。

（三）预防复吸

复吸是药物依赖这类慢性疾病常见的和共同的特征，几乎是不可避

免的。因此,应用生物医学干预手段,使用适当的药物预防复吸是非常
重要的策略。

（四）治疗共患精神疾病

研究显示,各类药物依赖患者中,精神疾病如抑郁障碍、焦虑障碍、
人格障碍等的患病率远高于正常人群。这些精神疾病与药物依赖互为
因果,相互影响,它们或者是导致药物滥用和依赖的原因,或者是治疗后
导致复吸的原因,也可能是药物滥用的结果。因此,在应用药物治疗药
物依赖的同时,也必须考虑对共患的精神疾病进行相应的医学治疗。

（五）治疗艾滋病及其他性传播疾病

由于共用注射针具和在药物影响下的无保护性行为,药物依赖者中
HIV 阳性感染者、艾滋病患者的数量以及性传播疾病的发病率远远超过
正常人群,结果往往导致多种慢性疾病相互影响,严重地损害患者的治
疗和生命质量。因此,应该使用药物积极治疗艾滋病及其他性传播疾
病,以改善药物依赖的治疗效果。

（六）治疗肝炎、结核等传染性疾病

各种肝炎(特别是丙型肝炎)和结核等传染性疾病在药物依赖人群
中的患病率也远高于一般人群,在治疗药物依赖的同时也应该对这些疾
病进行相应的医学干预。

（七）治疗其他躯体疾病及并发症

药物依赖治疗是一个长期的过程,治疗期间针对患者出现的其他各
种躯体疾病和并发症进行治疗也是不可忽视的内容之一。

第三节　国内外医疗戒毒采取的主要措施

国际上普遍认为,吸毒成瘾是一种慢性复发性脑病,使吸毒患者彻
底戒除毒瘾是一个世界性的医学难题。经过多年的理论研究与实践,医
学家们经过几十年的探索,发明、发现了众多戒毒方法,虽仍存在许多不
足之处,但有些仍不失为当前较好的戒毒措施。目前国内外普遍认可、
使用的戒毒方法有药物戒毒法和非药物戒毒法。

戒毒治疗过程分脱毒和脱瘾两个阶段。相对来说,脱毒治疗方法较

多,也较为成熟,效果也较好。其主要是应用戒毒药物帮助吸毒成瘾者度过痛苦的急性脱毒期,也就是生理依赖期。脱瘾治疗是通过认知心理治疗、行为矫正,消除成瘾者心理上对毒品的依赖,即心理依赖,并对存在稽延性症状者给予药物对症治疗,同时通过社会支持系统参加专业技能培训,鼓励、帮助他们建立重返社会的信心。

一、药物戒毒法

药物戒毒法即为戒毒者提供戒断药物以减缓、减轻吸毒者戒断症状的痛苦,逐渐达到脱毒和防止复吸的治疗目的。

(一)脱毒治疗

1. 替代治疗

替代疗法的目标是消除阿片类毒品的非法使用,使患者恢复正常人的工作、学习和生活方式,减少犯罪和反社会行为,以及减少乙肝、丙肝、艾滋病等传染性疾病的传播。具体来说,是用一种或者几种药物代替吸食的毒品,减轻吸毒者因戒断症状而承受的痛苦,并且逐步递减用量,直至停药为止,最终平稳安全地完成脱毒过程。本疗法具有戒断症状控制彻底、疗效显著、脱毒治疗成功率高的特点。用药原则为单一用药,逐日递减,先快后慢,只减不加,停药坚决。常用药物有美沙酮、丁丙诺菲、洛非西定等。该疗法适合传统毒品如海洛因、鸦片、可卡因等的戒断治疗,对目前社会上流行的合成毒品如冰毒、摇头丸、K 粉等无效。

2. 亚冬眠疗法

在戒断症状发作期间,给戒毒者服用较大剂量的安眠药(如巴比妥类安眠药、苯二氮䓬类镇静药、吩噻嗪类镇静药等),使戒毒者在昏睡过程中安全度过戒断症状反应高峰期,也称"意识剥夺疗法"。此法需使用较大剂量的安眠药,患者处于昏睡状态,易造成安眠药中毒或呼吸抑制等不良反应,有一定危险性,应慎用,应用过程中一定要进行生命体征监测。本法具有较大的局限性和严重不良反应,国外已淘汰。我国在 20 世纪 80 年代曾普遍使用,现在已很少使用。

(二)防复吸治疗

防复吸治疗是戒毒治疗中最难、最艰巨,也是目前最薄弱的环节。我国的防复吸方法主要有以下四种:一是药物维持治疗,包括美沙酮维持治疗、纳曲酮防复吸治疗、丁丙诺菲维持治疗、赛宝松防复吸治疗;二是治疗集体,即依靠心理康复的原理,使药物依赖者重新适应社会,最终回归社会;三是家庭治疗;四是心理治疗。

1.纳曲酮防复吸治疗

纳曲酮主要用于阿片类依赖者的防复吸治疗,适用于对已解除阿片类药物毒瘾者的康复期治疗。治疗原理主要是通过其对阿片受体的阻断作用,减弱或消除阿片类物质的正性强化效应,形成隔离层,保护机体免受阿片类物质的作用。该疗法的特点是抗复吸的近期疗效好,可明显提高操守率;缺点是服用一天的纳曲酮得到一天的保护,停用后的远期效果尚不清楚,因而对于那些意志力不强、戒毒愿望不强烈的吸毒者来说是起不到防复吸作用的。另外,纳曲酮不能消除脱毒后的稽延性戒断症状,如失眠、焦虑、疼痛、胃纳差等。

为解决吸毒人员每日服用依从性差的问题,我国近年研制的纳曲酮微球缓释制剂已获得国家食品药品监督管理局的新药临床研究批文,正在进行临床试验研究。Ⅱa期临床研究结果表明,纳曲酮微球缓释制剂防复吸效果明显优于片剂,呈现出了良好的应用前景。其用法为1个月注射1次,缓慢吸收,缓慢发挥作用,使用药方式从原来的一天一次变为一月一次,提高了依从性,降低了脱失率。还有皮下埋置纳曲酮微球缓释制剂,维持时间达3~4个月,更能减少海洛因的使用,增加治疗维持率。

2.赛宝松防复吸治疗

赛宝松舌下薄膜衣片由利洁时公司合成,于2010年被美国食品药品监督管理局批准用于阿片类药物依赖的维持治疗。该药为丁丙诺菲/纳洛酮复合制剂,两者的比例为4∶1,具有丁丙诺菲的阿片受体部分激动剂特点和纳洛酮的阿片受体拮抗剂特点,含服时主要产生丁丙诺菲抑制阿片类物质依赖的戒断症状作用;而当静脉注射时,则产生纳洛酮催促阿片类戒断症状的作用。该特点使赛宝松既可控制戒断症状,又可降低其被静脉滥用的可能性。我国自行研制的丁丙诺菲/纳洛酮复合制剂目前已经上市并应用于临床。其缺点也是服用一天的赛宝松得到一天的保护,停用后的远期效果不清楚,因而对于那些意志力不强、戒毒愿望不强烈的吸毒者来说是起不到防复吸作用的。

3.美沙酮维持治疗

经欧美西方国家 50 多年的实践,以及 20 世纪 70 年代初我国香港地区实施美沙酮治疗计划的实践和我国近 20 余年应用美沙酮维持治疗的经验,证明美沙酮维持治疗是防治阿片类复吸的较好的方法。具体实施时要谨慎初始导入剂量,既要防止剂量不足,起不到完全消除戒断症状的作用,又要预防剂量过量导致中毒,同时更要加强对参加维持治疗人员的规范管理和长期依从性教育。

(三)中医中药戒毒疗法

罂粟从隋唐时期传入我国,从唐代开始作为观赏植物种于庭院。从五代时期开始,医家逐渐认识到了鸦片的药用价值,作为行气止痛、涩肠止泻、敛肺止咳的药物而广泛用于临床。从明末开始,鸦片由药品滥用为毒品,至清末到民国初年,鸦片滥用达到高峰,整个国家内外交困,主权丧失,社会动荡,民不聊生。当时中国政府逐渐意识到了鸦片的危害,开始颁布各种律例进行禁烟。1839 年林则徐虎门销烟,更是向世界表明了中国人民禁毒的决心,医家之中的有识之士也开始用祖国传统中医研究戒烟之法。禁烟民族英雄林则徐是中医戒毒的开创者之一,他首创的"忌酸丸""补正丸"开创了递减戒烟法的先河,影响了后代无数的戒毒医家。后代医家在林则徐的基础上,对鸦片成瘾的病因病机治疗有了更全面的论述,"五脏六腑受瘾说""膜原受瘾说""气血津液受瘾说""痰积寒湿内伤说"丰富了戒毒理论,并为后人留下了一批优秀的戒毒药方。民国时期,医家更是发现了心理依赖是复吸的重要因素,并提出了相应的预防措施,注重加强戒毒后的起居、饮食、情志调理,将中医治未病之"病后防复"思想巧妙地运用到了戒毒理念中。

自党的十八大以来,以习近平同志为核心的党中央非常重视中医中药的传承和发展,特别是 2016 年 12 月 25 日《中华人民共和国中医药法》的颁布与实施,更是标志着中医中药发展的春天来临。对此,山东省戒毒局为创新戒毒人员戒治方法,充分发挥中医中药在戒毒中的功能作用,进一步提高戒毒工作的科学化水平,探索科学戒毒方法,提出了实施中医中药戒毒工程的重要举措,旨在科学把握戒毒规律,充分发挥、挖掘中医理论优势,探索中医经方、中医特色治疗在戒毒工作中的应用,实现中医药与戒毒工作的精准对接,将急性脱毒定位为短期目标,全面修复机体健康定位为中期目标,通过中医毒品危害认知、中医养生知识教育、中医心理干预调节,实现防复吸这一终极目标。

根据戒毒人员的生理、心理特点和戒除毒瘾的科学规律,按照循序渐进和突出重点的原则,将"治未病"的三期理念(既病防变、未病先防和病后防复)与戒毒四分期对医疗的要求结合起来,按照分期施治、分类施治、分别施治、个案施治的基本方法,将中医药与科学戒毒的要求面面相对,点点相接。综合运用多种中医治疗手段及中医养生方式方法,形成了"一治,二防,三养"的四期覆盖、身心俱调、标本兼顾、内外结合的中医戒毒工作模式。2016 年,山东省戒毒系统联合山东中医药大学申报的中医戒毒课题《中医经方对毒品戒断干预效果及机理的研究》(课题编号 2016YFC0800908)于 2016 年 7 月获得国家科技部批复立项,该项课题选择以抑郁情绪为切入点进行理论探讨、临床流调、动物实验学研究,探讨了经方干预毒品戒断负性情绪的机制原理。通过冰毒戒断的中医学情志特征探讨、小鼠抗抑郁实验和冰毒戒断人群抑郁测量流调、脑磁共振成像和血清学方法,完成了经方干预冰毒戒断抑郁情绪的确切疗效评价及作用机制研究,主要对新收处于急性脱毒期戒毒人员的急性戒断症状进行干预治疗。课题开展实施两年后,数据统计表明,该经方可以有效缓解戒毒人员急性脱毒期常见的焦虑、抑郁、失眠等一系列急性戒断症状。但该经方对防复吸的效果仍有待观察。

二、非药物戒毒法

非药物戒毒法是指不使用任何药物或使用针灸、手术及其他辅助治疗器械等,使吸毒患者消除毒瘾的戒毒方法。

(一)自然戒断法

自然戒断法又称"冻火鸡法""干戒法""硬脱法",即硬性停掉毒品,让戒断症状自然发展、自然消退,仅给予一些对症处理和身体、心理支持治疗。因戒断症状出现时,吸毒者畏寒颤抖、汗毛竖起,浑身起鸡皮疙瘩,状如火鸡皮,故该法有"冻火鸡法"之称,是一种原始的脱毒方法,对于吸毒时间不长、吸毒量不大、毒瘾不重、有坚强毅力的戒毒者是可以应用的,但对毒瘾深重、年老体弱、有严重并发症以及严重多药滥用的吸毒者,该法并不适用。

(二)针灸疗法

针灸疗法是一种由中国中医学家独创的中医针灸学与现代神经科学相结合的非药物戒毒新方法。针灸戒毒已遍及全世界,其以无不良反应、易操作、成本低、无依赖性、疗效显著等特点而逐渐被人们认识并接受。针灸疗法除了可以帮助患者生理脱毒外,在克服他们的心瘾方面也有明显的效果。研究发现,针灸不仅能够改善吗啡戒断后的焦虑,而且可能影响中枢去甲肾上腺素的含量,降低中枢去甲肾上腺素能神经细胞的兴奋性,抑制其传导过程,起到抗焦虑的作用。吸毒可以造成胸腺和脾脏的萎缩,使免疫功能下降,令吸毒者易患感染性疾病,针灸可以提高淋巴细胞的增殖能力,增强免疫功能。

美国耶鲁大学的研究人员通过对 82 名可卡因吸毒成瘾者进行 5～8 周的针灸治疗,结果发现,用针灸的方法戒毒不仅成本低,效果明显,而且几乎无不良反应。中国首都医科大学宣武医院也利用电针灸来刺激、干扰吸毒者脑内的成瘾穴位,并对 30 名吸毒者进行了此项治疗,短期效果明显,但长期效果如何还很难预测。电针灸戒毒法最大的优势是不会对脑组织造成永久性伤害,安全性高,值得探讨。

(三)颅脑手术戒毒

颅脑手术戒毒的一般做法是通过脑立体定向手术毁坏杏仁核。但是,毒瘾的形成原因是多种多样的,加上大脑的复杂结构和不可恢复性,这种治疗方法并不被推广。

(四)深部脑刺激术脱毒疗法

此方法是在行伏隔核深部脑刺激术(DBS)前,行全麻下快速阿片脱毒术(AAOD),在 AAOD 脱毒 3 天后,行双侧伏隔核 DBS 电极植入术。安装莱克塞尔(Leksell)头架,磁共振直视定位神经核团,并结合沙特布兰德-贝利(Schaltenbrand-Bailey)图谱,参考靶点坐标,先在局麻下取双侧额部切口,将刺激电极植入预定靶点,然后在全麻下将电脉冲发生器植入戒毒者锁骨下皮下,通过皮下隧道将延长导线与脑内电极连接。戒毒者术后可能出现短期的不良反应,如短时间意识模糊、呓语及小便失禁等情况。

(五)虚拟现实戒毒

2017 年被认为是"虚拟现实(VR)元年"。VR 除了在我们熟知的游戏及娱乐领域非常火爆,在医学领域也有应用,如分散患者对疼痛的注意力,培训实习医生做模拟手术,让精神患者直面心中的恐惧等。2016年,浙江省以真实"沉浸感"为最大特点的VR技术向心理治疗领域延伸,开发了国内首套可用于治疗冰毒滥用成瘾的虚拟现实毒瘾评估和矫治系统(简称"VR戒毒系统")。资料显示,截至2017年1月,60余名吸毒人员在经过15天6次虚拟现实系统治疗之后,对毒品渴求度降低的比例达到75%;而同一时间内,未使用VR治疗的对照组人员仅有3%降低了对毒品的渴求度。其实,早在2009年,国内已有学者提出,凭借虚拟现实等高新技术和不断发展的心理治疗方法来解决戒毒康复这个世界性难题。然而,对于VR戒毒的尝试也存在着争议,如试验组和对照组(或控制组)的设计、入组标准与例数、VR影片资源的适用局限性、心率变异率指标的单一性、疗效持续时间等。需要指出的是,VR戒毒运用的是虚拟现实科技手段与心理学系统脱敏疗法(厌恶疗法)相结合的方法,替代了传统的图片或视频,使戒毒人员的体验更为真实。但是,其核心仍然是基于生物反馈系统的自我学习过程。

(六)经颅磁刺激技术

经颅磁刺激技术(TMS)作为一种无创、无痛、安全可靠的神经刺激技术,在神经精神领域的临床应用中已经取得了显著成效,并被越来越多的国内外学者应用于神经生理研究领域,显示了其在探索脑功能和治疗方面都有广阔的应用前景。一般来讲,低频刺激(低于1 Hz)能够抑制目标脑区,而高频刺激(高于5 Hz)能够兴奋相应脑区。在左侧额叶皮层背外侧区(DLPFC)施加重复TMS(rTMS)可能触发激活DA回路。对DLPCF施加适宜的高频rTMS,可以诱导尾核、同侧扣带回及眶额皮质处的DA释放。通过TMS诱导多巴胺能系统的神经适应性改变,短暂地增加DA的释放,可能有助于降低戒断期渴求的水平。另外,磁刺激影响的脑区不仅仅局限于直接受刺激的脑区,还可以延伸到与刺激脑区神经网络相关的较远脑区,包括跨半球皮质和皮质下区域,因此这些刺激能够改变奖赏脑区的神经适应性和突触可塑性。

重庆医科大学附属第一医院同美国南卡罗来纳医科大学的一项合作研究发现,单次的左侧DLPFC重复经颅磁刺激可以减少右侧岛叶及丘脑的活动,减少左侧DLPFC和内侧前额皮质的静息态功能连接。该结果为阐明 TMS 治疗物质依赖的作用机制提供了证据支持。

南京师范大学的一项研究表明,高频(10 Hz)rTMS 刺激海洛因成瘾者的左侧 DLPFC 可显著降低其对线索诱导的渴求,并发现给予海洛因成瘾者单次双侧额颞顶叶 rTMS 同样可以降低其对线索诱导的渴求,这为海洛因成瘾治疗提供了新方法。

(七)其他戒毒治疗方法

1. 音乐戒毒治疗

音乐治疗学是一门新兴的,集音乐、医学和心理学为一体的边缘交叉学科,是音乐的作用在传统的艺术欣赏和审美领域之外的应用和发展。吸毒人员在戒毒过程中会出现明显的心理障碍及情绪、行为障碍,如焦虑、抑郁、激越、攻击、懒散、兴趣缺失等。不同的音乐可以改善不同患者的情绪和行为障碍,配合其他治疗效果更佳。

2. 电休克戒毒治疗

电休克治疗(ECT)于 1938 年由意大利神经精神病学家乌戈·塞莱蒂(Ugo Cerletti)和卢西奥·比尼(Lucio Bini)发明创用,从而开辟了精神科治疗的新纪元。ECT 历经 80 多年的发展,目前仍是精神科一种经典、行之有效和安全便捷的治疗方法。电休克的治疗机制至今不明,该治疗技术必须由经过培训的专业医务人员,在具有完好的抢救条件下时才可实施。ECT 主要用于躯体脱毒治疗,一般 7~10 次为一疗程。

3. 疫苗戒毒治疗

目前国际上已经研制出一种预防可卡因复吸的疫苗,通过刺激可卡因特异性抗体的产生而起作用,这些抗体与可卡因分子特异性结合后可以阻止可卡因通过血-脑脊液屏障。因为可卡因进入大脑受到抑制,故它的快感效应和强化效应也降低了。在该治疗方法的一期临床试验中,有 34 名可卡因使用者注射了该疫苗,耐受性好,但临床效果有待观察。

4. 河豚毒素治疗

近几年有报道称,对药物依赖志愿者注射极微量的河豚毒素30 min后,原有的戒断症状全部消失,连续注射 5 次即可恢复正常,且未见任何不良反应。但研究病例较少,尚需进一步探讨。

5. 阳权血液净化戒毒法

阳权血液净化戒毒法是将吸毒者的血液引出体外进行循环,通过净化装置-血液灌流器(内充填可清除阿片类毒品及易制化学毒品的装置)净化血液,调节和恢复血液中残留的毒物,达到微循环的平衡和稳定,实现无戒断症状的快速脱毒治疗。该法适用于临床重症急性海洛因中毒及滥用毒品者(包括海洛因、吗啡、可卡因及苯丙胺类毒物等易制化学毒品)的戒毒治疗。

第四节　山东省医疗戒毒的探索与实践

近年来,山东省司法行政戒毒系统坚持"以人为本,科学戒毒,综合矫治,关怀救助"的戒毒方针,在戒毒实践中积极探索、勇于创新,探索出了一条符合戒毒规律的,集"医疗、食疗、心疗、化疗、体疗、工疗"为一体的综合戒毒措施。在这"六疗"中,医疗戒毒被推为"六疗之首",彰显了医疗戒毒在戒毒治疗中的突出地位。实践证明,"六疗并举,综合矫治"对吸毒成瘾人员戒除毒瘾,顺利回归社会,恢复正常的家庭关系、社会关系,提高就业能力起到了积极的作用。其中,医疗戒毒在"六疗"中起到了基础和保障作用。现就山东省医疗戒毒的做法总结如下,供从事戒毒工作,特别是从事强制隔离戒毒工作的同道参考。

一、构建新型医学戒治体系

近几年来,山东省各戒毒场所根据司法部戒毒局规范化建设的要求,不断加大戒毒医疗机构的建设,山东省戒毒局也不断加大资金投入,但这种戒毒医疗工作发展的"碎片化""零星化"不能形成有效的"拳头"优势,严重制约了戒毒医疗工作的开展。2016年,山东省戒毒局开始着手打造以戒毒监测治疗所为龙头的山东省戒毒系统中心医院,负责全省戒毒系统医务人员的培训和业务指导、省直戒毒所重症戒毒人员的住院治疗、远程会诊、传染病防控等工作,协助各省直戒毒所做好日常诊疗、急症救护和转诊工作,打造了上下联动、双向转诊、各负其责的系统全面的医疗救助网络。2018年4月,山东省戒毒局依托省戒毒监测治疗所建立了全省戒毒系统远程医疗中心,实现了与山东省立医院远程会诊中心的互联互通。自此,山东省各戒毒所—省戒毒监测治疗所—山东省立医院这套三级医疗救助网络初步形成。

二、高效运行新时代适应戒毒工作需要的新型医疗戒治体系

首先,山东省戒毒监测治疗所真正肩负起了全省戒毒系统中心医院的职责。山东省戒毒监测治疗所明确定位,理清职责,勇于担当,充分发挥好现有医疗资源和医学人才的作用,积极做好急症救治、慢病管理指导、传染病防控、危重症治疗、疑难病会诊、继续医学教育培训、戒毒医学科学研究等工作,严格落实坐诊、巡诊制度,保证到各戒毒所坐诊、巡诊常态化、制度化,通过坐诊、巡诊,逐步提升各戒毒所医务人员处置常见病、多发病的能力;建立了反应迅速、高效运行的急诊、急救和应急处置队伍,确保了省直戒毒所应对突发公共卫生事件和急症救治时的应急处置能力;强化了传染病防控机制,加强了对戒毒人员传染病的监测和治疗。

其次,各省直戒毒所医务人员尽职尽责,履职到位,不断加强"五个善于"能力的提升:善于识别和处置急性戒断反应和慢性稽延症状以及吸毒相关的精神症状;善于管理高血压、糖尿病、冠心病等慢性非传染性疾病和防控乙肝、丙肝、梅毒、肺结核、艾滋病等慢性传染性疾病;善于识别和转运危重症患者;善于心肺复苏及外伤的现场急救;善于收集、整理戒毒人员的医学资料,做好戒毒医疗的档案管理。

三、重视生理脱毒期的治疗,积极稳妥地处置急性戒断症状

医疗戒毒实践证明,重视生理脱毒期的治疗,积极稳妥地处置急性戒断症状,对吸毒人员增强戒毒信心,坚定戒毒决心,提高戒毒效果具有积极的意义。

(一)针对麻醉毒品如海洛因成瘾者

对此类戒毒者不宜采用"冻火鸡"疗法,而应积极进行美沙酮或丁冰诺菲替代治疗,同时配合抗氧化,清除自由基,纠正水、电解质紊乱,补充能量,改善营养等综合治疗。

(二)针对新型毒品如甲基苯丙胺成瘾者

对此类戒毒者在抗氧化,清除自由基,纠正水、电解质紊乱,补充能量,改善营养等综合治疗的基础上,积极治疗并发的精神障碍,如失眠、

焦虑、抑郁、幻听、幻视等。

四、中西医结合多措并举,有效缓解吸毒成瘾人员因吸毒而导致的各种医疗问题

针对吸毒人员因长期吸毒而导致的各种医疗问题,如失眠、焦虑、抑郁、幻听、幻视等精神问题,高血压、心律失常、应激性心肌病等心血管问题,食欲缺乏、肝功异常、脂肪肝、消化道溃疡等消化系统问题,在积极进行西医治疗的同时,吸纳中医辨证施治的优势,根据戒毒人员的生理、心理特点和戒除毒瘾的科学规律,按照循序渐进和突出重点的原则,将"治未病"的三期理念(未病先防、既病防变和病后防复)与戒毒三分期对医疗的要求结合起来,按照分期施治、分类施治、分别施治、个案施治的基本方法,综合运用多种中医治疗手段如传统经方、中医针灸、熏蒸、耳穴压豆等进行调养,达到身心俱调、标本兼治的目的。

第二篇　中医药戒毒

第四章　中医戒毒概述

中医在几千年的发展过程中积累了丰富的治疗经验,鸦片战争爆发后,医家有识之士又纷纷展开中医药在戒毒方面的研究,通过长期的努力,积累了很多宝贵的经验。由于不同学者对毒品成瘾认识、毒品危害治疗的侧重点不同,所以临床诊治呈现出多样性的特点。中医戒毒用药突出辨证论治,适应了虚实兼见、寒热错杂的病机,形成了独具特色的用药规律,将辨病和辨证有机地结合起来,为我们探讨有效的中医戒毒方药提供了理论和实践依据。而且中医重视戒断后全身气血的调补,是降低复吸率,彻底戒毒的重要环节。从中药中选取药物来缓解戒断症状不同于西药"以毒攻毒"的替代疗法,为戒毒开辟了新途径。

第一节　中医发展及戒毒简史

早在远古时代,我们的祖先在与大自然作斗争的过程中就创造了原始医学。随着在实践中不断充实和总结,中医基础理论、药物学、临床医学、针灸学等各个方面的中医名著不断问世,相继出现了多个学派的大医名家,推动着中医药不断向前发展,逐渐形成了系统完善的医疗体系;并以显著的疗效、浓郁的民族特色、独特的诊疗方法、系统的理论体系等特点对世界各地医学产生着重大的影响,成为人类医学宝库的共同财富。它历数千年而不衰,显示了自身强大的生命力,与现代医药共同构成了我国卫生事业,是中国医药卫生事业所具有的特色和优势。近些年来,随着党和政府的高度重视,扶持发展意见连续出台,中医药学更是得到了快速的发展。党和国家领导人习近平同志更是在多个重要场合发表讲话,谈及推动、振兴中医药事业发展,对中医药给予高度评价,并在多次重要讲话中,运用中医术语阐述治国理政的思想和观点,使中医药的发展如沐春风。

罂粟从隋唐时期传入我国,唐代开始作为观赏植物种于庭院。五代时期开始,医家逐渐认识到鸦片的药用价值,将其作为行气止痛、涩肠止泻、敛肺止咳药物广泛用于临床。从明末开始,鸦片由药品滥用为毒品。清代鸦片战争开始后,帝国主义对我国实行鸦片倾销,整个国家内外交困,主权丧失,社会动荡,民不聊生。此后,政府逐渐意识到鸦片的危害,开始颁布各种律例进行禁烟。

1839 年的林则徐虎门销烟事件,向全世界表明了中国人民禁毒的决心。在政府严厉打击贩卖、购买、吸食鸦片行为的同时,医家之中的有识之士开始用祖国传统中医研究戒烟之法。禁烟民族英雄林则徐更是中医戒毒的开创者之一。他首创的"忌酸丸""补正丸"开创了递减戒烟法的先河,影响了后代无数的戒毒医家。后代医家在林则徐的基础上,对鸦片成瘾的病因病机治疗有了更全面的论述,"五脏六腑受瘾说""膜原受瘾说""气血津液受瘾说""痰积寒湿内伤说"丰富了戒毒理论,并为后人留下了一批优秀的戒毒药方。民国时期的医家更是发现了心理依赖是复吸的重要因素,提出相应的预防措施,并注重加强戒毒后的起居、饮食、情志调理,将中医治未病之"病后防复"思想巧妙地运用到戒毒理念中。中华人民共和国成立后,伴随着我们禁烟工作的极大成功,戒毒研究处于停滞状态。20 世纪 80 年代以来,吸毒现象沉渣泛起,医药界又开始了新的研究工作,人们更是强烈希望通过中医中药针灸的低毒无毒特点,找到一条既可协助戒毒者快速急性脱毒,又可帮助其逐步消除稽延性症状,并深入调理受损机体,降低心瘾,防止复吸之路的中医戒毒系统之路。

在 200 年前,《戒烟快乐奇书》中就有记载:"惟有注重戒断后之调补而已。"说明中医药早已把治疗戒断后诸证纳入了戒毒整体治疗中。在戒烟毒史上,中医药在条分缕析的戒毒理论诞生之前,早已有了大量的临床实践。从清代到民国时期的戒毒专著有近 20 部,各种有效戒毒方有200 多首,现代新药开发品种有近 70 种,中医药在与药物滥用斗争的多年历史中,积累了丰富的治疗经验,筛选出了大量的有效方剂,对于生理脱毒、消除稽延性戒断症状和促进机体康复等具有较好的疗效,且均无成瘾性问题,例如清末戒烟方忌酸丸、断瘾丸、四物饮以及新型戒毒中药排毒养生胶囊、灵益胶囊、济泰片、福康片等。

中医药戒毒的临床及实验研究,揭示了中药戒毒的物质基础和作用机制,印证了历代戒毒药物的治疗作用,丰富和发展了中医药戒毒的理论和实践,为进一步研制防止复吸的新药提供了重要的理论依据。目前,我国戒毒中药的开发、生产和使用已经被纳入法制轨道,这样保证了戒毒中草药在研制、开发过程中能更加有序、安全有效,为戒毒中草药的研究健康持续发展提供了法律依据。只要我们牢牢抓住机遇,迎接挑战,突出自己的特色,我国中草药戒毒制剂很有可能为解决这一世界性的医学难题大显身手。

第二节　中医情志学在戒毒康复工作中的应用

人在吸食毒品以后,无论时间长短,身体各方面机能都会不同程度地受到影响,而吸食者的情志改变更是诸多症状中出现最早、持续时间最长的一个。毒品成瘾所致情志病证表现多端,但总的病机不外乎脏腑阴阳虚实。实则多因脏气郁闭,虚则多缘精气亏损。通过探索古代医学对情志的研究,发现毒品危害的本质,可以为戒毒康复寻求到一条准确而便捷之路。

一、中医情志学发展渊源

情志本为古代文化词汇,指人的情感、志趣,这一用法绵延至清代未有改变。中医文献中自《黄帝内经》(下文简称《内经》)至元代,情、志一直分别使用,作为一词约于明代方见于医家著作。先秦时期,中医药学术体系尚未形成,有关情志致病的论述只散见于各种文献中,尚未形成系统的理论认识。所以,有学者称之为"诸子散载时期"。《山海经》记载的 38 种疾病,其中就提到了狂、痴等。尽管对情志疾病的认识尚未完整系统,但是先秦诸子很重视对人的情志活动及其影响的研究。如《庄子·齐物论》曰"喜怒哀乐,虑叹变",即是对情志举而言之;《郭店楚简》曰

"喜、怒、哀、悲之气,性也。及其见于外,则物取之也",提出了"四情"的称谓;《吕氏春秋》曰"大喜、大怒、大忧、大恐、大哀五者接神则生害矣",论述了"五情致病";《荀子·天论》曰"形具而神生,好恶喜怒哀乐臧焉,夫是之谓天情",概括为"六情";《礼记·礼运篇》曰"何谓人情? 喜怒哀惧爱恶欲七者弗学而能",已经有"七情"的提法。

从中医角度来看,到了秦汉时期,《黄帝内经》对情志病有了更加丰富和深刻的认识,初步构筑了中医情志理论框架,指出所谓七情是指喜、怒、忧、思、悲、恐、惊七种情志的总称,一般情况下是指正常人体心理活动的外在表现形式。导致情志异常的原因包括社会因素、自然因素、机体因素及心理因素。《内经》对情志与脏腑的关系、情志致病规律以及对情志病症的治疗等都作了系统的论述,成为后世中医情志理论发展的基础。

《内经》中主要以五志分属于五脏的形式把情志与脏腑的功能活动联系起来。《素问·阴阳应象大论》云:"人有五脏化五气,以生喜怒悲忧恐。"同时提出了"肝在志为怒,心在志为喜,肺在志为悲(忧),脾在志为思,肾在志为恐(惊)"的五志五脏模式。

《灵枢·本脏》载:"志意者,所以御精神,收魂魄,适寒温,和喜怒者也。志意和则精神专直,魂魄不散,悔怒不起,五脏不受邪矣。"正常的心理变化和精神活动有利脏腑组织的功能活动,而过激的情志变化会导致罹患躯体致病,如《素问·阴阳应象大论》中"暴怒伤阴,暴喜伤阳。厥气上行,满脉去形。喜怒不节,寒暑过度,生乃不固"。

《内经》首开心理治疗之先河,提出"以情胜情"的治疗原则,并在《素问·阴阳应象大论》中具体化为"怒伤肝,悲胜怒,喜伤心,恐胜喜"。

情志致病对脏腑的影响主要依靠干扰脏腑气机实现,"怒则气上,喜则气缓,悲则气消",情志致病不仅可引起痿证、消渴等躯体疾病,还可导致癫狂、惊悸等精神失常类疾病。如《灵枢·本神》说:"心,怵惕思虑则伤神,神伤则恐惧自失……脾,愁忧而不解则伤意,意伤则悗乱……肝,悲哀动中则伤魂,魂伤则狂妄不精……肺,喜乐无极则伤魄,魄伤则狂,狂则意不存人……肾,盛怒而不止则伤志,志伤则喜忘其前言。"《内经》首倡"以情治情",如思伤脾,怒胜思;忧伤肺,喜胜忧;恐伤肾,思胜恐。又称为"情志相胜法"。

《黄帝内经》以后,历代医家的不同著作从不同的角度丰富和发展了中医情志学说。《难经》发挥了《内经》的病因学说,特别强调了忧愁思虑恚怒的病因学意义。例如,第五十九难曰:"狂癫之病,何以别之然。狂疾之始发,少卧而不饥,自高贤也,自辨智也,自倨贵也,妄笑好歌乐,妄行不休是也。癫疾始发,意不乐,僵仆直视,其脉三部阴阳俱盛是也。"

《伤寒论》开创了情志医学辨证论治的先河,将方药的运用与临床情志疾病紧密结合,使中医情志学说发展到一个新的高度。

隋唐时期,一些医家在中医情志致病等方面提出了自己独到的见解。如隋代巢元方等编撰的《诸病源候论》,对于五志五气,书中指出:"怒气则上气不可忍,热痛上抢心,短气欲死,不得气息也;恚气则积聚在心下,心满不得饮食;忧气则不可极作,暮卧不安席;喜气即不可疾行,不能久立;愁气则喜忘,不识人语,置物四方,还取不得去处。"唐代孙思邈效法《内经》,从七情内伤立论,指出"凡远思强虑伤人,忧愧悲哀伤人,喜乐过度伤人,忿怒不解伤人,汲汲所愿伤人,戚戚所患伤人",且进一步强调"怒气、恚气、喜气、忧气、愁气,此之为病,皆生积聚"。他认为,长时期不良心理情绪的刺激,如心情抑郁、思欲无穷、喜乐过度等,都会导致心理失衡,成为损害健康的始动因素。同时,他还归纳了七情所致的各种证候,即"寒气为病,则吐逆心满;热气为病,则恍惚闷乱,长如眩冒;又复失精,喜气为病,则不能疾行,不能久立;怒气为病,则上气不可当,热痛上冲心,短气欲死,不能喘息;忧气为病,则不能苦作,卧不安席;恚气为病,则聚在心下,不能饮食;愁气为病,则平居而忘,置物还取,不记处所,四肢浮肿,不能举止"。

宋代陈无择提倡"三因说",明确提出了"七情"的概念,并将其作为一类独立的致病因素,指出"七情者,喜、怒、忧、思、悲、恐、惊是也。若将护得宜,怡然安泰。役冒非理,百病生焉。夫五脏六腑,阴阳升降,非气不生。神静则宁,情动则乱。故有喜、怒、忧、思、悲、恐、惊七者不同,各随其本脏所生所伤而为病。故喜伤心,其气散。怒伤肝,其气击。忧伤肺,其气聚。思伤脾,其气结。悲伤心胞,其气急。恐伤肾,其气怯。惊伤胆,其气乱"。

金元医家则进一步促进了中医情志理论的发展。刘完素以"火热"立论,认为五志过极亦能化火,指出"五脏之志者,怒喜悲思恐也(悲一作忧）。若五虑过度作劳,劳则伤本脏,凡五志所伤皆热也"。

李杲以"内伤脾胃,百病由生"立论,认为情志不和,内伤脾胃是导致疾病发生的重要原因。指出内伤病的发生"皆先由喜怒悲忧恐,为五贼所伤,而后胃气不行,劳逸饮食不节继之,则元气乃伤"。还在《安养心神调治脾胃论》中提到:"凡怒、忿、悲、思、恐、惧,皆损元气。夫阴火之炽盛,由心生凝滞,七情不安故也。"在《内外伤辨惑论》中特别指出:"喜怒过多……耗伤元气,脾胃虚衰,元气不足而心火独盛。"充分论述了情志致病的病因病机。

张从正在临床治疗方面特别重视心理因素,其在《儒门事亲·九气感疾更相为治衍》中,对七情致病的病变和证候作了较全面的归纳和论述,认识到几乎所有慢性病过程都受心理因素的影响。在治疗上,他充分发挥了《内经》的情志相胜疗法,并将医案详细记载在书中。如击拍门窗,使其声不绝,以治因惊而畏响,魂气飞扬者,此谓"惊者平之"。

朱丹溪倡导"相火论",认为相火妄动是导致疾病发生的根由,而引起相火妄动的重要原因就是情志过极。如"五脏各有火,五志激之,其火随起""相火易起,五性厥阳之火相扇,则妄动矣"。对郁证的证治,丹溪颇有心得,认为"气血冲和,百病不生,一有怫郁,诸病生焉"。他所拟定的行气开郁的方剂越鞠丸,一直为后世医家所效法。明清时代,七情学说大为盛行,七情致病受到广泛的重视,七情学说得到了普遍应用。

明代著名医家张景岳认为"情志"是神的一种,由心神化生,其本质就是情。他在《类经·摄生类·天年常度》中曰:"神之为义有二:分言之,则阳神曰魂,阴神曰魄,以及意志思虑之类皆神也。合言之,则神藏于心,而凡情志之属,惟心所统,是为吾身之全神也。"他还阐释了《内经》"移精变气"和"祝由"的理论,并特别重视情志对健康的影响,形成了独具特色的心身医学观。

清代医家林佩琴《类证治裁》和沈金鳌《杂病源流犀烛》明确指出精神治疗在情志病中的重要地位,认为:"人有病在七情者,非药石可治,还当以情治之。"

李梴在《医学入门》中重点对七情脉理及暴喜、暴怒、积忧、过思等情志进行了发挥。

王旭高阐述了七情的归脏、病证及方药的应用,并于汇编医书中专列七情病案。

《张氏医通》中设有"神志门",各病证分列病因、病机及治疗方药,丰富多彩。

《古今医案按》首创七情分别类案。其后《柳选四家医案》详录"神志门"。在明清其他医案医论类书籍如《名医类案》中,收集整理了大量有关中医情志疾病学的资料,具有很高的理论和实用价值。《古今图书集成·医部全录》"情志门"收载了二十余方,专论以情志异常症状为主的疾病。"女子以肝为先天"(《临证指南医案》),《傅青主女科》结合妇女的身心特点,在妇科内伤杂病中多录有妇女情志病。

中医情志学说有其特定的发展历程。先秦时期,有关情志致病的论述只散见于各种文献中,尚未形成系统的理论认识;隋唐时期,一些医家在中医情志致病方面提出了自己独到的见解,是情志学说的初步形成阶段;宋金元时期,明确提出了"七情"的概念,突出强调了情志因素在疾病发生发展中所起的重大作用;明清时期,通过对文献的整理研究,使情志学说趋于成熟,臻于完善。

综上可见,自《内经》开始,明清而止,在传承的基础上,随着历代医家对情志概念、病因病机、致病特点及情志病证的防治等方面认识的不断深化,中医情志理论框架已具雏形,为后世中医情志学的形成与发展奠定了良好的基础。探索不同时期戒毒人员的情志变化,可以为毒品危害的病因病位辨证分析提供有效依据,从而综合运用药物、心理辅导、音乐疗法等措施,调节阴阳平衡,有效恢复机体健康,直至断除心瘾。

二、不同毒品成瘾后表现不同情志异常

(一)甲基苯丙胺戒断精神症状

甲基苯丙胺戒断时常出现中枢神经兴奋与外周交感神经轻度兴奋的症状。中枢神经兴奋症状:欣快感,清醒或易唤醒,情绪提高,自信心增强,性欲亢进,警觉(过敏),注意力集中,焦虑,思维活跃但难以深入,活动增加,言语增加,疲劳感下降,呼吸加快,食欲降低(饱感)。

(二)海洛因戒断期精神症状

对海洛因的渴求感、情绪抑郁、焦虑、烦躁不安、坐卧不宁、睡眠障碍几乎是所有海洛因戒毒者脱毒期间均会出现的症状,其严重程度可因个体的不同而存在程度上的差异。睡眠障碍是海洛因依赖者脱毒过程中最常见的症状之一,几乎伴随脱毒的整个过程,部分患者甚至可达数月之久。

(三)摇头丸

不管是单次还是长期使用,摇头丸可引起一系列的精神症状,包括病程长短不一的偏执样精神病、持续的焦虑、抑郁或惊恐障碍。

(四)氯胺酮

1. 精神方面的不良反应

一是精神、神经系统反应,表现为噩梦、幻觉、错觉、呓语、分离状态、意识模糊、不理智的行为、尖叫、兴奋、烦躁不安、注意力和记忆力受损、易激惹等。

2. 急性中毒

平时性格开朗,为人处世随和,生活经历平顺,意志坚强的患者,氯胺酮麻醉苏醒期的反应多数属"平稳型"或"兴奋型";平时性格孤僻,为人处世激进,生活经历坎坷,意志薄弱,对手术存在强烈焦虑恐惧心理的患者,氯胺酮麻醉苏醒期的反应多属于"躁动型"。"平稳型"的患者在氯胺酮麻醉苏醒期多数较平稳、安静,呈现熟睡状态,但呼之能应,能与人合作。"兴奋型"的患者在氯胺酮麻醉苏醒期多数呈兴奋、欣快、话多、舒适、犹如美梦一般的状态,问话应答自如,无肢体乱动现象,能与人合作。"躁动型"患者在氯胺酮麻醉苏醒期多数处于谵妄、狂躁、肢体乱动或僵直状态,表情痛苦,愤怒,不能与人合作。

(五)大麻

1. 动机缺乏综合征

长期摄入大麻及其制品者,由于脑功能受损,可导致动机缺乏综合征。常表现为萎靡不振,精神迟钝,情感淡漠,无欲望,缺乏进取心和向上精神,社会责任感下降,对外界事物缺乏兴趣与追求。此外,注意力、记忆力、计算和判断力都有不同程度的减退。

2. 精神分裂症

容易罹患精神分裂症等精神疾病的少年如果吸食大麻,会增加其发病的概率。精神病性症状包括产生幻觉、错觉、妄想。其他的精神症状包括前后说辞不一、困惑的想法、奇怪的行为等。

三、毒品成瘾所致情志病证的病机及特点

神志的正常需要五脏功能活动的协调配合,主要靠肝主疏泄藏血,心主藏神,脾主运化,肾主藏精等功能正常发挥。脏腑阴阳气血调和,则神明健旺,记忆清晰,思维正常,反应敏捷。

(一)肝郁不舒,脑神失调

肝开窍于目,而目系与脑相通;同时,肝经"交巅入脑",故肝与脑存在着一定的关系。在生理上,肝藏血,主疏泄,脑髓靠肝血的不断充养方才能成脑神之用;脑中真气及主元神的功能必须依赖肝主疏泄,调畅气机和情志作用的协调配合,因"凡上升之气,皆由肝出"(《类证治裁》)。

在病理上,若吸毒日久,损及肝脏,则往往肝藏血功能失常。肝血不能上养于脑,脑神失常可见难以入眠,屡睡屡醒,多梦易惊,甚则出现幻觉错觉等神志病变。若肝阴不足,不能涵养肝木,则肝疏泄功能失常,气机上逆,气血上冲于脑,扰乱脑神,而见脑神失常,吸毒成瘾者常常表现精神过度敏感,焦虑不安,精神亢奋,言语频多,性欲亢进。另外,吸毒成瘾者情绪多变,常因毒瘾悔恨抑郁,而肝主疏泄,喜条达,若肝郁不舒,久郁不解,一则易化火伤阴,使脑失所养;二则气滞血瘀,瘀血阻窍,均可致神志异常。《辨证录·呆病门》中有"大约其始也,起于肝气之郁"之论述。

(二)心藏受损,神志晦明

心藏神主神明,有主司意识、思维、情志等精神活动的作用,而心主神志又与心主血脉的功能密不可分。心血充足则神有所养,心脉通畅则神志清明,敏捷不惑。但毒品成瘾患者长期吸毒,最易伤及阴血,则心血匮乏,心阴凉润作用失常,心神失养,则症见焦虑呓语、烦躁不安、坐卧不宁、尖叫呼号、紧张易怒、呼吸加快等;又或长期嗜毒,作息失常,机体常常处于亢奋状态,心阳过用,心气耗散,亦可导致心神不旺,神明衰减,多见神情委顿、淡漠痴呆、情绪低落、乏力少气。故而《黄帝内经·素问》中论述为"心者,君主之官,神明出焉"。

(三)脾运失健,神明失聪

吸毒成瘾者饮食失常,最易伤脾胃元气。若脾气不足,清阳不升,且脾胃腐熟水谷功能失常,水谷精微不能运化,气血生化乏源,则脑神失

养,九窍不利,症见失眠健忘、困倦懒动、倦怠嗜卧、头昏眼花等。脾主运化,饮食不节,运化失权则水湿内停,凝聚为痰。肾司开阖,肾阳不足,开阖不利,水湿停泛,可聚而为痰,则可见精神萎靡、嗜睡神昏。另外,情志不遂,气郁化火,可煎熬津液而为痰,加之脾胃运化失常,更助痰湿,则痰随气行,闭阻脑窍,脑气不舒,脑神失司,虚则可见眩晕失眠、昏蒙不清,实者可见烦躁不安、坐卧不宁,甚则胡言乱语。

升降相因是神志活动正常的重要保证。脾胃对津液气血的转输作用保证了神志功能的正常发挥。一方面,津液等营养物质濡养脑髓;另一方面,津液代谢平衡,不会产生痰饮等致病产物阻遏脑络。脾将津液上输于肺,清纯部分经宣发作用外布于五官九窍、肌腠皮毛,向内洒陈于脏腑;秽浊的部分经肺通调水道下行于肾,通过气化作用使浊中之清,上行于肺,浊中之浊,下流于膀胱,排泄多种废物,则不留痰湿使神志活动正常。脾胃为一身气机升降的枢纽,脾主升,引导着肝的升发、肺的宣发、肾水上升;胃主降,引导着心火下降、肺气肃降、肾的纳气。这些方向相反的矛盾运动,将人体维持在一个相对稳定的状态,脾升胃降,相因相制,气机平衡,神志正常。《素问·六微旨大论》云:"故非出入,则无以生长壮老已,非升降,则无以生长化收藏。"

(四)肾不藏精,髓不充脑

肾藏精,靠命门之火的作用化生元气,推动鼓舞,以成脑神之用。督脉是肾脑联系的纽带。在生理上,若肾精足而命火旺,则真气生化有源,脑气充神旺而思维敏捷,记忆力强。肾精化生为髓,源源不断地上充于脑,濡养脑神,而成脑神主元神、主运动等作用。病理上,吸毒成瘾者长期反复吸毒,津液亏损,阴血亏耗,久而久之阴损及阳,阴阳皆虚,均可致肾精不足,脑髓失充,以致脑疲神乏,出现精神委顿、记忆力差、思维不敏、应答迟缓等病变。

第三节　中医戒毒特色治疗研究概述

在中医非药物疗法被越来越多地运用于临床研究的同时,其相应的实验研究也在快速发展。目前,实验研究主要聚焦于针刺或电针治疗海洛因、吗啡、甲基苯丙胺等毒品成瘾的作用机制研究，以及毒品对动物大脑神经细胞、基因表达水平、空间记忆学习能力等改变的作用机制研究。

一、中医非药物戒毒研究介绍

（一）针刺戒毒

针刺疗法属于中医学的一个重要组成部分，但与中药戒毒相比较，针刺戒毒起步较晚，由香港外科医生温祥来（Wen HL）于 20 世纪 70 年代发现。自此以后，我国研究人员对针刺戒毒疗法进行了大量的临床研究，针刺戒毒得以迅速发展。

1. 体针治疗

海洛因依赖者在长时间吸食毒品后，记忆功能状态存在障碍。魏东焰等通过对随机分为单纯针灸组、阿片加针灸组、阿片加韩氏戒毒仪组和阿片加丁丙诺啡组四组海洛因依赖者的治疗效果进行对比观察发现，针刺疗法能显著提高患者短时记忆量和大脑工作能力，有助于患者更好地回归社会。[①] 呕吐、呃逆等症状在海洛因戒断者中经常出现，江礼彬对戒断过程中出现呕吐和呃逆症状的海洛因依赖者分别进行针刺双侧内关穴与双侧翳风穴治疗，结果发现，针刺内关穴与翳风穴分别对控制戒断过程中的呕吐和呃逆症状疗效确切。[②] 李明哲等将男性甲基苯丙胺依赖者随机分为对照组和治疗组（针刺百会、内关、神门、足三里），结果显示，治疗组在提高睡眠质量及控制焦虑、抑郁症状方面具有显著作用。[③]

2. 头针治疗

关于头针疗法的文献相对较少，但却丰富了针刺戒毒的理论基础。戎军等对随机分为头针组、体针组和单纯美沙酮组的海洛因依赖者进行脱毒治疗，临床结果显示，在改善海洛因依赖者失眠、焦虑症状等方面，头针具有显著优势。

[①] 参见魏东焰、吴俊梅、罗永芬：《针刺脱毒对海洛因依赖者短时记忆量及大脑工作能力的影响》，载《成都中医药大学学报》2010 年第 4 期。

[②] 参见江礼彬：《针刺内关治疗海洛因依赖者呕吐 78 例》，载《中国药物滥用防治杂志》2009 年第 4 期。

[③] 参见李明哲、徐平、李煜等：《针刺干预甲基苯丙胺戒断者记忆障碍的 ERP 观察》，载《上海针灸杂志》2013 年第 8 期。

3. 耳针与耳穴贴压治疗

杨桦等将海洛因依赖者随机分为治疗组（体针配合耳针治疗）和对照组（体针治疗），结果发现，在改善稽延性症状方面，治疗组明显优于对照组，表明体针配合耳针疗法对治疗海洛因依赖者稽延性症状有显著疗效。[①] 李博等对阿片类稽延性戒断综合征患者的相关耳穴和手背进行皮肤电阻测定，结果发现，患者的神门、交感及皮质下相比内分泌和手背皮肤电阻值较低，推测在临床治疗中，刺激神门、交感和皮质下可能对阿片类稽延性戒断综合征有一定治疗作用。[②]

4. 电针治疗

刘胜等将海洛因依赖者随机分为电针背俞穴组、电针五腧穴组和对照组，临床结果表明，与电针五腧穴组相比，电针背俞穴组患者的焦虑情绪有显著改善。[③] 李明哲等通过 NuAmps 40 导便携式脑电仪（事件相关电位系统），结合运用毒品相关 n-back 任务，对采取针刺治疗（针刺百会以及双侧内关、足三里）的甲基苯丙胺戒断者前后工作记忆状态和事件相关电位（ERP）改变的对应关系进行分析。[④] 临床研究表明，甲基苯丙胺戒断者可能存在记忆障碍，而针刺疗法对甲基苯丙胺戒断所致的记忆障碍有治疗作用。

（二）按摩戒毒

黄定国对 1 例毒品成瘾者进行反射疗法按摩治疗，结果发现该患者的毒瘾在治疗 3 个月后未再发作，认为按摩之所以能够戒毒，是因为在毒瘾发作时，反射疗法按摩对大脑刺激的兴奋性超过了毒瘾引起的兴奋性，并阻断了毒瘾引发的病理反射。[⑤] 通过不断反复地按摩刺激，使大脑逐渐恢复适应性，消除对毒品的依赖。同时，与中医药物疗法、针灸疗

---

① 参见杨桦、高玉杰、杨丽美：《针刺治疗海洛因依赖者稽延性戒断症状的临床观察》，载《时珍国医国药》2007 年第 4 期。

② 参见李博、贾维娜、李峰：《太原市 99 例阿片类稽延性戒断综合征耳穴电阻研究》，载《中国药物依赖性杂志》2007 年第 2 期。

③ 参见刘胜、周文华、杨国栋：《电针背俞穴治疗海洛因患者早期稽延性戒断症状的临床研究》，载《中国药物滥用防治杂志》2007 年第 3 期。

④ 参见李明哲、徐平、李煜等：《针刺干预甲基苯丙胺戒断者记忆障碍的 ERP 观察》，载《上海针灸杂志》2013 年第 8 期。

⑤ 参见黄定国：《反射疗法戒毒效果观察》，载《双足与保健》2006 年第 4 期。

法、美沙酮替代疗法等相比，中医按摩戒毒具有成本低廉、操作简单、安全可靠、无新的药物依赖等优势。

（三）其他中医非药物疗法戒毒

方圆等通过低频戒毒仪和韩氏戒毒仪分别对随机分为低频戒毒仪组（耳穴肺、神门、交感、皮质下，体穴内关、合谷、足三里、上巨虚）和韩氏戒毒仪组（内关、外关、合谷、劳宫、足三里、三阴交、涌泉、行间）的两组海洛因依赖者进行治疗和观察，结果发现，低频戒毒仪和韩氏戒毒仪对海洛因戒断综合征均有较好的治疗效果。[①] 而温德发等在上述临床研究的基础上，改变低频戒毒治疗仪组的选穴，与韩氏戒毒治疗仪组同样选择体穴为针刺穴位，临床试验结果发现，在改善毒品戒断综合征，尤其是控制早期戒断症状方面，低频戒毒仪较韩氏戒毒仪具有更好的安全性，总体评价更好。[②]

二、中医非药物戒毒的实验研究进展

薛红等通过实验研究发现，针刺对海洛因成瘾小鼠节律紊乱具有一定的调整作用。吗啡与海洛因同属于阿片类毒品，其成瘾机制都是与中枢不同脑区内阿片受体结合，进而导致阿片类毒品成瘾。[③] 因此，王颖等应用电针法和埋线法干预吗啡成瘾小鼠，发现治疗组较模型组紊乱的节律得到显著改善，推测其治疗机制可能与上调吗啡成瘾小鼠大脑视交叉上核中的 Per1、Per2 基因表达水平有关。[④] 还有研究报道指出，海洛因成瘾可导致大鼠海马、VTA 区神经细胞凋亡，针刺百会穴和大椎穴可显著降低大鼠海马、VTA 区神经细胞凋亡指数，并使海洛因依赖大鼠的学习记忆能力得以改善。

纵观近 10 年中医非药物戒毒的研究进展，大致有三大发展现状：一是临床研究目前主要以缓解或治疗焦虑、抑郁情绪和睡眠障碍等方面为

---

① 参见方圆、高峻钰、盛丽霞等：《两种电针戒毒仪对治疗急性脱毒期戒断症状的临床比较》，载《中国药物依赖性杂志》2010 年第 3 期。

② 参见温德发、白恒、温学峰：《物理疗法（应用低频戒毒治疗仪）代替美沙酮对戒毒综合症治疗的研究及临床验证疗效观察》，载《中外医疗》2012 年第 2 期。

③ 参见薛红、吴林瑾、宋开源等：《电针防治海洛因成瘾的昼夜节律时相特征研究》，载《南京中医药大学学报》2009 年第 6 期。

④ 参见王颖、王俊娟、刘文等：《电针、埋线调整吗啡成瘾小鼠 SCN 内 Per 基因表达的研究》，载《山西中医学院学报》2014 年第 6 期。

主;二是针刺戒毒因其疗效迅速显著,操作规范易行,没有或极少副作用等优势,得到了国内外医学戒毒工作者的广泛研究和推广应用,正逐渐成为目前临床戒毒比较常用的中医非药物疗法;三是实验研究目前主要以针刺或电针对毒品成瘾和毒品对动物大脑神经细胞、基因表达水平等改变的作用机制研究为主,并为临床研究提供丰富的理论基础。

在目前的发展现状基础上,做好以下三点将更有利于中医非药物戒毒的普及和发展。首先,加大对相关古籍文献的收集整理工作,深入探讨中医在毒品成瘾、断瘾、戒断后康复等整个过程的认识,统一中医诊断、辨证论治和疗效评定等方面的标准,以期更好地指导今后的临床实验研究工作。其次,重视针刺戒毒的临床应用,使穴位选择、进针手法、疗程长短及电针刺激参数等更加规范化、标准化,为针刺戒毒在国内外戒毒临床中的普及打下坚实的基础。最后,借助现代医学在疾病检查诊断等方面的优势,加强对基因、细胞、神经等微观系统的研究,拓宽我国传统医学对毒品成瘾、断瘾等作用机制的认识,为中医非药物疗法戒毒的作用机制作出更加科学、规范和易于国际交流的解释。相信在众多戒毒工作者的共同努力下,戒毒者将会更快、更好地融入社会。

第五章 中医对成瘾的辨证分析

俗语常说"一日吸毒，终生戒毒"。毒品之所以难戒，是因为其具有成瘾性。躯体和精神对毒品的依赖常常使很多有心戒毒的人欲罢不能。反复戒，不停地复吸成为很多吸毒人一生难以摆脱的魔咒。从中医角度对成瘾病因病机进行研究，从而通过中医药疗法进行干预，使吸毒者彻底摆脱毒瘾的控制，是中医药戒毒工作的最终目标。

第一节 吸毒成瘾中医机理研究

一、医家对鸦片的认识

随着鸦片的传入，医家对鸦片的认识也更加深入。清代医家对鸦片，从名称、性味、归经，到作用与毒性等方面的认识，也有所发展。当时本草著作中，通称鸦片为"阿芙蓉"。在"阿芙蓉"条目下，鸦片为俗名，其他别名有阿片、稷粟、哈芙蓉、哑芙蓉、合甫融（西番）、土（形似泥土）、烟（以水煮成膏）、亚荣（西洋语）、哑荣、倭烟（来自日本）、倭片、乌香、乌烟等。到了乾隆年间，用烟枪吸食鸦片已经在中国流行。杜钟骏在《抉瘾刍言》认为，"以土熬膏，以灯烧之，以斗装之，以枪吸之"的鸦片吸食方式"起于粤人"。这种吸食方法方便，易于仿行，使全国消费的鸦片数量逐年增加，将鸦片由药用彻底推到了毒品的行列。

医家对鸦片性味的认识比较一致，认为是酸、涩、温；对鸦片归经的认识，则由前期主张归足少阴经，扩充为归入手足太阴经、阳明经及少阴经。医家对鸦片的毒性有了充分的认识。张秉成《本草便读》认为，鸦片属于"大苦大热,毒性之烈,竟与花壳不同"。《抉瘾刍言》(1909)记载:"鸦片一物,制法奇,喫法尤奇,气香而性速,可以舒郁闷,可以助兴致,所以嗜之者众而悟之者渺。"《鸦片瘾戒除法》云:"大抵鸦片成瘾之原因有因病而吸烟者,实则居于多数。盖鸦片入口,直走清道,熏蒸脏腑,灌注经隧,上通髓海,下达尾骶,故能使倦者不倦,乏者不乏,壅者能宣,郁者能舒,陷者能举,脱者能收。他药所不治之病,间有一吸烟而即效者,疑其为精神长也,疾病愈也,于是旦夕吸之。"①

二、中医对瘾的认识

"瘾"其实就是指吸食鸦片成瘾者在烟瘾发作时,因不能及时得到毒品而出现的一系列症状。《救迷良方》(1833)指出:"脏腑赖烟而后快,精神赖烟而后爽,耳目手足赖烟而后安。"《鸦片流毒中国史》认为:"一旦停吸,血即凝滞,身懒神呆,是所谓瘾也。"此时,鸦片成瘾者只要重新吸食鸦片,所有的症状就都会消失,并且产生特殊的舒快感。《抉瘾刍言》描述说:"不特诸病(瘾发症状)若失,而且心旷神怡,飘飘乎,有羽化登仙之雅趣。"这正是成瘾者难以戒除的原因。《商办戒烟会良方》记载:"洋烟嗜吸成癖曰瘾,前人盖取隐癖之义。如影随形,不易离开之谓也。"

有的医家还依据字义,从病机角度对这一现象进行解释。医家对"瘾"字的认识主要有以下几种:

王士雄认为"瘾"实际上为"引"字,是引动之义,即吸食鸦片后,欲罢不能,必引之致死而后已。俗作"瘾"者,只是因为读音相同。

屠道和《普济良方》(1863)不认同"引动"之说,认为"'瘾'当为'饮',即医书所说的痰饮证"。

《抉瘾刍言》认为"瘾者瘾也,病伏不见之谓。考字典,瘾,音隐……嗜烟之人,朝吞夕吸,烟气隐伏于身中,习而成瘾,亦犹见邪之瘾于皮里,化而为瘾也。虽所因不同,其为隐患则一,皆不能断根者""初吸者无所谓瘾也,或因其有病而称其功,或因无事百爱其雅,朝弄而夕玩之,相亲相近,渐习渐深,不觉瘾之成也"。

曹炳章在《鸦片瘾戒除法》中也详细介绍了何谓烟瘾:"盖人之口内

---

① 参见刘悦:《清代鸦片烟毒与中医戒烟研究的历史考察》,中国中医科学院硕士学位论文,2008 年。

有二管,左为咽,曰贲门,为饮食所由入,通于胃肠,直达下焦膀胱,出为便溺;右为喉,曰气户,属肺,使呼吸而下通肝肾。此二者,乃一身百节之机关,呼吸出入之门户。吸则气入而下坠,呼则气出而上越。呼吸之间,脾居中宫,主受纳谷味,以容乎血气。夫鸦片之吸食也,则由气管,随呼吸往来调和于自散油中,随烟进肺之细气胞,入微血管,与血质融合,输入脑部,以刺激脑之襞积及脑珠,故与受纳饮食之食管截然两开。盖气管本为清虚之府,不能容受纤毫微末。故虽颗粒滴水误入其中,即欲呕逆以出之而后快。烟乃有气无形之物,随呼吸而渐积于五脏之内,故一吸而能入达于内脏筋骨髓脑之内,一呼而出,又能达于皮毛毫发之杪。故一入内脏,则遍体上下内外无处不到。尔时思想奇特,迥异于平时,而脑部之作用达于极点。其自顶至踵,康健舒畅之乐,有不可言喻形容者,则刺激过烈之明验也。若越二三小时,其则为抑郁疲倦,全体不适,必再吸而后快。始则由渐而常,即则由常而熟,极其数也,脏腑赖烟而后快,精神赖烟而后畅,耳目手足赖烟而后安。一旦无烟浸润之,而肾先病,肾病则呵欠频频,而后肝亦困乏,肝困则涕泪交流,而肺亦生痰矣,盖脾主信,而脾之感亦如此,于是五脏交相困矣。五脏困则全体无所秉令,轻则一身痿软,重则诸痰蜂起,如患重病,此即所谓烟瘾也。"

《抉瘾刍言》曰:"上瘾之原因种种不一,有因疾病而吸者,犹借寇兵也;有因应酬而吸者,犹饮鸩酒也;有因嬉戏而吸者,犹狎水而自溺也;有因消遣而吸者,犹引火而自焚也;有因嫖赌助兴者,犹以双斧伐孤树也;有因饕餮入胜者,犹随众盲入火坑也;有父吸及子,夫吸及妻,兄吸及弟者,犹痨瘵之传亲也;有师吸及生,宾吸及东,主吸及仆者,犹疫病之传人也。"所谓成瘾,有两个最明显的特点,就是瘾发时的痛苦感受与得以吸食鸦片后的舒畅感受。这两种感受有着一定的生理改变基础,然二者的明显对照,则成为鸦片成瘾者对鸦片形成心理依赖而难以戒除的原因。

医家们经过不断探索,积累经验,对吸食鸦片产生舒快感的病机主要有下面三种探索。

(一)提劫五脏元气论

如王士雄认为鸦片吸入能暂时性地鼓舞肾气,令人不倦。王燕昌《王氏医存》(1875)认为"因周身元气被其牵引,倦者不倦,乏者不乏,徒然爽快,疑为精神长也"。

（二）束气缩血论

《读医随笔》（1891）认为，鸦片味苦性敛，苦属火属燥，敛属金而急，行肺行肤，能束人之气，缩人之血。走骨走血，又性苦属火属燥，"气初得束则势激而鼓动有力，血初得缩则脉松而周运无滞，筋节亦借其束力、缩力"，顿觉坚强，神清气爽而体健并且能够止痛。

（三）强脑安神论

卧云轩主人撰《医学精要奇症便览》（1890）认为，鸦片能够强脑，"初吸时脑力感受，自觉全体宽舒"。《鸦片流毒中国史》中也说："鸦片为醉脑之药，少服能提脑力，与饮食同，且能行气安心，释人愁虑。"

医家还认识到，因病而吸食鸦片，在吸食时虽然能够感觉舒服，可以暂时减轻病痛，但并不能从根本上解除病症，还有可能进一步加重病情。如《归砚录》中记载："亦有因衰病而误堕其中者，以其吸之入口，直行清道，顷刻而遍一身，塞者能宣，郁者能舒，陷者能举，脱者能收，凡他药所不能治之病，间有一吸而暂效者。"指出这只是暂时性作用，并非治病神丹。《抉癖刍言》则进一步指出"疾反因烟而隐伏也"。

三、对瘾发病机的认识

对瘾发病机的探讨，主要集中在其瘾发症状产生的机理方面，大致有以下几种认识。

（一）与吸食鸦片产生舒畅感的病机相对应

1. 阳气失于提劫

阳气赖烟力以升提，一旦停吸，气无以升提，血运行受遏，而出现"脱瘾"的各种症状。

2. 气血松懈涣散

周学海《读医随笔》认为，"脱瘾则气驰而汗出，血散而身寒，筋骨亦为之缓纵而不收，甚至喘咳不止者，以气血惯受束缩，一经松懈，遂涣散颓唐，无以温里而卫表也"。

3. 强脑之效消失

《医学精要奇症便览》指出，"今鸦片性有强脑耗血之害……若一过烟性，心血反，于脑力因之而失，心神倍增其苦，是之谓瘾"。《鸦片流毒中国史》中也有类似的论述，"迨为日既久，渐无新鲜血液滋养全脑，则体失其功用，必待鸦片提之而后可，亦即所谓瘾也"。

（二）气血津液受损说

阿片作用于人体，首要的是损害人体的气血津液。阿片辛香苦涩，微温，以其涩可提涩正气，使人一时"神清气旺"，出现"舒畅"。如《抉瘾刍言》语："得烟数日，一吸而入于肾肝，一呼而出于心肺，再呼再吸，气机流转，脾以升，胃以降，顷刻精神焕发，一片氤氲之气，彻表彻里，瀜瀜然萃于面，益于背，溢于四肢，达于毫毛，自顶至踵，其舒畅有不可言语形容，不特诸病失，而且心旷神怡。"吸食鸦片虽能暂时振奋正气，欣快不已，但久用反而会伤人正气。如《抉瘾刍言》云："阿片提神劫病，非能养生却病，久吸脏腑隐受销烁而气血日亏，瘾至时则诸虚毕现。"《王氏医存》云："盖瘾者，凡病连一二日不能吸烟，元气定不能支，或汗不止，或泻不止，或遗精。"

（三）痰壅说

屠道和在《普济良方》中提出了痰壅论。他认为由于吸食鸦片而扰动体内湿气，导致内生痰饮。若逾时未曾再吸，则痰涎壅盛而出现各种瘾发症状，"或泪流，或汗出，或背胀，或欠伸，或呕吐，或心慌"，而烟性宜通，所以一旦吸食，则能使痰食顿开，而诸症悉平。

（四）烟虫说

杜钟骏在《抉瘾刍言》中提出了烟虫说。他认为烟的性燥热，脏腑被烟气熏灼，必燥而变皱，烟垢积聚，是为成瘾。这些皱褶及烟垢，复得身中湿润之气以涵养，久而必生细虫，伏于肠胃之间，依靠烟气而活，"得烟则伏，失烟则动"，故而有瘾发而苦，吸食则快。

（五）三焦受瘾说

王燕昌在《王氏医存》提出三焦受瘾说的理论。书中说道："凡吸烟成瘾之人，上焦多痰饮，中焦多积滞，下焦多寒湿。痰饮、积滞与寒湿，既是吸食毒品的病理产物，又是致病因素。阿片辛香走窜，耗散肺气，使肺气亏虚，无力通调水道，肺气不宣，则津液无以敷布，肺气不降，则代谢之水液无法排泄，聚为痰饮，停留于肺，又反过来影响肺的生理功能。因阿片燥热伤津，故吸毒之人喜啖生冷果品，或大量饮水，所食之物停留在中焦，损伤了中焦正气，脾胃运转不利，更致饮食积聚或水湿停留。阿片成瘾者，常因房事无度，伤及肾阳，而成下元虚寒证。肾阳不温脾阳，可致脾阳不运，水湿停聚，湿性趋下，与寒相合，则为下元寒湿之证。"

（六）病位探讨，归于脏腑

早在 1833 年《救迷良方》中就提出了烟瘾病在五脏，认为烟气通过呼吸经由气管到达五脏，而渐积在五脏之内，则肾、肝、脾分别出现病症，表现为呵欠频频，涕泪涟涟等。最后导致五脏交相困倦，轻则一身痿软，重则诸疾蜂起。《抉瘾刍言》在"论五脏六腑皆能受瘾"篇中曰："问：曰烟瘾何由而受。曰：《内经》云'邪之所凑，其气必虚'，何脏独虚，则先受其瘾……然必假于肺，故初瘾浅，肺受影响，久瘾深，则五脏六腑皆能受之，非独肺也。"认为肺脏是首当其冲的受害脏器。因为烟是从气道而入，肺司呼吸，最先受到烟气的影响。刚吸食时，只是肺脏受影响，而吸食日久，则五脏六腑都受其害。屠道和在《普济良方》提出痰壅说，由于脾为生痰之源，肺为藏痰之器，所以他认为病位在脾肺二经。《戒烟全法》对脏腑受瘾也有论述："（阿片）其味苦而辛，热如砒霜信土，其气香而窜，速如麝子蟾酥，性少降而多升。因有司于成瘾之故焉。盖人身十二经络，气血流行，周而复始，每二刻而行一度，是为常数，乃以烟之辛窜，吸入其中，其行自比常速，速则百脉沸腾，畅然有力。虽一时有力，已与阴阳缓急之准远矣。夫天地之所以能久者，以有常也，人身之所以不病者，有顺其常也。假如行路者使人追而迫之，其行倍速，及迫者止，而行者已疲，其行反不如常矣。倘愈疲则愈迫，愈迫而愈疲，有不疲极而至死者乎？吸烟迫脉，无异乎此，受之太甚遂致五脏六腑，皆衰惫而不自主，是谓瘾也。"

（七）多病机相兼论

多种病机相兼参与的认识得到更多医家的支持。如《见心斋药录》（1881）指出"人身、脑与血液，惯受烟气，一经失吮，百病骤兴"。主张烟毒可以损害五脏六腑的医家，大多亦主多病机相兼论。

（八）吸收西学新说

到清代后期，随着西医的传入和脑学说影响的扩大，医家开始重视烟毒对脑的影响。并且还借用西医的一些名词进行病机的解释，如《鸦片流毒中国史》中收录了当时医家对鸦片成瘾病机归脑的解释，并提到血中氧气、血中铁质等西学新词。如"血中铁质藉养（氧）气以行之，而鸦片则能减少血中养（氧）气以败坏铁质，为日既久，血中养（氧）气渐少，炭气渐多，而运动铁质之功，非鸦片不可。一旦停吸，血即凝滞，身懒神呆，是所谓瘾也""迨为日既久，渐无新鲜血液滋养全脑，则体失其功用，必待鸦片提之而后可，亦即所谓瘾也"等。

四、对毒瘾病机特点的认识

医家通过在实践中的摸索,对于烟毒这一古书无载的疾病,总结出几条颇为重要的病机特点。

(一)毒瘾发作有时间性

王士雄在《四科简效方》(1838)中首先关注到毒瘾发作的时间性问题。他明确指出"惟吸食必应其时",并将这种应时需吸的情况称为"上引"。《抉瘾刍言》认为瘾按时而发的原因与脾有关,"脾主信,故按时而至也"。

(二)毒瘾有程度不同

毒瘾发作的表现有轻重之分,说明毒瘾有程度不同。医家们通过观察,认识到毒瘾的程度表现在得瘾之迟速与成瘾之深浅两个方面,与吸食之人身体的强弱及吸食鸦片的剂量相关。如《救迷良方》指出,瘾轻者及体壮者,即使不使用戒烟方药也不难戒除。

(三)毒瘾具有渐进性

医家认识到随着时间的增加,鸦片成瘾者对鸦片的需求量越来越大,而中毒也越来越深。这种渐进性与人体对鸦片的耐受性有关。如杜钟骏指出:"当其吸食之始,未尝不壮精神、强血气……及吸之日久,而壮者不壮矣,强者不强矣。势必增之,而强壮乃如故。及吸之又久,壮者复不壮矣,强者复不强矣。势必再增之,而强壮乃如故。由是日进日深,遂致五脏六腑,备受其毒。精神血气,渐即消磨。"《医学精要奇症便览》(1890)指出当烟力过后,则会再吸,所需烟量也日渐增加。正因如此,才使很多瘾君子最后倾家荡产,不可控地堕为人不人、鬼不鬼的样子。

(四)毒瘾具有遗传性

所谓"遗传",是指毒瘾由吸毒的亲代传给并未接触过毒品的子代。清代医家对此已有认识。杜钟骏在《抉瘾刍言》中提到,父母吸食鸦片对正在孕育的胎儿有损害,使胎儿在孕育时禀承父母精血而已经染有烟瘾。他说:"吃烟者于嗣息有损乎。禀父精母血以成胎,烟气含于精血之中,胎已受瘾,生儿象形,非多病即嗜烟,其有产下不啼者,必喷烟而始活也。"

（五）毒瘾具有年轻化的趋势

毒品在中国的日益蔓延和其迅速发展的态势，使得我们越来越重视毒品问题，特别是青少年已成为吸毒人群主体的现实，使我们也越来越意识到禁毒教育的重要性。禁毒预防教育应涉及各种层次，特别是针对学生的教育更应系统化、经常化、规范化。对大学生的禁毒教育也不应例外。而从目前的形势来看，对大学生的禁毒教育令人担忧。历史上我们有过惨痛的教训，曾被称为"东亚病夫"。我们今天仍然要重视这一问题，有所警醒。大学生有责任担负起健民强国的历史使命。

（六）毒瘾具有顽固的依赖性

毒品的危害主要在于它的依赖性或是成瘾性。这种依赖性不仅表现在生理依赖上，更重要的是对吸毒者产生强烈的心理依赖。一般来说，目前对生理依赖采用药物治疗完全可以摆脱，但心理依赖却非常顽固，甚至将伴随吸毒者终生。有一位多次戒毒的吸毒人员说："你们没有吸过毒，根本无法了解和体会吸毒者对毒品的强烈的心理渴求！"可见，要戒除心理依赖确实十分艰难。

（七）毒瘾的难戒断性

大多数戒毒人员戒毒后，都会感到全身不适、周身关节酸痛、顽固失眠，甚而出现"反跳"，产生戒断反应，这往往是导致复吸的又一原因。毒瘾具有耐受性。随着连续、反复吸毒，机体对原有剂量的毒品会变得不敏感，此时，吸毒者为追求快感不得不增加药量，这一现象称为"耐受性"。所有毒品均可产生耐受性，耐受性的产生也有一定的规律可循。首先，耐受性产生的快慢与毒品的种类有关，吸食海洛因产生耐受性的速度要快于吸食大麻。其次，耐受性产生的快慢还与用药方式有关，无限制地不断加大剂量吸食海洛因时的耐受性增长要显著快于有控制的使用。最后，就某一具体毒品而言，机体只会对其部分作用产生耐受性，而并不是全部，如长期使用海洛因后可对其镇静、镇痛、致呕吐和致欣快作用发生耐受，而对缩瞳作用、致便秘作用几乎不产生耐受。

（八）毒瘾具有危害性

吸食毒品成瘾后，对个人、家庭、社会有着巨大的危害。且毒品成瘾后的戒除非常困难。毒瘾患者不仅身心健康受损，而且易感染和传播多种疾病，尤其是性病与艾滋病；毒品对家庭的危害主要是家庭经济的消耗、家庭成员间亲情的疏远以及对子女教育的影响；毒品对社会的危害主要表现在诱发违法犯罪,阻碍社会经济正常发展和败坏社会风气等方面。

总之,毒品成瘾的主要机理是:烟毒内蕴,气血津液受损,脏腑阴阳失调,气血瘀滞,损阴及阳,而见毒瘀互阻,寒热错杂,虚实互见,诸病丛生的复杂病症。"正虚邪实"和"数瘾齐发"为吸毒及戒断综合征的主要特征。中医善于从性味归经阐述,毒品从肌肉血脉入体,轻则耗损气血津液,重则损伤肾阳,最终导致阴阳失调,邪正盛衰,气血津液失常。吸食毒品不同于单纯性精神病以及内科、外科、妇科等病,而是一个综合性疾病,故出现一系列的戒断症状。

第二节　戒毒人员戒断症状病因病机辨证分析

根据中医八纲辨证理论,吸毒人员断瘾后出现戒断症状的病因有外因、内因和不内外因三种。外因主要是指来自外界的烟毒;内因是指成瘾者由于吸毒前身体已经存在本病,吸毒后久被烟毒所累和个人体质不同而存在的阴阳盛衰,气血失调;不内外因即指饮食、起居、房劳之伤。上述病因作用于机体,引起气血阴阳、脏腑经络功能的改变,导致断瘾后诸症的出现。其主要病机是烟毒余邪稽留,气血津液受损,脏腑阴阳失和等。

一、病因

(一)外因

1. 烟毒内扰是导致断瘾后诸症的主要原因

烟为毒邪,在吸食毒品时,烟毒之邪即侵入人体,直接损伤人体的机能,从而引发相应症状。鸦片成瘾者在脱毒后虽然已经不再使用毒品,但稽留于体内的烟毒仍未排尽,余毒可继续致病。如曹炳章《鸦片瘾戒除法》尝论烟毒,指出脑、肺、心、肝、膜原和肠胃为烟毒易于蹯踞之处;吸入之烟毒聚于肺中,又通过"肺朝百脉"的生理作用混入心血,积于肝血中;烟毒之气由呼吸器横入膜原筋络,久之稽留成害;烟毒浊气进入肠胃,留而为患。

2. 毒品不纯,含有杂质,是导致断瘾后诸症复杂化的原因之一

《王氏医存》对此有充分的认识,云:"烟所产处,今分中华、外洋。中

华所产，又分各省，然皆罂粟之液掺以杂料，广人又掺以杂药。然则吸而成瘾者，岂仅罂粟一味之毒哉！杂料、杂药，其毒恐更甚罂粟也。"

（二）内因

1. 本病

本病是指成瘾者在吸毒前已患的病症。吸毒者往往在成瘾前即有宿疾，本想借鸦片之力治病，却无奈吸食成瘾。病症在越来越大量的鸦片类物质掩盖下，每每得以暂时缓解，但疾病本身并未真正去除，正气已受损伤。断瘾后，病无药力所制，故可蜂拥而起，比较之下，反甚于从前。正如顾海帆在《戒烟快乐奇书》中所说："通考吸食（阿片）原因，嗜好成癖者，固属不少，因病而吸者，尤居戒烟多数。大抵始以病作而吸烟，继则瘾成而仍病。卒至染毒既深，害甚于病，良可慨也。现有禁烟森严，染烟癖者，无不巫思戒烟求戒，苦于瘾由病造，身体素弱，一旦戒绝，非旧病复发，即精力不支。"曹炳章认为吸毒者中大多数人是因为患有某种疾病才吸毒以至于成瘾的，他还在《鸦片瘾戒除法》中将因病吸毒成瘾的原因进行了较为全面的剖析，曰："鸦片入口，直走清道，熏蒸脏腑，灌注经隧，上通髓海，下达尾骶。故能使倦者不倦，乏者不乏，壅者能宣，郁者能舒，陷者能举，脱者能收。他药所不治之病，间有一吸烟而即效者，疑其为精神长也，疾病愈也。于是旦夕吸之，待吸食日剂久，制日深，周身卫气已被牵制，不知病由烟愈，根株仍在……久之则津液皆涸，肌肉不润，筋骨不泽，皮毛不华，变化诸病。"张崇熙在《戒烟调验及治疗》中论述因疾病而吸毒时说："世俗人，往往催病不愿延医速治，凡遇胃痛、咳喘、腹痛等时，误信人言，颇喜滥用阿片以自疗。因其可以麻醉轻快，吸食之念，即可由此牢结。"曹氏将成瘾前诸症归纳为精神疲怠、不耐思虑、焦虑恼怒、久泄久利、饮食积滞、咳嗽痰喘和阳痿遗精等，曰："有藉烟力提精神而任事者，有因病剧而暂止痛苦者……如有藉烟力而运神思者，烟毒多入于心经；藉烟力而解恼怒者，烟毒多入于肝经；藉烟力而止泄者，烟毒多入于脾经；藉烟力而消食滞者，烟毒多入于胃与大肠经；藉烟力而理痰嗽喘急者，烟毒多入于肺经；藉烟力而治梦遗或纵房欲者，烟毒多入于肾经。亦有辛苦作劳之人，藉烟力而提顿精神，其烟毒更着于肢节筋骨间。"这些病症将在断瘾后表现得更加突出，可见，断瘾后诸症的具体症状与成瘾前本病的关系十分密切。

2．久被烟毒所累

烟毒侵害人体，会从多方面损伤人体，造成脏腑机能紊乱低下，气血津液运行失常。断瘾后，烟毒被伐，毒瘾被制，但烟毒对机体的损害一时难以恢复，故而一些相应的成瘾后症状可能持续到断瘾之后，成为断瘾后诸症的组成部分。成瘾后病症主要有精神萎靡，心瘾不止，失眠健忘，眩晕心悸，形体消瘦，面色无华，口干纳差，便秘或腹泻，筋骨萎软，腰膝酸痛，男子阳痿滑精，女子月经闭止等。

3．个人体质

注重审辨个人体质，因人制宜，讲求个性化治疗是中医治疗学的一个重要特色。张崇熙在《戒烟调验及治疗》中提到戒毒治疗与个人体质的重要关系，指出："体质羸弱之人，一旦断瘾，常感精神疲劳。此时不可不籍药品之力，以旺健其固有之精神。"曹炳章认为要根据吸毒者的体质确立治疗方法，"若老年与少壮，孕妇及产后，无病与病后，亦大有异谛存焉"。具体是指老年人、孕妇、产后及病后之人气血津液不足，与常人相比，断瘾后诸症表现出较多虚证。

（三）不内外因

不内外因主要指饮食、起居、房劳等除阿片烟毒和人体阴阳气血盛衰之外的与断瘾后诸症有关的病因，是导致吸毒后杂症的主要原因。

1．饮食

吸毒者饮食失去规律，表现为不循常时，杂食过多，喜食生冷。如顾氏将吸毒者饮食失常归纳为当食不食，大背摄生，舍弃正食，嗜啖杂食。

2．起居

嗜毒成瘾者往往生活不循常规，表现为晚睡晚起，甚至晨昏颠倒。成瘾者每于夜深人静时独自或聚众吸毒，兴奋异常，甚至彻夜不眠，至清晨则呵欠连连，昏昏欲睡。

3．房劳

吸毒者时借鸦片为房中药，助阳兴道，强力滥用，久之必然损伤机体功能。《抉瘾刍言》指明："上瘾之原因种种不一……有因嫖赌助兴者，犹以双斧伐孤树也。"

4．其他

吸毒者所居环境不洁，所用烟具不洁甚至烟具共用和性生活不洁，往往会导致严重吸毒后杂症，使戒断后诸症十分复杂。

二、病机

中医对稽延性戒断症状很早就有所认识,认为戒断鸦片之后,烟毒余邪仍稽留不去,癖遏气血,脏腑阴阳失和,气血津液受损而导致断瘾后诸症。

(一)烟毒余邪稽留

鸦片为火毒之邪,烟毒邪火入内,易于熏蒸胃经,使胃中津液日渐枯竭,受纳与降浊功能受损,见纳谷不香,口舌干燥,大便秘结。王氏认为阿片味苦助火,易化热生燥火诸病,妨害脾胃:"津液受燥而涸,上无济火之物,炎蒸而头晕,下无生水之力,火郁而便热。凡口渴、胸烦、尿赤、粪结,皆燥与火所为也。而人之习而好为之者,因周身卫气被其牵引,倦者不倦,乏者不乏,陡然爽快,疑为精神长也。久则津液皆涸,肌肉不润,筋骨不泽,皮毛不华,总由胃燥、脾湿变生诸病。"

(二)气血津液受损

鸦片辛香苦涩微温,以其涩可提涩正气,使人一时"神清气旺""正气振奋",欣快不已。但鸦片一物,为燥热之烟毒,久用可耗散气血,导致元气亏虚,卫气不固,肺脾气弱等气虚诸证,以及心肝血虚证。气虚则见精神萎靡,周身疲惫,易出虚汗,形体消瘦,倦怠乏力,嗜卧懒言,纳差腹胀,大便稀溏,咳嗽气喘,语音低微;血虚则见心中悸动,不耐思虑,惊惕不安,面色萎黄,爪甲色淡,女子月经稀少或闭止。

(三)脏腑阴阳失和

鸦片进入体内,损伤气血津液,并定位于脏腑,以其燥扰开泄之力,久必损阴及阳,导致脏腑阴阳失和,气血津液逆乱。杜氏首先较系统地研究了阿片对脏腑阴阳的作用,他关于阿片影响五脏六腑功能的思想,较完整地体现于其代表作《抉瘾刍言》"论五脏六腑皆能受瘾"篇中,如论烟毒不独伤于肺经。

刘菊妍通过大量的研究提出,鸦片类物质依赖戒断综合征的病机为"肾阳虚损,瘀血阻滞",其认为阿片辛香走窜,开泄气道,易使元气耗散,又因其提携元气,易使元气运行失常而消耗过度,日久必致肾阳虚损。又通过大量的实验和临床观察以及客观指标的检测证实了肾阳虚损的存在,通过微循环和血液流变学的检测确定了血瘀证的存在。① 宋树立认为,断瘾后诸症的病因主要有外邪和内因两个方面,外邪为所吸入之烟毒,内因为个人的体质,由于内外因素的共同作用,形成了该病的主要病机为烟毒余邪稽留,经气血脉阻遏,气血津液受损,脏腑阴阳失和。② 刘胜等认为,在脱毒期的病因病机为阿片辛香走窜,能振奋精神,造成气血津液受损,久则成瘾。机体靠阿片提携元气,气血运行失度,一旦断烟,则元气耗竭,脏腑俱损,诸症峰起。阿片成瘾为本虚标实证,毒邪壅盛为标,正气亏虚为本。脱毒后诸症即稽延性戒断症状的病因主要为蓄积在体内的烟毒可能未完全排尽或久嗜毒品对机体造成的损害已无药力掩盖,故出现诸多稽延性戒断症状,此时的病机主要为余毒未清,正气已虚,病证表现为正虚邪恋,虚实并存。③

第三节　戒断症状的中医症状群研究

戒断症状常见的症状群主要有疼痛症状、神经精神症状、睡眠障碍、消化系统症状、自主神经症状、呼吸系统症状、泌尿系统症状、心血管系统症状。

一、急性戒断症状主要常见症状群

(一)疼痛症状群

疼痛症状群是海洛因等阿片类物质依赖脱毒期间常见和主要的症状群之一。多数情况下,并非是机体受到损害性刺激时产生的疼痛,而是机体抗痛系统由于内源性阿片肽缺乏和不足所致的痛觉过敏现象,是机体抗痛系统功能低下的表现。 这类疼痛可以随着机体抗痛系统功能

① 参见刘菊妍、吴敏、周萍等:《肾阳虚损、瘀血阻滞病机假说在阿片类物质依赖戒断综合征中的确立》,载《医学与哲学》1999 年第 11 期。

② 参见宋树立、白晓菊:《关于阿片类物质成瘾稽延性戒断症状的中医认识与治疗》,载《中国医学报》2003 年第 5 期。

③ 参见刘胜、周文华、杨国栋:《中医药戒毒的回顾和展望》,载《中国药物滥用防治杂志》2005 年第 4 期。

的逐渐恢复而逐渐消失。

1.骨痛及关节痛

较为典型的骨关节疼痛发生在脱毒后的第二天和第三天,但通常在脱毒后的 10 个小时左右。戒毒者多有关节酸胀不适感,往往表现为不断变换体位和关节的姿势,或反复捶打关节部位,以期获得缓解。大多数人同时还伴有明显的情绪反应,表现为焦虑、烦躁和坐立不安等。

2.肌肉酸胀疼痛

肌肉酸胀疼痛多在脱毒治疗的第 1 天开始出现,可持续数日,其程度多以第 2 天为重,之后逐渐缓解。疼痛部位以下肢肌肉多见,特别是小腿。有的患者可表现为全身肌肉的酸胀不适感。就其性质而言,多数脱毒患者将其描述为类似剧烈运动后出现的肌肉酸胀和疼痛。但不同的是,此时的脱毒者多难保持相对固定的姿势,喜欢用按摩和不断变换姿势来缓解疼痛。

3.腰背疼痛

腰背疼痛差不多与肌肉酸胀疼痛同时出现,但持续的时间相对较长,少数人甚至可持续到脱毒治疗完成后的一段时间。

4.浑身疼痛不适

浑身疼痛不适是绝大多数脱毒者脱毒期间的主诉之一。严格来讲,这并非典型的疼痛,而是一种难以用语言表达的全身不适感。

5.头痛

头痛在脱毒过程中并不多见,多表现为间断性或一过性。部分脱毒者可有头痛、头胀的主诉,少数则主诉为头痛欲裂。

6.其他疼痛

这类疼痛的定位相对较为局限,多出现在原发疾病的部位。

(二)神经精神症状群

对海洛因等毒品的渴求感、情绪抑郁、焦虑、烦躁不安、坐卧不宁、睡眠障碍几乎是所有戒毒者脱毒期间均会出现的症状,其严重程度可因个体的不同而存在差异。

1.渴求感

渴求感是一种反复出现的、不可预知的、强烈的想要得到和使用毒品的渴求和冲动状态。渴求感存在于脱毒的整个过程,是在脱毒完成后也长期存在的一种渴望使用的冲动。

2.烦躁、不安和焦虑

烦躁、不安和焦虑多出现于脱毒过程中的头几天,常与其他戒断症状同时出现。其原因可能与海洛因等阿片类物质对情绪中枢激动作用的解除或减弱有关。

3.静坐不能、静卧不能

静坐不能和静卧不能以脱毒过程中的早中期出现为多,表现为频繁改变体位和姿势,忽而站起,忽而坐下,四肢不断改变位置,并伴烦躁不安等情绪。

4.全身酸软无力、虚弱感

虚弱感见于脱毒全过程和脱毒完成后的一段时间内,可能与两个方面的因素有关:一是戒断症状作为一种机体的应激反应,客观上消耗了体力,使机体出现酸软无力;二是脱毒期间没有了海洛因的作用,脱毒者主观上感到虚弱和病感。

5.自伤自残、伤人毁物

脱毒者经常出现情绪难以控制,对自己或他人产生攻击行为,有时会出现命令性幻听,对身边财物进行破坏。

6.抽搐、癫痫样发作

单纯的海洛因依赖者在脱毒过程中可出现局部肌肉抽搐现象,多见于上肢和下肢肌肉群,较重者可伴有肢体的抽动。

7.错觉、幻觉

错觉和幻觉在自然脱毒过程中较为少见,仅有少数可出现相关的错觉或者幻觉。

8.情绪抑郁

情绪抑郁多出现于脱毒治疗后期和脱毒完成后的一段时间。

9.嗜睡、昏睡和昏迷

极少数海洛因依赖者在自然脱毒过程中会出现嗜睡或者昏睡,一旦出现应引起高度重视。

(三)睡眠障碍

(1)入睡困难,疲乏困倦但无法入睡。患者主观感觉十分困倦,昏昏沉沉,浑身酸软乏力,甚至连眼皮也无力睁开。客观上也可见患者睡意浓重,哈欠不断。但患者卧床后,却见其辗转烦躁不安,无法入睡。

（2）没有睡意。在脱毒的后期，部分脱毒者可出现晚上兴奋、深夜不睡和不停地来回走，称为"越到深夜越清醒"和"狂走症"。

（3）屡睡屡醒。在脱毒的早中期，有的脱毒者由于受戒断症状的折磨，显得乏力和困倦难耐。此时，有的患者在环境安静的条件下可以入睡，但往往刚睡着后很快又因戒断症状的发作而醒来。醒来时，脱毒者常伴有满身大汗或是骨关节疼痛等戒断症状。这种情况有时可以持续几天，脱毒者也常常因此变得烦躁不安，情绪起伏不定，有的甚至出现行为过激。

（4）睡眠表浅与失眠感。几乎在整个脱毒过程治疗期间，脱毒者的睡眠都处于较为表浅的状态，而且常伴有与海洛因有关的梦境。脱毒者将其描述为一种似睡非睡的状态。但多数脱毒者将其说成是"失眠"。临床上常常是这样的情况，同期脱毒的人和医师查房时均反映脱毒者一夜未醒，但次日脱毒者却主诉整夜未曾合眼。实际上，这并非真正的失眠，而是脱毒者主观的一种"失眠感"，是睡眠表浅、睡眠质量差和对睡眠缺乏满足感的表现。

（5）睡眠时相颠倒。

（6）昏睡。

（四）消化系统症状群

消化系统症状常见食欲下降、厌食、恶心、呕吐、腹胀、腹痛、腹泻等，多见于治疗的第 1 周内。采用非阿片类药物治疗时症状较重，采用阿片类药物替代递减时症状较轻，但在后期低剂量时和停药后仍可不同程度地出现。

（1）食欲减退。

（2）恶心、呕吐。在脱毒过程的后期，随着胃肠功能的恢复，恶心呕吐可减轻或消失。

（3）腹痛、腹泻。腹痛见于脱毒过程的早期，多是由于胃肠道平滑肌痉挛所致，多不伴有腹泻。在脱毒过程的后期，大部分脱毒者会出现腹痛和腹泻症状。

（4）其他原发疾病的症状。

（五）自主神经系统症状群

（1）流泪、流涕。典型的症状为流泪、流涕并伴有哈欠，一般在停止使用海洛因 6～8 h 后出现,脱毒者双眼充满眼泪。

(2)鸡皮征是海洛因依赖者较为典型的戒断症状之一,多见于上肢及躯干部位,呈阵发性,多伴有发冷或寒战。

(3)寒战、发热、寒热交替。这类情况多与天气无直接关系,脱毒者自觉冷入骨髓,可伴有发冷或寒战。

(4)出汗。脱毒过程中常见发热伴有汗出。

(六)呼吸系统症状群

(1)哈欠、喷嚏是脱毒过程中最有代表性的症状之一,常出现于停止食用海洛因的 6～8 h 后,但在整个脱毒过程中均可出现。

(2)胸闷、气短。有一部分人在脱毒的早、中期可主诉气不够用,感到胸闷、气短、呼吸困难等。其原因可能是戒断状态下机体的代谢增强,耗氧增加,并且海洛因对呼吸中枢的抑制解除后,使机体出现相对缺氧的状态。

(3)气管发痒。

(4)其他原发疾病的症状。

(七)泌尿生殖系统症状群

(1)少尿、无尿。在脱毒过程中,由于进食进水明显减少,加上频繁的呕吐、腹泻和大量出汗,可造成体液丢失和脱失状态。

(2)排尿困难。脱毒头几天,有少数脱毒患者会出现膀胱尿无力,表现为排尿困难、排尿无力和排尿不畅。

(3)滑精。多数男性患者在脱毒过程中的早、中期均可出现滑精,多在睡眠过程中,但与性梦无关。

(4)其他原发疾病的症状。合并尿路感染时,可出现尿频、尿急、尿痛等;伴有性病时,可出现尿道口流脓、小便疼痛等症状。

(八)心血管系统症状群

常见的有心慌、心率加快、血压改变等症状。

(1)心慌、心率加快。心慌是脱毒过程中几乎不可避免的症状之一,也是脱毒过程中患者最难忍受的症状。

(2)血压改变。从理论上讲,脱毒过程中出现的戒断症状是一种机体的应激反应,表现为交感神经张力增高的诸多症状,故脱毒者的血压此时应该是呈现增高的趋势。但临床观察发现,大多数脱毒患者的血压并无明显的升高,有的反而出现下降。

二、毒品成瘾急性戒断症状群常见中医分型

(一)毒结脏腑,心脑郁闭

主症:哈欠不断,涕泪涟涟,畏寒身冷,肤如鸡皮;心烦意乱,言语无收,哭闹无常,彻夜不眠,甚则欲死;纳呆不食,疲乏无力;形体消瘦,腹痛绵绵,大便秘结,甚则数日不行;面色萎黄,甚则熏黑,身痛骨痛,骨痒,小便不畅,性欲淡漠。舌质紫暗,苔薄黄,亦可见灰、黑、燥而少津;脉弦涩。

1.胃肠郁闭型

在主症基础上,腹痛明显,数日不食不知饥,恶心呕吐频作,大便黑而干结,15～20 日一行,舌苔成灰或黑而厚燥少津,脉弦实。

2.肝脾郁闭型

在主症基础上,脘胁胀满,烦躁易怒,口苦口干,小便黄赤,舌苔黄厚,燥而少津,脉弦有力。

3.肝肾郁闭型

在主症基础上,心烦不安,小便不畅,骨痛骨痒,性欲淡漠。

(二)脾肾两虚,心肾不交

主症:身形枯槁,表情呆滞,终日倦卧,动则气短,数日不眠,精神恍惚,迷乱无定,如醉如痴;舌质紫暗,苔灰黑;脉沉细无力。

三、毒品成瘾中医辨证分型频率高低研究

宋树立等认为断瘾后诸症以毒瘀互阻,正气不足为主要特征,兼见气血亏虚、气阴不足、阴虚火旺、阴阳两虚四种证型。[①]

邓木兰等总结了吸毒人员最常见的阳性体征为舌淡紫、苔淡黄、脉弦细,其与痰凝、气滞、阳虚、脾虚等证素关系密切。[②] 白晓菊等讲述了阿

---

① 参见宋树立:《中医戒毒治疗用药规律探讨》,《第四届全国中西医结合戒毒学术研讨会教材、论文摘要集》,中国中西医结合学会微循环专业委员会、宁波市微循环与莨菪类药研究所、宁波市戒毒研究中心,2000 年。

② 参见邓木兰、居睿、苏志扬等:《康复期戒毒者阳性体征分布及其与中医证素相关性分析》,载《中国药物依赖性杂志》2015 年第 24 期。

片成瘾的脱毒治疗应从风、痰、毒、瘀、气、寒、虚来辨证,扶正、祛邪来论治。[①] 白晓菊等以自制调查表通过流行病学调查对北京地区强制和自愿戒毒机构的海洛因滥用者进行调查。在分析古代文献的基础上,参照有关症候诊断标准,对阿片类依赖戒断综合征的中医辨证规律进行了探讨。结果发现,在戒断小于 24 h 和第 2～3 天,以类表证和寒凝证的发生概率最高;在戒断的第 4～7 天,以实热证和血瘀证发生概率最高;在戒断的第 8～10 天,以痰浊证和气郁证为主;在戒断的第 11～14 天,以气虚证和阳虚证为主。进一步探讨其症候组合规律发现,本病在初期以类表证为主,第 4～10 天以毒瘀热阻证、毒瘀寒阻证和气郁痰阻证为主,末期呈现虚实夹杂的症候。实证以毒瘀内阻寒热错杂证为主,而虚证先以气阴两虚为主,进一步阴损及阳,出现气血两虚或阴阳两虚而以气虚证、阳虚证为主。[②] 郭勇等对湖南长沙市戒毒所 130 名戒毒学员进行中医辨证分析,通过望闻问切四诊,运用病因辨证结合脏腑辨证原则,进行辨证分型。结果发现,寒湿困脾证的发生比率最高;其次依次为阴虚内热,肝郁脾虚,湿郁化火伤阴,湿热蕴脾,阴虚夹湿,热盛伤阴,气阴两亏,痰热内蕴,邪毒炽盛,肝肾阴虚,痰瘀化火伤阴。由此,认为寒湿困脾与阴虚内热是两大主要病机,日久湿可化热伤阴或痰瘀形成。[③]

综上所述,中医药戒毒理论完备,历史悠久。在其独特理论的指导下,中医药在戒毒的临床治疗上已显示出巨大的作用,尤其是对戒断后的康复及对抗稽延性戒断症状上有其独特的疗效。但毋庸置疑,中医药戒毒还存在一些问题,如吸毒、成瘾、复吸的中医病理特点不明确。因此,中医药的干预具有很大的盲目性。同时,辨证分型尚无统一的、标准的辨证论治体系,在一定程度上影响了中医药戒毒的发展。因此,在今后的工作中,我们应进一步开展中医药戒毒的科学性、规范性研究,充分发挥中医药在抗复吸方面的优势,走出一条科学可行的中医药戒毒之路。

---

① 参见白晓菊、高学敏、宋树立等:《中医中药戒毒用药规律研究》,载《中国中药杂志》2006 年第 31 期。

② 参见白晓菊、宋树立、高学敏:《阿片类依赖戒断综合征中医辨证规律的探讨》,载《中国药物依赖性杂志》2001 年第 10 期。

③ 参见郭勇、赵一、陈震等:《130 例阿片类药物依赖者临床辨证分析》,载《浙江中医学院学报》1998 年第 25 期。

第六章 山东中医戒毒工作创新和实践

2014年，司法部下发的《关于进一步加强司法行政戒毒工作的意见》指出，要树立"以人为本、科学戒毒、综合矫治、关怀救助"的工作理念。山东省戒毒管理局高屋建瓴，在结合山东实际的情况下，提出了"一四六"的山东戒毒工作思路。根据山东省戒毒管理局《关于开展中医中药戒毒工作的实施意见》要求，山东省戒毒监测治疗所充分发挥中医戒毒两个基地的作用，密切加强同山东中医药大学的合作，加强顶层设计，把握戒毒科学规律，充分发挥、挖掘中医理论优势，探索中医经方、中医特色治疗在戒毒工作中的应用，创新戒毒模式，实现中医药与戒毒工作精准对接。结合全国统一戒毒模式，将急性脱毒定为短期目标；将全面修复机体健康定为中期目标；通过中医毒品危害认知、中医养生知识教育、中医心理干预调节，将实现防复吸定为终极目标，逐步探索出一套贯穿戒毒全过程的系统、科学、规范、完善的中医中药戒毒模式。

第一节 中医经方在生理脱毒期症状干预研究

当前，新型毒品迅速蔓延，滥用人群不断扩大。毒品问题不仅给社会治安、国家安全造成极大危害，而且严重损害毒品成瘾者身体健康，增加获得性免疫缺陷综合征（又称"艾滋病"）、性病等血液病的传播。传统毒品海洛因、吗啡等一般在急性戒断时，易出现恍惚疲倦、呵气喷嚏、涕泪交流、周身不适、苦闷莫名等明显的戒断症状。而新型毒品冰毒（甲基苯丙胺）、氯胺酮等的急性戒断症状大多较轻，一般只有在过量吸食时才会出现较明显的戒断症状。因此，我国目前大部分地区戒毒场所对新收甲基苯丙胺依赖吸毒者急性戒断症状都采取药物不干预或少量西药干预的治疗手段。戒毒人员多在程度轻重不一的精神恍惚、焦虑、抑郁、失眠中度过急性脱毒期。让吸毒人员可以更平稳地度过急性脱毒期，不仅有助于维护戒毒场所安全稳定，更是以人为本、科学戒毒的客观要求。中医戒毒有着悠久的历史和丰富的经验，中药与针灸结合治疗更有低毒、无成瘾性、多靶点治疗的特点。本课题采用中医传统经方治疗甲基苯丙胺成瘾戒断精神症状，并通过对照研究，旨在为甲基苯丙胺成瘾者提供一个安全、经济、无毒副作用的治疗方案。

一、研究对象

（一）病例来源

本研究所选病例均来源于 2017 年在山东省鲁中强制隔离戒毒所、山东省戒毒监测治疗所以及山东省女子强制隔离戒毒所进行隔离戒毒的符合冰毒依赖者急性戒断期间抑郁情绪诊断的患者。

（二）诊断标准

参考《中国精神障碍分类与诊断标准第 3 版》（CCMD-3）中关于抑郁发作的诊断标准进行拟定。受试者持续 2 周以上以心境低落为主要特点，并至少出现以下 4 项症状则符合本研究中受试者抑郁的诊断依据：

（1）兴趣丧失，无愉快感。

（2）精力减退或有疲乏感。

（3）精神运动性迟滞或激越。

（4）自我评价过低、自责，或有内疚感。

（5）联想困难或自觉思考能力下降。

（6）反复出现想死的念头或有自杀、自伤行为。

（7）睡眠障碍（如失眠、早醒）或睡眠过多。

（8）食欲缺乏或体重明显减轻。

（9）性欲减退。

（三）纳入标准

（1）与上述诊断标准相符且年龄为 18～60 周岁者。

（2）脱毒治疗 7 天以上（脱离生理脱毒期），尿检甲基苯丙胺阴性。

（3）临床试验前 15 天内，未服用任何可能影响本疗法评判的药物。

（4）患者自愿参加本研究，并在知情同意书上签名。

（5）能够较好地配合研究人员的治疗。

二、研究方法

（一）分组情况

依据患者就诊先后顺序，采用随机数字表法，将 63 例符合标准的冰毒依赖者急性戒断期抑郁情绪患者按照治疗组与对照组 2：1 的比例进行随机分配。根据《2016 年中国毒品形势报告》显示，我国现有吸毒男女比例大约为 6：1，故治疗组 42 例，其中男性 36 例，女性 6 例；对照组 21 例，其中男性 18 例，女性 3 例。

（二）治疗方案

通过专家组辨证分析，选取张仲景经方中对焦虑、抑郁有明显治疗作用的经方作为治疗方案。治疗组给予患者经方治疗，每日 1 剂，水煎取汁 400 mL，每次 200 mL，分早晚 2 次温服，连续服用 12 天为一疗程。对照组不给予任何治疗。两组治疗期间不得服用其他抗抑郁药物，可以给予糖尿病、高血压患者常规降血糖及降血压药物治疗。

（三）观察指标

观察指标为抑郁自评量表（Seu-Rating Depression Scale，SDS）积分、汉密尔顿抑郁量表（Hamilton Depression Scale，HAMD）积分。

SDS 由张（W. K. Zung）于 1965 年编制的抑郁量表发展而来，是评价受测者抑郁状态轻重程度及其治疗前后症状变化的自评量表。HAMD（24 项版本）由汉密尔顿（Hamilton）于 1960 年编制，是临床上评定抑郁状态时最常用的抑郁他评量表，常由经过正规培训的工作人员采用交谈和观察方式检查评定完成。心理测评仪是测量和评估受试者心理健康状况的专用工具，其心理测量工具包括症状自评量表、抑郁自评量表、焦虑自评量表、汉密尔顿抑郁量表、汉密尔顿焦虑量表等，适用于单人、团体心理测评。经过正规培训的工作人员向评定患者介绍本次评定的目的和内容，在受检患者知情并同意后，便可开始心理测评工作。

（四）疗效评定标准

应用汉密尔顿抑郁量表（HAMD-24）评分，并根据其评分减分率标准进行疗效评定。

治疗后，HAMD 减分率不低于 75％者为痊愈，HAMD 减分率为 50％～74％者为显效，HAMD 减分率为 25％～49％者为有效，HAMD 减分率低于 25％者为无效。总有效率＝(痊愈＋有效＋显效例数)/完成病例数×100％。

三、研究结果

对照组总有效率为 19.05％，治疗组总有效率为 76.19％。治疗组总有效率相比对照组有显著差异($p<0.01$)。

治疗前，两组各量表评分相比均无差异($p>0.05$)。经治疗，两组 SDS、HAMD 评分相比治疗前均降低，且治疗组各量表评分相比治疗前均有显著差异($p<0.01$)，而对照组 SDS、HAMD 评分相比治疗前无差异($p>0.05$)。经治疗，治疗组 SDS、HAMD 评分均低于对照组，其中治疗组 SDS 评分相比对照组有明显差异($p<0.05$)，HAMD 评分相比对照组有显著差异($p<0.01$)。

研究结果显示，对照组痊愈 0 例，显效 1 例，有效 3 例，无效 17 例，总有效率为 19.05％；治疗组痊愈 8 例，显效 14 例，有效 10 例，无效 10 例，总有效率为 76.19％。治疗组总有效率相比对照组差异有显著统计学意义($p<0.01$)。表明该经方能够有效改善冰毒依赖者戒断抑郁情绪，且疗效显著。

甲基苯丙胺是一种中枢神经兴奋剂，具有很强的中枢神经系统兴奋和欣快作用，长期大量使用会产生强烈的躯体依赖和精神依赖。甲基苯丙胺一方面可产生神经适应性和成瘾依赖性；另一方面可产生很强的神经毒性作用，以致出现幻觉、妄想、焦虑、抑郁等精神障碍症状。[1] 甲基苯丙胺所致精神障碍的案例中，抑郁占 35.7％，焦虑占 82.1％。[2] 甲基苯丙胺成瘾者在急性脱毒后，由于机体儿茶酚胺类递质的损耗引起多巴胺等神经递质长期处于较低水平，因而较长一段时期内仍存在一定程度的稽延性戒断症状群：一是抑郁焦虑症状群；二是睡眠障碍症状群；三是体

---

① 参见蒋富贵、郭辉、王宗岭等：《长期吸食冰毒对神经内分泌的影响》，载《中国药物滥用防治杂志》2017 年第 23 期。

② 参见徐增华、孙璇、刘亚明：《28 例"冰毒"所致精神障碍患者临床资料分析》，载《中国药物滥用防治杂志》2014 年第 20 期。

倦乏力、头晕头胀、食欲缺乏、肌肉疼痛、记忆力下降等躯体不适症状群。[①] 因此,采用经方治疗甲基苯丙胺成瘾除控制其躯体症状外,尤其能缓解焦虑、抑郁等情绪症状。

第二节　中医体质辨识在戒毒工作中的应用

体质调理是中医"治未病"思想的体现,"治未病"已经被列入国家《中医药发展"十三五"规划》重要内容,与我国的预防为主,树立大卫生、大健康观念的医疗工作方针一脉相承。中医体质辨识是我国目前开展"治未病"最有效的工具和方法。通过改善戒毒人员的偏颇体质,可以有效调整戒毒人员的身体功能状态,提高身体素质,加速现有疾病的痊愈,有效提升戒毒人员戒治效果。

一、中医体质学研究内容及偏颇体质分类

体质是指在人体生命过程中,在先天禀赋和后天获得的基础上所形成的形态结构、生理功能和心理状态方面综合的、稳定的固有特质。它主要表现为结构、功能、代谢以及对外界刺激反应等方面的个体差异性。体质医学是研究人类体质特征、体质类型、差异规律及其与健康疾病关系的一门应用性学科。它反映了不同体质类型的个体对某些病因和疾病的易感性,以及疾病转变转归中的某种倾向性。体质的差异现象是先天因素和多种后天因素共同作用的结果。

中医体质是一种客观存在的生命现象,是个体生命过程中,在先天禀赋和后天获得的基础上所形成的形态结构、生理功能以及心理状态等方面综合、相对稳定的特质。体质决定着人体对某种治病因子的易感性及其病变类型的倾向性。目前广泛认可的中医体质分型标准为王琦的《中医体质分类判定标准》,所创体质辨识法被纳入《国家基本公共卫生服务规范》。该方法将人体体质分为平和质、气虚质、阳虚质、阴虚质、痰

---

① 参见赵艳明、周延明、张忠明等:《甲基苯丙胺依赖者在戒断 28 周内心理状况调查分析》,载《中国药物依赖性杂志》2014 年第 23 期。

· 224 ·

湿质、湿热质、瘀血质、气郁质、特禀质九个类型,并强调了体质的可调性。其中,平和质为大多数健康人常见的体质类型,是最为理想的体质,也是体质调理的总体方向;后八种体质则为偏颇体质,也叫"病理性体质",是受多重因素影响而形成的临床常见偏颇体质类型,预示了该类人群疾病的易感性和发展的倾向性。

二、吸毒人员中医体质辨识及干预调节的意义

自山东省戒毒管理局将中医中药戒毒作为"一四六"戒毒工作思路重要内容以来的两年时间,中医中药戒毒课题组通过不断摸索、实践、总结,从理论研究到体系建立再到实践成果都取得了一定成绩。中医经方在急性脱毒期和身心康复期的干预治疗,免疫力低下戒毒人群传染病预防治疗,针灸推拿、穴位贴敷在戒毒工作中的应用,都已经部分形成理论成果。而中医养生作为祖国传统医学的一项重要内容,与科学化戒毒的要求还未形成较好对接。通过长期临床医疗观察与分析,我们认为,对戒毒人员进行中医体质辨识与偏颇体质干预调理,与省戒毒局"一四六"工作思路和"三六三"戒毒模式相符,可以进一步创新戒毒方式、方法,拓宽戒毒渠道,有效提高戒毒人员身心康复效果,有很强的现实意义。

由于吸毒人员长期沉溺于毒品,并伴随着无规律生活节奏带来的影响,毒品会对身体各器官功能造成时间上长短不一、程度上轻重不一的损害,有的已经形成了典型的临床常见疾病,而有的尚未达到阈值,临床并未达到疾病的诊断标准,所以不易引起重视。但是毒品对身体的危害已经在逐渐的积累中,容易引发新的疾病。反映在吸毒人员体质辨识中,临床上会形成几种典型的偏颇体质,与毒品危害有明显的因果关系。

（一）让戒毒人员彻底去除毒品对身体和心理造成的损害,是戒毒康复工作努力的方向

对戒毒人员进行体质辨识分类研究,可以完善、丰富医疗健康档案内容,使医务人员更加全面地了解戒毒人员生理状态,对现有疾病的治疗和可能出现的疾病有更加清晰的认识,从而有效规范指导戒毒医疗工作。

（二）对戒毒人员进行中医体质辨识和偏颇体质中医中药干预调理研究

通过入所查体完善中医体质辨识工作,可以对偏颇体质早期发现,

有效防止其逐渐加重并发展为疾病,做到防患于未然,从而促进戒毒人员康复。

(三)以中医中药戒毒工程中"养"字为主的中医养生观念为指导

通过情志调节、中药方剂、运动疗法、中医食疗、穴位按摩等特色疗法对戒毒人员进行偏颇体质干预,可以有效发挥传统中医理论及实践优势,是进一步落实《关于实施中医中药戒毒工程的意见》要求,彰显以人为本、科学戒毒工作原则的需要。中医体质辨识调理中的个性化、优质的调理方案还可以与六疗戒毒工作中的医疗、心疗、体疗、食疗有效结合,以科学的方案来规范戒毒人员各项身心康复的戒治活动,从而帮助戒毒人员最大限度地恢复身心健康。

三、戒毒人员偏颇体质干预调理的研究方法及进展

选取目前省直戒毒所内处于急性脱毒期和康复巩固期的戒毒人员进行临床调查,按照《中医体质辨识分类与判定》对戒毒人员进行体质测试并进行归纳分类,尽量采集标本数量最大化,使测试结果更加客观真实。对测试结果进行大数据统计,总结出戒毒人员临床常见的偏颇体质类型。对需要进行干预调理的戒毒人员,按照中医养生体质调节方案,从精神养生(心疗)、起居、食疗、运动(体疗)、药物(医疗)等方面进行干预调节,使其偏颇体质得到纠正,逐步接近平和质。因人而异的个体化体质改善方案,彰显"以人为本、科学戒毒"的工作方针,使各项戒治活动更加科学规范,有利于戒毒康复过程更加顺利地开展,从而降低戒毒人员所内疾病发生概率,有效提高戒毒康复效果。

课题组利用中医体质辨识仪,随机对省鲁中强制隔离戒毒所、省女子强制隔离戒毒所处于急性脱毒期和身心康复期的 954 名戒毒人员的体质情况进行了测试。其中男性 612 名,女性 342 名。

纳入标准如下:①符合 ICD-10 阿片类药物依赖诊断标准和苯丙胺类药物依赖诊断标准的脱毒患者;②无精神疾病病史;③本人同意参加本次调查;④对调查中的各种评估量表能够理解、正确回答,能够配合完成问卷调查者。

研究对象排除标准:排除肝、肾、心功能不全者及精神病患者中不能配合者。

测试由经过培训的专业人员操作中医体质辨识仪,按照预设问卷对研究对象逐项询问填写。问卷完成后,经预设程序分析得出体质类型结果。本次测试共纳入 954 人,其中无效问卷 28 份,有效问卷 926 份。

结果显示,研究对象中体质类型人数最多的是平和质,占比达到 63%,这可能与调查人群年龄分布多在 20～38 岁,多为青壮年有关。除平和质外,偏颇体质中气郁质(8.8%)、阴虚质(8.2%)、气虚质(7.5%)比例较高,湿热质(3.3%)、阳虚质(3.2%)、痰湿质(2.9%)、瘀血质(1.5%)、特禀质(1.3%)比例较低,与毒品危害中医辨证分析结果相符。

四、戒毒人员中医体质辨识研究结果分析

冰毒,即甲基苯丙胺,属于苯丙胺类兴奋剂,为新型合成毒品。吸食冰毒后能强烈兴奋人的精神活动,使人体处于亢奋状态,产生欣快感,起到缓解疲劳的作用。长期吸食会造成人体神经系统、循环系统、消化系统功能紊乱,从而导致多器官功能损害,临床常见急性戒断症状和戒断稽延性症状。

气郁质临床常见表现:①体形偏瘦,性格不稳定,忧郁脆弱,敏感多疑,时常闷闷不乐。②胸胁胀满,走窜疼痛,多善太息,睡眠较差,食欲减退,大便多干,舌淡红,脉弦细。

中医认为毒品使人产生欣快感是"因周身元气被其牵引,倦者不倦,乏者不乏,陡然爽快,疑为精神长也"(《王氏医存》),一旦中断吸食,失去了毒品之辛香走串,开泄气道,振奋精神的作用,肝脏疏泄和调理气机功能大为减弱。肝郁气滞,情志不畅则焦虑、抑郁、眠差,从而表现出典型的气郁体质症状。

气虚质临床常见表现:①目光少神,面色不华,毛发稀疏,头晕,健忘,大便容易不成形。②倦怠乏力,气短懒言,精神不振,易出汗。③性格内向,情绪不稳定,胆小,舌淡,舌体胖大,脉沉缓。

中医认为,长期吸毒可以耗竭人体正气。轻见精神萎靡,周身疲惫,倦怠乏力,嗜卧懒言,咳嗽气喘,语音低怯等症;重则见大汗淋漓,泄泻不止,冷汗不止,四肢厥逆,发为气虚证。中医古籍中记载的"瘾发证"(又名"瘾脱证",即今之"戒断综合征"),也与此相符。

阴虚质临床常见表现:①性情急躁,外向好动,耐寒不耐热。②面色潮红,眼干发涩,唇红微干,皮肤发干,头晕耳鸣,睡眠差。③五心烦热,易口干咽燥,喜冷饮,小便短涩,大便干燥,易便秘,舌红少津少苔,脉细数。

中医认为,长期吸食毒品,吸而犯肺,肺气失宣;食而入胃,腑气不通;肝郁乘脾,脾虚不运则纳差;气郁化火,上扰清窍,神不安则不寐。水谷不化则精微无以生,不眠不寐则精微无以布,从而导致脏腑功能紊乱,气血阴阳失调,而见潮热、盗汗、五心烦热诸多阴虚症状。

五、戒毒人员中医体质辨识与干预研究的思考

(1)课题组将对省直四个戒毒所在册和以后新收戒毒人员逐步完善体质辨识与建档,做到戒毒人员体质辨识全覆盖,为中医中药戒毒规范化建设推进、大数据平台建立和远程会诊打下良好基础。

(2)通过不断增加测试人员数量,对更大样本的测试数据进行更加详细的归纳总结,同时观察总结性别不同、偏颇体质差异、不同戒毒分期戒毒人员常见偏颇体质差异,为个体化、优质化、系统化调节方案提供科学依据。

(3)在"治未病"中医养生理论指导下,对每个戒毒人员的个体化体质调节方案,与医疗、心疗、体疗、食疗工作实现有效对接,中西合璧,多点发力,为六疗工作方针充实科学工作方法,身心俱调,最大限度帮助戒毒人员戒除毒瘾,顺利回归社会。

(4)对体质辨识中典型偏颇体质戒毒人员,分成参照组与治疗组,选取科学指标,观察体质调节方案治疗组戒毒人员生理状态变化情况与参照组的差异,并进行归纳总结,不断完善偏颇体质干预调理方案,为开展戒毒康复工作打下良好的理论基础。

六、戒毒人员偏颇体质调理方案

(一)气郁体质养生方法

气郁体质养生以疏肝解郁,理气行滞为原则。由于气郁体质的直接问题是肝气郁结,因此在养生过程中要护肝养肝,使肝脏疏泄有度、收放自如。

1.精神养生法

气郁体质者多表现出忧郁不开心、敏感多疑的性格特点。根据《内

经》"喜胜忧"的原则,气郁体质者应主动寻求快乐,多参加社会活动、集体文娱活动,广交朋友;要注意自我完善,多走向户外,接触自然,培养广泛的兴趣爱好,转移注意力;应培养乐观豁达的性格,知足常乐,在郁闷不开心时及时向亲朋好友倾诉发泄,对情绪的疏泄畅通至关重要。

2.饮食养生法

在饮食方面,气郁体质者宜食具有行气解郁作用的食物,如橘子、柑子、橙子、山楂、海带、佛手、萝卜、洋葱、丝瓜、香菜、玫瑰花、陈皮等,以及具有补肝血作用的红枣、葡萄干、蛋黄等食品。不可多食冰冻食品,如雪糕、冰淇淋、冰冻饮料等。可适量饮酒以活血脉,调情绪,但不可过度饮用。

3.运动养生法

气郁体质者适合运动量较大的锻炼方式,如快走、跑步、登山、游泳等,以运动身体,畅通气血,调节情绪。而且要多参加群体性的体育运动项目,如打球、跳舞、下棋等,多与人协作沟通,以解除自我封闭状态。气功方面,着重锻炼呼吸吐纳功法,以开导瘀滞。

4.起居作息法

由于气郁体质者易致气机郁结,故其起居养生宜动不宜静。不宜总待在家中,应尽量增加户外活动,以放松身心,和畅气血;居住环境应安静,防止嘈杂烦乱的环境影响心情。睡前避免饮茶、咖啡等具有兴奋作用的饮料,以免影响睡眠。

5.季节养生法

气郁体质的季节保养,应以春季为主。因为气郁体质养生以疏肝养肝为原则,而春属木,与肝相应,所以春季应顺应春阳生发之气,夜卧早起,舒展形体,做到心情舒畅,心胸开阔,使体内阳气得以疏发。春季阳气初生,宜食辛甘发散之品,如香椿、芫荽、葱、荠菜、花生等,而不宜食酸收之味。

(二)阴虚体质养生方法

阴虚体质者养生以补阴清热,滋养肝肾为原则。五脏之中,肝藏血,肾藏精,精血互化,故阴虚体质者之调养以滋养肝肾二脏为要。

1.精神养生法

阴虚体质者多性情急躁,心烦易怒,情绪波动大,这是阴虚火旺,热扰心神之故。中医认为,静能生水,静能生阴,故应遵循《黄帝内经》中

"恬淡虚无""精神内守"之养神法来镇静安神,舒缓情志。在工作以及生活中,要加强道德修养和意志锻炼,培养良好的性格,对非原则性问题,要少与人争,用理性克服情感上的冲动,保持稳定的心态。平时多听一些舒缓、轻柔的音乐,防止动怒。

2. 饮食养生法

饮食调养宜清淡,远肥腻厚味、燥烈之品;多吃甘凉滋润的水果、蔬菜,比如梨子、石榴、葡萄、柠檬、苹果、荸荠、甘蔗、西瓜、香蕉、苦瓜、番茄、莲藕、绿豆、冬瓜、芝麻、百合、枸杞子等;少食羊肉、狗肉、韭菜、辣椒、葱、姜、蒜等性温燥烈的食物。

3. 运动养生法

运动勿太过,锻炼时要控制出汗量以防伤阴,并应及时补充水分。适合做中小强度、间断性的身体锻炼,可选择太极拳、太极剑等。阴虚体质更易较早出现关节涩滞,故步入中年后应减少磨损关节的运动方式,如上下楼梯、登山等。

4. 起居作息法

起居作息应有规律,忌熬夜,居住环境宜安静。生活工作宜妥善安排,有条不紊,以防焦虑。阴虚体质者常畏热喜凉,夏季应避免在高温酷暑下工作。

5. 季节养生法

适于阴虚体质保养的重点季节是秋季,以养肺阴、肃降肺气为原则。故秋天应多出去旅游,登高望远;多食清凉甘润之品,如百合、雪梨、柿子、荸荠等,以滋肺养阴;多练习腹式呼吸,使气息绵长深沉。阴虚体质者多形体瘦小,常手足心热,口咽干燥,畏热喜凉,故在炎热的夏季应注意避暑,不宜出汗太多;可适当服用梨汁、西瓜汁、酸梅汁等甘凉之品。冬季气候寒冷,不可过食辛辣甘温之物,如羊肉、狗肉、韭菜、辣椒等,以免耗伤阴精。

(三)气虚体质养生方法

气虚体质养生以补气、养气、健脾为原则。因肺主一身之气,肾藏元气,脾胃为"气血生化之源",故脾、肺、肾皆当温补。

1. 精神养生法

气虚体质者常表现出内向、胆怯、情绪不稳定、敏感等性格特点,多伴有肺脾功能低下。过度思虑伤脾,常悲忧易伤肺,故气虚体质者的精神调摄应避免过度思虑与悲忧,避免七情郁结。要学会转移注意力,培养兴趣爱好,移情于琴棋书画;要多交朋友,注意培养开朗外向的性格,使七情畅达又适度。

2.饮食养生法

宜常食益气健脾食物,如糯米、粳米、小米、大麦、黄米、山药、莜麦、马铃薯、大枣、桂圆、蜂蜜、胡萝卜、香菇、黄豆、白扁豆、豆腐、鸡肉、兔肉、鹌鹑、牛肉、狗肉、青鱼、鲢鱼、黄鱼等。少食生冷苦寒、辛辣燥热之品。

3.运动养生法

气虚体质者气不足,且过劳更易于耗气,故其运动时容易疲劳、汗出气喘,所以不宜剧烈运动,以防耗气。宜选择比较柔缓的锻炼方法,如散步、慢跑、太极拳、五禽戏、气功等。气功、太极拳、五禽戏等传统健身法,强调意念、呼吸和躯体运动的配合,以达到外强肢体、内和脏腑、通畅经络的作用,从而使身体各部分得到全面均衡的锻炼。在运动过程中,不宜做大负荷运动和出大汗的运动,忌用猛力和长久憋气,以防耗气。平时可按摩足三里穴以健脾益气来调整气虚的体质状态。

4.起居作息法

气虚体质者多脾肺功能较弱,卫气不足而易受外邪侵袭,故应注意保暖,避免劳动或激烈运动时出汗受风。起居宜有规律,夏季午间可适当休息,保持充足睡眠,增强体质。不要过于劳作,以免损伤正气。

5.季节养生法

春季气温不稳,乍暖还寒之时,应注意"春捂",不仅有助于阳气升发,也有助于防御风寒。夏季暑热炎蒸,可以多食冬瓜、绿豆、扁豆、荷叶粥、茯苓莲子粥以健脾祛暑湿;亦可进食黄鳝、西洋参茶以补气抗暑热。早秋气候干燥,气温较高,但昼夜温差大,所以气虚体质者在秋季,白天可以喝萝卜水、酸梅汁、西洋参茶以清热润燥,夜晚要注意防寒避风。深秋天气转凉,要注意保暖,不宜"秋冻",以防伤损阳气。冬季进补不宜太过滋腻,以防遏阻气机。

(四)湿热体质养生方法

湿热体质的基本特征是湿热内蕴,因此其养生应以疏肝利胆,清热祛湿为原则。要保证肝胆疏泄有常和祛除湿热的道路畅通,控制滋生湿热的源头。

1.精神养生法

湿热体质者性情多急躁易怒,亦常出现紧张、压抑、焦虑等不良情绪,故应避免五志过极,化火助热。宜静养心神,安神定志,因为静能生水清热,有助于舒畅肝胆。平时多听舒畅、悠扬、有镇静作用的音乐,多练习腹式呼吸以及瑜伽、气功、太极拳等以放松身心,舒缓情志。

2.饮食养生法

湿热体质者饮食宜清淡,应少甜少辣,少酒少油。可多食冬瓜、丝瓜、苦瓜、绿豆、芹菜、荸荠、竹笋、芥蓝、紫菜、海带、赤小豆、薏米、西瓜、梨、绿茶、鸭肉等。不宜多食性热生湿、肥甘厚腻的食物,尤其是经过油炸、煎炒、烧烤等高温加工烹制而成的食物,如狗肉、羊肉、煎炸烧烤的各种肉类等。应戒烟限酒。

3.运动养生法

运动养生适合高强度大运动量的锻炼方法,如中长跑、游泳、爬山、球类、武术等,增加出汗以祛湿散热。运动锻炼时,注意舒筋骨利关节,增加身体的柔韧度,以利肝胆的疏泄,减轻烦躁、紧张、焦虑等情绪。

4.起居作息法

居住环境宜干燥、通风,尽量避免在炎热潮湿的环境中长期工作和居住。不要熬夜和过于劳累。保证睡眠时间和质量对于改善湿热体质非常重要。穿衣宜宽松舒适,宜选棉麻、天然纤维等质地的衣物。

5.季节养生法

夏季气候炎热,多雨潮湿,湿热体质者更容易出现胸闷纳呆、四肢无力、精神萎靡。所以,湿热体质者夏季可常用空调以避暑湿,饮食要少吃油腻厚味以减轻脾胃负担,可多吃薏米、赤小豆、丝瓜、苦瓜等祛暑清热利湿之品。早秋季节多燥热,湿热体质者宜多食清甜水果,多喝白粥,多吃粗纤维食物保持大便通畅以利湿热的排出。春季多做舒展关节的运动,以利肝胆。在冬季不宜多进补,以防气血壅滞而不利于湿热的祛除。

(五)阳虚体质养生方法

阳虚体质以畏寒怕冷为主要特点,养生应以补阳祛寒,温补脾肾为关键。因为五脏之中,肾为一身阳气之根,脾为阳气生化之源,故当着重补之。

1. 精神养生法

阳虚体质者常表现出安静、沉静、内敛的性格特点,应因势利导、顺势而为,不可强行令其兴奋、张扬。但是,阳虚体质者在遇到情感困扰、环境变化、秋冬寒冷天气时很容易陷入抑郁、忧愁、悲哀等不良情绪中,故必须加强精神调养。要善于调节自己的情感,可以多听轻快、活泼的音乐或增加户外运动以去忧悲,防惊恐,和喜怒,消除或减少不良情绪的影响。

2. 饮食养生法

阳虚体质者宜温补脾肾阳气,应多食温补之品,比如牛羊狗肉、虾、黄鳝、韭菜、茴香苗、葱、姜、蒜、核桃、栗子、红茶等食物。不宜多食生冷寒凉之品,如梨、黄瓜、西瓜、荸荠、苦瓜、藕等;少喝冰冷饮料,以免遏伤脾阳。

3. 运动养生法

阳虚体质者畏寒怕冷,故以选择能振奋阳气的锻炼方法为主。因"动则生阳",故阳虚体质的人要坚持体育锻炼,但运动量不宜过大,尤其注意不可因运动而大量出汗,以防汗出伤阳。可选择自己感兴趣又易行的慢跑、散步、舒缓的舞蹈,或者传统的体育锻炼方法如静神而动形的太极拳、五禽戏、八段锦等。而且户外活动时宜选择在阳光充足的温暖天气进行,多与阳光接触,阳气则易被调动起来;不宜在阴冷风寒天气或潮湿之地进行活动,以防伤阳。

4. 起居作息法

阳虚体质者在起居作息方面要养成良好的睡眠习惯,尽量少熬夜,以防耗伤阳气。注意身体各关节、颈背部、腰腹以及脚部的保暖。对于年老及体弱之人,夏季不要在外露宿,不要让电风扇直吹,也不要在树荫下停留过久。

5. 季节养生法

根据中医养生理论中"春夏养阳,秋冬养阴"的原则,阳虚体质者尤其要注意在春夏季节顾护自身的阳气。在气候炎热的夏季,不要贪凉饮冷,少用或不用空调,亦可在全年气温最高、阳气最盛的时节,即"三伏天"适当进食鸡肉、羊肉等温补之品。阳虚体质者多形寒肢冷,喜暖怕凉,耐春夏不耐秋冬。冬季严寒易伤及肾阳、筋骨关节,故宜进食温补之品,注意保暖。四季转换时,宜春捂,不宜秋冻。

(六)痰湿体质养生方法

痰湿体质养生以健脾祛湿为原则。脾主运化水湿,又为生痰之源,故痰湿体质的养生最主要的是养护脾胃。

1. 精神养生法

痰湿体质者性格多温和,敦厚善良,多善于忍耐,但易神疲困顿。宜多参加各种活动,多听轻快的音乐,培养广泛的兴趣爱好,以舒畅情志。

2. 饮食养生法

痰湿体质者饮食宜清淡,可多食健脾祛湿化痰的食物,如山药、薏米、白扁豆、赤小豆、海藻、海带、紫菜、冬瓜、萝卜、鲫鱼、生姜、柑橘等。少食肥甘、油腻、滋补、生冷冰冻、苦寒之品,酒类也不宜多饮,因酒能助湿生痰。饮食应有节制,不宜过饱。

3. 运动养生法

痰湿体质者多形体肥胖,身重易于困倦,故平时应多进行户外活动,根据自己的具体情况循序渐进,长期坚持体育锻炼,可选择散步、慢跑、球类、游泳、太极拳、五禽戏以及各种舞蹈等锻炼方式,运动量宜大,以出汗为宜。气功方面,以动桩功、保健功、长寿功为宜。

4. 起居作息法

痰湿体质者应起居有常,作息规律。居住环境宜干燥而不宜潮湿,平时多进行户外活动,不要过于安逸,宜常晒太阳或进行日光浴。当运动出汗特别多的时候,不要马上吹空调和风扇,也不宜立即冲凉,以免外湿内湿相合,加重体质偏颇。在阴雨湿冷的气候条件下,应减少户外活动,以避湿邪侵袭。衣着应宽松,以利于透气散湿。痰湿体质者多伴有阳虚,故要少熬夜,以免耗伤阳气,加重痰湿。

5. 季节养生法

痰湿体质者季节养生的重点在夏冬二季。夏季少食冰冻食品,多吃生姜,少用空调,以免伤阳加重痰湿。秋冬季节少进补,尤其是补益作用较大的人参、鹿茸、阿胶、大枣、肉类、骨头、动物内脏等,都不太适合痰湿体质,以防壅滞气机,加重痰湿。

(七)瘀血体质养生方法

气行则血行,活血必先调气,所以瘀血体质养生应以益气疏肝,活血化瘀为原则。

1.精神养生法

瘀血体质者常表现出阴郁、郁闷或急躁易怒、心烦健忘等情绪特点。在精神调养上,应广交性格开朗的朋友,培养自己乐观豁达的性格;要注意培养兴趣爱好,再配合舒展肝气、促进循环的形体运动,比如唱歌、跳舞、散步、爬山等。若有广泛的兴趣爱好,精神愉快则气就不易郁结,血就不易瘀滞而气血和畅,营卫流通,有利于瘀血体质的改善。

2.饮食养生法

饮食养生方面宜多食行气活血的食物,如山楂、金橘、桃仁、油菜、黑木耳、紫皮茄子、黑大豆、慈姑、海藻、海带、紫菜、醋等;多以玫瑰花、茉莉花泡茶饮,有疏肝理气、活血化瘀之作用;可少量饮红葡萄酒、糯米甜酒。不宜多食收涩、油腻、寒凉冰冻的食品,如柿子、番石榴、肥肉、冰冻饮料等。

3.运动养生法

适宜选择太极拳、太极剑、八段锦、保健按摩术、舞蹈、散步、慢跑等有助于气血运行的锻炼方式。瘀血明显者不宜参加爆发的、剧烈的、无氧的运动。

4.起居作息法

起居有常,不要过于安逸,以免气机瘀滞而加重瘀血;少熬夜,保持足够的睡眠,早睡早起多锻炼以畅气血。

5.季节养生法

对瘀血体质的人来说,保养的关键季节是春天。春天阳气展放,肝胆疏泄有常,则气行血行。因此,应多做舒展肢体的动作,还要"披发缓行",宽衣着,以利于肝胆的疏泄。此外,秋冬要注意保暖。

(八)特禀体质养生方法

特禀体质常先天失常,以生理缺陷、过敏反应等为主要特征,故其养生应根据个体情况进行相应调护。

1.精神养生法

因特禀体质者是由于先天遗传因素造成的特殊体质,故其性格心理因禀质差异而不同。由于其禀质的特殊性,往往多数特禀体质者会表现出程度不等的敏感多疑、焦虑抑郁、自卑内向等心理反应。因此,特禀体质者应主动参加有益身心的活动,多与人沟通交流,增进了解,消除自卑,培养自己乐观豁达的性格。

2.饮食养生法

特禀体质者的饮食宜清淡,要粗细搭配适当,荤素配伍合理,营养均衡。过敏体质者宜食益气固表的食物,如山药、小麦、糙米、大米、香菇、蔬菜等;少食易引起过敏的食物,如荞麦、蚕豆、白扁豆、牛肉、鱼、虾、蟹、酒、辣椒、浓茶、咖啡等辛辣之品、腥膻发物及含致敏物的食物。

3.运动养生法

根据禀质特异情况的不同,选择适宜的运动方式和锻炼方法。由于特禀体质的形成与先天禀赋密切相关,所以可常练气功中的"吹"字功,以培补肾精肾气。

4.起居作息法

特禀体质者应根据禀质特异情况的不同来调护起居。过敏体质者由于对外界环境适应能力较差,故应注意在陌生环境的日常养护,减少户外活动,尽量避免接触各种致敏原,以减少发病机会。

5.季节养生法

过敏体质者对易致过敏季节适应能力差,易引发宿疾。故应避免在春天或季节交替时长时间户外活动,避免诱发过敏性疾病。

第三节　山东中医中药戒毒工作体系构建

一、建立中医中药戒毒理论体系

"治未病"是在我国两千年前的中医经典《黄帝内经》中提出的治病防病养生谋略,与我国"预防为主"的卫生工作方针一脉相承,对疾病的预防、转变判断与治疗,对人体有利因素的利用、有害因素的消除等方面,进行了系统全面的理论指导。我们通过总结六年来的戒毒医疗工作经验,根据戒毒人员的生理、心理特点和戒除毒瘾的科学规律,按照循序渐进和突出重点的原则,将"治未病"的三期理念(既病防变、未病先防和病后防复)与戒毒四分期对医疗的要求结合起来,按照省戒毒局《关于实施中医中药戒毒工程意见》的要求,按照分期施治、分类施治、分别施治、个案施治的基本方法,将中医药与科学戒毒要求面面相对,点点相接。综合运用多种中医治疗手段及中医养生方式方法,形成了"一治、二防、三养"的四期覆盖、身心俱调、标本兼顾、内外结合的中医戒毒工作模式。

二、戒毒各分期中医戒毒任务目标

(一)急性脱毒期

此期主要任务是采取有针对性的医疗措施完成生理脱毒,尽快顺利消除急性脱毒症状,完成医疗建档,完成中医体质辨识,为食疗方案和体质优化方案提供依据。

(二)教育适应期

对戒毒人员进行中医体质测试和稽延性症状中医量表测试,为个性化中医治疗方案提供依据。从中医养生角度开展毒品危害教育,使中医养生理念逐步深入人心,中医养生方式方法逐步为学员所掌握。

(三)身心康复期

对吸毒引起的典型临床稽延性症状进行中医综合治疗,并注重从根本上修复吸毒人员受损机体。平阴阳,调气血,帮助戒毒人员逐渐恢复生理机能,不断增强体质体魄,提高身体免疫力,逐步修复因为毒品受损的各个器官功能,最大程度恢复戒毒人员身体健康。

(四)回归适应期

持续开展健康知识和疾病防控教育,做好疾病预防和治疗工作。通过情志养生结合心疗康复工作,逐步完善戒毒人员人格,纠正错误认知,树立正确人生观念。开展形式多样的健身活动持续增强体质,不断完善偏颇体质优化方案,培养戒毒人员的健康养生观念。

三、山东中医戒毒实践研究

在实际工作中,我们将"一治、二防、三养"的工作模式贯穿于戒毒康复全过程,用丰富的治疗方法结合养生理念教育调身养心,取得了良好的效果。

(一)治:既病防变

既病防变是指疾病已经发生,要求我们把握疾病转变规律,采取措施,早诊断早治疗,促进疾病向康复方向发展。中医理论认为,"急则治其标"，先治标是为了防止疾病进一步转变、加重甚至危及生命。挫毒之锐气，打响戒毒第一枪，我们积极探索各种中医特色"治"疗在戒毒工作中的应用。

1.科研攻关，中医经方巧脱毒

帮助戒毒人员平稳度过急性戒断期，快速消除急性戒断症状，初步恢复体能，为下一步身心康复矫治打下基础是急性脱毒期的主要任务。我们充分发挥山东中医药戒毒研发基地作用，国家级中医戒毒课题《中医经方对毒品戒断干预效果及机理研究》。该课题目前已完成理论研究、动物实验研究，临床一期、二期治疗观察结束，临床三期治疗观察正在进行中。已完成流调600余人次，经方治疗70余人次，采集治疗组、对照组数据共100余人次。科学、缜密的疗效评定数据对比表明，该经方可以有效缓解吸毒人员急性脱毒症状，缩短急性脱毒时间。相关论文已被国家级杂志收录七篇。随着治疗方案逐步完善，重大科研成果即将形成，经方制剂由汤剂转化为颗粒剂后，将在戒毒工作中得到推广和普及应用，为减轻戒毒人员急性戒断反应，为科学脱毒提供有力的保障。（急性脱毒期）

2.特色疗法，多措并举助脱毒

研究者探索了其他特色"治"疗在急性脱毒期的应用。加味逍遥散联合耳穴压豆在甲基苯丙胺依赖患者急性脱毒期应用临床治疗111例，量表统计治疗效果明显，相关论文已被《山东中医杂志》收录。此外，我们积极探索总结针灸推拿、红外线理疗仪、韩式治疗仪、中短频治疗等中医特色疗法对戒毒人员急性戒断反应的治疗效果。通过多措并举，综合施治，有效减轻和缓解了戒毒人员急性戒断症状，降低了他们的痛苦，提高了他们的康复水平。（急性脱毒期）

3.因人而异，完善个性治疗方案，增强疗效

通过邀请省中医专家定期来所康复中心坐诊，对有条件的自愿戒毒人员开展个案施"治"，建立戒毒人员中医戒毒档案，根据戒毒人员吸食毒品种类不同的特点和身体具体状况，运用中医理论辨证分析，因人而异，因人施治，做到"一人一方""一人一案"，探索中医戒毒个性化、人性化诊疗方案。同时，充分发挥中医药的"简、便、廉、验"的优势特点，在省直所戒毒人员住院病区专管二大队积极探索总结针灸推拿、红外线理疗

仪、韩氏治疗仪、中短频治疗、中药汤剂、中成药等特色疗法对戒毒患者稽延性症状及吸毒相关疾病的治疗效果。临床证明，中医配合治疗大大缩短了疾病病程，增强了治疗效果。（急性脱毒期、教育适应期、身心康复期）

4. 抓住共性，巧用经方治疗稽延性症状

通过开展省中医专家集中会诊制度，对康复期临床常见的具有典型共性的稽延性症状进行总结归纳。针对女性戒毒人员由于毒品危害导致的月经不调科研课题正在进行中，临床流调 400 余人次，纳入治疗标准60 余人，经方治疗一期、二期均已经结束，治疗前后相关辅助检查全部完成，采集治疗组及对照组数据 90 余人次，相关检测结果及数据对比总结工作正在进行中。随着会诊工作有序开展，我们将更精细地分类归纳临床常见吸毒引起的稽延性症状相关疾病，并将经过实践行之有效的经验方进行总结，开发及编写康复治疗临床路径手册，争取对身心康复期各生理系统典型稽延性症状均研发出经典配方制剂，逐步应用于戒毒人员疾病治疗工作中。（教育适应期、身心康复期）

（二）防：未病先防

未病先防是指人在没有发生疾病的健康或亚健康状态下，对可能导致疾病发生的原因，采取有针对性的养生保健措施。目的是固护正气，增强体质，预防疾病发生。中医理论认为，"缓则治其本"，毒品对吸毒人员造成的损害，不仅仅表现为急性戒断症状和稽延性症状相关疾病，更有很多危害尚未达到阈值，临床没有达到疾病的诊断标准，但是伤害已经存在。防就是要提升正气，防止危害进一步演变加剧。抓住毒品危害本质，在巩固提高身体素质的同时，分层次驱除毒品对心理和生理造成的有形及无形的损害。不断加强自身防御，同时层层推进，抽丝剥茧，逐步驱除毒品对身心造成的危害。

1. 养生教育理念防毒，养生方法强身

将中医养生教育纳入戒毒学员日常课堂教育内容。在戒毒人员中开展中医养生教育，让学员了解养生的理念，"知道者，法于阴阳"（《黄帝内经》），从中医的角度重新认识毒品，了解毒品的本质，增加毒品危害认知，以其曾经吸毒的切身感受与养生理念相对照进行自省，使毒品危害认知内化于心，增强拒毒"防"毒理念。让学员了解中医养生方式方法，

"起居有常,饮食有节"(《黄帝内经》),学会健康的生活理念,在日常生活的每一个环节,知道如何去爱护自己的身体,如何通过养生来修复被毒品损害的器官机能,如何提高身体素质,从而降低疾病发生率。在戒毒人员中开展中医养生课堂教育,教给他们保持内心的清净安闲,"恬淡虚无,精神内守"(《黄帝内经》),懂得如何平衡心态,缓解负性情绪,学会自我疏导减压,有效维护场所安全稳定。(身心康复期、教育适应期、回归适应期)

2.巧用中医特色疗法提高免疫力

针对戒毒人员因毒品危害导致身体免疫力低下的特点,配合每个季节戒毒场所疾病防控方案,对临床上容易引起交叉传染的疾病进行预"防"治疗。将山东省中医院专家通过会诊后开具的抗流感、抗结核经方,定期熬制给学员服用,一年共预防服药1200余人次,大大缩短了相关疾病的病程,降低了疾病的传播概率。同时,将"冬病夏治"理念应用到提高戒毒人员身体免疫力上来,选取适宜对象,在夏季开展"三伏贴"预防治疗活动,提升阳气,增强抗病能力,把冬病之邪消灭在蛰伏状态。2016年共贴敷治疗80余人次,2017年共贴敷治疗60余人次。(身心康复期、回归适应期)

3.穴位按摩操锻炼养生健体

将经络养生理念引入中医戒毒工作中来,利用穴位按摩经济简便、平稳可靠、易学易用、无不良反应的优势,通过教授戒毒学员简易穴位按摩操,使他们掌握常见穴位的保健按压治疗手段。鼓励戒毒人员利用休闲时间,培养穴位按摩的良好习惯。穴位按摩操的日常化锻炼,可以有效提高自身机体免疫力,使戒毒人员进一步树立"意识胜于药物,防范重于医治"的健康观。(身心康复期、回归适应期)

(三)养:病后防复

病后防复是指疾病经过治疗后,病邪基本消除,正气未复,处于初愈,提前采取巩固性治疗,防止疾病复发。对于戒毒人员,不仅要养身,更要养心,在恢复身体健康的同时,最大程度戒除心瘾,为彻底戒毒创造无限可能。

我们注重对戒毒人员身心进行调"养",不断加强巩固提高身体机能。法于阴阳,和于术数,饮食有节,起居有常,故能阴平阳秘,气调血顺,经络通达。不断增强戒毒人员的体质体魄,同时不断培养其心志清净安闲、心境平和寡欲的养生理念,恢复心理健康。通过养身、养心,全面收复被毒品占领的失地,筑牢防护墙,为回归和适应社会打下良好的身心基础。

1.中医体质辨识养生

通过《中医体质辨识分类与判定》,对戒毒人员进行体质分类,研究总结吸毒人员常见的病理性体质;结合穴位按摩操、中医养生教育和食疗,对偏颇体质进行干预调理;结合西医临床体质与疾病发生相关率研究,开展人体体质与毒品成瘾性研究;通过干预调理,使各种病例体质逐渐趋向于平和体质,达到有效提高戒断率,降低复吸率的效果。目前已收集戒毒人员体质辨识病例 900 余份,各种体质分型统计分析工作已经完成,下一步将按照体质调理个性化方案进行干预,并对干预效果进行总结分析。(急性脱毒期、教育适应期、身心康复期)

2.传统中华保健运动养生

将中医传统保健运动项目太极拳、八段锦引入戒毒人员康复训练中,通过运动适度、动静相间练习,有效扩大肺活量,修复受损肺部机能;疏通经络,促进血液循环,排出残存于体内之"余毒"。这既达到了强心、养肝、健脾、补肺的治病强身效果,又调节了情绪,内外兼顾,身心兼修。(身心康复期、回归适应期)

3.中医食疗养生

将食疗与中医戒毒有机结合,寓医于食,药借食力,食助药威。我们充分利用各所膳食中心开展中医食疗工作,根据"三三四五"食疗工作方案,制订不同分期、不同戒毒人员的个性化食疗方案,帮助戒毒人员调节机体平衡,恢复体质,有效减轻和缓解戒毒人员急性戒断反应及稽延性戒断症状。将可以食用的药材引入戒毒人员食谱,开展"每日一粥,每周一膳"的特色食疗,调节气血阴阳平衡,养护健康。(急性脱毒期、身心康复期、回归适应期)

努力实现中医药健康养生文化的创造性转化和创新性发展,加强其与戒毒工作的科学对接,是中医戒毒工作努力的方向。我们将继续加强中医基础理论研究,同时对现有的中医戒毒方式方法不断地总结、归纳、完善;密切关注国内外相关文献报道,利用他山之石,加己之力,共同攻玉;着眼于帮助戒毒人员彻底恢复身心健康,戒除毒瘾;加强中医戒毒与六疗体系的结合,不断深化中医中药戒毒探索,逐步提高戒治质量,切实降低复吸率,让中医戒毒工程真正成为根系发达(中医基础理论支撑)、树干粗壮(中医戒毒体系支撑)、枝繁叶茂(中医戒毒手段多样化)并保持旺盛生命力的参天大树,真正擦亮山东中医中药戒毒工作名片,讲好山东戒毒故事,力争在拔除毒品祸根这场人民战争中取得更大的胜利。

第三篇　食疗戒毒

饮食疗法简称"食疗",是根据中医理论,选用食物或配合某种药物,经过烹饪加工,制作成具有药用效果的食品,以达到养生保健、治病防病的目的。中医食疗主要是利用食物,并以饮用食物的方式达到维护健康或者治病防病的目的。

中华人民共和国司法部戒毒管理局规定的全国统一戒毒模式,将强制隔离戒毒人员戒治周期分为生理脱毒期、教育适应期、康复巩固期、回归适应期。山东戒毒局根据不同的戒毒阶段戒毒人员的身体状况实施不同的食疗措施,以审因用膳,辨证施养为原则,形神并养,平衡膳食,使戒毒人员从身体虚弱逐步恢复正常并达到身强体健的效果。本篇分三章十一节,分别阐述了食疗的营养学基础,戒毒人员的营养状况和营养需求以及如何在戒毒人员中开展食疗。最后一节告诉读者根据不同的体质如何选择不同的药膳以及如何制作药膳。

第七章　膳食营养知识

营养是指机体从外界摄取的食物经过体内的消化、吸收和代谢,用来构建组织器官、维持与调节机体的生理功能和活动所需要的成分。营养和机体的健康是密不可分的。营养是维持健康的基础,人体的任何组织器官都离不开营养成分的滋养。充足及合理的营养能为人体提供重要的健康保障。本章重点介绍人体需要的各种营养素,包括蛋白质、脂类、糖类、矿物质、微量元素、膳食纤维等的生理功能、理化性质以及食物来源。

第一节　人体所需的能量和营养素

人体维持正常的基础代谢和身体活动需要消耗能量。能量是一切生物维持生命活动的动力。人体所需要的能量主要由食物中的三大营养物质(蛋白质、脂肪和糖类)提供。

一、能量

能量的国际通用单位是焦耳(J)和千焦(kJ),营养学中还使用单位卡(cal)和千卡(kcal),其与焦耳的关系是 1 kJ = 0.239 kcal,1 kcal = 4.184 kJ。

(一)人体能量的消耗

成年人消耗能量主要用于自身基础代谢、身体活动与产生食物热效应,婴儿、儿童、青少年消耗能量还要满足生长发育的需要,孕妇与乳母消耗能量还用于胎儿的生长发育,母体的子宫、胎盘及乳房等组织的生长等。

1. 基础代谢

基础代谢也称"基础能量消耗",是指维持机体最基本的生命活动所需要的能量消耗,占人体总能量消耗的 $60\%\sim70\%$。基础代谢是在人体经过 $10\sim12$ h 的良好睡眠,清晨仰卧,空腹,恒温($22\sim26$ ℃)的条件下,没有任何身体活动和紧张的思维活动,全身肌肉处于放松状态时的能量消耗。基础代谢仅用于维持呼吸、体温、心跳、血液循环和细胞及其他组织器官基本生理功能的需要。

2. 身体活动

身体活动是指任何由骨骼肌收缩引起能量消耗的身体运动。身体活动所消耗的能量占人体总能量消耗的 $15\%\sim30\%$,活动量增加,消耗的能量也随之增加。不同的身体活动水平是导致人体能量需求不同的主要因素,因此人体可以通过调整身体活动水平来控制能量消耗,保持能量平衡和维持健康。常见身体活动强度和能量消耗的关系如表 7-1 所示。

表 7-1　　　　　　　　常见身体活动强度和能量消耗[①]

活动项目		能量消耗/[kJ/(标准体重·10 min)]	
		男(体重 66 kg)	女(体重 56 kg)
家务活动	收拾餐桌(走动),做饭	115.1	97.5
	手洗衣服	153.2	128.9
	扫地,拖地板,吸尘	161.1	136.8
步行	慢速(3 km/h)	115.1	97.5
	中速(5 km/h)	161.1	136.8
	快速(5.5~6 km/h)	184.1	156.1
跑步	走跑结合(慢跑少于 10 min)	276.2	234.3
	慢跑	322.2	273.2

---

① 参见中国营养学会编著:《中国居民膳食指南(2016)》,人民卫生出版社 2016 年版,第 332~333 页。

续表

活动项目		能量消耗/[kJ/(标准体重·10 min)]	
		男(体重 66 kg)	女(体重 56 kg)
球类	乒乓球	184.1	156.1
	篮球(一般强度)	276.2	234.3
	排球(一般强度)	138.1	117.2
	羽毛球(一般强度)	207.1	175.7
	网球(一般强度)	230.1	195.4
	保龄球	146.4	117.2
游泳	爬泳(慢速)、自由泳、仰泳	368.2	312.5
	蛙泳(一般速度)	460.2	390.4
其他	俯卧撑、舞蹈(中速)	207.1	175.7
	健身操(轻或中等强度)	230.1	195.4
	太极拳	161.1	136.8
	跳绳(中速)	460.2	390.4

3. 食物热效应

食物热效应是指人体在摄入食物的过程中所引起的额外的能量消耗，是摄入食物后发生的一系列消化、吸收、利用以及营养素与其代谢产物之间相互转化过程中所消耗的能量，又称为"食物特殊动力作用"。食物中不同产能营养素的食物热效应不同，其中蛋白质的食物热效应最大，为本身产生能量的 20%～30%，糖类和脂肪分别为 5%～10%和 0～5%。摄入食物的量越多，能量消耗也越多；进食快者比进食慢者食物热效应高，这是因为进食快者中枢神经系统更活跃，激素和酶的分泌速度快而且分泌的数量多，吸收和储存速率高，能量消耗相对也较多。

4. 特殊生理阶段的能量消耗

人类特殊生理阶段包括婴幼儿、儿童、青少年、孕期、哺乳期等。婴幼儿、儿童和青少年阶段生长发育消耗的能量主要指机体生长发育中合成新组织所需的能量，如出生后 1～3 个月生长发育能量需要量约占总能量需要量的 35%，2 岁时约为总能量需要量的 3%，青少年期为总能量需要量的 1%～2%。孕期额外能量消耗主要用于胎儿的生长发育及孕妇子宫、乳房、胎盘的发育和母体脂肪的储存等。哺乳期乳母产生乳汁及乳汁自身含有的能量也需要额外的能量消耗。

(二)人体一日能量需要量的确定

能量需要量是维持人体正常生理功能所需要的能量,长期低于或高于这个数量都将对机体产生不利的影响。确定人群或个体的能量需要量对于指导人们合理膳食、提高生活质量是非常重要的,常用的确定一日能量需求的方法有计算法和测量法。

1.计算法

由于基础代谢所消耗的能量占总能量消耗的60%～70%,所以习惯上把基础代谢消耗作为计算成人能量需要量的重要基础。世界卫生组织推荐用基础代谢能耗(按照每人每天计算的数值)和体力活动水平(见表 7-2)的乘积来估算成年人每日的能量需要。

表 7-2　　　　中国营养学会建议中国成年人活动水平分级①

活动水平	职业工作	分配时间	体力活动水平	
			男	女
轻	75%的时间坐或站立	办公室工作,修理电器、钟表、售货员、酒店服务生、化学实验操作员以及教师等	1.55	1.56
	25%的时间站着活动			
中	25%的时间坐或站立	学生日常活动,机动车驾驶,电工安装,车床操作,精工切割等	1.78	1.64
	75%的时间从事特殊职业活动			
重	40%的时间坐或站立	非机械化劳动,炼钢,舞蹈,体育运动,装卸和采矿等	2.10	1.82
	60%的时间从事特殊职业活动			

① 参见中国营养学会编著:《中国居民膳食营养素参考摄入量》,中国轻工业出版社2002 年版,第 15 页。

2.膳食调查法

健康成年人在食物供应充足、体重不发生明显变化时,其能量摄入量基本上可以反映其能量需要量。详细调查和记录调查对象在一段时间内(一般是一周内)所摄入的食物种类和数量,查阅《食物成分表》或运用食物成分分析软件等工具计算出调查对象平均每日摄入食物的总能量,结合所调查对象的营养状况,可间接估算出人体的能量需要量。

3.测量法

(1)直接测热法。直接测热法是指在直接测热装置中,通过收集人体在一定时间内散发出的所有热量,求得能量消耗量,继而求出机体的能量需求。在测量时,将被测量者关闭在四周被水包围的小室中,在室内进行不同体力活动水平的运动所释放的热量可以全部被四周包围的水所吸收而使水温升高,根据水温的变化和水量可以计算出被测试者释放的总热量。

(2)间接测热法。在营养素氧化供能的反应中,一定时间内人体中氧化分解的产能营养素量与其相应的耗氧量、产生的 CO_2 量以及释放的能量之间呈一定的比例关系。因此,通过计算相应的呼吸商(RQ),公式为 RQ＝CO_2 产量(mol)/耗氧量(mol),就可得到产能营养素在体内的氧化量。由于产能营养素所含元素的比例不同,在体内氧化时所产生的耗氧量和 CO_2 产量不同,所以呼吸商也不一样,如糖类氧化时的 CO_2 产量与耗氧量相同,其呼吸商为 1;脂肪氧化时需要更多的氧,呼吸商为 0.71。一般情况下,人体摄取的是混合膳食,呼吸商平均为 0.85 左右。食物中各种营养物质在细胞内氧化时,消耗 1 L 氧气所产生的能量称为"食物氧热价"。

在生理情况下,机体动用蛋白质供能极少。在实际工作中,为计算方便经常不考虑蛋白质代谢的影响。具体做法为:测定混合膳食条件下机体一定时间内的 CO_2 产量和耗氧量,计算出非蛋白呼吸商,查非蛋白呼吸商与氧热价表,得到相应的氧热价,再乘以耗氧量或 CO_2 产量,即可得到受试者在该段时间内的产热量。

4.生活观察法

对受试者进行 24 h 专人跟踪观察,详细记录受试者生活和工作中的各种活动及其时间,然后查日常活动能量消耗表,根据受试者体表面积的多少,计算出 24 h 的能量消耗。

5. 能量平衡法

在普通劳动和生活条件下,健康成年人的摄食量与能量需要相适宜,即能量消耗量(MD)等于能量摄入量(MI)时,体重可保持相对稳定,此为能量平衡。当能量摄入超过能量消耗时,摄入的多余能量以脂肪的形式储存,表现为体重增加,体重每增加 1 kg,机体约储存 29 MJ 的能量,此为能量正平衡。当能量摄入少于能量消耗时,机体动员储备脂肪,体重减少,此为能量负平衡。实际工作时,可按下列公式计算一日的能量消耗:

(1)正能量平衡:能量消耗量(MJ)=能量摄入量(MJ)-平均体重增加量(kg)×29 MJ/调查天数(d)。

(2)负能量消耗:能量消耗量(MJ)=能量摄入量(MJ)+平均体重减少量(kg)×29 MJ/调查天数(d)。

(三)膳食能量需要量及食物来源

能量摄入量与消耗量之间的平衡状态是保持健康的基本要素,年龄、性别、生理状态和劳动强度等均是人体能量需要量的影响因素。

我国成人膳食中,糖类供能应占总能量的 50%～65%,脂肪供能占 20%～30%,蛋白质供能占 10%～15%。食物当中,谷薯类富含糖类,油脂类富含脂肪,动物性食物富含蛋白质与脂肪,水果、蔬菜中能量含量较少。

二、蛋白质

蛋白质是化学结构复杂的一类有机化合物,是人体的必须营养素,是一切生命的物质基础。蛋白质具有多种生理功能。

(一)蛋白质的功能

1. 构成人体的组织器官

人体的任何组织器官都以蛋白质为重要组成部分,如肌肉、心、肝、肾等器官都含有大量蛋白质。细胞从细胞膜到细胞质内都含有蛋白质,其中胶原蛋白主要存在于骨骼和牙齿中,角蛋白主要存在于指甲中。

2. 调节生理功能

蛋白质除了是组织器官的重要成分外,也是酶、激素、抗体、转运体等多种身体活性物质的重要成分。有了蛋白质,人体才能合成所需的活性物质,才能正常进行物质代谢、免疫调节、体液中物质的运输和交换等生理过程,并维持内环境的稳定。

3. 提供能量

机体主要供能物质是糖类和脂肪,但当二者提供的能量不能满足机体的需要时,蛋白质就会被代谢水解以提供能量。1 g 蛋白质氧化水解能够提供约 16.7 kJ 的能量。

4. 活性肽作用

蛋白质中的活性肽被肠道吸收后有促进矿物质吸收、免疫调节、降血压、清除氧化自由基等多种功能。

(二)蛋白质的消化、吸收和代谢

1. 蛋白质的消化和吸收

蛋白质被分解成氨基酸才能最终被人体吸收利用。人体的胃液当中含有能使蛋白质变性的胃酸,通过膳食摄入的蛋白质在胃中开始消化,胃酸(主要为盐酸)使蛋白质发生变性,破坏蛋白质的空间结构,以利于消化酶发挥作用。同时,胃酸可激活胃蛋白酶,被激活的胃蛋白酶可将蛋白质及大分子多肽分解成小分子多肽和游离氨基酸。蛋白质消化吸收的主要场所在小肠,胰腺能够分泌胰蛋白酶和糜蛋白酶,这两种酶能使蛋白质在小肠中被分解为寡肽和少量氨基酸,然后被小肠黏膜细胞吸收。被小肠黏膜细胞吸收后,小肠黏膜细胞中的寡肽酶最终将寡肽分解成氨基酸,氨基酸运往人体各个组织和器官被利用。也有研究表明,少数蛋白质大分子和多肽可以直接被吸收利用。

氨基酸通过小肠黏膜细胞是由转运中性、酸性和碱性氨基酸的三种不同的主动运输系统来进行的,具有相似结构的氨基酸在共同使用同一种转运系统时,相互间具有竞争机制,这种竞争的结果使含量高的氨基酸相应地被多吸收一些,从而保证了肠道能按食物中氨基酸的含量比例进行吸收。所以说,如果在食物中过多地加入某一种氨基酸,这种竞争作用会造成同类型的其他氨基酸吸收减少,如缬氨酸、亮氨酸和异亮氨酸有共同的转运系统,若过多地向食物中添加缬氨酸,亮氨酸和异亮氨酸的吸收就会随之减少,造成膳食摄入的蛋白质的营养价值下降。

蛋白质的消化吸收受到很多因素的影响,包括胃肠道动力、黏膜转运功能等,近年来有研究表明,单一饮食中蛋白质的消化速度和氨基酸在消化道的吸收速度与食物中蛋白质的类型有关,并会影响餐后蛋白质的合成、分解和沉积。根据餐后氨基酸代谢快慢的不同,可将蛋白质分为快膳食蛋白和慢膳食蛋白,如乳清蛋白的消化速度快于酪蛋白,因此乳清蛋白为快膳食蛋白,酪蛋白为慢膳食蛋白。

除了来自食物外,人体肠道中被消化吸收的蛋白质每天约有70 g来自肠道脱落的黏膜细胞和消化液等,其中大部分可被消化和吸收,没有被吸收的则随粪便排出体外。这些蛋白质分解产生的氮称为"内源性氮"。

2. 蛋白质代谢

被消化吸收后的氨基酸基本储存在人体的各种组织、器官和体液当中,我们把这些游离在人体各处的氨基酸称为"氨基酸池"。氨基酸池中的游离氨基酸除了来自食物外,其他大部分来自体内蛋白质的水解。

人体内的细胞膜上有不同类型的氨基酸转运子,即细胞膜结合蛋白质,氨基酸进出细胞就是靠这些氨基酸转运子来实现的。每种氨基酸转运子可以识别不同构型和性质的氨基酸,转运子对氨基酸的亲和力和转运机制决定了细胞内氨基酸的水平。转运子分为两类:钠依赖型转运子和非钠依赖型转运子,每类又有多种转运系统。钠依赖型转运子可同时转运钠和氨基酸进入细胞,细胞膜内外较高的钠浓度梯度可促进钠依赖型转运子转运氨基酸,这类转运子可产生较大的浓度梯度,使细胞内氨基酸浓度高于细胞外。进入细胞的钠可被钠-钾泵泵入钾离子而被转运到细胞外。钠依赖型转运子主要转运甘氨酸、谷氨酸、谷氨酰胺、天门冬氨酸、天门冬酰胺,非钠依赖型转运子主要转运亮氨酸、异亮氨酸、缬氨酸、蛋氨酸、苯丙氨酸、酪氨酸、色氨酸、精氨酸、赖氨酸、半胱氨酸、苏氨酸、脯氨酸。组氨酸、丙氨酸和丝氨酸可以被两种转运子转运。

转运氨基酸的转运子又称为"载体",这些载体不仅存在于肠黏膜细胞上,也存在于肾小管细胞、肌肉细胞、脂肪细胞、白细胞、网织红细胞和成纤维细胞上,对于细胞内聚集氨基酸具有普遍意义。虽然转运子广泛分布在人体内,但不同细胞中转运子的分布及性质有所差异。

氨基酸被吸收进入细胞后,大部分被用来重新合成人体蛋白质,这样才能使机体蛋白质不断得到更新和修复。其中,大约30%用于合成肌肉蛋白,50%用于体液、器官蛋白质合成,其余20%用于合成白蛋白、血红蛋白等其他机体蛋白质。小部分未被利用的氨基酸则被转化为糖原和脂肪,或者经代谢转变成尿素、氨、尿酸和肌酐等,由尿和其他途径排出体外。同样,由尿排出的氮也包括来自食物中的氮和内源性氮两种,尿氮占总排出氮的80%以上。

人体每天由于皮肤、毛发和黏膜的脱落,妇女月经期的失血及肠道菌体死亡排出等,约损失 20 g 蛋白质,这种氮排出是机体不可避免的氮消耗,称为"必要的氮损失"。当膳食中的糖类和脂肪不能满足机体能量的需要或蛋白质摄入过多时,蛋白质才会被氧化供能或转化为糖类和脂肪。因此,理论上只要从膳食中获得相当于必要氮损失量的蛋白质,即可满足人体对蛋白质的需要。

3. 氮平衡

营养学上将摄入蛋白质的量和排出蛋白质的量之间的关系称为"氮平衡",用公式表示氮平衡关系为:$B=I-(U+F+S)$,关系式中各项字母的含义为:B 是氮平衡,I 是摄入量,U 是尿氮,F 是粪氮,S 是皮肤等氮损失。

当人体摄入氮和排出氮相等时,为零氮平衡,即 $B=0$,健康的成人应该维持在零氮平衡并富裕 5%。如摄入氮多于排出氮,则为正氮平衡,即 $B>0$,儿童阶段、妇女怀孕、疾病恢复以及运动和劳动需要增加肌肉时,均应保证适当的正氮平衡,以满足机体对蛋白质的额外需要;而摄入氮少于排出氮时为负氮平衡,即 $B<0$,人在饥饿、疾病及老年时往往处于这种状况,此时应注意尽可能减轻或改变负氮平衡,来保持健康,促进疾病康复和延缓衰老。

(三)食物蛋白质营养学评价

各种食物中的蛋白质含量、氨基酸种类和比例等都不一样,人体对不同蛋白质的消化、吸收和利用程度也存在差异,因此评价食物蛋白质的营养价值,对指导不同人群合理选择食物摄入种类及数量有重要的意义。营养学上,主要是从食物的蛋白质含量、消化吸收程度和被人体利用程度三方面来全面地评价食物中蛋白质的营养价值。

虽然食物中蛋白质的含量并不等同于质量,但再好的蛋白质如果含量少,其营养价值也是有限的,所以食物中蛋白质的含量是食物蛋白质营养价值的基础。测定食物中蛋白质的含量一般采用凯氏定氮法,即先测定食物中的氮含量,再乘以由氮换算成蛋白质的换算系数,就可以得到食物中蛋白质的含量。对同种食物来说,换算系数一般是不变的,是根据氮占蛋白质的百分比计算出来的。一般来说,食物中氮占蛋白质的16%,其倒数为 6.25,所以由氮计算蛋白质含量的换算系数是 6.25。

蛋白质的消化率不仅能反映蛋白质在消化道内被分解的程度,而且能反映消化后的氨基酸和肽被人体吸收的程度。由于不同食物中蛋白质的存在形式和空间结构各不相同,再加上食物中含有不利于蛋白质吸收的其他因素的影响,因此不同的食物或同一种食物采用不同的烹调加工方法时其蛋白质消化率都会受到影响。例如,动物性食物中蛋白质的真消化率一般高于植物性食物(见表 7-3)。大豆不加工而是整粒煮熟食用时,消化率仅 60%,而加工成豆腐后,消化率可达到 90%以上,这是因为加工过程中去除了大豆中的纤维素以及其他一些不利于蛋白质消化吸收的影响因素的缘故。

表 7-3   常见食物的蛋白质真消化率[①]

食物名称	真消化率	食物名称	真消化率
大米	87%	精制面粉	96%
鸡蛋	97%	牛奶	95%
肉、鱼	94%	大豆粉	86%
玉米	85%	豆子	78%
燕麦	86%	小米	79%
花生	94%	菜豆	78%

测定蛋白质的真消化率时,无论以人还是动物为实验对象,都必须检测试验期内摄入的食物氮、排出体外的粪氮和粪代谢氮,再用此公式计算:蛋白质真消化率(%)=食物氮-(粪氮-粪代谢氮)×100%。粪代谢氮是指肠道内源性氮,是在试验对象完全不摄入蛋白质时粪中的含氮量。成人 24 h 粪代谢氮一般为 0.9~1.2 g。

上述公式计算的结果是食物蛋白质的真消化率,在实际应用中,往

[①]　数据选自 WHO/FAO/UNU. Protein and Amino Acid Requirements in Human Nutrition. Word Health Organ Tech Rep Ser 935,2007:96.

往不考虑粪代谢氮,这样不仅实验方法简单,而且所测得的结果比真消化率要低,这种消化率叫作"表观消化率"。

(四)蛋白质分类

在营养学上,根据蛋白质中必需氨基酸的组成和含量,将蛋白质分为完全蛋白质、半完全蛋白质和不完全蛋白质。完全蛋白质中必需氨基酸的种类齐全,数量充足,比例适当,如蛋类中的卵白蛋白、卵磷蛋白,肉类中的白蛋白、肌蛋白,大豆中的大豆蛋白。完全蛋白质不仅能维持人体健康,还能促进生长发育。半完全蛋白质中必需氨基酸种类齐全,但数量不足或比例不适当,如小麦中的麦胶蛋白,可以维持生命但不能促进生长发育。不完全蛋白质中所含的必需氨基酸种类不全,如玉米中的玉米胶蛋白、动物结缔组织中的胶质蛋白、豌豆中的豆球蛋白等,既不能维持生命,也不能促进生长发育。

(五)蛋白质参考摄入量及食物来源

蛋白质供能应占膳食总供能的 $10\%\sim12\%$,儿童青少年应当适当增加到 $12\%\sim14\%$。我国传统膳食模式以植物性食物为主,所以成人蛋白质推荐摄入量为 1.16 g/(kg·d)。按劳动强度,中国营养学会制订的蛋白质推荐摄入量(RNI)中,成年男女轻体力活动时分别为 75 g/d 和 65 g/d,中体力活动时分别为 80 g/d 和 70 g/d,重体力活动时分别为 90 g/d 和 80 g/d。

蛋白质广泛存在于动物性和植物性食物中。相对于植物性食物,动物性食物中含有的蛋白质质量好、利用率高,但同时饱和脂肪酸和胆固醇含量也高。因此,蛋白质的摄入要注重搭配,进行蛋白质互补。除了畜禽肉类、蛋类、海产品外,牛奶和大豆也是优质蛋白质的重要食物来源。

三、脂类

脂类包括脂肪和类脂,人体脂类总量占体重的 $10\%\sim20\%$,其中脂肪约占体内脂类总量的 95%,是重要的储能和供能物质;类脂约占体内脂类总量的 5%,主要包括磷脂和固醇类,是细胞膜、机体组织器官,尤其是神经组织的重要组成成分。

(一)脂类的功能

1.储存和提供能量

人体摄入的能量过多不能全部被利用时,多余的能量就会被转变为脂肪储存起来,当机体能量摄入不足时,体内储存的脂肪就会被脂肪酶分解释放出能量,以满足机体的需求。相较于糖类和蛋白质,脂肪可以提供更多的能量,1 g 脂肪可提供 39.7 kJ 的能量。人体内的脂肪细胞几乎可以无上限地不断储存脂肪,不断摄入过多的能量会不断积累脂肪,导致越来越胖。另外,机体不能将脂肪分解的含 2 个碳原子的化合物合成葡萄糖,所以脂肪不能直接为脑和神经细胞以及血细胞供能,当节食减肥不当时,机体只能动用蛋白质,通过糖异生作用生成葡萄糖,来保证血糖水平。

2.保温及润滑作用

人体的皮下脂肪有隔热保温的作用,这就是肥胖者相对不怕冷的原因。器官周围的脂肪组织有衬垫和支撑的作用,能减少器官之间的摩擦和保护器官免受外力伤害。皮脂腺分泌的脂肪对皮肤有润滑作用。

3.节约蛋白质作用

糖类摄入不足的情况下,充足的脂肪可以提供能量,保护体内蛋白质不被用作供能物质,保证蛋白质更好地发挥其他生理功能。脂肪的这种功能被称为"节约蛋白质功能"。

4.构成机体成分

细胞膜中含有大量的脂类,脂类是构成细胞和维持细胞正常功能的重要成分。

5.内分泌作用

经研究发现,人体脂肪组织具有内分泌作用,能分泌雌激素、肿瘤坏死因子 α、白介素-6、瘦素及抵抗素等多种活性物质。

6.增加饱腹感

食物中的脂肪在由胃进入十二指肠时,能够刺激十二指肠产生抑胃素抑制胃的蠕动,减缓食物由胃进入十二指肠的速度。也就是说,从食物中摄入的脂肪越多,胃排空的速度越慢,排空所需的时间越长,从而越能增加饱腹感,这也是早餐吃油条比吃等量馒头、面条要更抗饿的原因。

7.改善食物的感官性状

脂肪作为食品烹调加工的重要原料,可以改善食物的色、香、味、形,达到美观和促进食欲的作用。

8.促进脂溶性维生素吸收

食物脂肪中同时含有各类脂溶性维生素,如维生素 A、维生素 D、维生素 E、维生素 K 等。这些脂溶性维生素只有溶解在脂肪当中才可以被人体吸收。脂肪不仅是这些脂溶性维生素的食物来源,更能促进它们在肠道中被吸收。

（二）对食物中脂肪的营养评价

食物中脂肪的营养价值可以从必需脂肪酸含量、脂肪的消化率、脂肪酸比例、脂溶性维生素的含量这几个方面进行评价。

1.必需脂肪酸含量

一般植物油中亚油酸和 α-亚麻酸的含量要高于动物油,故植物油的营养价值要高于动物油,但植物油中椰子油的亚油酸和不饱和脂肪酸含量比较低,故营养价值不如其他植物油。

2.脂肪的消化率

脂肪在人体内的消化率与脂肪自身的熔点密切相关,熔点低于体温的脂肪的消化率可达 97%～98%,熔点高于体温的脂肪的消化率约为90%。当脂肪的熔点高于 50 ℃时就很难被人体消化,故一般植物油的消化率要高于动物油。

3.脂肪酸比例

有研究表明,人体对脂肪酸需求的不仅仅是摄入量,更关键的在于各种脂肪酸的摄入种类。日本专家学者认为,饱和脂肪酸、单不饱和脂肪酸、多不饱和脂肪酸的摄入比例应该为 3∶4∶3,也有研究表明,饱和脂肪酸、单不饱和脂肪酸、多不饱和脂肪酸的摄入比例应该为 1∶1∶1。但究竟什么比例最合理目前仍然没有定论,需要再进行深入的研究。

4.脂溶性维生素的含量

食物当中的脂溶性维生素含量越高,其营养价值也越高。动物的皮下脂肪几乎不含维生素,但动物的内脏中含有大量维生素 A、维生素 D,植物油中含有丰富的维生素 E。

（三）脂类参考摄入量及食物来源

中国营养学会推荐,成人脂肪摄入量应占总能量的 20%～30%;《中国居民膳食营养素参考摄入量（2013 版）》中建议,成年人亚油酸的适宜摄入量应占总能量的 4%,α-亚麻酸的适宜摄入量应占总能量的 0.6%,

婴幼儿二十二碳六烯酸（DHA）的适宜摄入量为 100 mg/d，孕妇和乳母二十碳五烯酸（EPA）和 DHA 的适宜摄入量为 250 mg/d。日常饮食中，只要注意摄入一定量的植物油，一般就不会出现必需脂肪酸的缺乏。饱和脂肪酸虽然会增加心血管疾病的发病风险，但对人体也有一部分积极作用，所以在饮食中不能完全限制饱和脂肪酸的摄入。单不饱和脂肪酸和多不饱和脂肪酸都能够降低血液中胆固醇和三酰甘油的含量，其中单不饱和脂肪酸不具有多不饱和脂肪酸促进机体脂质过氧化、化学致癌、抑制机体免疫功能等潜在的不良作用，所以建议选用单不饱和脂肪酸来代替膳食中的部分饱和脂肪酸。单不饱和脂肪酸的代表是油酸，茶油和橄榄油中油酸的含量高达 80%，棕榈油中油酸的含量可达 40%。

膳食脂肪的来源主要是植物种子、动物脂肪、肉类。畜禽类动物的肉类当中饱和脂肪酸和单不饱和脂肪酸的含量较多，而不饱和脂肪酸含量较少；深海鱼、贝类等水产品中富含不饱和脂肪酸；植物种子中普遍含有亚油酸、α-亚麻酸，紫苏籽油、亚麻籽油、豆油中 α-亚麻酸含量较多，但不同于其他植物油的是，椰子油和棕榈油中含有丰富的饱和脂肪酸。蛋黄、肝脏、大豆、花生、麦胚中含有较多的磷脂，动物的脑、肝、肾等内脏和蛋类中还有较丰富的胆固醇（见表 7-4）。

表 7-4　　　　　　　　　　常见食物的脂肪含量[①]　　　　单位：g/100 g 可食部分

食物名称	脂肪含量	食物名称	脂肪含量
猪肉（肥）	88.6	鸭肉	19.7
猪肉（里脊）	7.9	带鱼	4.9
猪蹄	18.8	大黄花鱼	2.5
猪肝	3.5	鲤鱼	4.1
牛肉（瘦）	2.3	鸡蛋	8.8
羊肉（瘦）	3.9	鸡蛋黄	28.2
鸡肉	9.4	鸭蛋	13.0
鸡翅	11.8	核桃（干）	58.8
鸡腿	13.0	花生（炒）	48.0
鹌鹑	3.1	葵花籽（炒）	52.8

---

① 参见杨月欣、王光亚、潘兴昌主编：《中国食物成分表》，北京大学医学出版社 2009 年版，第 195 页。

四、糖类

糖类是人类膳食能量的主要来源,广泛存在于动植物中,是最早被发现的营养素之一。糖类包括骨架物质膳食纤维、果胶、黏多糖和几丁质,以及供能的淀粉、糊精、糖原等。根据化学结构和生理作用,可将糖类分为糖(含 1～2 个单糖,如葡萄糖、半乳糖、果糖、麦芽糖、甘露醇糖等)、寡糖(含 3～9 个单糖,如麦芽糊精、水苏糖等)和多糖(含不少于 10个单糖,如直链淀粉、纤维素、果胶等)。

(一)糖类功能

1. 提供能量

糖类是最主要和最经济的食物能量来源,能提供人体 50% 以上的能量。人体以葡萄糖为主供给各种组织能量,每克葡萄糖在体内氧化可产生 16.7 kJ 的能量。

2. 构成组织结构及生理活性物质

糖类是构成机体组织的重要物质,并参与细胞的组成和多种生理活动。糖类在细胞中主要以糖脂、糖蛋白和蛋白多糖的形式存在,分布在细胞膜、细胞器膜、细胞质以及细胞基质中。除此之外,糖结合物广泛存在于各种组织中,脑和神经组织中含有大量糖脂,软骨、骨膜和眼角膜中含有糖蛋白,抗体、酶和激素等许多有重要生理功能的物质中也含有糖类。

3. 血糖调节作用

摄入不同类型的糖,产生的血糖反应也不同。食物中消化快的淀粉等成分可以很快被小肠吸收并引起血糖升高,而寡糖、抗性淀粉和其他形式的膳食纤维摄入后会持续缓慢地吸收,血糖上升缓慢而平稳。因此,合理选择摄入糖类的种类和数量对糖尿病患者控制血糖具有非常重要的意义。

4. 节约蛋白质和抗生酮的作用

当膳食中糖类供应不足时,机体会动用体内的蛋白质,通过糖异生作用产生葡萄糖供能;反之,当糖类供应充足时,人体不需要动用蛋白质来供能,因此糖类有节约人体蛋白质的作用。当食物中糖类供应不足时,人体也会将脂肪分解为脂肪酸来供能,在该过程中由于草酰乙酸不足,脂肪酸不能彻底氧化而产生过多的酮体并蓄积在体内,会导致酮血症和酮尿症。糖类供应充足时可以防止过多酮体的产生，这叫作"糖类的抗生酮作用"。

5.膳食纤维具有促进肠道健康等多种功能

膳食纤维不能为人体提供能量，是糖类中比较特殊的一种，包括可溶性膳食纤维和不可溶性膳食纤维。可溶性膳食纤维在胃中可以吸水膨胀，增加胃内容物体积并延缓胃排空，使人产生饱腹感。不可溶性膳食纤维由于具有吸水性而可增加粪便体积，刺激肠蠕动，促进排便。另外，膳食纤维还可以减少小肠对糖的吸收，吸附脂肪、胆固醇和胆汁酸，使其吸收率下降，达到降血糖和降血脂的作用。近年来，也有许多专家学者将膳食纤维单独列为一种营养素。

（二）糖类参考摄入量及食物来源

2013年，中国营养学会《中国居民膳食营养素参考摄入量（2013版）》修订专家组确定，我国成人糖类平均需要量为 120 g/d，供能占总能量的 50%～65%，其中膳食纤维的适宜摄入量为 25～30 g/d，添加糖摄入量不超过 50 g/d，最好限制在 25 g/d 以内。

糖类的食物来源主要是不同种类的谷类，以全谷物形式摄入更健康。应减少纯热能食物（如白糖）的摄入。富含糖类的食物有面粉、马铃薯、大米、玉米、红薯（见表 7-5）等，这些粮谷类中糖类的含量为 60%～80%。

表 7-5　　　　　　　　　　常见食物中糖类含量[①]　　　　　　单位：g/100 g 可食部分

食物种类	糖类	总膳食纤维	淀粉	单糖和双糖
白糖	99.9	—	—	—
蜂蜜	75.6	—	—	—
小麦	75.2	12.6	61.8	2.1
（黄）玉米	73.0	11.0	7.1	1.6
小米	75.1	8.5	60.0	4.0
大麦	73.3	17.3	62.2	1.8
麸皮	61.4	31.6	75.9	—

---

① 参见中国营养学会编著：《中国居民膳食营养素参考摄入量（2013版）》，科学出版社2013年版，第15页。

续表

食物种类	糖类	总膳食纤维	淀粉	单糖和双糖
粉条	84.2	—	—	—
藕粉	93.0	—	—	—
甘薯	25.2	15.6	5.0	—
土豆	17.2	0.6	16.6	—
芋头	26.2	2.5	1.1	—
黄豆	34.2	15.5	—	—
绿豆	62.0	6.4	—	—
赤小豆	63.4	7.7	—	—
花生	12.5	6.3	6.2	—

五、矿物质

(一)钙

钙是人体内含量最多的矿物质元素,占人体体重的 $1.5\% \sim 2.0\%$,其中骨骼和牙齿的钙含量占 99%,剩下 1% 的钙分布在软组织、组织液和血液中,被统称为"混溶钙池"。机体主要通过内分泌系统的甲状旁腺激素和降钙素调节混溶钙池与骨骼钙的平衡。钙在内环境中的平衡是保证机体各项生理活动正常的基础。

1. 钙的生理功能

(1)维持强健的骨骼和健康的牙齿。钙元素是构成骨骼和牙齿的成分。人体内骨骼中的钙与混溶钙池保持着相对的动态平衡,骨骼中的钙不断地从破骨细胞中释放进入混溶钙池,混溶钙池中的钙又不断地沉积于成骨细胞中,由此使骨骼不断更新。

(2)维持神经和肌肉的活动。Ca^{2+} 具有调节细胞受体结合配体,调节离子通透性及参与神经信号传递物质的释放等作用,以维持神经肌肉的正常生理功能,包括神经肌肉的兴奋性、神经冲动的传导、心脏的搏动等。

(3)促进细胞内的信息传递。Ca^{2+} 作为细胞内最重要的"第二信使"

之一,在细胞受到刺激后,胞浆内的 Ca^{2+} 浓度会升高,引起细胞内的一系列反应,如基因的表达和调控,腺体的分泌,细胞的增殖、分化和骨架的形成,神经末梢递质的释放等。

(4)血液凝固。凝血因子Ⅳ就是 Ca^{2+},能够促使活化的凝血因子在磷脂表面形成复合物,从而促进血液凝固。去除 Ca^{2+} 后,血液即不能凝固。

(5)调节机体酶的活性。Ca^{2+} 对许多参与细胞代谢的酶具有重要的调节作用,如腺苷酸环化酶、鸟苷酸环化酶、磷酸二酯酶、酪氨酸羟化酶等。

2.缺乏与过量

(1)婴幼儿若长期缺乏钙会导致发育迟缓、骨骼软化或变形,严重时可导致佝偻病,出现"O"形腿或"X"形腿、肋骨串珠、鸡胸等。

(2)中老年人随着年龄的增加,骨骼钙会慢慢丢失,易引发骨质疏松症。

(3)血钙浓度下降时,会造成神经兴奋性增高,引起肌肉抽搐和惊厥。

(4)摄入过多的钙可能会出现不良反应,包括高钙血症、高钙尿、血管和软组织钙化,发生结石的风险也会增加。血钙浓度过高时,则会出现毒性反应,引发心力衰竭和呼吸衰竭。

3.参考摄入量及食物来源

2013 年,中国营养学会推荐成人钙的摄入量为 800 mg/d。常见的含钙丰富的食物有虾、苜蓿、黑芝麻、全脂牛乳粉、奶酪、豆类。

(二)磷

磷是人体含量较多的矿物质之一,成人体内磷含量为 600~900 g,约占体重的 1%。磷是机体的重要元素,是构成细胞膜和核酸的组成成分,也是构成和维护骨骼的重要物质。人体内的磷有 85%~90% 以羟磷灰石的形式存在于骨骼和牙齿中,10%~15% 存在于细胞膜、骨骼肌、皮肤、神经组织及体液中。

1.磷的生理功能

(1)磷是构成骨骼和牙齿的重要成分。磷和钙都是构成骨骼和牙齿的重要成分,二者以 1∶2 的比例结合,形成羟磷灰石,对维持骨骼和牙齿的形态起主要作用。

（2）构成细胞成分。磷酸基团是核糖核酸和脱氧核糖核酸的组成成分。磷脂为构成细胞膜所必需的成分，与膜的离子通道有关。此外，磷脂还存在于血小板膜上，可黏附凝血因子，促进凝血过程。

（3）组成细胞内的第二信使。磷是环磷酸腺苷酸、环磷酸鸟苷酸和肌醇三磷酸等的成分。

（4）参与能量代谢。有些糖类（如葡萄糖）是以磷酰化合物的形式被小肠黏膜吸收的，部分磷酸化合物（如三磷腺苷）是代谢过程中储存、转移、释放能量的物质。

2.缺乏与过量

磷缺乏的情况比较少见，因为几乎所有的食物均含有磷元素。少数情况下会发生磷缺乏，如母乳喂养时，乳汁含磷低可能会引起婴幼儿佝偻病样骨骼异常。另外，临床上使用大量抗酸药或肾小管重吸收障碍时，会发生低磷血症，出现乏力、厌食、骨软化、精神错乱等症状，严重者可死亡。

3.参考摄入量及食物来源

中国营养学会推荐的成人膳食磷的适宜摄入量为 720 mg/d，最高摄入量为 3500 mg/d。理论上，膳食中的钙磷比例维持在 2∶1 比较好，不宜低于 0.5。牛奶的钙磷比为 1∶1，母乳的钙磷比例比牛奶更好，成熟母乳为 1.5∶1。因妊娠期和哺乳期机体对磷的吸收增加，故无须增加磷的摄入量，所以孕妇和哺乳期妇女磷的适宜摄入量与成人的一致。

磷广泛存在于各种食物中，瘦肉、禽肉、蛋、鱼、坚果、海带、紫菜、豆类等均是磷的良好来源。

（三）镁

成人体内含镁 20～38 g，其中 60%～65% 存在于骨骼中，27% 存在于肌肉、肝脏、心脏、胰腺等组织中。镁主要分布在细胞内，细胞外液中的镁不超过 1%。血清镁含量为 0.75～0.95 mmol/L（18～23 mg/L）。

1.镁的生理功能

（1）多种酶的激活剂。镁作为多种酶的激活剂，可参与体内的 300 多种酶促反应，如可激活磷酸转移酶及水解肽酶的活性，对葡萄糖酵解，脂肪、蛋白质、核酸的生物合成等起着重要的调节作用。

（2）对钾、钙离子通道的作用。镁可封闭不同钾通道的外向性电流，阻止钾的外流，当镁缺乏时，这种作用受到阻滞。另外，镁作为钙阻断剂，具有抑制钙通道的作用，当镁浓度降低时，这种抑制作用减弱，导致钙进入细胞增多。

（3）促进骨骼生长和神经肌肉兴奋性的作用。镁是骨细胞维持其结构和功能所必需的元素，可影响骨的吸收，具有维持和促进骨骼生长的作用。

（4）影响肠道功能。硫酸镁溶液可使胆管口括约肌松弛，促进胆囊排空，具有利胆作用。

（5）调节激素的作用。血浆镁含量的变化可直接影响甲状旁腺激素的分泌，当血浆镁增加时，可抑制甲状旁腺激素的分泌，血浆镁水平下降则可促进甲状旁腺激素的分泌。

2. 缺乏与过量

镁缺乏可引起神经肌肉兴奋性亢进，常见肌肉震颤、手足搐搦、反射亢进、共济失调等临床症状，严重时出现谵妄、精神错乱甚至惊厥、昏迷。机体镁缺乏引起的镁代谢异常还会对其他电解质及体内酶的活性产生影响，如出现低钾血症、低钙血症及心脑血管疾病等。

一般情况下不易发生镁中毒，但肾功能不全者或接受镁剂治疗者常因体内镁过量而易引起镁中毒。过量的镁可引起腹泻、恶心、胃肠痉挛等胃肠道反应，重者可出现嗜睡、肌无力、膝腱反射弱、肌麻痹等临床症状。

3. 参考摄入量及食物来源

中国营养学会推荐的成人膳食镁的适宜摄入量为 330 mg/d。考虑到从食物和水中摄入的镁不会引起毒性反应，故《中国居民膳食营养素参考摄入量（2013 版）》中暂未制订镁的最高摄入量。

绿叶蔬菜、大麦、黑米、荞麦、麸皮、苋菜、口蘑、木耳、香菇等食物含镁较丰富。糙粮、坚果也含有丰富的镁，肉类、淀粉类、奶类食物镁含量属中等水平。

（四）铁

铁是人体重要的必需微量元素之一，是活体组织的组成成分。人体内铁的水平随年龄、性别、营养状况和健康状况的不同而异，铁缺乏仍然是世界性的主要营养问题之一。此外,铁过多的危害也愈来愈受到重视。由于铁既是细胞的必需元素,又对细胞有潜在的毒性作用,因此需要有高度精细的复杂调节机制,在保证细胞对铁的需求的同时防止发生铁过量。

1. 铁的生理功能

(1)参与体内氧的运送和组织呼吸过程。铁是血红蛋白、肌红蛋白、细胞色素、细胞色素氧化酶及触媒(铁的氧化物,起催化作用)的组成成分,还可激活琥珀酸脱氢酶、黄嘌呤氧化酶等酶的活性。血红蛋白由一个珠蛋白和四个铁卟啉组成,可与氧发生可逆性的结合,使自身具有携氧功能,参与机体内氧的交换及组织呼吸;肌红蛋白由一个血红素和一个珠蛋白组成,主要在肌肉组织中起转运和储存氧的作用;细胞色素酶类参与体内氧化还原过程中的电子传递,并在三羧酸循环过程中生成水,释放出能量,供给机体需要,在氧化过程中产生的有害物质可被含铁的触媒和过氧化物所破坏而解毒。

(2)维持正常的造血功能。机体中的铁大多存在于红细胞中。铁在骨髓造血组织中与卟啉结合形成高铁血红素,再与珠蛋白合成血红蛋白。缺铁可影响血红蛋白的合成,甚至影响 DNA 的合成及幼红细胞的增殖。

(3)参与其他重要功能。铁可参与维持正常的免疫功能,缺铁可引起机体感染性增加,白细胞的杀菌能力降低,淋巴细胞功能受损。

2. 缺乏与过量

长期膳食铁供给不足,可引起体内缺铁或导致缺铁性贫血,多见于婴幼儿及女性。婴幼儿缺铁的表现有爱哭闹,睡中惊醒,精神萎靡,厌食,挑食,生长发育迟缓,经常头晕,失眠,感冒,发烧,咳嗽,腹泻,注意力不集中,理解力、记忆力差,学习成绩差;女性缺铁的表现有面色苍白,萎黄,唇无血色,发无光泽,失眠多梦,四肢乏力,畏寒怕冷,月经量少,闭经或量多,痛经,皮肤易产生皱纹色斑,口腔易发溃疡。

3. 参考摄入量及食物来源

中国营养学会推荐成人膳食铁的适宜摄入量为男性 12 mg/d、女性 20 mg/d,最大摄入量为 42 mg/d。健康的成年女性月经期间每日约损失 2 mg 铁,故每日铁的参考摄入量应高于健康的成年男性。含铁较多的食物主要有荞麦、蛏子、黑木耳、鸭血、紫菜、猪肝、芝麻酱、蘑菇等。

（五）锌

成人体内锌的含量男性约为 2.5 g，女性约为 1.5 g。锌分布于人体所有的组织、器官、体液及分泌物中，其中约 60% 存在于肌肉中，30% 存在于骨骼中。在细胞中，30%～40% 的锌存在于细胞核中，50% 的锌存在于细胞质中。锌对生长发育、免疫功能、物质代谢和生殖功能等均具有重要意义。

1. 锌的生理功能

（1）是金属酶的组成成分或酶的激活剂。人体内有多种含锌酶，其中主要的含锌酶有超氧化物歧化酶、苹果酸脱氢酶、碱性磷酸酶、乳酸脱氢酶等，这些酶在参与组织呼吸、能量代谢及抗氧化过程中发挥着重要作用。锌是维持 RNA 多聚酶、DNA 多聚酶及反转录酶等的活性所必需的微量元素。

（2）促进生长发育。锌可参与蛋白质合成，细胞生长、分裂和分化等过程。锌的缺乏可引起 RNA、DNA 及蛋白质的合成障碍，细胞分裂减少，导致生长停止。锌还参与促黄体激素、促卵泡激素、促性腺激素等有关内分泌激素的代谢，对胎儿生长发育，促进性器官和性机能的发育均具有重要的调节作用。

（3）促进机体的免疫功能。锌可促进淋巴细胞有丝分裂，增加 T 细胞的数量和活力。缺锌可引起胸腺萎缩，胸腺激素减少，T 细胞功能受损及细胞介导免疫功能的改变。

（4）维持细胞膜的结构。锌可与细胞膜上的各种基团、受体等作用，增强膜稳定性和抗氧自由基的能力。缺锌可造成膜的氧化损伤、结构变形及膜内载体和运载蛋白的功能改变。

（5）对味觉的影响。锌与唾液蛋白结合成味觉素可增进食欲，缺锌可影响味觉和食欲，甚至发生异食癖。

2. 缺乏与过量

锌缺乏可影响细胞核酸蛋白的合成及味蕾细胞更新，导致黏膜增生、角化不全，唾液中磷酸酶减少，进而导致食欲减退、异食、生长发育停滞等症状。儿童长期缺锌可导致侏儒症；成人长期缺锌可导致性功能减退、精子数减少、胎儿畸形、皮肤粗糙、免疫力降低等症状。

盲目过量补锌或食用被锌污染的食物和饮料(如镀锌罐头)可引起锌过量或锌中毒。过量的锌可干扰铜、铁和其他微量元素的吸收和利用,影响中性粒细胞和巨噬细胞活力,抑制细胞的杀伤能力,损害免疫功能。

3.参考摄入量及食物来源

中国营养学会推荐膳食锌的适宜摄入量为男性 12.5 mg/d,女性 7.5 mg/d,最大摄入量为 40 mg/d。锌的来源较广泛,贝壳类海产品(如牡蛎、蛏干、扇贝)、红色肉类及其内脏均为锌的良好来源。蛋类、豆类、谷类胚芽、燕麦、花生等也富含锌。蔬菜及水果类锌含量较低。

(六)碘

碘在人体内含量极少,为 5~20 mg,其中 70%~80% 的碘存在于甲状腺组织中,其余分布在骨骼肌、肺脏、卵巢、肾脏、血液、淋巴结中。食物是碘的主要来源。

1.碘的生理功能

碘在人体内主要参与甲状腺激素的合成,其生理功能主要通过甲状腺激素的生理作用显示出来。迄今尚未发现碘除参与甲状腺激素合成外有其他的独立生理作用。

2.缺乏与过量

机体因缺碘导致的一系列疾病以前被命名为"地方性甲状腺肿"和"地方性克汀病",现在统称为"碘缺乏病"。碘缺乏病患者早期无明显临床症状,主要表现为甲状腺轻、中度弥漫性肿大,质软,无压痛。极少数明显肿大者可出现压迫症状,如呼吸困难、吞咽困难、声音嘶哑、刺激性咳嗽等。胎儿与婴幼儿缺碘可引起生长发育迟缓、智力低下,严重者会发生呆小症。碘过量也会引发一系列甲状腺疾病,如高碘性甲状腺肿、甲状腺功能亢进、甲状腺功能减退、桥本氏病等。

3.参考摄入量及食物来源

中国营养学会推荐成人膳食碘的适宜摄入量为 120 μg/d,最大摄入量为 600 μg/d。海产品的碘含量高于陆地食物,陆地动物性食物的碘含量高于植物性食物。海带、海藻、鱼虾及贝类食品都是常见的富碘食物。

六、维生素

（一）维生素 A

1. 理化性质

维生素 A 是指含有视黄醇结构，并具有其生物活性的一大类物质，包括维生素 A、维生素 A 原及其代谢产物。机体内的维生素 A 有三种活性形式，包括视黄醇、视黄醛和视黄酸。

植物中不含成体的维生素 A。某些有色植物中含有类胡萝卜素，其中一小部分可在小肠和肝细胞内转变成视黄醇和视黄醛的类胡萝卜素称为"维生素 A 原"。目前已经发现的类胡萝卜素约 700 种，其中仅有约十分之一是维生素 A 原，最重要的为 β-胡萝卜素。

大多数天然的维生素 A 能溶于脂肪或有机溶剂，应避免与氧、高温物体或光接触。维生素 A 和胡萝卜素都对酸和碱稳定，一般的烹调和罐头加工不易破坏。当食物中含有磷脂、维生素 E、维生素 C 和其他抗氧化剂时，视黄醇和胡萝卜素较为稳定；脂肪酸败可引起其严重破坏。密封、低温冷冻组织中的维生素 A 可以稳定存在数年。

2. 吸收与代谢

视黄基酯和植物性食物中的类胡萝卜素常与蛋白质结合形成复合物，经胃液、胰液和肠液中蛋白酶水解从食物中释出，然后在小肠中胆汁、胰脂肪酶和肠脂肪酶的共同作用下，释放出脂肪酸和游离的视黄醇及类胡萝卜素。释放出的游离视黄醇及类胡萝卜素与其他脂溶性食物成分形成胶团，通过小肠绒毛的糖蛋白层进入肠黏膜细胞，最终进入人体。

维生素 A 在体内被氧化成一系列的代谢产物，后者与葡萄糖醛酸结合后随胆汁进入粪便排泄。大约 70% 的维生素 A 经此途径排泄，其中一部分经肠肝循环再吸收入肝脏，其余的 30% 由肾脏排泄。类胡萝卜素主要经由胆汁排泄。

3. 生理功能

（1）维持视觉。维生素 A 是构成视觉细胞内感光物质的成分。人视网膜的杆状细胞内含有感光物质视紫红质，视紫红质的合成与视黄醛有关，对暗视觉十分重要。人在亮处视紫红质消失，一旦进入暗处，最初看不清楚任何物体,经过一段时间,待视紫红质再生到一定水平才逐渐恢复视觉,这一过程称为"暗适应"。暗适应的快慢取决于照射光的波长、强度和照射时间,同时也与体内维生素 A 的营养状况有关。因此,必须持续补充维生素 A 以满足暗视觉的需求。当维生素 A 不足时,暗适应时间会延长。

（2）维持细胞的生长和分化。核受体超家族在细胞生长、分化、增殖以及凋亡的过程中起着十分重要的调节作用。视黄酸受体和类视黄醇 X 受体是核受体超家族的成员。细胞内视黄酸及其产物与 DNA 的转录有关,被称为"转录调节因子",参与多个基因的表达,继而影响蛋白质的表达,调节机体多种组织细胞的生长和分化等,包括神经系统、心血管系统、眼睛、骨骼和上皮组织等。维生素 A 的缺乏会导致儿童生长停滞、发育迟缓、骨骼发育不良。

（3）维护上皮组织细胞的健康。维生素 A 对上皮的正常形成、发育与维持十分重要。维生素 A 充足时,皮肤和机体保护层(如肺、肠道、阴道、泌尿道、膀胱上皮层)才能维持正常的抗感染和抵御外来侵袭的天然屏障作用。当维生素 A 不足或缺乏时,可导致糖蛋白合成异常,上皮基底层增生变厚,表层角化、干燥等,削弱机体的屏障作用,易发生感染。

（4）免疫功能。维生素 A 可通过调节细胞和体液免疫来提高免疫功能,该作用可能与增强巨噬细胞和自然杀伤细胞的活力,以及改变淋巴细胞的生长或分化有关。因此,维生素 A 又被称为"抗感染维生素"。

（5）抗氧化作用。类胡萝卜素能捕捉自由基,提高抗氧化防御能力。

（6）抑制肿瘤生长。维生素 A 抑制肿瘤的作用可能与其调节细胞的分化、增殖和凋亡功能有关,也可能与其解毒和抗氧化功能有关。

4. 缺乏与过量

维生素 A 缺乏最早的症状是暗适应能力下降,并可进一步发展为夜盲症,严重者可致眼干燥症,甚至失明。维生素 A 缺乏还会引起机体不同的组织上皮干燥、增生及角化,以至出现各种症状(如皮脂腺及汗腺角化,出现皮肤干燥;毛囊角化过度,毛囊丘疹与毛发脱落),食欲降低,易感染。另外,维生素 A 缺乏时,血红蛋白合成发生障碍,免疫功能低下,儿童生长发育迟缓。

过量摄入维生素 A 可引起急性、慢性及致畸性中毒。急性中毒早期症状为恶心，呕吐，头痛，眩晕，视觉模糊，肌肉失调，婴儿囟门突起；当剂量更大时，可出现嗜睡，厌食，少动，反复呕吐。一旦停止摄入，症状会消失。摄入极大剂量的维生素 A 可以致命。

慢性中毒较急性中毒常见，常见症状是头痛，食欲降低，脱发，肝大，长骨末端外周部分疼痛，肌肉疼痛和僵硬，皮肤干燥瘙痒，复视，出血，呕吐和昏迷等。

大量摄入类胡萝卜素一般不会引起毒性作用，其原因是类胡萝卜素在体内向视黄醇转变的速率慢；另外，随着类胡萝卜素摄入增加，其吸收也会减少。摄入大剂量的类胡萝卜素可导致高胡萝卜素血症，出现类似黄疸的皮肤症状，但停止食用类胡萝卜素后，症状会慢慢消失。

5. 参考摄入量及食物来源

我国成人维生素 A 的推荐摄入量男性为 800 μg/d（视黄醇当量），女性为 700 μg/d；成人、孕妇、乳母的最大摄入量均为 300 μg/d（视黄醇当量）。维生素 A 的安全摄入量范围较小，大量摄入有明显的毒性作用。维生素 A 的毒性不良反应主要取决于视黄醇的摄入量，也与机体的生理及营养状况有关。β-胡萝卜素是维生素 A 的安全来源。

维生素 A 的来源是各种动物肝脏、鱼肝油、鱼卵、全奶、奶油、禽蛋等；植物性食物只能提供类胡萝卜素，类胡萝卜素主要存在于深绿色或红、黄、橙色的蔬菜和水果中，如青花菜、菠菜、苜蓿、空心菜、莴笋、芹菜、胡萝卜、豌豆苗、红心红薯、辣椒、芒果、杏及柿子等。

除膳食来源之外，维生素 A 补充剂也常使用。应注意的是，维生素 A 用量过大不仅没有益处，反而会引起中毒。

（二）维生素 D

1. 理化性质

维生素 D 是指含环戊氢烯菲环结构，并具有钙化醇生物活性的一大类物质，以维生素 D（麦角钙化醇）及维生素 D_3（胆钙化醇）最为常见。维生素 D_2 是由酵母菌或麦角中的麦角固醇经日光或紫外线照射后形成的产物，并且能被人体吸收。维生素 D_3 是由储存于皮下的胆固醇衍生物——7-脱氢胆固醇在紫外线照射下转变而成的。

由于维生素 D_2 在皮肤中产生，但要运往靶器官才能发挥生理作用，

故可以认为维生素 D_3 实质上是种激素。从膳食中摄取或由皮肤合成的维生素 D 没有生理活性,必须到其他部位激活才具有生理作用,即它们是有活性作用的维生素 D 的前体,又称为"激素原"。在某些特定条件下,如工作或居住在日照不足、空气污染(阻碍紫外线照射)的地区,维生素 D 必须由膳食供给,这时其才成为一种真正意义上的维生素,故又认为维生素 D 是一种条件性维生素。

2.吸收与代谢

食物中的维生素 D 进入小肠后,在胆汁的作用下与其他脂溶性物质一起形成胶团,被动吸收入小肠黏膜细胞。食物中 $50\% \sim 80\%$ 的维生素 D 在小肠吸收。吸收后的维生素 D 掺入乳糜微粒,经淋巴入血。维生素 D 的激活取决于肝脏、肾脏中酶的生物学作用。

3.生理功能

(1)促进小肠对钙的吸收。维生素 D_3 可诱导一种特异的钙结合蛋白的合成。钙结合蛋白可促进小肠黏膜细胞吸收钙,其确切的机制仍需进一步研究。维生素 D_3 还能增加刷状缘碱性磷酸酶的活性,促进磷酸酯键的水解和磷的吸收。

(2)促进肾小管对钙、磷的重吸收。维生素 D_3 对肾脏也有直接作用,能促进肾小管对钙、磷的重吸收,减少丢失。促进磷的重吸收比促进钙的重吸收的作用更明显。

(3)对骨细胞的多种作用。当血液中钙浓度降低时,维生素 D_3 可动员骨组织中的钙和磷释放入血液,以维持正常的血钙浓度。这一作用可能是维生素 D_3 通过核受体诱导干细胞分化为成熟的破骨细胞和增加破骨细胞的活性,继而破骨细胞发挥调节骨的重吸收的作用,释放钙进入血液。一旦破骨细胞成熟,便不再对维生素 D_3 产生反应。维生素 D_3 可增加成骨细胞碱性磷酸酶的活性及骨钙化基因的表达。一般来说,维生素 D_3 对骨的骨化作用的调节并不重要,只有当细胞外钙、磷浓度超饱和时,维生素 D_3 才对促进骨化发挥作用。

4.缺乏与过量

维生素 D 缺乏可导致肠道吸收钙、磷减少,肾小管对钙和磷的重吸收减少,影响骨钙化,造成骨骼和牙齿的矿物质异常。婴儿缺乏维生素 D 将引起佝偻病;成人,尤其是孕妇、乳母和老人缺乏维生素 D 可使已成熟的骨骼脱钙而发生骨质软化症和骨质疏松症。

5. 参考摄入量及食物来源

维生素 D 既可来源于膳食,又可由皮肤合成,因而较难估计维生素 D 的膳食供给量。目前我国制订的推荐摄入量是:在钙、磷供给量充足的条件下,儿童、青少年、成人、孕妇、乳母维生素 D 的摄入量及 0～1 岁婴儿的平均需要量均为 10 μg/d,65 岁以上老人为 15 μg/d;11 岁及以上人群(包括孕妇、乳母)的最大摄入量为 50 μg/d,0～4 岁、4～7 岁、7～11 岁人群的最大摄入量则分别为 20 μg/d、30 μg/d、45 μg/d。经常晒太阳是人体获得充足维生素 D 的有效方法。成年人只要经常接触阳光,一般不会发生维生素 D 缺乏症。

维生素 D 主要存在于海水鱼(如沙丁鱼)、肝脏、蛋黄等动物性食品及鱼肝油制剂中。人奶和牛奶是维生素 D 较差的来源,蔬菜、谷类及其制品和水果只含有少量的维生素 D 或几乎没有维生素 D。我国不少地区推广食用维生素 A、维生素 D 强化的牛奶,使维生素 D 缺乏症得到了有效的控制。

(三)维生素 E

1. 理化性质

维生素 E 是指含苯丙二氢吡喃,具有 α-生育酚活性的一类物质,目前共包括 8 种物质,通常以 α-生育酚作为维生素 E 的代表进行研究。

2. 吸收与代谢

生育酚在食物中以游离的形式存在,而生育三烯酚则以酯化的形式存在,它必须经胰脂酶和肠黏膜酯酶水解,然后才能被吸收。在胆汁的作用下,游离的生育酚或生育三烯酚与其他脂类消化产物以胶团的形式被动扩散吸收,后掺入乳糜微粒,经淋巴导管进入血液循环。维生素 E 的吸收率一般在 20%～50%,最高可达 80%。随着维生素 E 的摄入量增加,其吸收率会降低。

大部分维生素 E 以非酯化的形式储存在脂肪细胞中,少量储存在肝脏、肺、心脏、肌肉、肾上腺、大脑中。脂肪组织中维生素 E 的储存量随维生素 E 摄入剂量的增加而呈线性增加,而其他组织中的维生素 E 含量基本不变或很少增加。相反,当机体缺乏维生素 E 时,肝脏和血浆中的维生素 E 下降很快,而脂肪中的维生素 E 下降相当慢。

3. 生理功能

(1)抗氧化作用。维生素 E 是氧自由基的清除剂,它与其他抗氧化物质以及抗氧化酶(包括超氧化物歧化酶、谷胱甘肽过氧化物酶等)一起构成体内抗氧化系统,保护生物膜及其他蛋白质免受自由基攻击。

(2)预防衰老。随着年龄增长,人们体内的脂褐质不断增加。脂褐质俗称"老年斑",是细胞内某些成分被氧化分解后产生的沉积物。补充维生素 E 可减少细胞中脂褐质的形成;维生素 E 还可改善皮肤弹性,使性腺萎缩减轻,提高免疫力。

(3)与动物的生殖功能和精子生成有关。维生素 E 缺乏时可出现睾丸萎缩和上皮细胞变性、孕育异常。临床上常用维生素 E 治疗先兆流产和习惯性流产,但在人类中尚未发现有因维生素 E 缺乏而引起的不育症。

(4)调节血小板的黏附力和聚集作用。维生素 E 缺乏时,血小板聚集和凝血作用增强,可增加心肌梗死及脑卒中的危险性,这是由于维生素 E 可抑制磷脂酶 A2 的活性,减少血小板血栓素 A2 的释放,从而抑制血小板的聚集。

4. 缺乏与过量

维生素 E 缺乏在人类中较为少见,但仍可出现在低体重的早产儿、血 β-脂蛋白缺乏症患者和脂吸收障碍的患者身上。缺乏维生素 E 时,可出现视网膜退行性病变,蜡样质色素积聚,溶血性贫血,肌无力,神经退行性病变,小脑共济失调等。

在脂溶性维生素中,维生素 E 过量的毒性相对较小,但摄入大剂量维生素 E(每天摄入 0.8 mg～3.2 g)有可能出现中毒症状。因此,补充维生素 E 制剂应以每天不超过 400 mg 为宜。

5. 参考摄入量及食物来源

我国成人(包括孕妇)的维生素 E 适宜摄入量是 14 mg α-TE/d,乳母适宜摄入量为 17 mg α-TE/d;成人(包括孕妇、乳母)的最大摄入量为 700 mg α-TE/d。

维生素 E 在自然界中分布甚广,一般情况下不会缺乏。维生素 E 含量丰富的食品有植物油、麦胚、坚果、种子类、豆类及其他谷类胚芽,蛋类、肉类、鱼类、水果及蔬菜中含量甚少,食物加工、储存和制备过程可损失部分维生素 E。

（四）维生素 B_1

1. 理化性质

维生素 B_1 也称"抗脚气病因子"或"抗神经炎因子"，由含氨基的嘧啶环和含硫的噻唑环通过亚甲基桥相连而成，因分子中含有"硫"和"氨"，故又称"硫胺素"。

2. 吸收与代谢

维生素 B_1 在小肠吸收，浓度高时由被动扩散吸收，浓度低（不超过 $2~\mu mol/L$）时主要由主动转运吸收，吸收过程中需要 Na^+ 存在，并且消耗ATP。成年人体内维生素 B_1 的总量为 $25\sim30~mg$，主要分布在肌肉中（约占 50%），其次为心脏、大脑、肝脏和肾脏。

维生素 B_1 在肝脏代谢，代谢产物主要由肾脏通过尿液排出体外，排出量与摄入量有关；此外还有少量维生素 B_1 由汗液排出。

3. 生理功能

（1）辅酶功能。硫胺素焦磷酸是维生素 B_1 的主要活性形式，在体内的能量代谢中具有重要作用，参与两个重要的反应，即 α-酮酸的氧化脱羧反应和磷酸戊糖途径的转酮醇反应。

（2）非辅酶功能。维生素 B_1 在神经组织中可能具有一种特殊的非酶作用，当维生素 B_1 缺乏时，乙酰辅酶 A 生成减少，从而会影响乙酰胆碱的合成。乙酰胆碱有促进胃肠蠕动和腺体分泌的作用，其可被胆碱酯酶水解成乙酸和胆碱而失去活性。维生素 B_1 是胆碱酯酶的抑制剂，当维生素 B_1 缺乏时，胆碱酯酶的活性增强，使乙酰胆碱分解加速，导致胃肠蠕动变慢，消化液分泌减少，出现消化不良，所以临床上常用维生素 B_1 辅助消化药使用。

4. 缺乏与过量

维生素 B_1 缺乏常由于摄入不足引起，多发生在以加工的精细米面为主食的人群中。肝损害、饮酒也可引起维生素 B_1 缺乏。长期透析的肾病患者、完全采用胃肠外营养的患者以及长期慢性发热患者都可发生维生素 B_1 缺乏。

5. 参考摄入量及食物来源

人体对维生素 B_1 的需要量与体内能量代谢密切相关，一般维生素 B_1 的参考摄入量应按照总能量需要量进行推算。目前，我国成人维生素 B_1

的平均需要量为 0.5 mg/4186 kJ,孕妇、乳母和老年人较成人高,为 0.5～0.6 mg/4186 kJ。《中国居民膳食营养素参考摄入量(2013 版)》中规定的维生素 B_1 的推荐摄入量成年男性为 1.4 mg/d,成年女性为 1.2 mg/d。

维生素 B_1 广泛存在于天然食物中,含量丰富的食物有谷类、豆类及干果类。动物内脏(肝、心、肾)、瘦肉、禽蛋中含量也较多。日常膳食中维生素 B_1 主要来自谷类食物,多存在于表皮和胚芽中,如米、面碾磨过于精细可造成维生素 B_1 大量损失。由于维生素 B_1 易溶于水,所以过分淘米可导致维生素 B_1 大量损失。一般温度下烹调时维生素 B_1 损失不多,高温烹调时损失可达 30％～40％。

(五)维生素 B_2

1. 理化性质

维生素 B_2 又称"核黄素",在酸性及中性环境中对热稳定,在碱性环境中易被热和紫外线破坏。核黄素有游离及结合两种状态,游离状态容易发生光裂解,结合状态比较稳定。

2. 吸收与代谢

维生素 B_2 主要在胃肠道上部以主动转运的形式吸收,需要消耗 Na^+ 和 ATP。机体对维生素 B_2 的吸收量与摄入量呈正比,摄入越多,吸收越多。

成年人体内存储的维生素 B_2 可维持机体 2～6 周的代谢需要。人体内多余的维生素 B_2 主要随尿液排出,未被吸收的维生素 B_2 随粪便排出,汗液亦可排出少量维生素 B_2。

3. 生理功能

(1)参与体内的生物氧化与能量代谢。维生素 B_2 在体内以黄素单核苷酸(FMN)和黄素腺嘌呤二核苷酸(FAD)的形式与特定蛋白结合形成黄素蛋白,黄素蛋白是机体中许多酶系统中重要辅基的组成成分,通过呼吸链参与体内的氧化还原反应与能量代谢。若体内维生素 B_2 不足,则物质和能量代谢将发生紊乱,出现生长发育障碍和物质代谢障碍。

(2)参与烟酸和维生素 B_6 的代谢。FAD 和 FMN 分别作为辅酶参与色氨酸转变为烟酸和维生素 B_6 转变为磷酸吡哆醛的反应。

(3)其他生理功能。FAD 可与细胞色素 P450 结合,参与药物代谢;还能提高机体对环境应激的适应能力等。

4. 缺乏与过量

维生素 B_2 缺乏的主要临床表现为眼、口腔和皮肤的炎症反应。缺乏早期表现为疲倦、乏力、口腔疼痛，眼睛出现瘙痒、烧灼感，继而出现口腔和阴囊病变，称为"口腔生殖系统综合征"，包括唇炎、口角炎、舌炎、皮炎、阴囊皮炎以及角膜血管增生等。

5. 参考摄入量及食物来源

维生素 B_2 的需要量与机体能量代谢及蛋白质的摄入量有关，所以能量需要量增加、生长加速和创伤修复期，维生素 B_2 的摄入量均应相应增加。《中国居民膳食营养素参考摄入量（2013 版）》中规定，成年人维生素 B_2 的推荐摄入量男性为 1.4 mg/d，女性为 1.2 mg/d。

维生素 B_2 广泛存在于动植物性食品中，其中动物性食品较植物性食品含量高。动物肝脏、肾脏、心脏、乳汁及蛋类中维生素 B_2 的含量尤为丰富；植物性食品以绿色蔬菜、豆类含量较高，而谷类含量较少。维生素 B_2 在碱性溶液中易分解，对光敏感，所以食品加工过程中加碱，储存和运输过程中日晒或不避光均可导致其损失。

（六）烟酸

1. 理化性质

烟酸又称"维生素 B_3""尼克酸""抗癞皮病因子"等。烟酸在体内以烟酰胺（尼克酰胺）的形式存在，两者总称"维生素 PP"，它们在体内具有相同的生理活性。

2. 吸收与代谢

膳食中的烟酸主要以辅酶Ⅰ和辅酶Ⅱ的形式存在，经消化后在胃及小肠中吸收，吸收后以烟酸的形式经门静脉进入肝脏，在肝内转化为辅酶Ⅰ和辅酶Ⅱ。在肝内未经代谢的烟酸和烟酰胺随血液进入其他组织，再形成含有烟酸的辅酶。肾脏也可直接将烟酰胺转变为辅酶Ⅰ。

3. 生理功能

（1）参与体内的物质和能量代谢。烟酸在体内以烟酰胺的形式构成辅酶Ⅰ和辅酶Ⅱ，这两种辅酶结构中的烟酰胺部分具有可逆的加氢和脱氢特性，在细胞生物氧化过程中起着传递氢的作用。

（2）与核酸的合成有关。葡萄糖通过磷酸戊糖代谢途径可产生 5-磷酸核糖，这是人体内产生核糖的主要途径。核糖是合成核酸的重要原料,而烟酸构成的辅酶Ⅰ和辅酶Ⅱ是葡萄糖磷酸戊糖代谢途径第一步生化反应中氢的传递者。

(3)降低血胆固醇水平。每天摄入 1～2 g 烟酸可降低血胆固醇水平,其原理可能是它干扰了胆固醇或脂蛋白的合成,也可能是它能促进脂蛋白酶的合成。

(4)是葡萄糖耐量因子的组成成分。葡萄糖耐量因子是由三价铬、烟酸、谷胱甘肽组成的一种复合体,它可能是胰岛素的辅助因子,有增加葡萄糖的利用及促进葡萄糖转化为脂肪的作用。

4. 缺乏与过量

当烟酸缺乏时,体内辅酶Ⅰ和辅酶Ⅱ合成受阻,导致某些生理氧化过程发生障碍,即出现烟酸缺乏症——癞皮病,典型症状是皮炎(dermatitis)、腹泻(diarrhea)和痴呆(dementia),简称"3D"症状。皮炎多发生在身体暴露部位,如面颊、手背和足背,呈对称性。患处皮肤与健康皮肤有明显界线,多呈日晒斑样改变,皮肤变为红棕色,表皮粗糙、脱屑、色素沉着,颈部皮炎较常见。消化道症状主要表现为食欲减退、消化不良、腹泻,同时可出现口腔黏膜和舌部糜烂及猩红舌。神经精神症状表现有抑郁、忧虑、记忆力减退、感情淡漠和痴呆,有的可出现躁狂和幻觉,同时伴有肌肉震颤,腱反射过敏或消失。烟酸缺乏常与维生素 B_1、维生素 B_2 缺乏同时存在。

过量摄入烟酸的不良反应主要表现为皮肤发红,眼部不适,恶心,呕吐,高尿酸血症和糖耐量异常等。长期大量摄入,如服用量超过 3～9 g/d 可对肝脏造成损害。

5. 参考摄入量及食物来源

《中国居民膳食营养素参考摄入量(2013 版)》中规定的成人男性推荐摄入量为 15 mg NE/d,女性为 12 mg NE/d,最大摄入量为 35 mg NE/d。

烟酸广泛存在于各种动植物性食物中。植物性食物中存在的主要是烟酸,动物性食物中存在的主要是烟酰胺。烟酸和烟酰胺在肝、肾、瘦禽肉、鱼、全谷以及坚果类中含量丰富;乳和蛋中的烟酸含量虽低,但色氨酸含量较高,在体内可转化为烟酸。

(七)泛酸

1. 理化性质

泛酸又称"维生素 B_5""遍多酸",是黄色的黏稠油状物,易溶于水,不溶于有机溶剂,对酸、碱和热均不稳定。

2.吸收与代谢

膳食中的泛酸大多以辅酶 A 或酰基载体蛋白的形式存在,在肠道内降解为泛酸而被吸收。泛酸的吸收有两种形式:低浓度时通过主动转运吸收,高浓度时通过简单扩散吸收。血浆中的泛酸主要为游离型,红细胞内的泛酸则以辅酶 A(CoA)的形式存在。泛酸经肾随尿排出体外,排出形式有游离型泛酸和 4-磷酸泛酸盐,也有部分泛酸(相当于每日摄入量的 15%)被完全氧化为 CO_2 后经肺排出。

3.生理功能

泛酸的主要生理功能是构成辅酶 A 和酰基载体蛋白,并通过它们在代谢中发挥作用。泛酸作为辅酶 A 的组成部分参与体内糖类、脂肪和蛋白质的代谢;传导神经脉冲和解除某些药物的毒性需要乙酰胆碱,而乙酰辅酶 A 可提供乙酰胆碱的合成原料——乙酰基;血红素由甘氨酸、琥珀酰辅酶 A 及铁这三种原料合成,泛酸可参与血红素的合成。酰基载体蛋白作为脂肪酸合成酶复合体的组成部分,参与脂肪酸的合成。当体内缺乏泛酸时,机体可利用辅酶 A 合成酰基载体蛋白,因此辅酶 A 含量明显下降,而酰基载体蛋白含量无明显改变。

4.缺乏与过量

泛酸广泛存在于自然界中,一般不易发生缺乏症。泛酸缺乏通常与三大宏量营养素和其他维生素的摄入不足伴随发生。泛酸缺乏会导致机体代谢受损,包括脂肪合成减少和能量产生不足。泛酸缺乏者依其缺乏程度的不同,可显示出不同的体征和症状,包括易怒(急躁)、头痛、抑郁、坐立不安、疲劳、冷淡、不适、睡眠不良、恶心、呕吐和腹部痉挛、麻木(失去知觉或注意力不集中)、麻痹、肌肉痉挛(抽筋)、手脚感觉异常、肌无力和步态摇晃、低血糖症。

当精神上受到意外冲击时,身心会发生一系列变化,如心跳加快、血压升高、呼吸急促、肌肉紧张、血糖升高等应激反应。应激反应伴随着大量能量的消耗,而泛酸在应激反应发生时可以减少能量消耗,所以泛酸也称为"抗应激维生素"。

泛酸的毒性很低,每日摄入 10~20 g 时,可偶尔引起腹泻和水潴留。

5.参考摄入量及食物来源

《中国居民膳食营养素参考摄入量（2013 版）》中规定,成人的适宜摄入量为 5.0 mg/d,孕妇为 6.0 mg/d,乳母为 7.0 mg/d。泛酸广泛存在于食物中,来源最丰富的食品是肉类（心、肝、肾特别丰富）、蘑菇、鸡蛋和坚果类,其次为大豆粉和小麦粉,精制食物及蔬菜与水果中含量相对较少。

（八）维生素 B_6

1.理化性质

维生素 B_6 包括三种天然存在形式,即吡哆醇、吡哆醛和吡哆胺,这三种形式结构性质相近且均具有维生素 B_6 的活性。维生素 B_6 广泛分布于自然界中,在植物体内多以吡哆醇的形式存在,在动物体内多以吡哆醛和吡哆胺的形式存在。

2.吸收与代谢

维生素 B_6 主要通过被动扩散的形式在空肠吸收,经磷酸化生成磷酸吡哆醛（PLP）和磷酸吡哆胺（PMP）。大部分吸收的非磷酸化维生素 B_6 被运送到肝脏。组织中的维生素 B_6 以 PLP 的形式与多种蛋白结合、蓄积和储存,主要储存于肌肉组织中（占储存量的 75％～80％）。

3.生理功能

进入人体的维生素 B_6 以 PLP 辅酶的形式参与许多酶系反应。目前已知有近百种酶依赖 PLP,其主要作用表现在:

（1）参与氨基酸代谢,如转氨、脱氨、脱羟、转硫和色氨酸转化等。

（2）参与脂肪代谢,如与维生素 C 协同作用,参与不饱和脂肪酸的代谢。

（3）促进体内烟酸的合成。

（4）参与造血。PLP 参与琥珀酰辅酶 A 和甘氨酸合成血红素的过程。

（5）促进体内抗体的合成。缺乏维生素 B_6 时抗体的合成减少,机体抵抗力下降。

（6）可促进维生素 B_{12}、铁和锌的吸收。

（7）参与神经系统中许多酶促反应,使神经递质的水平升高,包括 5-羟色胺、多巴胺、去甲肾上腺素等。

（8）参与一碳单位和同型半胱氨酸的代谢。

4.缺乏与过量

维生素 B_6 缺乏通常与其他 B 族维生素的缺乏同时存在,除了因膳食摄入不足外,某些药物如异烟肼、环丝氨酸等均能与 PLP 形成复合物而诱发其缺乏。

人体缺乏维生素 B_6 可致眼、鼻与口腔周围发生皮肤脂溢性皮炎,并可扩展至面部、前额、耳后、阴囊及会阴等处,临床症状包括口炎、唇干裂、舌炎,个别有神经精神症状,易受刺激,发生抑郁以及神志错乱等。

维生素 B_6 缺乏对幼儿的影响更明显,缺乏时幼儿表现为烦躁、肌肉抽搐和癫痫样惊厥、呕吐、腹痛、体重下降及脑电图异常等临床症状。补充维生素 B_6 后这些症状即可消失。

维生素 B_6 的毒性相对较低,经食物来源摄入大量维生素 B_6 没有不良反应。

5.参考摄入量及食物来源

人体对维生素 B_6 的需要量受膳食蛋白质水平、肠道菌合成维生素 B_6 量和人体利用程度、生理状况以及服用药物的状况等因素影响。正常情况下维生素 B_6 不易缺乏,《中国居民膳食营养素参考摄入量(2013版)》中规定的成人适宜摄入量为 1.4 mg/d,妊娠期为 2.4 mg/d,哺乳期为 1.4 mg/d。口服避孕药或用异烟肼治疗结核时,应增加维生素 B_6 的摄入量。

维生素 B_6 广泛存在于各种食物中,含量最高的食物为白色肉类(如鸡肉和鱼肉),其次为肝脏、豆类、坚果类和蛋黄等。水果和蔬菜中维生素 B_6 含量也较多,其中香蕉、卷心菜、菠菜中的含量较为丰富,但在柠檬类水果、奶类等食品中含量较少。

(九)叶酸

1.理化性质

叶酸最初是从菠菜叶子中分离提取出来的,并因此而得名,也被称为"维生素 B_9""抗贫血因子""维生素 M"。叶酸为淡黄色结晶状粉末,不溶于冷水,稍溶于热水。

2.吸收与代谢

膳食中的叶酸以与多个谷氨酸结合的形式存在,不易被小肠吸收,需经空肠黏膜刷状缘上的 γ-谷氨酸酰基水解酶将其水解为单谷氨酸叶酸才能被小肠吸收。叶酸在肠道内的转运是由载体介导的主动转运过程。

正常成人体内叶酸的储存量为 $5\sim10$ mg,约 50% 储存于肝脏。血浆中的叶酸大多以 5-甲基四氢叶酸的形式存在,转移到细胞内时又重新变为多谷氨酸型叶酸。叶酸可经胆汁、粪便和尿液排泄,少量可随汗液与唾液排出,排泄量与血浆浓度呈正比。成人叶酸的丢失量平均为 60 $\mu g/d$。

3. 生理功能

天然存在的叶酸大多是还原形式的叶酸,即二氢叶酸和四氢叶酸,但是只有四氢叶酸才具有生理功能。叶酸的重要生理功能是作为一碳单位的载体参与代谢,主要参与嘌呤和嘧啶核苷酸的合成,在细胞分裂增殖中发挥作用,因此叶酸为许多生物的生长所必需。

4. 缺乏的表现

(1)巨幼红细胞贫血:缺乏叶酸时,骨髓内幼红细胞分裂增殖速度减慢,停留在幼红细胞阶段以致成熟受阻,细胞体积增大,核内染色质疏松,形成巨幼红细胞,使骨髓中大的、不成熟的红细胞增多。叶酸缺乏同时也可引起血红蛋白合成减少,形成巨幼红细胞贫血,患者红细胞发育障碍,伴有红细胞和白细胞减少,还可能引起智力退化。

(2)对孕妇和胎儿的影响:叶酸缺乏可使孕妇先兆子痫和胎盘早剥的发生率增高,胎盘发育不良会导致自发性流产。叶酸缺乏(尤其是患有巨幼红细胞贫血)的孕妇易出现胎儿宫内发育迟缓、早产和新生儿出生体重偏低。

(3)叶酸与某些癌症的发生有关,如结肠癌、前列腺癌及宫颈癌的发生可能与膳食中叶酸的摄入不足有关。

5. 过量的表现

大剂量服用叶酸亦可产生不良反应,表现为影响锌的吸收而导致锌缺乏;使胎儿发育迟缓,低出生体重儿增加;掩盖维生素 B_{12} 缺乏的症状,干扰诊断。

6. 参考摄入量及食物来源

《中国居民膳食营养素参考摄入量(2013 版)》中给出的成人叶酸的推荐摄入量为 400 μg DFE/d,孕妇为 600 μg DFE/d,乳母为 550 μg DFE/d。叶酸的最大摄入量为 1000 μg DFE/d。叶酸广泛存在于动植物性食品中,其良好的食物来源有肝脏、肾脏、蛋、梨、蚕豆、芹菜、花椰菜、莴苣、柑橘、香蕉及其他坚果类。天然食物中的叶酸经过烹调加工可损失 $50\% \sim 90\%$。

(十)维生素 B_{12}

1. 理化性质

维生素 B_{12} 分子中含有金属元素钴,因而又称"钴胺素",是目前已知唯一含金属元素的维生素。维生素 B_{12} 为红色结晶体,溶于水和酒精,结构性质稳定。

2. 吸收与代谢

维生素 B_{12} 在消化道内的吸收依赖于胃黏膜细胞分泌的一种糖蛋白内因子,当食物通过胃时,维生素 B_{12} 从食物蛋白质复合物中释放出来,与内因子结合,形成维生素 B_{12}-内因子复合物,其对胃蛋白酶较稳定,进入肠道后附着在回肠内壁黏膜细胞的受体上,在肠道酶的作用下,内因子释放出维生素 B_{12},由肠黏膜细胞吸收。吸收过程中的任何阶段出现故障,均会导致维生素 B_{12} 无法被吸收。

人体内维生素 B_{12} 的储存量为 $2 \sim 3$ mg,主要储存在肝脏。维生素 B_{12} 的肝肠循环对其重复利用和体内稳定十分重要,由肝脏通过胆汁排出的维生素 B_{12} 大部分可被重新吸收。

3. 生理功能

(1)作为甲基转移酶的辅因子,参与甲硫氨酸、胸腺嘧啶等的合成,如使甲基四氢叶酸转变为四氢叶酸而将甲基转移给甲基受体(如同型半胱氨酸),使甲基受体成为甲基衍生物(如甲硫氨酸即甲基同型半胱氨酸)。因此,维生素 B_{12} 可促进蛋白质的生物合成,缺乏时会影响婴幼儿的生长发育。

(2)保护叶酸在细胞内的转移和贮存。缺乏维生素 B_{12} 时,人类红细胞中叶酸含量偏低,导致肝脏贮存的叶酸降低,这可能与维生素 B_{12} 缺乏,造成甲基从同型半胱氨酸向甲硫氨酸转移困难有关。甲基在细胞内聚集,损害了四氢叶酸在细胞内的贮存,因为四氢叶酸同甲基结合成甲基四氢叶酸的倾向强,后者合成多聚谷氨酸。

(3)维持神经系统的功能。维生素 B_{12} 对脂肪酸的合成有重要影响,而脂肪酸影响着髓鞘质的更新。

4.缺乏与过量

(1)巨幼红细胞贫血。维生素 B_{12} 参与细胞的核酸代谢,为造血过程所必需。当其缺乏时,红细胞中 DNA 合成障碍,会诱发巨幼红细胞贫血。

(2)神经系统损害。维生素 B_{12} 缺乏会阻抑甲基化反应而引起神经系统损害,可引起斑状弥漫性的神经脱髓鞘,此种进行性的神经病变起始于末梢神经,逐渐向中心发展,累及脊髓和大脑,形成亚急性复合变性,出现精神抑郁、记忆力下降、四肢震颤等神经症状。

维生素 B_{12} 毒性相对较低,未见明显不良反应的报道。

5.参考摄入量及食物来源

人体对维生素 B_{12} 的需要量极少,《中国居民膳食营养素参考摄入量(2013 版)》中给出的维生素 B_{12} 的推荐摄入量成人为 $2.4\ \mu g/d$,孕妇为 $2.9\ \mu g/d$,乳母为 $3.2\ \mu g/d$。膳食中的维生素 B_{12} 来源于动物性食品,如肉类、动物内脏、鱼、禽及蛋类,植物性食品基本上不含维生素 B_{12}。

(十一)维生素 C

1.理化性质

维生素 C 又称"抗坏血酸",是一种含有 6 个碳原子的酸性多羟基化合物。维生素 C 为无色无臭的片状晶体,易溶于水。食物中维生素 C 有还原型与氧化型(脱氢型)之分,两者可通过氧化还原反应相互转变,且均具有生物活性。人血浆中维生素 C 主要以还原形式存在,还原型和氧化型比例为 15:1,故测定还原型维生素 C 即可了解血中维生素 C 的水平。

2.吸收与代谢

维生素 C 主要通过主动转运的形式由小肠上段吸收进入血液循环。维生素 C 在吸收前被氧化成脱氢型抗坏血酸,后者通过细胞膜的速度更快。脱氢型抗坏血酸一旦进入小肠黏膜细胞或其他组织细胞,在其还原酶的作用下很快被还原成维生素 C。维生素 C 在体内有一定量的储存,故摄入无维生素 C 的膳食时,在一定时期内不会出现缺乏症状。维生素 C 被吸收后分布于体内所有的含水组织中,当组织中的维生素 C 达到饱和后,多余的维生素 C 将从组织中排出。

维生素 C 主要随尿排出,其次为汗液和粪便。尿中排出量与体内储存量、摄入量和肾功能有关。一般情况下,血浆维生素 C 含量与尿排出量有密切联系。

3.生理功能

(1)抗氧化作用。维生素 C 是机体内一种很强的抗氧化剂,可直接与氧化剂作用,使氧化型谷胱甘肽还原为还原型谷胱甘肽,从而发挥抗氧化作用。维生素 C 也可还原超氧化物、羟基、次氯酸以及其他活性氧化物。

(2)作为羟化过程底物和酶的辅助因子。人体内维生素 C 不足时,脯氨酸和赖氨酸的羟基化过程不能正常进行,会影响胶原蛋白的合成,导致创伤愈合延缓,毛细血管壁脆性增加,引起不同程度的出血。

(3)改善铁、钙和叶酸的利用。维生素 C 能使难以被吸收利用的三价铁还原成二价铁,促进肠道对铁的吸收,提高肝脏对铁的利用率,有助于治疗缺铁性贫血。维生素 C 可促进钙的吸收,在胃中形成一种酸性介质,防止不溶性钙络合物的生成及沉淀。维生素 C 可将叶酸还原成有生物活性的四氢叶酸,防止发生巨幼红细胞贫血。

(4)促进类固醇的代谢。维生素 C 能参与类固醇的羟基化反应,促进代谢进行,如由胆固醇转变成胆酸、皮质激素及性激素,降低血清胆固醇含量,预防动脉粥样硬化的发生。

(5)清除自由基。维生素 C 是一种重要的自由基清除剂,它通过逐级供给电子而变成三脱氢抗坏血酸和脱氢抗坏血酸,以清除 O_2·和 OH·等自由基,发挥抗衰老作用。

(6)参与合成神经递质。维生素 C 充足时大脑可促进两种神经递质——去甲肾上腺素和 5-羟色胺的产生。如果维生素 C 缺乏,则神经递质的形成受阻。

(7)其他作用。维生素 C 能促进抗体形成,增加人体的抵抗力;对于进入人体内的有毒物质如汞、铅、砷、苯以及某些药物和细菌毒素,给予大量的维生素 C 可缓解其毒性。

4.缺乏与过量

(1)维生素 C 缺乏症起病缓慢,一般 4~7 个月。患者多有全身乏力、食欲减退等表现,成人早期还有齿龈肿胀,间或有感染发炎。婴幼儿会出现生长迟缓、烦躁和消化不良。

（2）出血。维生素 C 缺乏者表现为全身点状出血，起初局限于毛囊周围及齿龈等处，进一步发展可有皮下组织、肌肉、关节和腱鞘等处出血，甚至形成血肿或瘀斑。

（3）牙龈炎。维生素 C 缺乏者牙龈可见出血、松动，尤以牙龈尖端最为显著。

（4）骨质疏松。维生素 C 缺乏可引起胶原蛋白合成障碍，骨有机质形成不良，从而导致骨质疏松。

（5）维生素 C 毒性很低，但是一次口服 2～3 g 时可能会出现腹泻、腹胀；患有结石的患者长期过量摄入维生素 C 可能增加尿中草酸盐的排泄，增加发生尿路结石的危险。

5.参考摄入量及食物来源

《中国居民膳食营养素参考摄入量（2013 版）》中给出的维生素 C 的推荐摄入量为 100 mg/d，预防非传染性慢性病摄入量为 200 mg/d，最大摄入量为 2000 mg/d。维生素 C 主要来源为新鲜蔬菜和水果，一般叶菜类含量比根茎类含量多，酸味水果比无酸味水果含量多。维生素 C 含量较丰富的蔬菜有辣椒、西红柿、油菜、卷心菜、菜花和芥菜等，含量较多的水果有樱桃、石榴、柑橘、柠檬、柚子和草莓等。某些野菜野果中维生素 C 含量尤为丰富，如苋菜、苜蓿、刺梨、沙棘、猕猴桃和酸枣等，特别是酸枣、刺梨等水果中含有生物类黄酮，对维生素 C 的稳定性具有保护作用。

七、水

（一）理化性质

纯净的水是一种无色、无臭、无味、透明的液体。纯净的水不易导电。在常压下，水的凝固点（冰点）是 0 ℃，沸点是 100 ℃，在 4 ℃时，1 mL 水的质量为 1 g，此时密度最大。水不仅是人体的重要营养物质之一，同时也有助于体内各种化学反应、物质转运及能量交换的进行。

（二）生理功能

1.代谢作用

水不仅是体内营养和代谢产物的溶剂，同时也会将各种物质通过循环系统带到目的地。水参与体内一切物质的新陈代谢，没有水新陈代谢将无法进行。

2.运输作用

人体血液中 90％是水,血液奔流不息,能量交换和物质转运才得以进行。血液循环要靠水的载体作用和流通作用。

3.润滑作用

水具有润滑作用,如泪液、唾液;水可以减少关节、脏器及组织细胞的摩擦,保持运动协调的状态。

4.溶解作用

体内的无机盐和各种有机化合物酶和激素都需要水来溶解。

5.消化作用

水最重要的功能之一是参与营养素的消化。人体内的消化液包括唾液、胃液、胆汁、胰液、肠液等,主要是由水构成的,而食物的消化主要依靠消化器官分泌的消化液来完成。

6.调节作用

水能吸收代谢产生的多余热量,从而调节体温,使人体温不发生明显波动。例如,汗液的蒸发能带走大量热量,维持正常体温。

7.亲和作用

当人体脱水时,水最先进入脱水细胞,表明水有很强的亲和力。

(三)缺水和水中毒

水平衡包括水的摄入和排出,临床上常用来判断人体水平衡的指标是血浆渗透压、尿液指标和体重的变化,但在实际生活中判断机体是否缺水的方法很简单,就是看是否口渴和少尿。当出现口渴的感觉时,就表明机体明显缺水;随着缺水程度的加重,会出现少尿、尿黄,且尿色会随着缺水的严重程度加深。当失水量达到体重的 2％时,会出现口渴、尿少等症状;当失水量达到体重的 10％时,就会出现烦躁、全身无力、体温升高、血压下降、皮肤失去弹性等症状;当失水量超过体重的 20％时会导致死亡(见表 7-6)。

水摄入过少会对机体造成损害,水摄入过量也会对机体造成一定的损伤,如果水摄入量超过了肾脏的代谢能力,会导致体内水过多引起水中毒,这种情况比较多见于充血性心力衰竭、肝病、肾病等患者,一般正常人很少出现水中毒。

表 7-6　　　　　　　　失水导致的体重下降百分比与相应症状

体重下降/%	相应症状
1	开始感到口渴,影响体温调节功能,并开始对体能发生影响
2	重度口渴,轻度不适,压抑感,食欲减轻
3	口干,血黏稠度增高,排尿量减少
4	体能减少 20%～30%
5	难以集中精力,头痛,烦躁,困乏
6	严重的体温控制失调,并发生过度呼吸导致的肢体末端麻木和麻刺感
7	热天锻炼可能发生晕厥

（四）人如何合理补水

机体补充水分的最佳选择是饮用白开水,茶水对成年人也是一个比较好的补充水分的选择;含糖饮料如可乐、调和果汁饮用过多会导致糖摄入过多,并容易产生高甜度依赖,还可能让人厌弃白开水,故不推荐饮用含糖饮料。

一天当中饮水应该是少量多次,每次 200 mL 左右即可。一夜睡眠过程中的隐性出汗和尿液分泌会使机体缺水,易导致血液黏稠,因此早晨起床后可空腹饮一杯水,补充机体水分;睡前也应该饮用一杯水,防止血黏度增加;其他时间均匀进行饮水即可。强烈运动后应注意及时补充水分和电解质。

八、膳食纤维

（一）理化性质

膳食纤维是糖类中比较特殊的一种多糖,它既不能被胃肠道消化吸收,也不能产生能量,因此曾一度被认为是一种"无营养物质"而长期得不到足够的重视。然而,随着营养学和相关学科的深入发展,人们逐渐发现了膳食纤维具有相当重要的生理作用,以至于在膳食构成越来越精细的今天,膳食纤维已成为学术界和普通大众所关注的物质,并被营养学界补充认定为第七类营养素,和传统的六类营养素——蛋白质、脂类、糖类、维生素、矿物质与水并列。

膳食纤维主要包括纤维素、果胶、抗性低聚糖、抗性淀粉、木质素等,以及其他不能被机体消化的糖类,其中木质素虽然不是糖类,但因检测时不能排除木质素,故仍将它纳入膳食纤维之中。纤维素是植物细胞壁的主要成分,它是由数千个葡萄糖通过 B-1,4 糖苷键连接起来的直链聚合物,属于不可溶性膳食纤维,在人胃中不被消化酶水解。半纤维素是由五碳糖和六碳糖连接而成的多聚糖。

在谷类中,可溶性的半纤维素称为"戊聚糖"。可溶性和不可溶性半纤维素在食品中均有重要作用,如可增大食物体积。在酸性溶液中,有些半纤维素能结合阳离子。果胶是存在于水果中的一种多糖,它含有许多甲基化羧基的果胶酸。树胶和胶浆存在于海藻、植物渗出液和种子中,具有凝胶性、稳定性和乳化性能,因此常被用于食品加工,使食品增稠,黏性增加。

（二）生理功能

膳食纤维不仅本身具有重要的功能,其在肠道益生菌的作用下发酵所产生的短链脂肪酸和肠道菌群增殖也有广泛的健康作用。

1.增加饱腹感

膳食纤维进入胃中以后,在胃中吸水膨胀,使胃内容物的体积增大,并且可溶性膳食纤维的黏度高,能够减缓胃的排空速度,增加饱腹感,有利于减少进食量。糖尿病和肥胖患者适合多摄入一些膳食纤维。

2.促进排便

不溶性膳食纤维有很强的吸水性,在肠道中以不溶性膳食纤维为肠道内容物的核心,其吸水膨胀后不仅可以增加粪便体积,刺激肠胃蠕动,还能减少粪便硬度,促进排便。其中,谷类膳食纤维比水果、蔬菜类的膳食纤维能更有效地增加粪便的体积,促进排便,因此老年人和便秘患者更应该多摄入新鲜的蔬菜和水果。

3.降低血糖和胆固醇

膳食纤维不仅可以减少肠壁对糖的吸收,还可以吸附脂肪、胆固醇和胆汁酸,降低其吸收率,因此膳食纤维具有降低血糖和胆固醇的作用。

4.改变肠道菌群

一些膳食纤维可以在结肠发酵,促进某些有益肠道菌群的生长,如双歧杆菌和乳酸杆菌,有助于肠道健康。

（三）参考摄入量及食物来源

人们的主食一般包括谷类、肉类、蔬菜类、豆类及瓜果类等,其中含膳食纤维的主食主要是谷类,如大米、小麦、燕麦、玉米等,其中后两者的纤维含量更高些;动物类食物含有肌纤维,其中纤维含量较高的是牛肉;蔬菜中纤维含量较高;豆类也含有很丰富的纤维,如黄豆、蚕豆等;瓜果类中纤维含量也较高。正常人每日最好摄入膳食纤维 30 g。

第二节   食物的营养价值

食物的营养价值体现在食物含有的营养素和能量满足人体营养需要的程度上。评价食物的营养价值主要就是看食物含有的能量、营养素的含量和种类、营养素的质量、食物中植物化学物的含量和种类。本节分植物性食物的营养价值和动物性食物的营养价值两部分进行阐述。

一、植物性食物的营养价值

植物性食物除了能提供人体所需的蛋白质、糖类、脂类三大营养素外,大多数维生素、矿物质和膳食纤维也靠植物性食物提供。植物性食物主要包括谷类、薯类、豆类、蔬菜、水果、坚果、种子等。

(一)谷类

谷类属单子叶植物纲禾本科植物,种类很多,主要有稻谷、小麦、玉米、高粱、大麦、粟、燕麦、荞麦等。谷类蛋白质主要由谷蛋白、白蛋白、醇溶蛋白和球蛋白组成,其中赖氨酸含量较低,因此谷类蛋白质的生物学价值不及动物性蛋白质。谷类脂肪含量低,约为 2％,主要集中在糊粉层和谷胚中,主要含不饱和脂肪酸,质量较好,具有降胆固醇和防止动脉粥样硬化的作用。谷类的糖类主要为淀粉,是我国居民膳食能量供给的主要来源。我国居民膳食中以谷类为主,约 66％的能量(多来源于糖类)、58％的蛋白质来自谷类。此外,谷类食物还能供给较多的 B 族维生素和矿物质,故谷类在我国人民膳食中占有重要地位。

1.谷类营养成分及组成特点

(1)蛋白质。谷类蛋白质的含量因品种、气候、地区及加工方法的不同而异,一般为 7％～16％。不同谷类各种蛋白质所占的比例不同,其中主要的是醇溶蛋白和谷蛋白。一般谷类蛋白质因必需氨基酸组成不平衡,赖氨酸含量少,苏氨酸、色氨酸、苯丙氨酸及蛋氨酸含量偏低而使其营养价值低于动物性食品。由于谷类食物在膳食中占比例较大,是膳食蛋白质的重要来源,因此常采用氨基酸强化和蛋白质互补的方法来提高谷类蛋白质的营养价值,如大米经 $0.2\%\sim0.3\%$ 的赖氨酸强化后,其蛋白质生物价可明显提高。

(2)脂类。谷类脂肪含量多数为 $0.4\%\sim7.2\%$,谷类脂肪成分主要为不饱和脂肪酸,质量较好。玉米和小麦胚芽中提取的胚芽油具有降低血清胆固醇,防止动脉粥样硬化的作用。

(3)糖类。谷类中糖类含量最为丰富,主要集中在胚乳中,多数含量在 70% 以上,存在的主要形式为淀粉,以直链淀粉为主,此外还有糊精、戊聚糖、葡萄糖和果糖等。淀粉是人类最理想、最经济的能量来源。

(4)维生素。谷类是我国居民膳食维生素 B_1 和烟酸的主要来源,但维生素 B_2 含量普遍较低。谷类维生素主要分布在糊粉层和谷胚中。

(5)矿物质。谷类含矿物质 $1.5\%\sim3\%$,包括钙、磷、钾、钠、镁及一些微量元素,其中小麦胚粉中除含铁量较低外,其他矿物质含量普遍较高;在大麦中,锌和硒的含量较高。

2.合理利用

(1)合理加工。加工有利于谷类的食用和消化吸收,但由于蛋白质、脂类、矿物质和维生素主要存在于谷粒表层和谷胚中,因此加工精度越高,营养素损失就越多,影响最大的是维生素和矿物质。为了保持良好的感官性状和利于消化吸收,又要最大限度地保留各种营养素,在预防营养缺乏病方面起到良好的效果,因此要对谷类进行合理加工。

(2)合理烹饪。烹调过程可使营养素损失,如在大米淘洗过程中,维生素 B_1 可损失 $30\%\sim60\%$,维生素 B_2 和烟酸可损失 $20\%\sim25\%$,矿物质可损失 70% 。淘洗次数越多,浸泡时间越长,水温越高,损失越多。米、面在蒸煮过程中,B 族维生素有不同程度的损失,烹调方法不当,如加碱蒸煮、油炸等,则损失更为严重,因此稻米以少搓洗为好,面粉蒸煮加碱要适量,且要少炸少烤。

（3）合理储存。谷类在一定条件下可以储存很长时间而质量不会发生变化，但当环境条件发生改变，如水分含量高、环境湿度大、温度较高时，谷粒内酶的活性增大，呼吸作用加强，使谷粒发热，促进真菌生长，导致蛋白质、脂肪分解产物积聚，酸度升高，最后霉烂变质，失去食用价值。粮谷类食品应在避光、通风、阴凉和干燥的环境中储存。

（4）合理搭配。谷类食物蛋白质中的赖氨酸含量普遍较低，因此宜与含赖氨酸较多的豆类和动物性食物混合食用，以提高谷类蛋白质的营养价值。

（二）薯类

薯类包括马铃薯、甘薯、木薯等，是我国居民膳食的重要组成部分。传统的观念认为，薯类主要提供糖类，通常把它们与主食相提并论。但是，现在发现薯类除了能提供丰富的糖类外，还有较多的膳食纤维、矿物质和维生素，兼有谷物和蔬菜的双重作用。近年来，薯类的营养价值和药用价值逐渐被人们所重视，这里主要介绍马铃薯和甘薯。

1. 马铃薯

马铃薯又叫"土豆""山药蛋""洋芋""荷兰薯"等，属块茎类作物，既可作为蔬菜，也可作为主食，营养丰富，素有"第二面包""第三主食"的美誉。目前，我国马铃薯的种植面积和总产量虽然都居世界首位，但利用率并不高，具有较大的开发利用前景。

（1）马铃薯的营养价值。马铃薯块茎水分占 $63\%\sim87\%$，其余大部分为淀粉和蛋白质。马铃薯淀粉含量占 $8\%\sim29\%$，由直链淀粉和支链淀粉组成，支链淀粉占 80% 左右。马铃薯淀粉含量高，淀粉中含有较多的磷，黏度较大，可用作生产方便食品、休闲食品的原料。除了淀粉外，马铃薯还含有葡萄糖、果糖、蔗糖等糖类，因此具有甜味，经过贮藏后糖分含量会增加。马铃薯的蛋白质含量为 $0.8\%\sim4.6\%$，含有人体必需的 8 种氨基酸，尤其是富含谷类作物中缺乏的赖氨酸和色氨酸，因此是植物性蛋白质的良好补充。马铃薯的脂肪含量低于 1%。

马铃薯含有丰富的维生素，尤其是维生素 C 和胡萝卜素含量每百克可达 25 mg 和 40 μg 视黄醇当量，可与绿叶蔬菜相媲美，是天然抗氧化剂的来源。此外，维生素 B_1、维生素 B_2、维生素 B_6 的含量也很丰富。马铃薯块茎中的矿物质含量为 $0.4\%\sim1.9\%$，其中钾含量最高，占 2/3 以上；

其他无机元素如磷、钙、镁、钠、铁等含量也较高，在人体内代谢后呈碱性，对平衡食物的酸碱度有重要作用。

（2）马铃薯的药用保健价值及其合理利用。马铃薯富含淀粉和蛋白质，脂肪含量低，含有的维生素和矿物质有很好的防治心血管疾病的功效。例如，马铃薯含有丰富的钾，对于高血压和脑卒中有很好的防治作用，含有的维生素 B_6 可防止动脉粥样硬化。马铃薯块茎中含有多酚类化合物，如芥子酸、香豆酸、花青素、黄酮等，具有抗氧化、抗肿瘤和降血糖、降血脂等作用。

中医学认为，马铃薯有和胃、健脾、益气的功效，这可能与马铃薯含有大量淀粉以及蛋白质、维生素 B、维生素 C 等能促进脾胃的消化功能有关，可以防治胃溃疡、慢性胃炎、习惯性便秘和皮肤湿疹等疾病，还有解毒、消炎之功效。

马铃薯有丰富的营养价值和保健作用，但也含有一些毒素，如果食用不当会造成食物中毒。马铃薯中的茄素有剧毒，主要存在于未成熟块茎的外皮中，中心的肉部含量很少，因此选择成熟的马铃薯去皮后食用是安全的。龙葵素是马铃薯中的另一类毒素，也主要存在于外皮中，可导致溶血和神经症状。通常情况下，马铃薯中龙葵素含量低，不会影响食用，但当马铃薯储藏不当发芽、变绿或腐烂时，龙葵素含量大幅上升，食用后会导致中毒。所以要注意，发绿的芽苞部位和霉烂的马铃薯绝不可食用。烹调时放点醋有中和龙葵素的作用。

2. 甘薯

甘薯又名"红薯""红苕""红芋""白薯""番薯""甜薯"和"地瓜"等，是我国人民喜爱的粮、菜兼用的大众食品，有极高的营养和保健价值。

（1）甘薯的营养价值。与马铃薯一样，甘薯块根中水分占绝大部分，达 $60\%\sim80\%$；淀粉占 $10\%\sim30\%$，可用于加工各种淀粉类产品。甘薯中膳食纤维的含量较面粉和大米高，可促进胃肠蠕动，预防便秘，并有很好的降胆固醇和预防心血管疾病的作用。甘薯中蛋白质含量为 2% 左右，赖氨酸含量丰富，红薯与米面混吃正好可发挥蛋白质互补作用，提高营养价值。

甘薯中含有丰富的维生素，尤其是胡萝卜素和维生素 C 的含量每百克可高达 $125\ \mu g$ 视黄醇当量和 $30\ mg$，这些抗氧化营养素的存在是甘薯具有抗癌功效的重要原因。此外,甘薯中含有较多的维生素 B_1、维生素 B_2 和烟酸,矿物质中钙、磷、铁等元素含量较多。

除了块根可以食用外,近年来甘薯叶及甘薯嫩芽也已成为人们餐桌上的佳肴。甘薯叶及其嫩芽是营养丰富的保健蔬菜,含有较多的蛋白质、胡萝卜素、维生素 B_2、维生素 C、铁和钙。测定发现,红薯叶与菠菜、韭菜等 14 种常食蔬菜相比,蛋白质、胡萝卜素、钙、磷、铁、维生素 C 等的含量均居首位。红薯叶所含的维生素 B_1、维生素 B_2、维生素 B_6、钙、铁均为菠菜的两倍多,而草酸含量仅为菠菜的一半。

(2)甘薯的药用保健价值及其合理利用。甘薯的保健作用自古受人们重视。我国明代著名医药学家李时珍在《本草纲目》中记载甘薯"补虚乏,益气力,健脾胃,强肾阴",并指出甘薯性味甘平,有补脾胃、养心神、益气力、活血化瘀、清热解毒等功效。从现代营养学的观点看,甘薯对癌症和心血管疾病这两大危害人类健康的疾病均有较好的预防作用。

甘薯含有的能量较低而饱腹感强,微量营养素含量丰富,所以还是一种理想的减肥食品。红薯含有较多的糖,会刺激胃酸的分泌,胃收缩后胃液反流至食管有灼热感,故甘薯不宜一次大量食用,尤其是不宜生吃。

(三)豆类及其制品

豆类可分为大豆和杂豆。大豆按表皮的颜色分黄、青、黑、褐和双色几种,杂豆包括蚕豆、豌豆、绿豆、小豆等。豆制品是由大豆(或绿豆)等原料制作的半成品食物,包括豆浆、豆腐、豆腐干等。豆类及其制品富含蛋白质、脂肪、淀粉、矿物质等各类营养素,是我国居民重要的蛋白质来源。

1. 主要营养成分及组成特点

(1)蛋白质。豆类是蛋白质含量较高的食品,达 $20\%\sim36\%$,其中大豆类含量最高,在 30% 以上;其他豆类,如绿豆、赤小豆、扁豆、豌豆等的蛋白质含量在 $20\%\sim25\%$;豆制品蛋白质含量差别较大,高者可达 $18\%\sim20\%$,如烤麸、素鸡、豆腐干;低者只有 2% 左右,如豆浆、豆腐脑。

豆类蛋白质中含有人体需要的全部氨基酸,属完全蛋白,虽然赖氨酸含量较多,但蛋氨酸含量较少,因此蛋白质的利用率相对较低。

(2)脂类。豆类中脂类含量以大豆为高,在15%以上,大豆脂肪组成以不饱和脂肪酸居多,其中油酸占32%～36%,亚油酸占51.7%～57.0%,亚麻酸占2%～10%,磷脂占1.64%左右。

(3)维生素。豆类含有胡萝卜素、维生素 B_1、维生素 B_2、烟酸、维生素 E 等,相对于谷类而言,豆类的胡萝卜素和维生素 E 含量较高,但维生素 B_1 含量较低。种皮颜色较深的豆类胡萝卜素含量较高。干豆类几乎不含维生素 C,但经发芽做成豆芽后,其含量明显提高。

(4)糖类。大豆中含糖类34%左右。豆制品依据加工方法和水分含量,糖类含量也不同,但普遍较低,如豆腐干、烤麸在5%以下,豆浆中含1%。大豆类糖类组成比较复杂,其中难消化纤维素和低聚糖在15%以上,并含有部分可溶性糖类。其他豆类糖类主要以淀粉的形式存在,糖类含量较小,如绿豆、赤小豆、芸豆、蚕豆等含有少量的糖类。

(5)矿物质。豆类矿物质含量为2%～4%,包括钾、钠、钙、镁、铁、锌、硒等。大豆中的矿物质含量略高于其他豆类。

(6)豆类中的其他成分。大豆中具有很多生物活性物质,如大豆低聚糖、大豆多肽、大豆低聚肽、植物固醇、大豆磷脂、大豆皂甙和大豆异黄酮等。

在大豆、菜豆、芸豆、黄豆、四季豆等豆类食物中,还存在蛋白酶抑制剂,生食大豆会抑制蛋白酶的活性,影响人体对蛋白质的消化和吸收。部分豆类食物中所含能量及营养成分的占比情况如表7-7所示。

表 7-7　　　　　　　　部分豆类食物所含能量及营养成分占比

食部名称 (豆类食物)	食部/%	能量/kJ	水分/g	蛋白质/g	脂肪/g	糖类/g	胡萝卜素/μg
豆腐	100	339	82.8	8.1	3.7	3.8	—
黄豆	100	1502	10.2	35.1	16.0	18.6	220
绿豆	100	1322	12.3	21.6	0.8	55.6	130

2.豆类及其制品的合理利用

不同加工和烹调方法对大豆蛋白质的消化率有明显的影响。大豆中含有抗胰蛋白酶的因子,能抑制胰蛋白酶的消化作用,使大豆难以分解为人体可吸收利用的各种氨基酸,经过加热煮熟后,这种因子即被破坏,消化率随之提高,所以大豆及其制品需经充分加热煮熟后食用。

豆类蛋白质含较多的赖氨酸,与谷类食物混合食用可较好地发挥蛋白质的互补作用,提高谷类蛋白质的利用率,因此豆类食物宜与谷类食物搭配食用。

(四)坚果

坚果以种仁为食用部分,因外覆木质或革质硬壳,故称"坚果"。木本坚果包括核桃、杏仁、松子、腰果、银杏、栗子等,草本坚果包括花生、葵花籽、西瓜子、南瓜子、莲子等。坚果多富含脂类和淀粉,是高能量食物。

1. 主要营养成分及组成特点

(1)脂类。坚果中脂类含量较高,多在 40% 左右,松子、杏仁、葵花籽达 50% 以上。坚果当中的脂类多为不饱和脂肪酸,富含必需脂肪酸,是优质的植物性脂肪酸。

(2)糖类。淀粉类坚果中淀粉含量高而脂肪很少。

(3)蛋白质。新鲜的坚果中蛋白质含量为 12%～22%,其中有些坚果中蛋白质含量更高,西瓜子和南瓜子中的蛋白质含量达 30% 以上。

(4)维生素和矿物质。坚果类是维生素 E 和 B 族维生素的良好来源。坚果富含钾、镁、磷、钙、铁、铜等矿物质,铁的含量以黑芝麻中为最高,硒的含量以腰果中为最高。部分坚果中能量和营养成分的占比如表7-8 所示。

表 7-8　　　　　　　　　　　　部分坚果中能量和营养成分的占比

食部名称 (坚果类)	食部/%	能量/kJ	水分/g	蛋白质/g	脂肪/g	糖类/g	胡萝卜素/μg
花生(生)	53	1247	48.3	12.1	25.4	5.2	10
核桃(鲜)	43	1368	49.8	12.8	29.9	1.8	—

2. 合理利用

大多数坚果可以不经烹调直接食用,坚果仁经常被制成煎炸、焙烤食品,作为日常零食食用,也是制造糖果和糕点的原料,并用于烹调食品的加香。多数坚果水分含量低而较耐储藏,但含有的脂肪酸不饱和程度高,易受氧化或滋生真菌而变质,应当保存在干燥阴凉处,并尽量隔绝空气。

(五)蔬菜类

蔬菜品类繁多,按其结构及可食部分的不同,分为叶菜类、根茎类、瓜茄类、鲜豆类和菌藻类等,多富含维生素、矿物质和膳食纤维等营养物质,对刺激肠胃蠕动、消化液分泌,促进食欲,调节体内酸碱平衡有很大的作用。

1. 主要营养成分及组成特点

(1)叶菜类。叶菜类食物蛋白质含量较低,一般为 $1\%\sim2\%$,脂肪含量不足 1%,糖类含量 $2\%\sim4\%$,膳食纤维含量 1.5%。叶菜类是胡萝卜素、维生素 B_2、维生素 C、矿物质及膳食纤维的良好来源。叶菜类食物维生素 C 的含量多在 $35\ mg/100\ g$ 左右,矿物质的含量在 1% 左右,包括钾、钠、钙、镁、铁、锌、硒、铜、锰等,是膳食矿物质的主要来源。深绿和橙色蔬菜维生素含量较为丰富,特别是类胡萝卜素的含量较高;维生素 C 在菜花、西兰花、芥蓝等中含量较高。

(2)根茎类。根茎类蛋白质含量为 $1\%\sim2\%$,脂肪含量不足 0.5%;糖类含量相差较大,低者为 3% 左右,高者可达 20% 以上。胡萝卜中含胡萝卜素最多,硒的含量以大蒜、芋头、洋葱、马铃薯等为最高。

(3)瓜茄类。瓜茄类因水分含量较高,故营养素含量相对较低,其中蛋白质含量为 $0.4\%\sim1.3\%$,脂肪微量,糖类含量 $0.5\%\sim9.0\%$,膳食纤维含量 1% 左右。胡萝卜素含量以南瓜、番茄和辣椒为最高。

(4)鲜豆类。鲜豆类营养素含量较高,蛋白质含量为 $2\%\sim14\%$,鲜豆类食物脂肪含量不高,糖类为 4% 左右,膳食纤维为 $1\%\sim3\%$。鲜豆类食物含有丰富的钾、钙、铁、锌、硒等。

(5)菌藻类。菌藻类食物富含蛋白质、膳食纤维、糖类、维生素和微量元素,蛋白质氨基酸组成比较均衡,必需氨基酸含量占蛋白质总量的 60% 以上。几种蔬菜所含能量及营养成分的占比如表7-9所示。

食部名称 （蔬菜类）	食部/%	能量/kJ	水分/g	蛋白质/g	脂肪/g	糖类/g	胡萝卜素/μg
胡萝卜（黄）	97	180	87.4	1.4	0.2	8.9	4010
马铃薯	94	318	79.8	2.0	0.2	16.5	30
菠菜	89	100	91.2	2.6	0.3	2.8	2920
大白菜（青白口）	83	63	95.1	1.4	0.1	2.1	80
韭菜	90	109	91.8	2.4	0.4	3.2	1410
芹菜（叶柄）	67	84	93.1	1.2	0.2	3.3	340
冬瓜	80	46	96.6	0.4	0.2	1.9	80
黄瓜	92	63	95.8	0.8	0.2	2.4	90
番茄	97	79	94.4	0.9	0.2	3.5	550
辣椒（尖、青）	84	96	91.9	1.4	0.3	3.7	340
茄子	93	88	93.4	1.1	0.2	3.6	50

表 7-9　　　　　　　　　　几种蔬菜所含能量及营养成分的占比

2.合理利用

（1）合理选择。蔬菜含丰富的维生素，一般叶部维生素含量比根茎部高，嫩叶比枯叶高，深色叶比浅色叶高，因此在选择时，应注意选择新鲜、色泽深的蔬菜。

（2）合理加工与烹调。蔬菜所含的维生素和矿物质易溶于水，所以易先洗后切，以减少蔬菜与水和空气的接触，避免损失。烹调时要尽可能做到急火快炒，为了减少损失，烹调时可加少量淀粉，以有效保护维生素 C 不被破坏。

（六）水果类

水果根据状态可分为鲜果和干果；从形态和特点或果树的种类来分，可分为仁果、核果、浆果、柑橘类、热带水果、瓜果等。水果与蔬菜一样是低能量食物，主要提供维生素和矿物质。

1.主要营养成分及组成特点

（1）水分。新鲜水果中含有大量的水分，一般果品的水分含量为 70%～90%。

（2）糖类。糖类是果品的主要成分，多以双糖或单糖的形式存在，包括葡萄糖、果糖、蔗糖、淀粉、膳食纤维素、果胶和低聚糖、多聚糖等。仁果类、浆果类食物主要含果糖和葡萄糖;核果类食物主要含蔗糖,葡萄糖和果糖次之;柑橘类主要含蔗糖。

纤维素和果胶是水果的骨架物质,是细胞壁的主要构成成分。膳食纤维在水果皮层中含量最多。纤维素和果胶不能被人体消化吸收,但可促进肠壁蠕动,并有助于食物消化及粪便排出。

(3)维生素。水果中含丰富的维生素,是人体所需维生素的重要来源。

(4)矿物质。水果中含有多种矿物质,如钙、磷、铁、硫、镁、钾、钠、碘、铜等,是人们获得矿物质的重要来源。

(5)有机酸。水果中含有多种有机酸,其中柠檬酸、苹果酸、酒石酸含量较多,此外还含有少量苯甲酸、水杨酸、琥珀酸和草酸等。

(6)其他成分。水果除含有丰富的维生素和矿物质外,还含有众多生物活性物质,如单宁和多酚类化合物。水果还含有色素物质,主要有绿叶素、类胡萝卜素、花青素、维生素 C 氧化酶、葡糖糖氧化酶、过氧化氢酶、淀粉酶、果胶酶、蛋白质分解酶等。几种水果所含能量及营养成分的占比如表 7-10 所示。

表 7-10　　　　　　　　各种水果所含能量及营养成分的占比

食部名称 (水果类)	食部/%	能量/kJ	水分/g	蛋白质/g	脂肪/g	糖类/g	胡萝卜素/μg
梨	75	134	90.0	0.4	0.1	7.3	—
苹果	76	218	85.9	0.2	0.2	12.3	20
葡萄	86	180	88.7	0.5	0.2	9.9	50
桃	86	201	86.4	0.9	0.1	10.9	20
香蕉	59	381	75.8	1.4	0.2	20.8	60

2.加工利用

鲜果类水分含量高,易腐烂,宜冷藏。水果可制成干果、罐头、果汁、果粉和其他加工制品。干果可经过加工晒干制成,如葡萄干、杏干、蜜枣和柿饼等。由于加工的影响,维生素损失较多,尤其是维生素 C,但其便于储运,并别具风味,故有一定的食用价值。

(七)油脂类及调味品

1.食用油脂

根据来源,食用油脂可分为植物油和动物油。常见的植物油包括豆油、花生油、菜籽油、芝麻油、玉米油等,常见的动物油包括猪油、牛油、羊油、鱼油等。

(1)油脂的组成特点与营养价值。油脂是由甘油和不同脂肪酸组成的酯。植物油含不饱和脂肪酸多,熔点低,常温下呈液态,消化吸收率高;动物油以饱和脂肪酸为主,熔点较高,常温下一般呈固态,消化吸收率不如植物油高。

植物油脂肪含量通常在 99%以上,此外含有丰富的维生素 E,少量的钾、钠、钙和微量元素。以菜籽油为例,每 100 g 菜籽油中含脂肪99.9 g,维生素 E 60.89 mg,钾 2 mg,钠 7 mg,钙 9 mg,铁 3.7 mg,锌 0.5 mg,磷 9 mg。

动物油的脂肪含量在未提炼前一般为 90%左右,提炼后也可达 99%以上。动物油所含的维生素 E 不如植物油高,但含有少量维生素 A,其他营养成分与植物油相似。

(2)油脂的合理利用。植物油是必需脂肪酸的重要来源,为了满足人体的需要,其在膳食中不应低于总脂类来源的 50%。动物油的脂肪组成以饱和脂肪酸为主,长期大量食用可引起血脂升高,增加发生心脑血管疾病的危险性,因此高血脂患者要控制食用。

植物油因含有较多的不饱和脂肪酸,易发生酸败,产生一些对人体有害的物质,因此不宜长时间存储。动物油脂虽然不如植物油容易发生酸败,但存储时间也不宜过长,一般存储温度在 0 ℃时可保存 2 个月左右,在 −2 ℃时可保存 10 个月左右。

2.调味品

我国居民膳食的调味品大致可分为发酵调味品、酱腌菜类、香辛料类、复合调味品类以及盐、糖等。调味品除具有调味价值之外,大多也具有一定的营养价值。调味品可以构成一日饮食的一部分,并在维持健康方面起着不可忽视的作用。

(1)盐。咸味是食物中最基本的味道,而膳食中咸味的来源是盐,也就是氯化钠。健康人群每日摄入 6 g 食盐即可完全满足对钠的需要。咸味和甜味可以相互抵消,酸味则可以强化咸味。

(2)糖和甜味剂。日常食用的食糖主要成分为蔗糖,是食品中甜味的主要来源。蔗糖可以提供纯正愉悦的甜味,也具有调和百味的作用,能为菜肴带来醇厚的味觉,在炖烧菜肴中还具有促进美拉德反应而增色增香的作用。蔗糖主要分为白糖、红糖两类,其中白糖又分为白砂糖和绵白糖两类。

(3)酱油和酱类调味品。酱油和酱是以小麦、大豆及其制品为主要原料制成的,以大豆为原料制作的酱类蛋白质含量比较高。酱油中含 8 种必需氨基酸(蛋白质含量 3%～8%),有一定数量的 B 族维生素,经过发酵而富含维生素 B_{12},故对素食者预防维生素 B_{12} 缺乏有一定的意义。

(4)醋类。醋按原料可分为粮食醋和水果醋,食用醋都属于以酿造醋为基础调味制成的复合调味酿造醋。醋中蛋白质、脂肪和糖类的含量都不高,但却含有较丰富的钙和铁。醋中含有醋酸(含量 3%～5%)、乳酸、琥珀酸、柠檬酸、苹果酸等有机酸,能够增进食欲,促进消化,防腐杀菌等。

(5)味精和鸡精。味精即谷氨酸单钠结晶而制成的晶体,是以粮食为原料,经发酵提纯的天然物质。鸡精是在味精的基础上加入化学调料制成的。鸡精和味精可以赋予食品以复杂自然的美味,增加食品鲜味的浓厚感和饱满度。

二、动物性食物的营养价值

动物性食物包括畜禽肉、蛋类及其制品、水产类和乳类及其制品等。动物性食物富含优质蛋白、脂类、脂溶性维生素、B 族维生素和矿物质,是人类蛋白质的主要来源。

(一)畜禽肉

畜禽肉包括畜肉和禽肉,前者指猪、牛、羊等的肌肉、内脏及其制品,后者包括鸡、鸭、鹅等的肌肉及其制品。畜禽肉的营养价值较高,饱腹作用强,可加工烹制成各种美味佳肴,是一种食用价值很高的食物。

1. 主要营养成分及组成特点

(1)蛋白质。畜禽肉中的蛋白质含量一般为 10%～20%,在畜肉中,猪肉的蛋白质含量平均在 13.2% 左右,牛肉、羊肉、兔肉、马肉、鹿肉和骆驼肉可达 20％ 左右。在禽肉中,鸡肉的蛋白质含量较高,约为 20％;鸭肉约为 16％;鹅肉约为 18％。心、肝、肾等内脏器官的蛋白质含量较高。

(2)脂类。在畜肉中,猪肉的脂肪含量最高,羊肉次之,牛肉再次之,兔肉最低,仅为 2.2％。在禽肉中,火鸡肉的脂肪含量较低,在 3％ 左右;鸡肉和鸽肉为 9％～14％;鸭肉和鹅肉达 20％ 左右。

畜禽内脏脂肪的含量为 2％～10％,其中脑最高,在 10％ 左右,猪肾、鸭肝、羊心和猪心居中,为 5％～8％,其他的在 4％ 以下。

动物脂肪所含的必需脂肪酸水平明显低于植物油,因此其营养价值低于植物油。在动物脂肪中,禽类脂肪所含必需脂肪酸的量高于家畜脂肪;家畜脂肪中,猪脂肪的必需脂肪酸含量又高于牛、羊等反刍动物的脂肪。总体来说,禽类脂肪的营养价值高于畜类脂肪。

(3)糖类。畜禽肉中糖类含量为 0～9％,多数在 1.5％ 左右,主要以糖原的形式存在于肌肉和肝脏中。动物在屠宰前过度疲劳会使糖原含量下降;屠宰后放置时间过长,也可因酶的作用使糖原含量降低,乳酸相应增多,pH 值下降。

(4)维生素。畜禽肉可提供多种维生素,以 B 族维生素和维生素 A 为主。内脏中维生素含量比肌肉中多,其中肝脏特别富含维生素 A 和维生素 B_2,维生素 A 的含量以牛肝和羊肝为最高,维生素 B_2 的含量则以猪肝为最高。在禽肉中还含有较多的维生素 E。

(5)矿物质。畜禽肉矿物质的含量为 0.8％～1.2％,瘦肉中矿物质的含量高于肥肉,内脏高于瘦肉。铁的含量以猪肝和鸭肝最为丰富,达 23 mg/100 g 左右。畜禽肉中的铁主要以血红素的形式存在,消化吸收率很高。在内脏中还含有丰富的锌和硒,牛肾和猪肾的硒含量是其他一般食品的数十倍。此外,畜禽肉还含有较多的磷、硫、钾、钠、铜等。钙的含量虽然不高,但吸收利用率很高。

2.畜禽肉的合理利用

畜禽肉蛋白质营养价值较高,含有较多的赖氨酸,宜与谷类食物搭配食用,以发挥蛋白质的互补作用。为了充分发挥畜禽肉的营养作用,还应注意将畜禽肉分散到每餐膳食中,不应集中食用。因畜肉的脂肪和胆固醇含量较高,脂肪主要由饱和脂肪酸组成,食用过多易引起肥胖和高脂血症等疾病,因此在膳食中的比例不宜过多。由于禽肉的脂肪含不饱和脂肪酸较多,故老年人及心血管疾病患者宜选用禽肉。畜禽内脏含有较多的维生素、铁、锌、硒、钙质,特别是肝脏中维生素 B_2 和维生素 A 的含量丰富,因此宜适当食用。

(二)蛋类及蛋制品

蛋类包括鸡蛋、鸭蛋、鹅蛋及其制成的咸蛋、松花蛋等。蛋类的营养素含量不仅丰富,而且质量也很好,是一类营养价值较高的食品。

1.主要营养成分及组成特点

蛋类的微量营养成分受到禽的品种、饲料、季节等多方面因素的影响,但蛋中宏量营养素的含量总体上基本稳定,各种蛋的营养成分有共同之处。

(1)蛋白质。全鸡蛋蛋白质的含量为 12% 左右,蛋清中略低,蛋黄中较高,加工成咸蛋或松花蛋后,略有提高。鸭蛋、鹅蛋和鹌鹑蛋的蛋白质含量与鸡蛋类似。蛋类蛋白质氨基酸组成与人体需要最接近,因此生物价值也最高,达 94。蛋类蛋白质中富含半胱氨酸,加热过度会使半胱氨酸部分分解产生硫化氢,与蛋黄中的铁结合可形成黑色的硫化铁,煮蛋时蛋黄表面的青黑色和鹌鹑蛋罐头中的黑色物质即来源于此。

(2)脂类。蛋清中含脂肪极少,98% 的脂肪存在于蛋黄中。蛋黄中的脂肪几乎全部以与蛋白质结合的良好乳化形式存在,因而消化吸收率很高。

鸡蛋黄中脂肪含量为 28%～33%,其中中性脂肪含量为 62%～65%,磷脂含量为 30%～33%,固醇含量为 4%～5%,还有微量脑苷脂类。蛋黄中性脂肪的脂肪酸中,以单不饱和脂肪酸油酸的含量最为丰富,占 50% 左右,亚油酸约占 10%,其余主要是硬脂酸、棕榈酸和棕榈油酸,还含有微量的花生四烯酸。

蛋类中胆固醇含量极高,主要集中在蛋黄,其中鹅蛋黄含量最高,每 100 g 达 1696 mg;其次是鸭蛋黄;鸡蛋黄略低,但每 100 g 也达 1510 mg。全蛋胆固醇含量为 500～700 mg/100 g,其中鹌鹑蛋最低。蛋清中不含胆固醇。

(3)糖类。蛋类中糖类含量较低,为 1%～3%,蛋黄略高于蛋清,加工成咸蛋或松花蛋后有所提高。

(4)维生素。蛋中维生素含量十分丰富,且品种较为完全,包括所有的 B 族维生素、维生素 A、维生素 D、维生素 E、维生素 K 和维生素 C。其中,绝大部分维生素 A、维生素 D、维生素 E 和大部分维生素 B₁ 都存在于蛋黄中。鸭蛋和鹅蛋的维生素含量总体而言高于鸡蛋。此外,蛋中的维生素含量受禽的品种、季节和饲料中维生素含量的影响。

(5)矿物质。蛋类中的矿物质主要存在于蛋黄部分,蛋清部分含量较低。蛋黄中矿物质含量为 $1.0\%\sim1.5\%$,其中钙、磷、铁、锌、硒等含量丰富。

蛋类中铁含量较高,但由于铁会与蛋黄中的卵黄磷蛋白结合而对铁的吸收具有干扰作用,故蛋黄中铁的生物利用率较低,仅为 3% 左右。

2.蛋类的合理利用

生鸡蛋蛋清中含有抗生物素蛋白和抗胰蛋白酶。抗生物素蛋白能与生物素在肠道内结合,影响生物素的吸收,食用者可发生食欲缺乏、全身无力、毛发脱落、皮肤发黄、肌肉疼痛等生物素缺乏的症状;抗胰蛋白酶能抑制胰蛋白酶的活性,妨碍蛋白质的消化吸收,故不可生食蛋清。烹调加热可破坏这两种物质,消除它们的不良影响,但是蛋类不宜过度加热,否则会使蛋白质过分凝固,甚至变硬变韧,形成硬块,反而影响食欲及消化吸收。

蛋黄中的胆固醇含量很高,大量食用会引起高脂血症,是引发动脉粥样硬化、冠心病等疾病的危险因素,但蛋黄中还含有大量的卵磷脂,对心血管疾病有防治作用,因此吃鸡蛋要适量,以每人每天一个鸡蛋为宜。

(三)水产类

水产品是指由水域中人工捕捞、获取的水产资源,如鱼类、软体类、甲壳类、海兽类和藻类等动植物。其中,可供人类食用的水产资源加工而成的食品称为"水产食品"。水产类是人体蛋白质、矿物质和维生素的良好来源。

1.鱼类

按照鱼类生活的环境,可以把鱼类分为海水鱼和淡水鱼;根据海水鱼生活的海水深度,又可分为深水鱼和浅水鱼。

(1)主要营养成分及组成特点。鱼类蛋白质含量为 $15\%\sim22\%$,平均为 18%,其中鲨鱼、青鱼等含量较高,在 20% 以上。鱼类蛋白质的氨基酸组成较为平衡，与人体需要接近，利用率较高，生物价可达 85％～90％，但多数鱼类缬氨酸含量偏低。除了蛋白质外，鱼类还含有较多的其他含氮化合物，主要有游离氨基酸、肽、胺类、胍、季铵类化合物、嘌呤类和脲等。

鱼类脂肪含量为 1％～10％，平均 5％，呈不均匀分布，主要存在于皮下和脏器周围，肌肉组织中含量甚少。不同鱼种含脂肪量有较大差异，如鳕鱼脂肪含量在 1％以下，而河鳗脂肪含量高达 10.8％。鱼类脂肪多由不饱和脂肪酸组成，一般占 60％以上，熔点较低，通常呈液态，消化率为 95％左右。不饱和脂肪酸的碳链较长，其碳原子数多为 14～22 个，不饱和双键有 1～6 个，多为 n-3 系列。

鱼类糖类的含量较低，约为 1.5％。有些鱼基本不含糖类，如鲳鱼、鲢鱼、银鱼等。糖类的主要存在形式为糖原。

鱼肉含有一定数量的维生素 A 和维生素 D，维生素 B_2、烟酸等的含量也较高，而维生素 C 含量则很低。一些生鱼制品中含有硫胺素酶和催化维生素 B_1 降解的蛋白质，因此大量食用生鱼可能造成维生素 B_1 缺乏。鱼油和鱼肝油是维生素 A 和维生素 D 的重要来源，也是维生素 E（生育酚）的来源。

鱼类矿物质含量为 1％～2％，其中硒和锌的含量丰富，此外钙、钠、氯、钾、镁等含量也较多。海产鱼类富含碘，有的海产鱼含碘量达 500～1000 $\mu g/kg$，而淡水鱼含碘量仅为 50～400 $\mu g/kg$。

（2）合理利用。鱼肉富含优质蛋白质，容易被人体消化吸收；而且含有较少的饱和脂肪酸和较多的不饱和脂肪酸，因此其营养价值受到特别的重视。中国营养学会提出的《中国居民膳食指南》要求"经常吃适量的鱼、禽、蛋、瘦肉"，这对于改善营养不良及预防某些慢性疾病的发生具有重要意义。

鱼类的多不饱和脂肪酸含量较高，所含的不饱和双键极易被氧化破坏，能产生脂质过氧化物，对人体有害。因此，打捞的鱼类需及时保存或加工处理，防止腐败变质。有些鱼类含有极强的毒素，如河豚，其卵、卵巢、肝脏和血液中含有极毒的河豚毒素，若加工处理方法不当可引起急性中毒而死亡。

2.甲壳类和软体动物类

软体动物按其形态的不同,可分为双壳类软体动物和无壳类软体动物两大类。双壳类软体动物包括蛤类、牡蛎、贻贝、扇贝等,无壳类软体动物包括章鱼、乌贼等。

(1)主要营养成分及组成特点。软体动物蛋白质含量多数在15%左右,且含有全部必需氨基酸,其中酪氨酸和色氨酸的含量比牛肉和鱼肉高。贝类肉质中还含有丰富的牛磺酸。软体动物类的脂肪和糖类含量较低,脂肪含量平均为1%左右,糖类平均为3.5%左右。软体动物含有较多的维生素A、有机酸和维生素E。软体动物矿物质含量多为1.0%～1.5%,其中钙、钾、钠、铁、锌、硒、铜等含量丰富。

(2)合理利用。水产动物的肉质一般都非常鲜美,鱼类和甲壳类的呈味物质主要是游离的氨基酸、核苷酸等;软体类动物(如乌贼类)中的一部分呈味物质也是氨基酸,尤其是含量丰富的甘氨酸。贝类的主要呈味物质为琥珀酸及其钠盐。琥珀酸在贝类中含量很高。此外,一些氨基酸如谷氨酸、甘氨酸、精氨酸、牛磺酸以及腺苷、钠、钾等也是其呈味成分。

(四)乳类及其制品

乳类是指动物的乳汁,我国居民经常食用的是牛奶和羊奶。乳类经浓缩、发酵等工艺可制成奶制品,如奶粉、酸奶、炼乳等。乳类及其制品含有优质蛋白质、丰富的维生素B类以及矿物质等,具有很高的营养价值。

1.主要营养成分及组成特点

乳类及其制品几乎含有人体需要的所有营养素,除维生素C含量较低外,其他营养素含量都比较丰富。某些乳制品加工时除去了大量水分,故其营养素含量比鲜乳的要高,但某些营养素受加工的影响,相对含量有所下降。

(1)乳类。乳类中水分含量为90%左右,牛乳中的蛋白质含量比较恒定,在3.0%左右;羊乳中的蛋白质含量为1.5%,低于牛乳;人乳中蛋白质含量为1.2%。酪蛋白约占牛乳蛋白质的80%,乳清蛋白约占20%。乳类蛋白质为优质蛋白质,生物价为85,容易被人体消化吸收。牛乳含脂肪2.8%～4.0%,乳中磷脂含量为20～50 mg/100 mL,胆固醇含量约为 13 mg/100 mL。乳类中糖类的含量为 3.4％～7.4％,人乳中糖类含量最高,羊乳居中,牛乳最低。乳类中糖类存在的主要形式为乳糖。

(2)乳制品。乳制品主要包括炼乳、奶粉、酸奶等。因加工工艺不同,乳制品营养成分有很大差异。

炼乳为浓缩奶的一种,分为淡炼乳和甜炼乳。淡炼乳在胃酸作用下可形成凝块,便于消化吸收,适合婴儿和对鲜奶过敏者食用;甜炼乳是在鲜奶中加入约 15％的蔗糖后按上述工艺制成,因糖分过多,故需经大量水冲淡,造成营养成分相对下降,不宜供婴儿食用。

奶粉是将鲜奶浓缩,经喷雾干燥或热滚筒法脱水制成。一般全脂奶粉的营养成分为鲜奶的 8 倍左右。调制奶粉又称"母乳化奶粉",是以牛奶为基础,参照人乳组成的模式和特点,进行调整和改善,使其更适合婴儿的生理特点和需要。调制奶粉主要是减少了牛乳粉中的酪蛋白、谷氨酰胺转移酶、钙、磷和钠的含量,添加了乳清蛋白、亚油酸和乳糖,并强化了维生素 A、维生素 D、维生素 B_1、维生素 B_2、维生素 C、叶酸和微量元素铁、铜、锌、锰等。

酸奶是通过向奶中接种乳酸菌繁殖而制成的。牛奶经乳酸菌发酵后,游离的氨基酸和肽增加,因此更容易消化吸收。由于乳糖减少,因此使乳糖酶活性低的成人易于吸收。

干酪也称"奶酪",为一种营养价值很高的发酵乳制品。干酪中的蛋白质大部分为酪蛋白,经凝乳酶或酸作用形成凝块。经过发酵作用,使奶酪中含有了肽类、氨基酸和非蛋白氮成分。奶酪中含有原料乳中的各种维生素,其中脂溶性维生素大多保留在蛋白质凝块中,而水溶性的维生素部分损失,但含量仍不低于原料乳。

(3)合理利用。乳类是自然界中唯一的含有机体所需全部营养素的液体食物。鲜奶水分含量高,营养素种类齐全,十分有利于微生物生长繁殖,因此需经严格消毒灭菌后方可食用。乳类应避光保存,以保护其中的维生素(维生素 B_2 对光敏感)及延长保质期。

第三节　中国居民膳食营养指南

《中国居民膳食指南（2016 年）》[①]由一般人群膳食指南、特定人群膳食指南和中国居民平衡膳食实践三部分组成。特定人群膳食指南着重介绍了孕妇、乳母、婴幼儿、儿童及青少年、老年人和素食主义者的膳食指南，与戒毒人员的人群构成不相符；平衡膳食模式及实践部分内容在中国居民平衡膳食宝塔中得以体现。本部分着重讲述一般人群膳食指南。

一般人群膳食指南适用于 2 岁以上的健康人群，共有以下几条核心推荐条目。

一、食物多样，谷类为主

（一）核心摘要

平衡膳食模式旨在最大限度地保障人体的营养和健康，食物多样是平衡膳食模式的基本原则。食物可分为五大类，包括谷薯类、蔬菜水果类、畜禽鱼蛋奶类、大豆坚果类和油脂类。不同食物中的营养素及有益膳食成分的种类和含量不同，因此，只有多种食物组成的膳食才能满足人体对能量和各种营养素的需要。建议我国居民的平衡膳食应做到食物多样，平均每天摄入 12 种以上的食物，每周摄入 25 种以上的食物。平衡膳食模式能最大限度地满足人体正常生长发育及各种生理活动的需要，并且可降低包括高血压、心血管疾病等多种疾病的发病风险。

谷类为主是指谷薯类食物所提供的能量占膳食总能量的一半以上，也是中国人平衡膳食模式的重要特征。谷类食物含有丰富的糖类，是提供人体所需能量的最经济和最重要的食物来源，也是提供 B 族维生素、矿物质、膳食纤维和蛋白质的重要食物来源，在保障儿童青少年生长发育，维持人体健康方面发挥着重要作用。坚持谷类为主，特别是增加全谷物的摄入，有利于降低 2 型糖尿病、心血管疾病、结直肠癌等与膳食相

---

① 参考中国营养学会：《中国居民膳食指南（2016）》，人民卫生出版社 2016 年版。

关的慢性病的发病风险,以及减少增加体重的风险。建议一般成年人每天摄入谷薯类 20～400 g,其中全谷物和杂豆类 50～150 g,薯类 50～100 g。

(二)指导实践

1. 什么是食物多样和平衡膳食

(1)食物多样。食物多样是平衡膳食的基本原则,只有一日三餐食物多样,才有可能达到平衡膳食。若量化一日三餐的食物多样性,则建议指标为:谷类、薯类、杂豆类的食物品种数平均每天 3 种以上,每周 5 种以上;蔬菜、菌藻和水果类的食物品种数平均每天 4 种以上,每周 10 种以上;鱼、蛋、禽、畜类的食物品种数平均每天 3 种以上,每周 5 种以上;奶、大豆、坚果类的食物品种数平均每天 2 种,每周 5 种以上。食物的多样性用种类来量化,建议平均每天不重复的食物种类达到 12 种以上,每周达到 25 种以上,烹调油和调味品不计算在内。按照一日三餐食物品种数的分配,早餐应摄入 4～5 个食物品种,午餐应摄入 5～6 个食物品种,晚餐应摄入 4～5 个食物品种,加上零食 1～2 个品种。

(2)平衡膳食。平衡膳食模式是指一段时间内膳食组成中的食物种类和比例可以最大限度地满足不同年龄、不同能量水平的健康人群的营养和健康需求。品种齐全、种类多样的膳食应由五大类基本食物组成:第一类为谷薯类,包括谷类(包含全谷物)和薯类,杂豆类通常保持整粒状态食用,与全谷物概念相符,且常为主食的材料,因此也放在第一类;第二类为蔬菜和水果类;第三类为动物性食物,包括畜、禽、鱼、蛋、奶类;第四类为大豆类和坚果类;第五类为纯能量食物,如烹调油等。

2. 如何做到食物多样化

(1)小份量选择。"小份"是实现食物多样化的关键措施。同等能量的一份午餐,选用"小份"菜肴可增加食物种类。

(2)同类食物互换。做到食物多样化的同时,要注意膳食结构的合理性。一段时间内同类食物进行互换是保持食物多样性的好办法。例如,今天吃米饭,明天可以吃面条,后天又可食用小米粥、全麦馒头等。尽量在一段时间里保证品种更换、多种多样,如红薯、马铃薯互换,瘦猪肉、鸡肉、鸭肉、牛肉、羊肉等互换。通过食物品种相互交换,可避免每天食物品种重复,有利于丰富一日三餐的食物品种,从而实现食物多样,每天享受不同色、香、味的美食。

（3）巧搭配营养好。巧妙搭配和合理烹调不仅可以增加食物的品种数量，还可以提高食物的营养价值，改善食物的口味、口感，对此应做到以下几点：

首先要注意粗细搭配。主食应注意增加全谷物和杂豆类食物，因为加工精度高的谷类会引起人体较高的血糖应答。烹调主食时，大米可与全谷物稻米（红豆、绿豆、花豆等）搭配食用，传统的米饭、豆饭、八宝粥等都是增加食物品种，实现粗细搭配的好主食。

其次要注意荤素搭配。"荤"指动物性食物，"素"指植物性食物。动物性和植物性食物搭配烹调，可以在改善菜肴色、香、味的同时，提供各类营养成分，如什锦砂锅、大杂炒等。

最后要注意色彩搭配。食物呈现的丰富多彩的颜色能给人视觉上美的享受，刺激食欲，在食物营养搭配上也简单可行。如什锦蔬菜，五颜六色代表了蔬菜不同营养素的特点，同时满足了食物种类多样化的要求。

3. 如何做到谷类为主

谷类为主是平衡膳食的基础，一日三餐都要摄入充足的谷类食物。在家吃饭每餐都应该有米饭、馒头、面条等主食类食物，各餐主食可选不同种类的谷类食材。采用各种烹调加工方法将谷物制作成不同口味的主食可丰富谷类食物的选择，易于实现谷类为主的膳食模式，如烙（煎）饼、饺子、包子、面包、米粥、玉米粥、疙瘩汤等。全谷物富含微量营养素，血糖生成指数低，应注意保证一定的摄入量。

在外就餐特别是聚餐时，容易忽视主食，因此点餐时宜首先点主食或蔬菜类，不能只点肉和酒水；就餐时，主食和菜肴宜同时上桌，不宜在用餐结束时才把主食端上桌，从而导致主食吃得很少或不吃主食的情况发生。

4. 增加薯类摄入的方法

（1）薯类主食化。马铃薯和红薯经蒸、煮或烤后，可直接作为主食食用，也可以切块放入大米中经烹煮后同食。马铃薯粉、红薯粉及其制品是制作主食原料的良好选择。

（2）薯类作菜肴。我国居民家常菜中有多种土豆菜肴，炒土豆丝是烹制薯类经常采用的方法。薯类还可与蔬菜或肉类搭配烹调，如土豆炖牛肉、山药炖排骨、山药炒三鲜等。

（3）薯类作零食。生或熟红薯干等可作零食，但是不宜多吃油炸薯条和油炸薯片。

二、吃动平衡，健康体重

（一）核心摘要

食物摄入量和身体活动量是保持能量平衡、维持健康体重的两个主要因素。如果吃得过多或活动不足，多余的能量就会在体内以脂肪的形式积存下来，使体重增加，造成超重或肥胖；相反，若吃得过少或活动过多，可由于能量摄入不足或能量消耗过多引起体重过低或消瘦。体重过高和过低都是不健康的表现，易患多种疾病，缩短寿命。成人健康体重的体重指数应为 18.5～23.9。

目前，我国大多数居民身体活动不足或缺乏运动锻炼，能量摄入相对过多，导致超重和肥胖的发生率逐年增加。超重或肥胖是许多疾病的独立危险因素，如 2 型糖尿病、冠心病、乳腺癌等。增加身体活动或运动不仅有助于保持健康体重，还能够调节机体代谢，增强体质，降低全因死亡风险和冠心病、脑卒中、2 型糖尿病、结肠癌等慢性病的发生风险；同时也有助于调节心理平衡，有效消除压力，缓解抑郁和焦虑等不良精神状态。不过量进食可以保证每天摄入的能量不超过人体的需要，增加运动可增加代谢和能量消耗。

各个年龄段的人群都应该天天运动，保持能量平衡和健康体重。推荐成人积极参加日常活动和运动，每周至少进行 5 天中等强度的身体活动，累计 150 min 以上，平均每天主动身体活动 6000 步。多运动多获益，减少久坐时间，每小时起来动一动，多动会吃，保持健康体重。

（二）指导实践

1. 如何判断健康体重

目前常用的判断健康体重的指标是体重指数（body mass index，BMI），它的计算方法是用体重（单位为 kg）除以身高（单位为 m）的平方。我国健康成年人（18～64 岁）的 BMI 应为 18.5～23.9，从降低死亡率的角度考虑，65 岁以上的老年人不必苛求体重和身材如年轻人一样，老年人的体重和 BMI 可以略高。

人的体重包含身体脂肪组织的重量和骨骼、肌肉、体液等非脂肪组织的重量。对于大多数人而言,BMI 的增加大体能反映体内脂肪重量的增加,但是对运动员等体内肌肉比例高的人,普通健康人体重的 BMI 范围不一定适用。

儿童青少年处于生长发育阶段,除了体重和身高可作为重要的发育和营养状况指标外,也可以使用不同性别、年龄的 BMI 判断标准。

2. 每天吃多少

一般而言,一个人一天吃多少可根据能量需要计算出来。能量的需要量与年龄、性别、生理状态、体重以及身体活动量有关。能量是维持生命活动的基础,能量需要量是指长期保持良好的健康状态,维持良好的体型和理想活动水平所需要的量。根据《中国居民膳食营养素参考摄入量(2013 版)》中的数据,我国成年人(18～49 岁)轻度身体活动者每天能量需要量男性为 9.41 MJ,女性为 7.53 MJ。

3. 如何做到食不过量

食不过量主要指每天摄入的各种食物所提供的能量不超过也不低于人体所需要的量。不同的食物提供的能量不同,如蔬菜是低能量食物,食用油、畜肉和高脂肪的食物含能量较高。所以要做到食不过量,就需要合理搭配食物,既要保持能量平衡,也要保持营养素的平衡。以下方法可以帮助做到食不过量,建立良好的饮食习惯:

(1)定时定量进餐:定时定量进餐可避免过度饥饿引起的饱食中枢反应迟钝,造成进食过量。吃饭时宜细嚼慢咽,避免进食过快,无意识中过量进食。

(2)分餐制:不论在家还是在外就餐,都提倡分餐制,根据个人的生理条件和身体活动量,进行标准化配餐和定量分配。

(3)每顿少吃一两口:人的体重短时间内不会有大的变化,但日积月累,从量变到质变,就会引起超重和肥胖。如果能坚持每顿少吃一两口,就能预防能量摄入过多进而避免超重和肥胖。对于容易发胖的人,适当限制进食量,不要完全吃饱,更不能吃撑,最好在感觉还"欠几口"的时候就放下筷子。

(4)减少高能量食品的摄入:要学会看食品标签上的"营养成分表",

了解食品的能量值,少选择高脂肪、高糖的高能量食品。

(5)减少在外就餐:在外就餐或聚餐时一般时间长,会不自觉地增加食物的摄入量,导致进食过量。

4. 每天多大活动量为宜

能量的消耗包括基础代谢、身体活动、食物热效应以及生长发育的需要四个方面。

身体活动的消耗量应占总能量的 15% 以上。一般来说,每天日常家务和职业活动等消耗能量相当于走 2000 步左右(约 335 kJ),主动性身体活动时间至少 40 min,相当于年轻女性每天快步走 6000 步(5.4~6.0 km/h)的运动量,能量消耗总计在 1260 kJ 左右。年龄超过 60 岁的女性完成走6000 步的时间可以略长些。

5. 如何判断"吃动平衡"

人体能量代谢的最佳状态是达到能量摄入与能量消耗的平衡。这种平衡能使机体保持健康并完成必要的社会生活。能量代谢失衡,即能量过剩或缺乏都对身体健康不利。

体重变化是判断一段时期内能量平衡与否的最简便易行的指标。每个人可根据自身体重的变化情况适当调整食物的摄入量和身体运动量。如果发现体重持续增加或减轻,就应引起重视。可准备一个电子体重秤,经常称量早晨空腹时的体重,注意体重变化,随时调整"吃"与"动"的平衡。

在能量消耗的几个方面中,身体活动是唯一能自我调节的能量消耗,因此必须充分重视运动,才能达到吃动平衡。

6. 体重过重或过轻的应对措施

培养良好的饮食行为和运动习惯是控制体重的重要措施。减肥不但是要减轻体重,更重要的是减少脂肪。禁食常常以丢失水分和肌肉为代价,并不能维持长久;不吃谷物的低碳高蛋白饮食只能是暂时性的减肥计划,长期食用高蛋白饮食对健康十分不利。

(1)体重过重与减肥。对于肥胖的人,伙食调整的原则是在控制总能量基础上的平衡膳食。一般情况下,建议能量摄入每天减少 1256~2093 kJ。严格控制食用油和脂肪的摄入,适量控制精白米面和肉类的摄入,保证蔬菜水果和牛奶的充足摄入。减肥速度以每月 2~4 kg 为宜。

运动可以帮助保持体重,减少身体脂肪,因此建议超重或肥胖的人每天累计进行 60～90 min 的中等强度有氧运动,每周 5～7 天;抗氧肌肉力量锻炼隔天进行,每次 10～20 分钟。

(2)体重过轻与增重。体重过轻一般有两种情况,一种是身体脂肪含量和瘦体重都偏轻;一种情况是脂肪含量正常,但是瘦体重偏轻,这种情况在女性身上尤为突出。因为健康和生理功能的需要,男性必需体脂肪量最少应在 3％～8％,而女性必需体脂肪量最少应在 12％～14％。对于体重过轻(BMI<18.5)者,首先应排除疾病原因,然后评估进食量及能量摄入水平,膳食构成、身体活动时期身体运动水平、身体成分构成等。根据目前的健康状况、能量摄入量和身体活动水平,逐渐增加能量摄入至相应的推荐量水平,或稍高于推荐量,以平衡膳食。可适当增加谷类、牛奶、蛋类、肉类食物的摄入,同时每天适量运动。

7. 如何把身体活动融入日常生活和工作中

任何使身体动起来,令呼吸变快、心跳加速的活动都属于身体活动,可以在一天中的任何时间通过多种不同的活动方式使身体动起来。做任何身体活动都比不做好得多。具体方法有以下几种:

(1)利用上下班时间。充分利用外出、工作间隙、家务劳动和闲暇时间,尽可能地增加"动"的机会,尽可能减少出行开车、坐车、久坐等。利用上下班时间,增加走路、骑自行车、登楼梯的机会,把身体活动融入工作和生活中,如坐公交车时提前一站下车;每周主动少驾车,骑车或走路上下班。

(2)减少久坐时间。在办公室工作过程中,能站不坐,多活动,如站着打电话,能走过去办事就不打电话,少乘电梯多爬楼梯。久坐者每小时起来活动一下,做做伸展运动或健身操。在家里尽量减少看电视、玩手机和盯着其他屏幕的时间。多进行散步、遛狗、逛街、打球、踢毽子等活动。

(3)生活、运动,乐在其中。身体活动是骨骼肌收缩产生能量消耗的活动,包括工作期间的活动、做家务、出行、进行休闲娱乐活动和运动锻炼。运动锻炼是身体活动的主要方式,指为达到一定目标而有计划、有特定活动内容、重复进行的一类身体活动,目的在于增进或维持身体素质的一个或多个方面。户外活动,可以按自身的具体情况、可利用的活动场地和设施等条件进行安排。总之,运动要多样化,把生活娱乐、工作与运动锻炼相结合,久而久之将达到健康效果。

三、多吃蔬菜、乳制品、大豆

(一)核心推荐

新鲜蔬菜、水果、乳制品、大豆及豆制品是平衡膳食的重要组成部分,坚果是膳食的有益补充。蔬菜水果是维生素、矿物质、膳食纤维的重要来源,对提高膳食微量营养素的摄入量起着重要的作用。循证研究发现,提高蔬菜水果的摄入量可维持机体健康,有效降低心血管、肺癌和糖尿病等慢性病的发病风险。乳制品富含钙,是优质蛋白质和 B 族维生素的良好来源。增加乳制品摄入有利于儿童青少年的生长发育,促进成人的骨骼健康。大豆富含优质蛋白质、必需脂肪酸、维生素 E,并含有大豆异黄酮、植物固醇等多种植物化学物。多吃大豆及其制品可以降低乳腺癌和骨质疏松症的发病风险。坚果富含脂类和多不饱和脂肪酸、蛋白质等营养素,适量食用有助于预防心血管疾病。

近年来,我国居民蔬菜摄入量逐渐下降,水果、大豆、乳制品摄入量仍处于较低水平。基于营养价值和健康意义,建议增加蔬菜、水果、乳制品、大豆及其制品的摄入。推荐每天摄入蔬菜 300～500 g,其中深色蔬菜占 1/2;水果 200～350 g;每天饮牛奶 300 g 或摄入相当量的乳制品;平均每天摄入大豆和坚果 25～35 g,坚持餐餐有蔬菜,天天有水果,把牛奶、大豆当作膳食的重要组成部分。

我国居民的蔬菜摄入量低,水果摄入长期不足,已成为制约平衡膳食和导致人群某些微量营养素摄入不足的重要原因。蔬果富含维生素、矿物质、膳食纤维而且含能量低,对于满足人体微量营养素的需要,保持人体肠道的正常功能以及降低慢性病的发生风险等具有重要作用。蔬果中还含有各种植物化学物、有机酸和芳香物质等成分,能够增进食欲,帮助消化,促进人体健康。商品果汁中常常加入了糖和调味原料,并且去除了膳食纤维,所以果汁不能替代鲜果。

乳制品品种繁多,是膳食钙和优质蛋白质的重要来源。我国居民长期钙摄入不足,鼓励增加摄入乳制品可大大提高对钙的摄入量。大豆富含脂肪、蛋白质和其他有益成分,建议经常吃豆制品。可适当摄入坚果类食物,平衡必需脂肪酸和蛋白质的摄入量。

（二）指导实践

1.怎样才能达到"足量蔬果"的目标

（1）餐餐有蔬菜。首先,要保证在一餐的食物中,蔬菜重量大约占1/2,这样才能满足一天"量"的目标。膳食要讲究荤素搭配,做到餐餐有蔬菜。在食堂就餐时,每顿饭的蔬菜量也应占整体膳食量的1/2。对于一个三口之家来说,一般每天需要购买1～1.5 kg新鲜蔬菜并分配在一日三餐中。午餐和晚餐时每餐至少有2个蔬菜的菜肴为适合生吃的蔬菜,可以作为饭前饭后的"零食"和"茶点",既保持了蔬菜的原汁原味,又能带来健康益处。深色蔬菜含有更多的类胡萝卜素和有益健康的植物化学物,冬瓜、南瓜、山药等糖类含量高,食用的时候要注意减少食量。

（2）天天吃水果。一个三口之家一周应该采购4～5 kg水果。应选择新鲜应季的水果,变换购买种类,在家中或工作单位应把水果放在容易看到和方便拿到的地方,这样随时可以吃到;应注意培养孩子吃水果的兴趣,有小孩的家长应以身作则,可以将水果放在餐桌上,成为饭前饭后必吃的食物;要注意培养儿童对水果的兴致,通过讲述植物长出水果的神奇故事、摆盘做成不同造型等来吸引孩子,从而增加水果的摄入量。

（3）蔬果巧搭配。以蔬菜菜肴为中心,尝试一些新的食谱和搭配,让五颜六色的蔬菜水果装点餐桌,愉悦心情。单位食堂也可提供什锦蔬菜、大拌菜等菜肴,帮助人们进食更多的蔬菜。

2.五颜六色会挑选

蔬菜、水果品种很多,不同蔬果的营养价值相差很大。只有选择多种多样的蔬菜,合理搭配,才能做到食物多样,享受健康膳食。

（1）重"鲜"。新鲜的应季蔬菜颜色鲜亮,如同"鲜活"有生命的植物一样,其水分含量高,营养丰富,味道清新,而且仍在进行呼吸作用、光合作用和发育成熟等植物生理活动。食用这样的新鲜蔬菜水果对人体健康益处多。建议每天早上买好一天的新鲜蔬菜,不要过长时间放置。

无论是蔬菜还是水果,如果放置时间过长,不但水分丢失,口感也会变得不好。蔬菜发生腐烂时,还会导致亚硝酸盐含量增加,对人体健康不利。放置过久的水果或者干瘪的水果不仅水分会丢失,营养素和糖分同样会有较大的变化。

腌菜和酱菜是储存蔬菜的一种方式,也是风味食物。但是,在制作腌菜和酱菜的过程中要使用较多的食盐,也会导致蔬菜中维生素的损失。研究表明,在腌制时间几天到十几天之内,亚硝酸盐含量达到高峰,但经过 2～5 周后,又会慢慢地回落,一般传统腌菜 20 天后亚硝酸盐含量可以达到安全水平,所以要警惕短期腌制蔬菜("暴腌菜")。少吃腌菜、酱菜有利于降低盐的摄入。

(2)选"色"。颜色可以作为水果与蔬菜营养素和植物化学物丰富程度的表现之一。根据颜色深浅,蔬菜可分为深色蔬菜和浅色蔬菜。深色蔬菜指深绿色、红色、橘红色和紫红色蔬菜,具有营养优势,尤其是富含 β-胡萝卜素的蔬菜,是我国居民膳食维生素 A 的主要来源,应特别注意多摄入。其中,深绿色蔬菜有菠菜、油菜等,橘红色蔬菜有胡萝卜、西红柿等,紫色菜有紫甘蓝、红苋菜等,这些深色蔬菜应占蔬菜总摄入量的一半以上。选择不同颜色的蔬菜也是方便易行地实现食物多样化的方法之一。

(3)多"品"。蔬菜的种类有上千种,挑选和购买的蔬菜要多变换,每天至少达到 5 种以上。简单来说,蔬菜可以分为糖类和非糖类蔬菜,深色和浅色蔬菜等。叶菜、十字花科蔬菜如油菜、绿菜花(西蓝花)、各种甘蓝等富含营养素和异硫氰酸盐等有益物质,应该多选。鲜豆类是我国居民常选的菜肴,如蚕豆、豌豆、豇豆、菜豆、豆角等。豆类含有丰富的氨基酸、各种矿物质和维生素,菌藻类食物(如香菇、平菇等)的维生素 B_2、铁、硒、钾等含量都很高,海带、紫菜富含碘。每种蔬菜特点都不一样,所以应该不断更换品种,享受大自然的丰富多彩。

水果的种类繁多,除了从颜色和甜度来区别水果种类外,还可以从季节来区别。夏天和秋天是水果最丰盛的季节,不同的水果甜度和营养素含量不同。挑选当季时令鲜果是购买水果的基本原则。

3.巧烹饪,保持蔬菜营养

蔬菜的营养素含量除了受品种、产地、季节、食用部位等因素的影响外,还受烹调加工方法的影响。加热烹调除能改变食物的口感和形状外,还会在一定程度上降低蔬菜的营养价值,如维生素的流失和降解。西红柿、黄瓜、生菜等可生吃的蔬菜可在洗净后直接食用。根据蔬菜特性选择适宜的加工处理和烹调方法可以较好地保留营养物质。

（1）先洗后切。尽量用流水冲洗蔬菜，不要在水中长时间浸泡。切后再洗会使蔬菜中的水溶性维生素和矿物质从切口处流失过多。洗净后应尽快加工处理、食用，以最大限度地保证营养素的摄入。

（2）急火快炒。缩短蔬菜的加热时间，减少营养素的损失，但有些豆类蔬菜（如四季豆）则需要充分加热。

（3）开汤下菜。水溶性维生素（如维生素 C、维生素 B 类）对热敏感，沸水能破坏蔬菜中的氧化酶，从而降低对维生素 C 的氧化作用；另外，水溶性维生素对热敏感，加热又会增加其损失。因此，掌握适宜的温度，水煮开后蔬菜再下锅更能保持营养。水煮根茎类蔬菜可以软化膳食纤维，改善蔬菜的口感。

（4）炒好即食。已经烹调好的蔬菜应尽快食用，现做现吃，避免反复加热，这不仅是因为营养素会随储藏时间的延长而丢失，还因细菌的硝酸盐还原作用会增加亚硝酸盐的含量。

4. 常吃大豆和豆制品

大豆包括黄豆、青豆和黑豆。我国的大豆制品有上百种，通常分为非发酵豆制品和发酵豆制品两类，非发酵豆制品有豆浆、豆腐、豆腐干、豆腐丝、豆腐脑、豆腐皮、香干等，发酵豆制品有腐乳、豆豉等。

每周均应食用豆腐、豆腐干、豆腐丝等豆制品，可轮换食用，如早餐安排豆腐脑和豆浆，或者午餐、晚餐可以食用豆腐、豆腐丝、豆腐干等，既可变换口味，又能满足营养需求。

自制豆芽和豆浆也是不错的方法。家庭泡发大豆和豆芽既可做菜，也可与饭一起烹饪，提高蛋白质的利用率。

四、适量吃鱼、禽、蛋、瘦肉

（一）核心摘要

鱼、禽、蛋和瘦肉均属于动物性食物，富含优质蛋白质、脂类、脂溶性维生素、B 族维生素和矿物质等，是平衡膳食的重要组成部分。此类食物蛋白质的含量普遍较高，其氨基酸组成更符合人体需要，利用率高，但脂肪含量较多，能量高，有些含有较多的饱和脂肪酸和胆固醇，摄入过多可增加肥胖和心血管疾病等的发病风险，因此应当适量摄入。

水产品类脂肪含量相对较低，还含有较多的不饱和脂肪酸，有些鱼类富含二十碳五烯酸和二十二碳六烯酸,对预防血脂异常和心血管疾病等有一定作用,可作为首选。禽类脂肪含量也相对较低,其脂肪酸组成优于畜类脂肪,故在选择时应先于畜肉。蛋类各种营养成分比较齐全,营养价值高,但胆固醇含量也高,因此摄入量不宜过多。蛋黄是蛋类中维生素和矿物质的主要集中部位,并且富含磷脂和胆碱,对健康十分有益,因此吃鸡蛋不要丢弃蛋黄。畜肉类脂肪含量较多,但瘦肉中脂肪含量较低,因此吃畜肉应当选瘦肉。烟熏和腌制肉类在加工过程中易产生一些致癌物,过多食用可增加发生肿瘤的风险,因此应当少吃或不吃。

目前我国多数居民摄入畜肉较多,禽类和鱼类较少,对居民营养健康不利,需要调整比例。建议成人每天平均摄入水产类 40～75 g,畜禽肉类 40～75 g,蛋类 40～50 g,平均每天摄入总量 120～200 g。

(二)指导实践

1. 如何把好适量摄入关

(1)控制总量,分散食用。对每周水产品和畜禽肉的摄入总量,成人不宜超过 1 kg,鸡蛋不超过 7 个。应将这些食物分散在每天各餐中,避免集中食用,最好每餐可见到肉,每天可见到蛋,以便更好地发挥蛋白质互补作用。

设计食谱能有效控制动物性食物的摄入量,建议每周制订食谱。一周内鱼和畜禽肉可以互换,但不可用畜肉取代其他,不偏食某一类动物性食物。不要求每天各类动物性食物样样齐全,但每天最好不应少于两类。

了解食材重量便于烹饪时掌握食块的大小,同时在食用时主动掌握食物的摄入量。

(2)切小块烹制。在烹制肉类时,可将大块肉材切成小块后再烹制,以便食用者主动掌握摄入量。肉可切成片或丝烹饪,少做糖醋排骨、红烧肉、红烧鸡腿等。烹制成的大块畜禽肉或鱼,食用前最好分成小块再食用。小份量是保证食物多样性和控制总量的好办法。一个鸡翅就足以满足每天肉类的建议摄入量。

(3)在外就餐时,减少肉类摄入。在外就餐时,会不自觉地增加动物性食物的摄入量。要认识到在外就餐的弊端,尽量减少在外就餐的次数。如果需要在外就餐,点餐时要做到荤素搭配,清淡为主,尽量用鱼和豆制品代替畜禽肉。

2. 如何合理烹调鱼类和蛋类

（1）鱼类可采用煮、蒸、炒、熘等方法。鱼类是水产品中最常见的一种，煮对其营养素的破坏相对较小，但可使水溶性维生素和矿物质溶于水中，其汤汁鲜美，不宜丢弃。蒸时与水接触比煮要少，所以可溶性营养素的损失也比较少，因此提倡对鱼类多采用蒸的方法。如果蒸后浇汁，既可减少营养素丢失，又可增加美味。

（2）蛋类可采用煮、炒、煎、蒸等方法。蛋类在加工过程中营养素损失不多，但加工方法不当可影响消化吸收和利用。煮蛋一般在水烧开后小火继续煮 5～6 min 即可，时间过长会使蛋白质过分凝固，影响消化吸收。煎蛋时火不宜过大，时间不宜过长，否则可使蛋类变硬变韧，既影响口感又影响消化。

3. 如何合理烹调畜禽肉类

畜禽肉类可采用炒、烧、爆、炖、蒸、熘、焖、炸、煨等方法。在滑炒或爆炒前可挂糊上浆，既可增加口感，又可减少营养素丢失。

对畜禽肉类宜多蒸煮，少烤炸。肉类在烤或油炸时，由于温度较高，可使营养素遭受破坏，如果方法掌握不当，容易产生某些致癌化合物污染食物，影响人体健康。

既要喝汤，更要吃肉。我国南方地区居民炖鸡时有喝汤弃肉的习惯，这种吃法不能使食物中的营养素得到充分利用，会造成食物资源的极大浪费。实际上，鸡肉部分的营养价值比鸡汤高得多。

4. 适量食用动物内脏

常见的动物内脏食物有肝、肾、心、血等，这些内脏食物中含有丰富的脂溶性维生素、B 族维生素、铁、硒和锌等，适量摄入可弥补日常膳食中这些营养素的不足，建议每月食用动物内脏食物 2～3 次，每次 25 g 左右。

需要指出的是，16 g 猪肝可满足成人一日对维生素 A 的需要，72 g 猪肝可满足成人一日对维生素 B 的需要，33 g 猪肝可满足成人一日对铁的需要，45 g 猪肾可满足成人一日对硒的需要。

5. 少吃烟熏和腌制肉制品

烟熏和腌制肉制品是我国居民自古以来保存食物的方法，在制作的过程中也赋予了食物特殊的风味。但是,这些加工方法不仅使用了较多的食盐,而且也存在一些食品安全问题,长期食用会给人体健康带来风险,因此建议尽量少吃。

6.购买前看标签

市面上常见的动物性加工食品包括肉制品、水产制品和即食蛋制品,它们主要是由畜禽肉、水产类及蛋类等为主要原料,经过酱、卤、熏、烤、腌、蒸、煮等一种或多种加工方法制成的可直接食用的食品。这些食品具有一定的风味,方便食用,但在选择购买的时候一定要认真查看食品标签上的生产日期和保质期。

五、少盐少油,控糖限酒

(一)核心摘要

食盐是烹饪或加工食品的主要调味品。我国居民的饮食习惯中食盐摄入量过高,而过多的食盐摄入与高血压、胃癌和脑卒中的发生有关,因此要降低食盐摄入,培养清淡口味,逐渐做到量化用盐用油。推荐每天食盐摄入量不超过 6 g。

烹调油包括植物油和动物油,是人体必需脂肪酸和维生素 E 的重要来源。目前我国居民烹调油摄入量过多,过多的植物油和动物油摄入会增加肥胖,反式脂肪酸会增高心血管疾病的发生风险。应减少烹调油和动物脂肪的用量,每天的烹调油摄入量应为 25～30 g。成年人脂肪提供的能量应占总能量的 30% 以下。

添加糖是纯能量食物,过多摄入可增加龋齿、超重、肥胖的发生风险。建议每天摄入添加糖提供的能量不超过总能量的 10%,最好不超过总能量的 5%。对于儿童青少年来说,含糖饮料是添加糖的主要来源,因此建议不喝或少喝含糖饮料和食用高糖食品。

过量饮酒与多种疾病相关,会增加肝损伤、痛风、心血管疾病和某些癌症发生的风险,因此应避免过量饮酒。若饮酒,成年男性一天饮用的酒精量不应超过 25 g,成年女性一天不应超过 15 g,儿童青少年、孕妇、乳母等特殊人群不应饮酒。

水是膳食的重要组成部分,在生命活动中发挥着重要功能。推荐饮用白开水或茶水,建议成年人每天饮用量 1500～1700 mL(7～8 杯)。

(二)指导实践

1.培养清淡口味,逐渐做到量化用盐用油

人的味觉是逐渐养成的,需要不断强化健康观念,改变烹饪和饮食习惯,以计量方式(定量盐勺、带刻度油壶)减少食盐、油等调味料的用量。还要培养清淡口味,按照目前每天食盐和烹调油的个人用量设定减盐控油的目标,循序渐进,逐渐降低摄入量,最终达到每人每天食盐用量不超过 6 g,烹调油控制在 30 g 以内的目标。

2.如何做到食盐减量

(1)选用新鲜食材,巧用替代方法。烹调时应尽可能保留食材的天然味道,这样就不需要加入过多的食盐等调味品来增加食物的滋味。另外,可通过不同味道的调节来减少对咸味的依赖,如在烹制菜肴时放少许醋,提高菜肴的鲜香味,有助于适应少盐食物;也可以在烹调食物时使用花椒、八角、辣椒、葱、姜、蒜等天然调味料来调味。高血压风险较高的人也可以食用高钾低钠盐,既满足了对咸味的要求,又可减少钠的摄入。一般来说,1 g 食盐相当于 400 mg 钠,1 g 钠相当于 2.5 g 食盐。

减盐的方法有:①学习量化,使用限盐勺罐,逐渐减少用量。②烹调时多用醋、柠檬汁、香料、姜等调味,替代一部分盐和酱油。③肉类烹饪时用盐较多,适量食用可减少盐的摄入,相反蔬菜不易吸盐。④烹饪方法多样,多采用蒸、烤、煮等烹饪方式,享受食物天然的味道,不需要每道菜都加盐。⑤少吃零食,拒绝高盐食品。

(2)合理运用烹调方法。烹制菜肴可以等到快出锅时再加盐,这样能够在保持同样咸度的情况下减少食盐用量。对于炖、煮菜肴,由于汤水较多,更要减少食盐用量。烹制菜肴时加糖会掩盖咸味,所以不能仅凭品尝来判断食盐是否过量,而应该使用量具。用成菜作烹调配料时,可先用水冲洗或浸泡,以减少盐的含量。

(3)做好总量控制。在家烹饪时的用盐量不应完全按每人每天 6 g计算,应考虑大人、孩子的不同,还有日常零食、即食食品、黄酱、酱油等的食盐含量。如果在家只烹饪一餐,则应该按照餐次食物分配比例计算食盐用量,如午餐占三餐的 40%,则一餐每人的食盐用量不相过 2.4 g。

(4)注意隐性钠问题,少吃高盐(钠)食品。一些加工食品虽然吃起来没有咸味,但在加工过程中都添加了食盐,如面条、面包、饼干等。鸡精、味精含钠量较高,应特别注意。

某些腌制食品和预包装食品属于高盐(钠)食品。为控制食盐摄入量,最好的办法是少买高盐(钠)食品,少吃腌制食品。

预包装食品的营养标签中,钠是强制标示项目,购买时应注意食品的钠含量。一般而言,超过钠30%NRV(营养素参考数值)的食品应少购少吃。

(5)要选用碘盐。除高水碘地区,其他地区推荐食用碘盐,尤其是有儿童青少年、孕妇、乳母的家庭,更应该食用碘盐,预防碘缺乏。我国除个别地区属于环境高碘地区外,大部分地区环境碘含量较低。为了预防碘缺乏对健康的危害,我国从20世纪90年代开始实施食盐加碘的措施,从而有效地控制了碘缺乏病的流行。

3. 如何减少烹调油的摄入量

(1)坚持定量用油,控制总量。可将全家每天应该食用的烹调油倒入量具内,炒菜用油均从该量具内取用。逐步养成习惯,培养成自觉的行为,对预防慢性病大有好处。

(2)巧烹饪。烹饪方式要做到多种多样,不同烹饪方法用油量有多有少,因此要选择合理的烹调方法,如蒸、煮、炖、焖、水滑、熘、拌等,都可以减少用油量。有些食物如面包、鸡蛋等煎炸时,可以吸收较多的油,因此最好少用煎炸的方法。

(3)少吃油炸食品。油炸食品口感好,香味足,对食用者有很大的诱惑,容易过量食用。油炸食品为高脂肪、高能量食品,容易造成能量过剩。

4. 控制糖的摄入量

要少喝含糖饮料。含糖饮料指糖含量在5%以上的饮品。含糖饮料虽然含糖量在一定范围内,但由于饮用量大,因此很容易在不知不觉中超过50 g的糖摄入限量。多饮含糖饮料容易使口味变"重",造成不良的膳食习惯和超重、肥胖,因此建议不要多喝含糖饮料。

5. 科学喝水

(1)如何判断自己缺水。体内水的平衡包括摄入和排出两大部分,常用来反映水合状态的指标包括血浆渗透压、尿液指标和体重变化。日常判断自己缺水与否,最简单的办法是看是否口渴和少尿。不要感觉渴了才喝水,因为出现口渴是身体已经明显缺水的信号。随着机体失水量的增加,除了口渴外,还会出现尿少,尿呈深黄色,并随缺水程度的增加而增加。正常尿的颜色是略带黄色或透明,机体缺水时,尿颜色也将逐渐加深。尿颜色也可用于自我判断缺水程度。

饮水不足或丢失水过多均可引起体内失水。在正常的生理条件下,人体通过尿液、粪便、呼吸和皮肤等途径丢失水。随着水的不足,会出现一些症状,当失水达到体重的 2% 时,会感到口渴,出现尿少;失水达到体重的 10% 时,会出现烦躁,全身无力,体温升高,血压下降,皮肤失去弹性;失水超过体重的 20% 时,会引起死亡。成人每天应喝 7~8 杯水。提倡喝白开水,不喝或少喝含糖饮料。

水摄入量超过肾脏的排出能力时,可引起体内水过多或引起水中毒。这种情况多见于疾病,如肾病、肝病、充血性心力衰竭等。正常人极少出现水中毒。

(2)白开水为最佳选择。人体补充水分的最好方式是饮用白开水。白开水廉价易得,安全卫生,不增加能量,不用担心糖过量带来的风险。饮水时间应分配在一天中的任何时刻,老年人、儿童喝水应该少量多次。

早晨起床后可空腹喝杯水,因为睡眠时的隐性出汗和尿液产生会损失很多水分,起床后虽无口渴感,但体内仍会因缺水而血液黏稠。饮水可降低血液黏稠度,增加循环血容量。睡觉前也可喝一杯水,有利于预防夜间血液黏稠度增加。

茶水对于成年人是一个较好的选择。饮茶是中国的良好传统,但需要注意,茶水是指用白开水冲泡茶叶所生成的水,除了茶叶中的天然成分,不含其他成分;而茶饮料属于饮料,一般还添加有糖和其他调味剂。饮茶在我国有着悠久的历史,经常适量饮茶不但能补充水分,而且对人体健康有益。大量饮用浓茶可提神或影响睡眠。

(3)每天应达到 7~8 杯的饮水量。饮水方式应是少量多次,分配在一天的任何时间,每次 200 mL(1 杯)左右。进餐前不宜多饮水,否则会冲淡胃液,影响食物的消化吸收。

运动时,由于体内水的丢失加快,如果不及时补充可引起水不足。在运动强度较大时,要注意水和电解质的同时补充,运动后应根据需要及时补充足量的饮水。

六、杜绝浪费，爱惜粮食

勤俭节约是中华民族的传统美德。虽然我们的国家在不断进步，人民也逐步富裕，但是杜绝浪费、尊重劳动、珍惜食物仍然是每个人必须遵守的原则。珍惜食物要从每个人做起，按需购买食物，按需备餐，小份量进食，合理利用剩饭菜，做到不铺张浪费。上班族午餐和聚餐应采用分餐制或简餐。

选择当地、当季食物能最大限度地保障食物的新鲜度和营养；备餐时应该彻底煮熟食物，对于肉类和家禽、蛋类，应确保熟透。如果有条件，可以使用食物温度计检查食物的中心温度是否达到要求。熟食或者隔顿、隔夜的剩饭剩菜在食用前须彻底再加热。食物应合理储存，避免交叉污染。

购买预包装食品前要看标签。食品标签上通常标注了食品的生产日期、保质期、配料、质量（品质）等级等，可以告诉消费者食物是否新鲜、产品特点、营养信息等。另要注意食物中的过敏原信息。

食物不仅承载了营养，也反映了文化传承和生活状态。勤俭节约、尊老爱幼是中华民族的优良传统，同时也是减少浪费，保证饮食卫生，享受亲情和保障营养的良好措施。在家烹饪、吃饭更有助于认识和了解食物，提升食物的选择多样性和平衡膳食的可及性，并增加家庭生活乐趣，树立饮食文明新风尚。

第四节　中国居民膳食宝塔

中国居民平衡膳食宝塔通过形象化的组合，遵循了平衡膳食的原则，体现了一个在营养上比较理想的基本构成。中国居民平衡膳食宝塔共分 5 层，各层大小不同，体现了 5 类食物和食物量的多少。这 5 类食物包括谷薯类，蔬菜、水果，畜禽鱼蛋类，乳类、大豆和坚果类，以及烹饪用油和盐，其数量是根据不同能量需要而设计的，宝塔旁边的文字注释标明了能量在 6700～10000 kJ 范围内时，一段时间内成人每人每天各类食物摄入量的平均范围。

一、谷薯类食物

谷薯类是膳食能量的主要来源(糖类提供总能量的 50％～65％),也是多种微量营养素和膳食纤维的良好来源。《中国居民膳食指南》中推荐,2 岁以上健康人群的膳食应做到食物多样,谷物为主。一段时间内,成人每人每天应该摄入谷、薯、杂豆类 250～400 g,其中全谷物 50～150 g(包括杂豆类),新鲜薯类 50～100 g。

谷类、薯类和杂豆类是糖类的主要来源,谷类包括小麦、稻米、玉米、高粱等及其制品,如米饭、馒头、烙饼、面包、饼干、麦片等;薯类包括马铃薯、红薯等,可替代部分主食;杂豆类包括大豆以外的其他干豆类,如红小豆、绿豆、芸豆等。全谷物保留了天然谷物的全部成分,是理想膳食模式的重要选择,也是膳食纤维和其他营养素的来源。我国传统膳食中,整粒的食物常见的有小米、玉米、绿豆、红豆、荞麦等,现代加工产品有燕麦片等,因此把杂豆类与全谷物归为一类。2 岁以上所有年龄的人都应该保持全谷物的摄入量,以此获得更多的营养素、膳食纤维和健康益处。

二、蔬菜和水果

蔬菜和水果是《中国居民膳食指南》中鼓励多摄入的食物。在 6700～10000 kJ 能量需要的水平下,推荐每人每天蔬菜摄入量为 300～500 g,水果 200～350 g。蔬菜和水果是膳食纤维、微量营养素和植物化学物的良好来源,蔬菜包括嫩茎、叶、花菜类、根菜类、鲜豆类、茄果瓜菜类、葱蒜类及菌藻类、水生蔬菜类等,每类蔬菜提供的营养素略有不同,深色蔬菜一般富含维生素、植物化学物和膳食纤维,推荐每天对其的摄入占总体蔬菜摄入量的一半以上。水果包括仁果、浆果、核果、柑橘类、瓜果、热带水果等。建议吃新鲜水果,在鲜果供应不足时可选择些含糖量低的干果制品和纯果汁。新鲜水果能提供多种微量营养素和膳食纤维。

蔬菜和水果各有优势,虽在一层,但不能相互替代。很多人不习惯摄入水果或者摄入量很低,因此应努力把水果作为平衡膳食的重要部分。多吃蔬菜和水果也是降低膳食能量摄入的不错选择。

三、鱼、禽、肉、蛋等动物性食物

鱼、禽、肉、蛋等动物性食物是《中国居民膳食指南》中推荐适量食用的一类食物,在 6700～10000 kJ 能量需要的水平下,推荐每天鱼、禽、肉、蛋的摄入量为 120～200 g。新鲜的动物性食物是优质蛋白质、脂肪和脂溶性维生素的良好来源,建议每天禽畜肉的摄入量为 40～75 g,少吃加工类肉制品。目前我国汉族居民的肉类摄入以猪肉为主,且增长趋势明显。猪肉脂肪含量较高,应尽量选择瘦肉或禽肉。常见的水产品是鱼、虾、蟹和贝类,此类食物富含优质蛋白质、脂类、维生素和矿物质,推荐每天摄入量为 40～75 g,有条件时可以多吃些以替代畜肉类。

蛋类包括鸡蛋、鸭蛋、鹅蛋、鹌鹑蛋、鸽蛋及其加工制品。蛋类的营养价值较高,推荐每天食用 1 个鸡蛋(50 g 左右),吃鸡蛋时不能弃蛋黄。蛋黄有丰富的营养成分,如胆碱、卵磷脂、胆固醇、维生素 A、叶黄素、锌、B 族维生素,对各个年龄段的人群都具有健康益处。

四、乳类、大豆和坚果

对乳类、大豆和坚果是鼓励多摄入的。乳类、大豆和坚果是蛋白质和钙的良好来源,营养素密度高。在 6700～10000 kJ 能量需要水平下,推荐每天摄入相当于鲜奶 300 g 的奶类及乳制品;在全球乳制品消费中,我国人群的摄入量一直很低,所以应多食乳制品。

大豆包括黄豆、黑豆、青豆,其常见的制品包括豆腐、豆浆、豆腐干等。推荐大豆及其制品的摄入量为 25～35 g。

坚果包括花生、葵花子、核桃、杏仁、榛子等,部分坚果的蛋白质含量与大豆相似,富含必需脂肪酸和必需氨基酸,作为菜肴、零食等都是食物多样化的良好选择,建议每周摄入 70 g 左右(每天 10 g 左右)。10 g 坚果仁相当于 2～3 个核桃、4～5 个板栗或一把松子仁(相当于一把带皮松子,重 30～35 g)。

五、烹饪油和盐

油、盐作为烹饪调料,是建议尽量少食用的食物。推荐成人每天烹调油摄入量为 25～30 g,食盐摄入不超过 6 g。按照中国居民膳食营养素参考摄入量中脂肪在总膳食中的能量提供,1～3 岁人群脂肪摄入量应占膳食总能量的 35%,4 岁以上人群占 20%～30%。在 6700～10000 kJ 膳食总能量需要水平下,为 36～80 g。脂肪提供高能量,很多食物含有脂肪,所以烹饪用油需要限量,按照 25～30 g 计算,烹饪油提供膳食总能量的 10%左右。烹饪油包括各种动植物油,植物油包括花生油、豆油、菜籽油、芝麻油、调和油等,动物油包括猪油、牛油、黄油等。烹调油也要多样化,经常更换种类,食用多种植物油可满足人体对各种脂肪酸的需要。

我国居民食盐用量普遍较高,盐与高血压关系密切,因此限制盐的摄入是我国的长期目标。除了少用食盐外,也需要控制高盐食品的摄入量。

六、运动和饮水

水是膳食的重要组成部分,是一切生命必需的物质,其需要量主要受年龄、身体活动、环境温度等因素的影响。轻体力活动的成年人每天应饮水 1500～1700 mL(7～8 杯),高温或强体力活动的条件下应适当增加。饮水不足或过多都会对人体健康带来危害。膳食中水分大约占 1/3,推荐一天中饮水和整体膳食(包括食物中的水,如汤、粥、奶等)的水摄入量为 2700～3000 mL。运动或身体活动是能量平衡和保持身体健康的重要手段。运动或身体活动能有效地消耗能量,保持精神和机体代谢的活跃性。鼓励养成天天运动的习惯,坚持每天多做些消耗体力的活动。推荐成年人每天进行至少相当于快步走 6000 步的身体活动,每周最好进行 150 min 中等强度的运动,如骑车、跑步、庭院或农田劳动等。一般而言,轻体力活动的能量消耗通常占总能量消耗的 1/3 左右,而重体力活动者可高达 1/2。加强和保持能量平衡需要通过不断摸索,关注体重变化,找到食物摄入量和运动消耗量之间的平衡点。值得指出的是,平衡膳食模式中提及的所有食物推荐量都是以原料的生重可食部计算的,每类食物又覆盖了多种多样的不同食物,因此,熟悉食物的营养特点是保障膳食平衡和合理营养的基础。

第八章　戒毒人员的营养膳食

　　吸毒对人体健康的损害极大,因此吸毒者都比较消瘦,还会出现严重营养不良的症状,这主要是由于吸毒导致进食和饮水少以及睡眠不足造成的。吸毒就如同大病一场,戒断初期戒毒者的胃肠道功能还未完全恢复,宜补充水分、维生素、能量等,饮食当以清淡为原则,不宜急行大补。随着生理脱毒的完成,其消化功能逐渐恢复,从而能摄取身体所必需的营养物质,此时戒毒人员食欲旺盛,常常出现无节制饮食,导致短期内体重剧增。如何通过合理搭配饮食,利用食物特性作用于机体功能,促进戒毒人员身体康复,正是对戒毒人员开展"食疗"的目的。本章主要论述了戒毒人员营养状况的监测方法与评价、戒毒人员的合理膳食营养、山东省食疗戒毒的创新与实践。

第一节　戒毒人员营养状况的监测方法与评价

　　对人体营养状况进行评价是营养学的重要内容,也是一切营养科研工作和临床诊断的基础。一般通过膳食调查、体格检测、营养缺乏病检查和生物化学检查进行测定,以发现营养问题,并提出解决措施。对营养状况的综合评价必须结合人体体格测量、血生化检验、缺乏病症状和体征的检查来进行。本节内容主要包括人体体格测量方法的选用,测量资料分析,生物样品的收集和保存,营养缺乏症和体征判断,营养状况的综合评价方法等。

一、戒毒人员营养状况的测定方法与评价

（一）膳食调查

膳食调查是调查个体在一定时间内通过膳食所摄入的能量和各种营养素的数量和质量，以评定该个体正常营养需要能得到满足的程度，为判定该个体的营养综合状况提供基础数据。膳食调查所采用的方法有称重法、记账法、化学分析法、询问法和食物频率法等，就个体而言，连续 3 天的 24 h 膳食回顾法或 3 天记账法最常用。

（二）体格测量

人体体格测量的目的是评价机体的膳食营养状况。可以反映人体营养状况的指标很多，不同年龄、不同生理状况的人选用的体格测量指标有所不同，而且指标的测定方法也存在较大差异。身高和体重综合反映了蛋白质、能量及其他一些营养素的摄入、利用和储备情况，反映了机体、肌肉、内脏的发育和潜在能力。

当蛋白质和能量供应不足时体重的变化更灵敏，故将体重作为了解蛋白质和能量摄入状况的重要观察指标。对于未成年人而言，身高、体重、头围和胸围是体格测量的主要指标。

1. 成年人人体检查

身体形态和人体监测资料可以较好地反映营养现状，通过体格测量得到的数据是评价个体营养状况的有用指标。体格测量常用的指标有身高（长）、体重、皮褶厚度、上臂围、头围、胸围、坐高等。可依据不同个体的年龄来选择合适的指标。

（1）体格测量数据的评价。体重的改变与机体能量和蛋白质的平衡改变相平行，故体重可从总体上反映人体的营养状况。可根据计算体重指数、腰臀比等，对成人的胖瘦进行判断。

理想体重（idea body weight，IBW）的计算公式有：

IBW（kg）＝身高（cm）－100（Broca 公式）

IBW（kg）＝身高（cm）－105（Broca 改良公式）

IBW（kg）＝［身高（cm）－100］×0.9（平田公式）

（2）皮褶厚度的评价。肱三头肌皮褶厚度的正常参考值为男性 8.3 mm，女性 15.3 mm。实测值以相当于参考值的 90%～110% 为正常，

80%～90%为体脂轻度亏损,60%～80%为体脂中度亏损,60%以下为体脂严重亏损;若皮褶厚度小于 5 mm 表示无皮下脂肪;超过参考值的 120%则为肥胖。

(3)上臂围的评价。上臂围的参考值为:青年(18～25 岁)男性正常值为(25.9±2.09)cm,女性正常值为(24.5±2.08)cm;成年人(26 岁以上)男性正常值为(27.1±3.05)cm,女性正常值为(25.6±3.32)cm;测量值大于参考值的 90%为营养正常,80%～90%为轻度营养不良,60%～80%为中度营养不良,小于 60%为严重营养不良。

(4)腰围的评价。腰围多用于评价中心性肥胖及对代谢综合征的判断。腰围的界限定为男性小于 90 cm,女性小于 80 cm。

2. 未成年人身高和体重的监测

未成年人身体发育较快,身高、体重等形态发育指标呈快速增长趋势,是营养监测的最佳,也是最简便的指标。此年龄阶段的戒毒人员由于处在青春期这一特殊生理时期,因此监测体重和身高等指标对于评价其体质状况具有特殊的意义。通过测量体重、身高及身高标准体重的变化,比照标准生长发育参考值,可以评价未成年戒毒人员的体格发育和营养状况。

体重是反映未成年人身体生长及围度、宽度、厚度、质量的整体指标,它不仅能反映人体骨骼、肌肉、皮下脂肪及内脏器官的发育状况和人体充实度,而且可以间接反映人体的营养状况。体重过重时,可出现不同程度的肥胖,这是引发心血管疾病、糖尿病等慢性非传染性疾病的重要原因;体重过轻时,可作为营养不良或患有某种疾病的重要指征。保持适宜的体重对于未成年人戒毒人员的健康和体质有重要的意义。

身高是反映未成年人骨骼生长发育和纵向高度的主要形态指标,通过与体重指标的比例关系,可以反映人体匀称度和体型特点,在评价相对运动能力方面也有较为重要的应用价值和实际意义。

一些间接数据如 BMI、身高/标准体重、体重/年龄等也都是通过身高和体重获得的。这些综合性的指标通过和某一标准的比较,可更加准确地评价未成年人的体格发育状况。

上臂围可反映机体的营养状况,它与体重密切相关。皮褶厚度是衡量个体营养状况和肥胖程度的较好指标,它不仅能反映人体皮下脂肪含量,通过测量不同部位的皮褶厚度,还可以反映人体皮下脂肪的分布情况,对判断肥胖和营养不良有重要价值。

未成年男性偏低、正常和偏高的皮褶厚度分别为小于 10 mm、10~40 mm 和大于 40 mm,女性分别为小于 20 mm、20~50 mm 和大于 50 mm。

3.营养缺乏病体征检查

可根据症状和体征检查营养不足和缺乏症。对营养素缺乏病的检查是对各种营养素缺乏病检查的综合,可发现有无营养素缺乏的临床表现。在检查中应注意,许多营养素缺乏病的症状和体征特异性不强,且营养素缺乏往往为多发性,即出现某一种营养素缺乏的表现时,常会伴有其他营养素的缺乏。部分营养素缺乏的临床表现及评价依据如表 8-1 所示。

表 8-1　　　　　　部分营养素缺乏的临床表现及评价依据

营养状况	临床表现	评价依据
蛋白质-能量营养不良	体重低于正常的 15％以上 身高略低 腹部皮脂厚度减少	参考食物摄入的情况,综合考虑
维生素 A 缺乏	(1)暗适应时间延长(超过 50 s) (2)夜盲 (3)结膜干燥、有皱褶 (4)角膜干燥,角膜软化、穿孔 (5)毕氏斑(常出现在眼角膜颞侧的 1/4 处) (6)皮肤干燥有鳞屑,毛囊角化	存在(1)(6)或(4)(5)两项以上者
维生素 B$_1$ 缺乏	(1)食欲缺乏,倦怠无力 (2)多发性神经炎 (3)腓肠肌压痛 (4)心悸、气短 (5)心脏扩大 (6)水肿	1.有(5)(6)应考虑阳性(排除其他疾病) 2.有(2)或(3)一项者应考虑阳性

续表

营养状况	临床表现	评价依据
维生素 B_2 缺乏	(1)视力模糊、畏光 (2)睑缘炎 (3)角膜周围充血或血管形成 (4)口角炎 (5)舌炎 (6)唇炎 (7)阴囊、会阴皮炎 (8)脂溢性皮炎	1.有(3)(4)(8)两项以上者应考虑阳性 2.有(5)或(6)一项者为阳性
烟酸缺乏	(1)暴露部位对称性皮炎 (2)舌炎(猩红色舌炎) (3)腹泻 (4)精神神经异常	有(1)或(2)一项者应考虑阳性
维生素 C 缺乏	(1)齿龈炎 (2)皮下出血 (3)毛囊角化(维生素 A 治疗无效) (4)四肢长骨端肿胀	有(1)或(2)一项者应考虑阳性
维生素 D 与钙缺乏	(1)兴奋不安,好哭,多汗 (2)肌肉松软,蛙状肚 (3)前囟大,方颅 (4)肋骨串珠,赫氏沟,鸡胸 (5)"手镯征",出现"X"形或"O"形腿 (6)脊柱弯曲 (7)牙齿发育障碍	有一项以上者应考虑阳性
铁缺乏	(1)疲乏无力,头晕眼花 (2)心慌、气短 (3)面色苍白,口唇和眼结膜苍白 (4)匙状甲 (5)异食癖	有(3)或(4)及其他一项者应考虑阳性

续表

营养状况	临床表现	评价依据
锌缺乏	(1)生长发育迟缓,性成熟迟缓 (2)食欲缺乏 (3)味觉异常,异食癖 (4)伤口不易愈合	有两项以上者

4.实验室生化检查

营养不良多为一个逐渐发展的过程,根据其发生发展的规律,在临床或亚临床症状未出现之前,人体血和尿中某种营养素及其他代谢衍生物的含量和相应的功能及成分可能发生变化。对血液和尿液中营养素及其代谢产物的含量进行测定,监测与营养素吸收和代谢有关的酶活性等,可以鉴定人体的营养水平,及早发现储备水平低下、人体临床营养不足症或营养过剩。

(1)尿液用于营养评价的意义。人体的营养状况都可以通过尿液中的营养素及其代谢产物的含量来反映,因此,收集尿液进行检测是评价营养状况的重要手段,可用于水溶性维生素负荷实验、肌酐测定、维生素和矿物质代谢实验、蛋白质代谢和骨代谢试验指标的测定等。尿液用于营养评价的意义包括:用于测定人体蛋白质需要量,进行氨基酸代谢实验及氮平衡试验;用于测定水溶性维生素的负荷实验和研究水溶性维生素的需要量;用于评价水溶性维生素和矿物质的代谢和需要量;用于研究和评价某些药物、毒物等的代谢情况。

(2)血液用于营养评价的意义。血液中的营养物质及其代谢产物的测定可反映机体的营养状况和代谢情况,血液中的营养相关指标有多种,如蛋白质和酶类、糖类、脂类、矿物质、维生素、免疫指标等。检测血液中的营养物质或其他代谢产物对于疾病诊断、营养状况评价都有积极的意义,如血浆蛋白是反映蛋白质-能量营养不良(protin energy malnutrition,PEM)的敏感指标,疾病应激、肝脏合成减少、氨基酸供应不足以及体内蛋白的亏损等都可影响血浆蛋白的浓度,现简述如下:

①白蛋白。白蛋白在血浆中含量为 35~45 g/L,对维持血液的胶体渗透压有重要作用。正常成人每天肝内合成白蛋白约 16 g,半衰期为

16～20天。

②运铁蛋白。运铁蛋白在血浆中的正常含量为 2.0～4.0 g/L,其主要在肝脏生成,对血红蛋白的生成和铁的代谢有重要作用。

③前白蛋白。前白蛋白的正常血清含量为 150～300 mg/L。应激、传染病、手术创伤、肝硬化及肝炎可使血清中白蛋白的浓度迅速下降。

④视黄醇结合蛋白。视黄醇结合蛋白代谢量少,正常含量仅为 26～76 mg/L,半衰期短(10～12 h),是反映膳食中蛋白质营养水平的最灵敏的指标。

(3)机体免疫功能检测。免疫功能是近年来临床上用于评价内脏蛋白质的一个新指标,可间接评定机体的营养状况。它的测定方法很多,可根据技术设备、评价目的等选用。检测结果中,淋巴细胞一般占细胞总数的 $20\%～40\%$,正常淋巴细胞水平为 $1.7 \times 10^7/L$,轻度营养不良者的淋巴细胞水平为 $(1.2～1.7) \times 10^9/L$,中度营养不良者的淋巴细胞水平为 $(0.8～1.2) \times 10^9/L$,重度营养不良者的淋巴细胞水平为 $0.8 \times 10^9/L$。

淋巴细胞的免疫功能与机体营养状况密切相关。营养不良时,免疫试验常呈无反应性。

二、戒毒人员的营养状况综合评价

根据戒毒人员的膳食营养资料、体格检查、营养缺乏症检查和实验室生化检查四方面的资料,进行综合分析,才能对戒毒人员的营养状况作出比较确切的评价。在评价过程中,我们可能会遇到以下几种情况:

(1)几方面评价结果基本一致,因此评价结果明确,如膳食调查发现钙摄入明显不足,生化检测发现血清钙水平低下,同时伴有钙缺乏的临床表现,可判定钙缺乏。

(2)膳食调查提示某种营养素供给充裕,但实验检测或体格检查提示该营养素缺乏。这可能是由于烹调加工方法不恰当,使某种营养素遭到破坏或损失,造成实际摄入量较低,或因患消化道或肾脏疾病使该营养素吸收障碍或排出过多;也有可能原本存在的营养缺乏状况正在改善中。

(3)膳食调查结果显示某种营养素供给不足,生化检测指标也提示该种营养素缺乏,但没有缺乏病的体征出现。此种情况可以评定为营养素缺乏病正处于早期阶段,即亚临床时期。

(4)膳食调查结果显示某种营养素供给正常,生化检测指标也未提示缺乏,但有相应的症状。此种情况可能是机体处于营养素缺乏的恢复期,而某些症状体征的消失需要较长的时间;或者是由其他疾病引起了类似该营养素缺乏病的症状或体征,应注意鉴别并作出正确的诊断。

(5)膳食调查结果显示某种营养素供给不足,但生化检测及相应的体征检查均无异常。这种情况依然可评定为该种营养素供给不足,但可能是最近才出现的现象。

(6)膳食调查结果显示某种营养素供给充裕,生化检测却显示缺乏,但无缺乏的症状。出现这种情况应考虑可能是烹调方法有问题,也可能是最近机体对该种营养素的需要量增加或消耗量增加。要根据具体情况具体分析,找出原因,及时采取措施。

第二节 戒毒人员的合理膳食营养

本节把普通戒毒人员的膳食营养分为脱毒期、康复巩固期和回归适应期三个期进行论述,根据不同的戒毒阶段,戒毒人员不同的生理特点和营养需求分别阐述。对患有各种疾病的特殊戒毒人员,也根据其所患疾病的种类进行了分别阐述。

一、普通戒毒人员的膳食营养

饮食对一个人的身体健康至关重要,而戒毒者由于吸毒,身体状况通常弱于普通人,且常常伴有不同程度的营养不良。正确的营养膳食不仅能增强戒毒者的体质,而且能缓解戒毒者的戒断症状,调节情绪,为后续的戒毒治疗和康复奠定基础。

(一)脱毒期的膳食营养

1.戒毒人员脱毒期的生理特征

戒毒人员长期吸食冰毒、K粉、海洛因等毒品,一旦停止使用,会出现严重的急性戒断反应,尤以麻醉性毒品最为明显。急性戒断症状发生的时间和滥用方式有关,一般戒断症状在停药后8~12 h出现,有时3~4 h即出现,32～72 h达到顶峰,大部分在7～10 h。海洛因急性戒断期表现为打哈欠,流泪,流涕,出汗,乏力,倦怠,类似感冒症状,同时伴有胃肠蠕动和张力增加,出现厌食、恶心、呕吐、腹绞痛、腹泻,全身骨骼和肌肉酸痛,颤抖不已,烦躁不安,心跳加快,血压升高,易激怒、抑郁,时而在身上乱抓,时而用头撞墙,鼻涕眼泪外流,甚至出现攻击行为,有强烈的心理渴求,此时戒毒人员身体极度虚弱;加之长期吸毒常常合并严重的营养不良,戒毒人员往往极度消瘦,合并皮肤软组织感染、肺部感染、肝功能异常等多种病症。精神类毒品一旦戒断,虽然没有麻醉类毒品那么严重的躯体戒断症状,但戒毒人员常常伴有严重的精神症状和睡眠障碍。

2.戒毒人员脱毒期的营养

吸毒就如同大病一场,在脱毒阶段,由于戒毒者的胃肠道功能还未恢复,所以宜补充水分、电解质(钾、钠、钙等)、维生素、能量等,饮食以清淡为原则,要慢慢调理,不宜急行大补,因此脱毒时不宜以大鱼大肉、油腻汤羹等食物进补。

吸毒会导致免疫力下降,在维持免疫力的过程中,抗体是必不可缺的。蛋白质是形成抗体的基础,缺乏蛋白质直接影响抗体合成,相当于打仗没有刀枪。含蛋白质丰富的食物很多,牛奶、鸡蛋、瘦肉、大豆制品等都是优质蛋白质的良好来源。

蔬菜中的维生素能加强脑细胞蛋白质的功能;脂肪则是构成人体细胞的基本成分,如果脂肪不足,会引起人脑退化,不妨加些肉类食物;乳类含有丰富的钙、磷、铁、维生素A、维生素B、维生素D等,可维护大脑的正常机能。

3.生理脱毒期的膳食指南

(1)生理脱毒期的平衡膳食原则:戒毒前2周的食疗方案主要是给予流食和软食,如牛奶、蛋汤、米粥、面汤和菜汤等。同时,每天应补充复合维生素1片和足量维生素B_1、维生素B_{12}。戒毒第3～4周的食疗方案主要是给予足量的粮食和蔬菜、水果,以及适量豆制品、奶、肉、禽、鱼、蛋等。同时,每天应补充复合维生素1片。戒毒第2～3个月的食疗方案主要是给予粗粮、杂豆、蔬菜、水果,以及适量豆制品、奶、肉、禽、鱼、蛋等。同时,戒毒者应参加力所能及的体能锻炼,增加运动健身,预防疾病发生。

4.生理脱毒期的食物选择

（1）补充充足的水分，每天 2000～3000 mL，可在任何时候喝。

（2）服多维片、多酶片、干酵母等以促进食欲，提高消化吸收能力。

（3）适当多食富含叶酸、软磷脂、优质蛋白质的食物，有利于满足戒毒者的营养需要，特别是修复脑细胞功能和产生内源性吗啡，如鱼类、乳类、肉类、禽蛋、大豆、芝麻、花生、核桃、葵花籽、蛋白质粉等。

（4）多食碱性食物及含钾、钙、镁等元素的食物，这些食物能使戒毒者原先的酸性体质呈弱碱性，有利于恢复神经系统、内分泌系统、免疫系统的功能，如土豆、黄豆、萝卜、甘蓝、莴笋、藕、苹果、梨、葡萄等。

（5）适当多食香蕉、牛奶、全麦面包、红枣、莲心等，有利于安神、镇静、抗焦虑和促睡眠。

（二）康复巩固期的膳食营养

随着脱毒期的完成，戒毒人员进入康复巩固期，此时由于生活方式的改变，戒断症状的消失，就会变得有食欲，进食量剧增。这时候是补充能量、调理身体的最佳时机，可帮助戒毒人员改善饮食结构，养成良好的生活方式和饮食习惯，从而获得身体所必需的营养物质，增强体质，提高免疫机能，但要严格控制每天摄入的总能量，避免短期内出现体重剧增。

1.康复巩固期的生理特征

康复巩固期这一时期很长，戒毒者常常有失眠、焦虑、疼痛、发汗、乏力、食欲缺乏、咽干、便秘等症状。长期吸食毒品造成的消化系统、神经系统损伤需要一个修复过程，初期最常见的是出现便秘、身体水肿、心悸气短、烦躁易怒、面色晦暗等现象，个别人员会由于脑部中枢神经损伤而导致幻听、幻觉等情绪异常表现。

2.康复巩固期的营养需求

康复巩固期应以益膳疗补，调理脏腑为主，提高饭菜的营养价值，注重钙、磷、镁等矿物质和蛋白质、维生素的摄取；做到吃熟、吃热、吃饱、吃得营养，吃出健康，同时坚持为特殊患者配送"营养餐"，免费提供牛奶、鸡蛋等食物，帮助患病的戒毒人员恢复健康；加强对戒毒人员的配餐指导力度，尽量做到荤素搭配，平衡膳食营养，确保戒毒人员饮食安全、营养平衡，现简述如下：

（1）能量。合理摄取能量是身体恢复的基础，总能量应根据实际的标准体重、生理条件、劳动强度而定。能量的推荐摄入量男性大约为 13400 kJ/d,女性大约为 11300 kJ/d。

(2)糖类。糖类摄入量以占总能量的 50%～60% 为宜,一般成年人每日糖类摄入量应控制在 200～300 g,折合主食为 250～400 g。

(3)脂肪。脂肪摄入量占总能量较合适的比例为 20%～25%,最高不应超过 30%。

(4)蛋白质。蛋白质摄入量以占总能量的 12%～20% 为宜,为防止出现负氮平衡,要保证蛋白质的摄入量,其中至少三分之一要来自高生物价的蛋白质,如乳、蛋、瘦肉及大豆制品。蛋白质摄入量为男性 75～90 g/d,女性 65～80 g/d。

(5)膳食纤维。膳食纤维能加快食物通过肠道,有利于食物的消化,维持结肠功能,预防胆石形成,防止能量过剩和肥胖、便秘。要适当多摄入膳食纤维,建议摄入量为 30 g/d。

(6)维生素和矿物质。维生素是生理调节物质,在物质代谢中起重要作用;矿物质则在人体生长发育中起着全方位的作用。适量补充维生素和矿物质有利于纠正代谢紊乱,减少疾病的发生。

3.康复巩固期的膳食指南

由于吸毒者各脏器均有不同程度的损伤,代谢紊乱,加之不健康的生活方式,导致了营养缺乏病和传染性疾病。合理饮食是身体健康的物质基础,对改善吸毒人群的营养状况,增强抵抗力,预防疾病具有重要作用。

(1)康复巩固期的平衡膳食原则:合理安排饮食,三餐定时定量,保证早餐吃好,午餐吃饱,晚餐适量,避免盲目节食;食物要粗细搭配,易于消化吸收;多吃含钙、铁和维生素 C 丰富的食物,少吃刺激性食物;适当增加鱼、禽、蛋、奶、瘦肉、海产品的摄入量;积极参加康复训练,维持体重的适宜增长。

(2)康复巩固期的食物选择。食物种类要多,不同食物有不同的口味及营养价值;选择食物要符合中国居民膳食宝塔所列的五大类食物,尽可能选用当地生产和供应的新鲜优质时令食材,以便制作出营养全面又美味可口的膳食。戒毒人员在脱毒期过后,逐步适应了正常的饮食,应注重进行系统的饮食疗法,合理配置戒毒人员身体所需的营养,做到荤素搭配,粗细结合。这些营养可以从谷物、鱼肉、红肉、蔬菜水果、油盐酱醋等食品中获取。尤其是主食提供全面粉,面粉与玉米面、黑米面、南瓜等混合制作的馒头,每天午餐提供米饭和蒸红薯、蒸南瓜等辅食;蔬菜提供高纤维绿叶菜,如芹菜、菠菜、小白菜,富含蛋白质的豆类,富含维生素的西红柿、黄瓜等;在身体康复期适当增加肉类、水果、水产品等的供应,以适应逐步增加的康复运动量所需的营养补给;吃零食要适当,尽量不食或少食垃圾食品,餐后加配水果。

（三）回归适应期的膳食营养

1.回归适应期戒毒人员的身心特点

（1）身体状况:有氧能力下降,最大耗氧量明显降低;最大心率、每分通气量、二氧化碳产量明显增高;饮食习惯较前改变,食欲亢进,进食量增大,且多喜肥甘厚腻等。体重的增加会导致体型变化,皮下脂肪明显增厚,脸部、颈部、腹部最为明显。此外,便秘、痤疮、口臭、牙龈肿痛较常见,身体免疫力虽然较前两期有了改善提高,但仍易发一些常见传染性疾病,如流行性感冒等。

（2）心理状况:戒毒人员心理状态稳定,精神状态偏亢奋,与他人有较强的交流欲望,参加文体活动较积极,与前两期的心理状态形成了明显对比。

2.回归适应期戒毒人员的营养处方原则

（1）限制能量摄入。可应用递减法,如体重超过标准体重30%以下者,每日可按523～1046 kJ的标准递减;体重超过标准体重30%以上者,每日可按1046～2100 kJ的标准递减。饮食方案要根据肥胖程度来制订。

（2）能量分配。蛋白质占20%～25%,脂肪占25%～30%,糖类占45%～55%。

（3）膳食纤维。膳食纤维不仅能促进胃肠道蠕动,加快食物通过胃肠道,减少吸收,而且膳食纤维中的不可溶性纤维能在大肠中吸收水分,软化大便,起着预防和治疗便秘的作用。另外,膳食纤维还会增加饱腹感,减少食物摄入量,在一定程度上起着减肥的作用。

（4）糖类。糖类应以淀粉类为主,减少精制糖的摄入,适当增加粗粮摄入量,可占谷类食物的20%～25%。

（5）蛋白质。肉制品以鱼肉、兔肉和鸡肉等含脂肪低的肉类为宜,提倡大豆蛋白、奶及乳制品的摄入。

（6）脂肪。以含不饱和脂肪酸的食物为主,不要食用含饱和脂肪酸和胆固醇过高的食物。烹调可选用调和油和色拉油,但每日不超过20 mL。

3.回归适应期戒毒人员的食物选择

（1）宜用食物:含膳食纤维丰富的食物,如粗粮、叶茎类蔬菜、水果;豆类及其制品,牛奶、酸奶,瘦牛肉、瘦猪肉,鸡胸脯肉,各类海鱼及海产品;含矿物质及维生素丰富的食物。

（2）少食用食物:动物内脏、肥肉、油炸食品、甜食、蛋黄、虾、蟹等。

（3）回归适应期戒毒人员食谱举例:

早餐:脱脂牛奶 250 mL,全麦面包 25 g,煮鸡蛋 50 g(去黄)。

午餐:米饭(大米 100 g),芹菜肉丝(芹菜 100 g,瘦肉 50 g),炒三丁(土豆 50 g,毛豆 50 g,胡萝卜 50 g)。

晚餐:米饭(大米 100 g),木耳鱼片(木耳 5 g,青鱼 100 g),拌莴苣150 g,青椒炒肉(青椒 50 g,瘦肉 50 g)。

注:全天摄入调和油不超过 20 g。

二、特殊戒毒人员的膳食营养

（一）高血压患者的膳食营养

1.控制体重,避免肥胖

控制体重可使高血压的发生率降低 $28\% \sim 40\%$,减轻体重的措施一是限制能量的摄入,二是增加体力活动。对超重的患者,总能量可根据患者的理想体重,每日每千克体重给予 $84 \sim 105$ kJ,或每日能量摄入比平时减少 $2092 \sim 4184$ kJ,若折合成食物量,则每日应减少主食 $100 \sim 200$ g及烹调油 $15 \sim 30$ g,或主食 $50 \sim 100$ g 及瘦肉 $50 \sim 10$ g 和花生、瓜子等 $50 \sim 100$ g。能量减少可采取循序渐进的方式。在限定的能量范围内,应做到营养平衡,合理安排蛋白质、脂肪、糖类的比例,蛋白质占总能量的 $15\% \sim 20\%$,脂肪为 $20\% \sim 25\%$,糖类为 $45\% \sim 60\%$ 。无机盐和维生素达到膳食营养素参考摄入量的标准,适量的体育活动既能增加能量的消耗,又能改善葡萄糖耐量,增加胰岛素的敏感性,还能提高高密度脂蛋白的水平,对控制高血压有利。运动方式为每日步行约 3 km,时间在 30 min 以上;或选择适合个体的有规律的运动项目,如骑自行车、有氧操、太极拳等。每周进行 5 次,运动后的心率每分约为 170 次较为合适,如 60 岁以上的人则运动后的心率达到 110 次/min 为宜,如此适量地运动,可以达到安全和保持有氧代谢的目的。

2.改善膳食结构

(1)限制膳食中的钠盐:钠盐对高血压的反应性存在个体差异,有 30%～50% 的患者对食盐敏感。限盐前的血压越高,限盐降压的作用越明显。有时血压下降不明显,但可减轻头痛、胸闷等症状,或减少血压的不稳定性。适度减少钠盐的摄入还可减少降压药的剂量,减少利尿药物导致的钾排出,改善左心室肥大,并通过降低尿钙的排出而对预防骨质疏松与肾结石有利。在正常情况下,人们对钠盐的需要量为 0.5 g/d,但日常膳食中含钠盐为 10～15 g,远远超过机体的需要量,因此建议正常人每天摄盐量应该在 5 g 以内,高血压患者钠的摄入量应在 1.5～3.0 g。除了食盐外,还要考虑其他钠的来源,包括盐腌食品以及食物本身含有的钠盐。

(2)增加钾的摄入:钾能对抗钠的不利作用,高血压患者应摄入含钾高的食物,如新鲜绿色叶菜、豆类和根茎类、香蕉、杏、梅等。

(3)增加钙、镁的摄入:多摄入富含钙的食品,如牛奶、豆类等。镁含量较高的食物有各种干豆、鲜豆、菠菜、桂圆、豆芽等。

(4)保持良好的脂肪酸比例:高血压患者脂肪摄入量应控制在总能量的 25% 或更低;应限制饱和脂肪酸提供的能量,其中饱和脂肪酸、单不饱和脂肪酸和多不饱和脂肪酸的比例为 1:1:1。

(5)增加优质蛋白质的摄入:不同来源的蛋白质对血压的影响不同,鱼类蛋白可使高血压和脑卒中的发病率降低;酪氨酸也有降低血压的功效;大豆蛋白虽无降血压作用,但有预防脑卒中发生的作用。

(6)其他:祖国医学推荐高血压患者食用芹菜、洋葱、大蒜、胡萝卜、荸荠、刺菜、菠菜等蔬菜,还可选用山楂、西瓜、桑葚、香蕉、柿子、苹果、桃、梨等水果,以及菊花、海带、木耳、蘑菇、玉米等。

(二)糖尿病患者的膳食营养

总原则是因人而异,保持合理的饮食结构、合理的餐次分配和持之以恒。每日摄入的总能量要有效控制,且三大营养素(蛋白质、脂肪、糖类)要有一定的合适比例,实现食品多样化,注意微量营养素的补充,并要合理应用食品交换、食谱设计等方法。合理地控制饮食有利于控制糖尿病的病情发展,尤其是轻型患者(空腹血糖低于 11.1 mmol/L)单纯采用营养治疗即可达到控制血糖的目的。营养治疗还可减少口服降糖药的剂量以及胰岛素治疗带来的体重增加。

1. 能量

合理控制总能量摄入是糖尿病营养治疗的首要原则。总能量应根据患者的标准体重、生理条件、劳动强度、工作性质而定。对于体重正常的糖尿病患者,能量摄入以维持或略低于理想体重为宜。肥胖者应减少能量摄入,使体重逐渐下降至理想体重±5%的范围内,以配合治疗。

2. 糖类

糖类是主要的供能物质,糖类供给量以占总能量的 50%～60% 为宜。在合理控制总能量的基础上,适当提高糖类摄入量有助于提高对胰岛素的敏感性,减少肝脏葡萄糖的产生和改善葡萄糖耐量。但是,糖类过多会使血糖升高,增加胰腺负担。当糖类摄入不足时,体内需分解脂肪和蛋白质供能,易引起酮血症。因此,一般成年患者每日糖类摄入量应控制在 200～350 g;营养治疗开始时应严格控制糖类的摄入量,即每日约 200 g;经治疗症状有所改善后,如血糖下降,尿糖消失,可逐渐增加至 250～300 g,并根据血糖、尿糖和用药情况随时调整。

在计算糖类的量和在食物中的供能比例时,还要考虑食物的血糖指数。糖尿病患者应选择血糖指数低的糖类。一般来说,粗粮的血糖指数低于细粮,复合糖类的血糖指数低于精制糖,故糖尿病患者宜多食用粗粮和复合糖类,少食用高含精制糖的甜点。若食用水果,应适当减少主食摄入量。

3. 脂肪

为防止或延缓糖尿病的心脑血管并发症,必须限制膳食中脂肪的摄入量,尤其是饱和脂肪酸不宜过多。脂肪摄入量占总能量较合适的比例为 20%～25%,最高不应超过 30%。烹调用油及食品中所含的脂肪均应计算在内,饱和脂肪酸的比例应小于 10%。虽然多不饱和脂肪酸有降血脂和预防动脉粥样硬化的作用,但由于多不饱和脂肪酸在体内代谢过程中容易氧化,可对机体产生不利影响,因此也不宜超过总能量的 10%。单不饱和脂肪酸是较理想的脂肪来源,在橄榄油中含量丰富,应优先选用。糖尿病患者胆固醇摄入量应低于 300 mg/d,相当于 1 个鸡蛋黄中的胆固醇含量,同时患高脂血症者应低于 200 mg/d,因此糖尿病患者应避免进食富含胆固醇的食物,如脑、肝、肾等动物内脏以及蛋黄等。

4. 蛋白质

糖尿病患者糖异生作用增强,蛋白质消耗增加,易出现负氮平衡,因此应保证蛋白质的摄入量占总能量的 12%～20%,其中至少 1/3 来自高生物价的蛋白质,如乳、蛋、瘦肉及大豆制品。成人可摄入 1.2～1.5 g/(kg•d),儿童、孕妇、乳母及营养不良者可达 1.5～2.0 g/(kg•d)。但长期高蛋白饮食对糖尿病患者并无益处,尤其是已患糖尿病肾病的患者,应根据肾功能损害程度限制蛋白质摄入量,一般为 0.5～0.8 g/(kg•d)。

5. 膳食纤维

膳食纤维分为可溶性和不溶性两种。可溶性膳食纤维在水果、豆类、海带等食品中含量较多,能吸水膨胀,吸附并延缓糖类在消化道的吸收过程,使餐后血糖和胰岛素水平降低,还有降低胆固醇的作用。不溶性膳食纤维存在于谷类和豆类的外皮及植物的茎叶部,能促进肠蠕动,加快食物通过肠道的速度,减少吸收,具有间接缓解餐后血糖升高和减肥的作用。建议的膳食纤维供给量为 20～35 g/d。

6. 维生素和矿物质

糖尿病患者因主食和水果摄入量受限制,且体内物质代谢相对旺盛,故较易发生维生素和矿物质缺乏。调节维生素和矿物质的平衡有利于糖尿病患者纠正代谢紊乱,防治并发症。因此,供给足够的维生素也是糖尿病营养治疗的原则之一,比较重要的有维生素 C、维生素 E、β-胡萝卜素、部分 B 族维生素等。同时,在保证矿物质基本供给量的基础上,还可适当增加钾、镁、钙、铬、锌等元素的供给,但应限制钠盐摄入,以预防和减轻高血压、高血脂、动脉硬化和肾功能不全等并发症。

7. 饮食分配及餐次安排

根据血糖、尿糖升高时间,用药时间和病情是否稳定等情况,并结合患者的饮食习惯合理分配餐次,至少一日三餐做到定时、定量,早、中、晚餐能量按 25%、40%、35% 的比例分配。口服降糖药或注射胰岛素后易出现低血糖的患者可在三次正餐之间加餐 2～3 次。加餐量应从正餐的总量中扣除,做到加餐不加量。在总能量范围内,适当增加餐次有利于改善糖耐量,并可预防低血糖的发生。

(三)病毒性肝炎患者的膳食营养

病毒性肝炎患者营养治疗的目的是避免加重肝脏的负担和损伤,同时给予其充分的营养以保护肝脏,促进肝细胞再生和功能恢复。食物供应宜量少、质精、易消化,尽可能照顾患者的口味,并注意其吸收利用情况;如进食过少,可通过静脉补液提供必需营养素,满足患者的生理需要。

1.急性肝炎

急性肝炎初期或慢性肝炎进展性恶化时,患者常出现厌食、食欲缺乏、脂肪吸收障碍,此时不可强迫患者进食。该期饮食的原则是保证足够的蛋白质、糖类、多种维生素和矿物质,适量的脂肪,即给予低脂肪、易消化、高纤维素、高糖类的清淡饮食,选用富有营养、易消化吸收的流质或半流质饮食,少量多次用餐。注意饮食的色、香、味和食物的多样化,在两餐之间增加水果,补充各种维生素,待食欲好转后改为普食。

2.慢性肝炎和急性肝炎恢复期患者

(1)合适的能量。给予肝炎患者合适的能量,可以保证肝脏对能量的需要,有利于组织蛋白的合成,增强体力,恢复健康。但过多的能量对肝炎患者也是不利的,因为高能量容易引起肥胖,肥胖常常是肝炎患者发展为脂肪肝的主要原因。因此,肝炎患者的能量供给应尽量保持平衡,以维持理想体重。一般成人以 8.4 MJ 左右为宜,并结合患者的具体情况作相应的能量摄入调整。

(2)足量优质蛋白。肝脏是蛋白质代谢的主要场所,供给足量优质蛋白质有利于肝细胞的修复和再生,弥补因肝功能差造成的蛋白质利用不足,也有利于纠正负氮平衡,防止脂肪肝的发生。所以,蛋白质的供给量相对较高,占总能量的 15％,并以质优、量足、产氨少的蛋白质为主。但是,蛋白质过量会加重肝肾负担,如超出肝脏的解毒能力,可使血氨升高,成为肝性脑病的潜在诱因,因此食物应选择富含必需氨基酸且种类齐全的,特别要多供给鱼、虾、鸭、去皮鸡肉、牛奶、黄豆、玉米、小米、糯米、菜花、小红枣等含支链氨基酸(包括亮氨酸、异亮氨酸、缬氨酸)多的食物,少吃带皮鸡肉、猪肉、牛肉、羊肉、兔肉等含芳香族氨基酸(包括酪氨酸、苯丙氨酸、色氨酸)多的食物。蛋氨酸、胆碱、卵磷脂是抗脂肪肝物质,因此每日应供给适量的动物性蛋白和含蛋氨酸的食物,如瘦肉、蛋、鱼、豆类及豆制品等。

(3)适量的糖类。糖类有节约蛋白质的作用,并能增加肝糖原储备,对维持肝微粒体酶的活性,增强肝细胞对毒素的抵抗力有十分重要的意义。糖类的每日供应量应占总能量的60%～70%,主要从米、面、谷类食物中摄取。若患者食欲过分减退,仅能进食流质或半流质食物而影响糖类摄入量,则可在主食外适当吃些葡萄糖、麦芽糖、蔗糖和蜂蜜,必要时还可静脉注射葡萄糖,以补充糖的不足。但是总摄入量不能过高,因为过多的糖在体内氧化产生热能容易加速脂肪贮存,促使患者体重过重,引起肥胖,不利于肝炎的治疗与恢复,且可能发展为脂肪肝。

(4)不过分限制脂类。脂肪代谢在肝脏进行,如脂蛋白的合成、脂肪酸的氧化和酮体的生成。脂类是肝脏修复所必需的,同时又是脂溶性维生素的溶解和携带者,缺乏脂肪就会限制维生素 A、维生素 D、维生素 E 和维生素 K 的供应,因此对慢性肝炎患者不应特别限制脂肪摄入量。脂肪可刺激胆汁分泌,促进脂溶性维生素吸收,提供必需脂肪酸。必需脂肪酸的作用之一是参与磷脂的合成,使脂肪从肝脏顺利运出,故对预防脂肪肝的形成有利。某些必需脂肪酸(如亚油酸)对受损肝细胞的修复及新生肝组织的生长是一种必需的原料,故在肝炎膳食中过分"忌油",限制脂肪的摄入量对肝病的恢复是不利的。一般情况下每天宜供给50～60 g 脂肪(包括烹调用油和食物本身所含的脂肪)。当然,脂肪供给量要因病情而异,厌食期患者一般都厌油腻,脂肪摄入量很少;恢复期患者肝功能趋向正常,食欲好转,脂肪供给量可占总能量的20%～25%,以本人能够耐受又不影响其消化功能为度。脂肪的供给宜采用易消化的植物油,因为病变的肝脏仍能对植物油进行正常代谢;胆固醇高的食物,如猪油、动物肝脏、蛋黄、乌贼、贝类等应限制摄入,目的在于减轻肝脏的负担,改善胆固醇的代谢障碍。

(5)补充维生素。维生素对肝细胞的解毒、再生和提高免疫力等方面有特殊意义。一些抗氧化营养素如维生素 E、维生素 A、维生素 C 等有保护肝脏的作用;维生素 K、维生素 C、维生素 E 与药物协同作用可快速降低转氨酶;注射维生素 K_3 可减轻肝炎引起的肝区疼痛;维生素 K 可降低血清胆红素和胆固醇,缓解黄疸患者的皮肤瘙痒症状。除了给肝类患者提供富含维生素的膳食外,还可以适时适量地供给复合维生素制剂,但应注意脂溶性维生素供给过量也会引起蓄积中毒。

(6)补充丰富的膳食纤维和水分。食物纤维有刺激胃肠蠕动,引起胃液分泌的功能,有利于消化吸收和排泄。肝炎患者如未发现腹水或水肿,应进食含纤维素多的煮软蔬菜,每日约 400 g,总进水量 1500～2000 mL。

(7)培养良好的饮食习惯,少食多餐,每日 4～5 餐,定时定量,食物应清淡、可口、易消化,原料需新鲜,严禁暴饮暴食和饮酒。

(四)梅毒患者的膳食营养

梅毒患者要多吃富含维生素 A 的食物,如胡萝卜、菠菜、小白菜、韭菜、苋菜、西兰花、空心菜、芥菜、苜蓿、马兰头、金针菜、茴香菜、香菜、芥蓝、杏等。维生素 A 可以维持上皮组织的正常功能和结构的完善,并很好地改善梅毒的症状。

梅毒患者要多吃维生素 B_6 丰富的食物,像马铃薯、蚕豆、青鱼、橘子、芝麻等。维生素 B_6 对调节脂肪及脂肪酸的合成,抑制皮脂分泌,刺激毛发再生有重要作用,所以平日梅毒患者的饮食一般要以富含维生素的食物为主。

维生素 B_2 和维生素 C 丰富的食物同样对改善梅毒症状有帮助,它们还可以抑制皮脂分泌,刺激毛发再生。梅毒患者还要注意不能抽烟喝酒,少吃动物脂肪、甜食和辛辣刺激的食物。高热量的食物也不要吃。

(五)皮肤病患者的膳食指南

适宜的饮食调理可促进皮肤病的恢复,如患有风疹、水痘、单纯疱疹、带状疱疹的患者应多吃凉性的莲子、苦瓜、荸荠、冬瓜等,忌辛辣、肥甘厚味;患有毛囊炎、疖肿、痈、脓疱疮等感染性皮肤病的患者宜忌食辛辣及羊肉、虾、蟹等;患有痤疮、脂溢性皮炎、酒渣鼻的患者忌食刺激性食物如咖啡、浓茶、白酒,少食油腻的食物、甜食、火锅。这类患者宜多食芹菜等粗纤维蔬菜,保持大便通畅。

接触性皮炎、湿疹、荨麻疹等过敏性皮肤病患者应少吃海鲜、牛奶、羊肉、蟹及竹笋、韭菜、蘑菇等腥荤动风的发物,多食性味清淡寒凉的新鲜绿叶菜和水果,如丝瓜、黄瓜、苦瓜、胡萝卜、芹菜、绿豆、赤小豆、柚子、梨、荸荠、甘蔗等;银屑病患者忌食辛辣食物、鱼虾、羊肉、狗肉等发物和酒类,多吃富含维生素 C、维生素 E 和维生素 A 的食物,如新鲜绿叶蔬菜、番茄、胡萝卜、瘦肉和各种水果。

湿疹患者应忌食辛辣食物、鱼腥、牛、羊、鹅等发物;神经性皮炎患者应戒烟酒及辛辣刺激性食物,多吃枣仁、莲心等;寒冷性红斑、冻疮、脉管炎、雷诺病患者应忌食生冷瓜果,多食一些温热性食物,如牛羊肉、大枣、板栗、鸡肉及葱、蒜、辣椒、花椒等;过敏性紫癜患者应多吃富含维生素 C、维生素 E 的食物,含钙量高的食物能改善血管的通透性。

白癜风患者宜多食含有叶酸、微量元素(主要是铜、钴、铁)的食物,如芝麻、花生、无花果、桑葚、黑豆等;黄褐斑患者宜多食富含谷胱甘肽和维生素 C 的食物,如番茄、猕猴桃、山楂、橘子、鲜枣、柠檬等。

(六)艾滋病患者膳食营养

艾滋病的全称是"人类获得性免疫缺陷综合征"(英文简称 AIDS)。通俗来讲,艾滋病是人体免疫系统被一种叫作"人类免疫缺陷病毒"(HIV)的病毒所破坏,从而使身体丧失了对疾病的抵抗力,不能与那些威胁生命的病菌做斗争,从而患上了多种不可治愈的感染性疾病和肿瘤,最后导致被感染者死亡的一种严重的传染病。艾滋病可以引起营养不良,而营养不良又会进一步降低身体对疾病的抵抗力,从而易引发其他疾病,并加快疾病的发展。因此,合理营养对艾滋病患者来说至关重要,食物和合理的营养是 HIV 感染者和艾滋病患者最直接、最关键的需求。

1. 艾滋病患者的营养

人体感染艾滋病病毒后,由于多种原因可造成身体营养缺乏,绝大多数人会因此出现体重降低,这是营养状况损害出现的第一症状,80%以上的艾滋病患者还会出现极度消瘦。营养缺乏反过来又会加快艾滋病的病程和发展,能量、蛋白质、微量营养素缺乏可以使身体的免疫功能进一步恶化,并影响其他生理功能,降低患者的生活质量和进行日常活动的能力。同时,营养状况也是确定艾滋病患者生存时间长短的一个重要因素,营养良好就可延长患者的生存时间。另外,足够的蛋白质储备和充足的微量营养素对许多治疗药物的疗效发挥也是十分必要的。

营养支持有助早期抗病毒治疗,提高 CD4$^+$ 细胞计数。CD4$^+$ 细胞在细胞免疫系统中起着中心调节作用,它能促进细胞产生抗体,正常值为410～1590 个/μL。CD4$^+$ 细胞数量是影响患者生存质量的主要因素。维生素和矿物质能促进免疫器官的发育和免疫细胞的分化,提高机体免疫功能,增强对感染的抵抗力。

2.艾滋病患者的膳食指南

(1)艾滋病患者的平衡膳食原则。艾滋病患者由于食欲下降,吸收功能降低,造成能量摄入不足,同时由于机体代谢率升高,使能量不平衡,所以在饮食上应当以高蛋白和高能量食物为主,并遵循"多样,少量,均衡"的饮食原则。

①粮食和薯类。艾滋病患者粮食和薯类的摄入量建议每日不低于200 g,就餐时应首先摄入适量的主食以保护胃肠道功能。对于消化系统功能正常的 HIV 感染者,在保证能量摄入的基础上可适当多选择粗杂粮和薯类;对于消化系统功能有损害及腹泻的 HIV 感染者,应适当减少难以消化的粗杂粮和易胀气的薯类食品。食品加工方法多选择熬、煮、蒸、烩,少选择油炸、煎烙。食品制作应柔软精细,各种粥类和米糊类是良好选择。对于不选择或很少选择粗杂粮和薯类食物的患者,应根据摄入不足情况合理补充 B 族维生素。

②多吃新鲜蔬菜和水果,摄入原则是多样化,重视深色蔬菜的摄入,摄入数量建议每日 500～700 g,以蔬菜为主,水果为辅。对于消化系统功能正常的 HIV 感染者和艾滋病患者,蔬菜烹制方法多选用凉拌、炒、煮、烩,少选择油炸和腌制。对于消化系统功能有损害及腹泻的 HIV 感染者和艾滋病患者,应适当减少蔬菜水果的摄入量,尤其是减少摄入富含粗纤维、难以消化的蔬菜和水果(如芹菜、韭菜)及有籽、带皮的水果(如石榴、李子、榅桲等),以缓解其便秘现象。加工方法多选择蒸、煮、烩、炒,必要时加工成蔬菜汁和水果汁,甚至和其他食物一起加工成糊状食物摄入。对于较少摄入蔬菜水果的患者,应根据摄入不足情况合理补充,但需要预防水溶性维生素尤其是维生素 C 的营养缺乏。

③奶、蛋和豆类。正常状态下,每日摄入数量建议奶类为 250～400 g(1～2 袋牛奶),蛋类为 50 g(每天 1 个鸡蛋),豆类为 50～100 g。蛋白质营养缺乏和消耗丢失增加的患者适当增加摄入量;胃肠道功能受损和腹泻的

患者适当多选择煮鸡蛋、鸡蛋羹和酸奶;血脂异常的患者适当多选择豆类食品、去脂牛奶和酸奶,如果产生胀气,则豆类食物不要食用。

④肉、鱼类。正常状态下每日摄入量建议为肉类 50～100 g 或鱼类 50～150 g。若经济条件允许,应增加鱼类的摄入。胃肠道功能受损和腹泻的患者适当多选择相对易消化吸收的鸡肉和鱼,而且加工应精细少油。对于蛋白质营养缺乏和消耗丢失增加(渐进性消瘦)的患者,需要在胃肠道功能能够耐受的条件下合理增加肉类摄入量;如果胃肠道功能不耐受,则建议在医生的指导下合理补充蛋白质和氨基酸类保健品,保证和力求达到每天蛋白质摄入量应在 100 g 左右。

⑤油脂类。为了预防腹泻,应食用一些含脂肪低的食物,油脂食用过多会加重腹泻。烹调食物时应限制动物油的使用,减少反式脂肪酸的摄入(如人造奶油蛋糕、奶茶粉、酥软夹心饼干等);烹饪以蒸、煮、烩、烧等方法为主,禁用油炸、煎、爆炒等。HIV 感染者都需要控制油煎、油炸等多油食物的摄入。

⑥盐和水。正常状态下,建议 HIV 感染者的每日饮水量不少于 1200 mL,盐摄入量在 6 g 以下。在发热、腹泻等丢失增加的状态下,需要根据水丢失量和电解质缺乏情况合理补充充足的水分和含有丰富钾离子的食物,因为腹泻会引起身体脱水,故要比平常多喝 3～4 杯水。要多补充含有丰富钾离子的食物,如香蕉、马铃薯、鱼和肉类。有一些食物对止泻有帮助,如白米饭、水煮白面条、馕等。

⑦少量多餐,定时进餐。一次进食量过多容易引起消化不良,损伤脾胃,对病情不利;进食过少又会造成营养素摄入不足,使营养更加匮乏。所以,HIV 感染者和艾滋病患者应少食多餐,一般以每日 5～6 餐为宜。

⑧食物多样化。每一顿饭尽量多吃几种食物,要学会制订一个包含膳食宝塔中 5 类食物的饮食计划。

(2)艾滋病患者的食物选择要注意以下方面:

①高能量、高蛋白。富含高蛋白质的食物有鱼虾类(如海水鱼、虾、墨鱼、贝、蟹等)、家禽类(如鸡肉、鸽肉、兔肉)、牛奶及乳制品(如优质奶酪)、蛋类(如鸡蛋、鸭蛋)、豆类(如豆腐、豆浆或其他豆制品)、其他肉类。

②维生素和矿物质。应多吃新鲜的水果和蔬菜,特别是富含胡萝卜素、维生素 C、维生素 A 以及维生素 E 的食物,如西红柿、黄瓜、生菜、草

莓、葡萄、苹果、柑橘、猕猴桃、芒果、香蕉、菠菜、芥蓝、番薯、南瓜、胡萝卜、青椒、白菜、绿菜花、芹菜等。应尽量少吃高脂肪的食物，少吃甜食。

③避免食用酸、辣等刺激性食物，忌食生、冷、油腻的食物，以防腹泻。选用易消化食品及流质/半流质食物，煎炸类食物尽量少吃（炸鸡、油饼之类），多吃易消化的蒸煮类菜肴食品（蒸鸡蛋、面条之类）。

（七）未成年戒毒人员的膳食营养

青少年时期是一个人体格和智力发育的关键时期，也是一个人行为和生活习惯形成的重要时期。未成年人在青春期生长速度加快，对各种营养素的需要增加，应给予充分关注。充足的营养摄入可以保证体格和智力的发育，为成人时期乃至一生的健康奠定良好的基础。青春期女性的营养状况会影响下一代的健康，应特别予以关注。营养是未成年人生长发育的物质基础，也是增进健康、改善体质的重要因素，特别是未成年戒毒人员，毒品对他们的危害尤为严重。毒品的侵害会使未成年人的体能、智力下降，遭受病魔的摧残，身体变得相当虚弱，所以，在戒毒过程中未成年戒毒人员更应该适当进行食补，以增强体质。除了合理的饮食摄取外，应该根据年龄和个体差异，科学地为其补充膳食营养食品。

1. 未成年人的生理特征

未成年人身体的各器官发育尚不成熟，身体发育较快，身高体重迅速增长，并渐趋成熟，特别是性成熟所产生的性差别明确化及性本能出现，导致身体各器官及功能急剧变化。

（1）内分泌机能的完善。未成年人身体机能和形体上的巨大变化是在体内激素的作用下发生的。下丘脑和垂体分泌的激素在体内不断增多，最终与成人接近。这些激素是人体发育的催化剂，可加速青少年生理上的突变。

（2）生理机能逐步增强，主要体现在大脑发育趋向完善上。在此之后，青少年脑的重量及体积与成年人接近，大脑的发展未来将主要是在质量上突破以及脑功能的完善。

（3）第二性征出现。未成年人由于身体内分泌和物质代谢等各系统功能的增强，特别是性激素和肾上腺素分泌的不断增加及性机能的成熟，从而引起生理上的一些明显的变化，男女均出现第二性征。第二性征在男性表现为身体肌肉发达，骨骼变硬，身体迅速增高，肩部变宽，睾丸和阴茎变大,长出阴毛和腋毛,精液的分泌(射精、遗精),胡须变黑,喉结突出,声音变粗而浑厚,并出现所谓的"男子气";在女性表现为整个身体皮下脂肪增厚,皮肤变光泽,体态丰满,臀部变圆,髋部变宽,子宫及卵巢逐步发育,月经开始(初潮),长出阴毛和腋毛,乳房隆起变大,出现女性特有的体态和征象。

2. 未成年戒毒人员的营养需求

未成年人基于自身特殊的生理特点,其对营养的需要量相对高于成人,年龄越小,对营养需要的敏感度越高。

(1)能量。未成年人所需的能量比成年人多 25%～50%,且男性高于女性,这是因为未成年人活动量大,基本需要量多,而且生长发育又需要很多额外的营养素。能量主要来源于糖类,所以未成年人必须保证充足的糖类摄入量。

(2)蛋白质。蛋白质对促进身体发育和智力发育十分重要。蛋白质摄入应占能量的 12%～15%,其中优质蛋白质占 40%～50%。蛋白质是生长发育的基础,身体细胞的大量增殖均以蛋白质为主。蛋白质主要由食物供给,蛋类、牛奶、瘦肉、鱼类、大豆、玉米等食物均含有丰富的蛋白质,混合食用可以使各类食物中的蛋白质互相补充,得到充分利用。

(3)维生素。维生素在人体生长发育的过程中是必不可少的。未成年人由于能量代谢旺盛,对维生素的需求也有所增加。维生素不仅可以预防某些疾病,还可以提高机体的免疫力,所以应保证充足的供给。维生素 A 与维生素 C 每日供给量为 800 μg 视黄醇当量和 100 mg,B 族维生素应随能量的摄入及代谢的增加而及时补充。人体所需的维生素大部分来源于蔬菜和水果。维生素 C 可以协助胃肠道吸收铁质,故可多吃一些富含维生素 C 的食品,如山楂、鲜枣、西红柿及绿叶蔬菜等。芹菜、豆类等含有非常丰富的 B 族维生素。

(4)矿物质。矿物质是人体生理活动必不可少的营养素之一。未成年人处于生长发育旺盛的时期,对钙、铁、磷、锌等矿物质的需求也显著增加。因为钙、磷参与骨骼和神经细胞的形成,如钙摄入不足或钙磷比例不适当,必然会导致骨骼发育不全。另外,未成年人对铁的需要量也高于成人。铁是血红蛋白的重要成分,如果膳食中缺铁,就会造成缺铁性贫血,严重者可出现精神疲倦、乏力、注意力不集中、记忆力下降等。

每日钙供给量应为 1000～1200 mg；铁供给量男性为 16～20 mg，女性为 18～20 mg。微量元素虽然在体内含量极少，但在未成年人的生长发育中却起着极为重要的作用。

3. 未成年戒毒人员的膳食指南

（1）未成年戒毒人员的平衡膳食原则有：三餐按时定量，粗细搭配，饮食清淡少盐；多吃新鲜水果蔬菜，尽量不要吃辛辣、刺激、生冷的食物；保证鱼、肉、蛋、奶、豆类的摄入，多吃富含铁和维生素 C 的食物；未成年戒毒人员的骨骼因长期吸毒导致钙流失严重，膳食中应注意选择含钙质高的食物，预防骨质疏松和贫血；重视户外活动，预防和控制肥胖；不吸烟，不饮酒，不沾毒品。

（2）未成年戒毒人员的食物选择。未成年戒毒人员的生理机能处于完善中，体内的消化系统与器官并没有完全成熟，所吸收的营养与成年人有所区别。此外，吸毒对中枢神经系统的伤害较大，故在食物的选择上尤其重要。

①选择补脑的食品，如核桃、花生、大豆、松子，以修复毒品对中枢神经的损伤。

②选择护心的食品，如鱼类、黑木耳、马齿苋等。此外，未成年人的膳食中应有适量的猪血、鸡血、动物肝脏、牛肉等。

③选择富含矿物质的食品。含钙丰富的食物有牛奶、乳制品、海带、豆制品、新鲜蔬菜水果等，其中尤以鲜奶为最佳。动物肝脏、全血、蛋黄、黑木耳中含有丰富的铁。含锌丰富的食物有动物肝脏、海产品等。

④水果，如番木瓜、甜瓜、草莓、橘子、猕猴桃、芒果、梨、西瓜、苹果、柚子等。

⑤蔬菜，如菠菜、韭菜、南瓜、葱、菜椒、花椰菜、油菜、番茄、胡萝卜、小青菜、红薯、芹菜、红绿萝卜、白菜、卷心菜、蒜、黄瓜、茄子、豆角、冬瓜等。

第三节　山东省食疗戒毒的创新与实践

吸毒对人体健康的损害极大，戒毒人员普遍免疫力差，身患多种严重疾病，尤为突出的是长期吸毒成瘾导致机体和神经损伤趋势明显。要帮助戒毒人员实现有效逆转，逐步恢复健康，彻底戒断毒瘾，实践证明，仅靠目前的医药方法和手段是远远不够的，我们必须多方探求和努力，更加注重从博大精深的中华优秀传统文化中去寻找破解难题的典藏秘籍。食疗文化作为我国优秀传统文化的重要组成部分，源远流长，引人注目。中医历来强调"药疗不如食疗"，食疗具有无不良反应、物丰价廉、人们乐于接受、易于坚持等优势。探索将食疗文化引入戒毒工作，通过科学合理的膳食营养搭配，从根本上帮助戒毒人员治疗疾病、康复身心、戒断毒品，是山东省戒毒工作的一项创新举措，是拓宽食疗应用领域，为科学专业地戒毒提供合理方案的有益实践，也是一项事关戒治效果的长期性、基础性、保障性工作。

一、遵循戒治规律，创新性地提出了"六疗并举，综合矫治"的戒毒理念，建立了"三三四五"食疗体系

"疑今者，察之古；不知来者，视之往。"一个决策、一项措施的推出，往往是建立在把握规律、科学论证的基础上，"六疗"也不例外。"六疗"是在综合分析了国内外戒毒矫治理论，结合戒毒人员的特点总结提炼而成的，包括医疗、体疗、心疗、食疗、化疗、工疗六种戒毒方法。"六疗"体现的是系统论、方法论，每一个"疗法"自成体系，汇集在一起又构成了大的有机整体。"六疗"既能戒除心瘾，又能恢复身体机能；既能解决所内戒毒问题，又重在让戒毒人员回归社会。"六疗"体现了唯物辩证法全面、联系、发展的观点，体现了"两点论"与"重点论"的统一，是用辩证思维谋划戒毒工作的智慧结晶。

"食疗"是辅助，意在促进戒毒人员身体康复。吸毒对人体健康的损害极大，因此吸毒者都比较消瘦，还会出现营养不良的症状，这主要是由于吸毒导致进食和饮水减少，以及睡眠不足所致。随着生理脱毒的完成，戒毒人员饮食恢复，从而能摄取身体所必需的营养物质。但是，吸毒就如同大病一场，此时戒毒者的胃肠道功能还未完全恢复，宜补充水分、维生素、能量等，饮食以清淡为原则，不宜急行大补。进入康复期后，通过合理搭配饮食，利用食物特性作用于机体功能，促进戒毒人员的身体康复。因此，"食疗"必须根据戒毒人员不同脱毒阶段的身体状况，科学营养地配餐，使其在饮食的辅助下尽可能地恢复健康。要健全生活卫生

管理制度体系,制订膳食营养规定,探索食疗戒治新方法,配备专业营养师,提高食疗的科学化水平。

"三三四五"食疗体系是指综合运用"谨和五味,综合调摄,调顺四时,饮食有节,辨证施膳,全面膳食"的食疗原则,坚持"食药同源,寓戒于膳"的理念,构建"三期食疗,三分辨疗,四季食养,五味调摄"的具有山东特色的"食疗"戒毒模式,具体内容包括:

(1)"三期食疗"包括脱毒期、康复期和基因期。

①脱毒期:以培补元气,益胃健脾为主,以做成羹、粥、汤菜为主要烹饪方式,选择清淡、松软、温热、易消化、护脾胃的食物,起到振食欲、补营养、助消化的作用,帮助戒毒人员恢复身体机能。

②康复期:以益膳疗补、调理脏腑为主,提高饭菜的营养价值,注重钙、磷、镁等矿物质和蛋白质、维生素的摄取。

③巩固期:在回归社会前期,以培养戒毒人员的食疗养生观为主,培养戒毒人员"勤俭、感恩"的食德观和"营养、绿色"的健康观,提高其对饮食健康的认识,帮助戒毒人员养成良好的饮食习惯和生活习惯。

(2)"三分辨疗"旨在区分戒毒人员的年龄、性别和吸食毒品种类这三种因素对其体质的影响,根据《中医体质分类与判定标准》辨别判定戒毒人员的体质特征,因人而异,因人施治。

(3)"四季食养"的内容包括:春季天气转暖,阳气上升,肝气当令而脾胃虚弱,新陈代谢不平衡、不稳定,饮食应以养肝健脾、通利肠胃为原则,宜少酸多甘,忌生冷、油腻。夏季气候炎热,阳气外发,伏阴在内,气血运行旺盛,新陈代谢较快,而脾胃功能减弱,食欲较低,汗液流失多,体能消耗大,饮食应以清热祛暑、益气生津为原则,宜食清淡、质软、酸甘类食物,忌肥甘厚味及燥热之品。秋季天高气爽,气候干燥,天气由热转凉,阳消阴长,人津亏体燥,易致津伤肺燥,饮食应以生津润燥、滋阴润肺为原则,宜少辛多酸,忌辛辣食物。冬季气候严寒,阳气密藏,阴寒盛极,消耗能量增多,饮食应以温补助阳、补肾益精为原则,宜适苦少咸,多吃黑色食物,忌食咸味偏重的食物。

(4)"五味调摄"遵循酸味开胃生津,过多则伤肝损脾;苦味清热泻火,过多则脾胃虚弱;甘味补养气血,过多则损伤心肾;辛味发汗活血,过多则伤精耗气;咸味补益强肾,过多则伤及骨骼肌肉的中医辨证施治、综合食疗原则,注重食物配伍调节,注意食品的相生相克,合理搭配膳食营养,形成相对固定、适合戒毒人员的四季健康食谱。

二、狠抓落实,全省"食疗"戒毒落地生根,戒毒成效明显

"一分部署,九分落实",山东省全省戒毒系统胸怀"功成不必在我""功成必定有我"的情怀,积极探索,砥砺前行,使"六疗"戒毒落地生根,"食疗"戒毒"三三四五"体系初步形成,戒毒人员的身体康复明显,出所后的复吸率明显下降,取得了较好的戒治成果。各所根据收治戒毒人员的不同特点,在"三三四五"体系内采取不同的食疗措施,亮点纷呈。现将他们的若干案例分享于下:

【案例一】山东省济东戒毒所开展"食疗戒毒"的案例

山东省济东戒毒所运用中医食疗食养理论,积极探索"戒毒特色饮食",从起初的"吃熟,吃饱,吃得卫生"逐步上升到"合理膳食,健康饮食",初步构建了"中医食疗食养戒毒"模式。

1.切实全面强化中医食疗文化理念

一是深化"药食同源""食为医用"的理念。食物既可为"食"以充饥,亦可为"药"以祛病,食借药力,药助食威,相辅相成,达到"药食同疗"之功。济东所以此基本理念为出发点,请专家,购书籍,通过网络学习、会议讨论、集体培训等方式,不断提升认识,达成共识,逐步形成和固化了中医食疗戒治思维。

二是深化"五行养生"理念。五行养生是传统中医的重要食疗方法。济东所以此为指导,积极研学《黄帝内经》《千金要方》《饮膳正要》等经典文献,结合戒毒人员的实际状况,把五行生克理论衍化而成的"五色五味""五入五禁"等食疗之法作为食疗戒毒的重要手段,不断探索实践。

三是深化"九大体质,辨体疗养"的理念。戒毒人员个体体质的差异决定了食疗方法的差异,为提高食疗的针对性,济东所认真学习研究国家中医药管理局、中华中医药学会编制的《中医体质分类与判定标准》,了解掌握了九大体质的辨别方法,注重辨体施治,对症施治,将体质辨别与界定作为食疗戒治的第一步,为食疗戒治和健康管理提供了科学依据。

2.立体打造中医食疗文化氛围

一是打造中医食疗文化基地。济东所多次走访调研了山东大学、济南大学等高校食堂,参观学习山东省中医院、济南市中医医院等中医院的食疗文化建设成果,博取各家之长,以强戒食堂为载体,努力打造"食疗益膳坊",形成了中医食疗戒毒的文化基地。

二是营造中医食疗文化氛围。在食堂就餐大厅营建了集30种食材于一体的文化长廊,以黑板报、宣传栏、主题文化灯箱等为形式载体,积极宣传倡导食疗文化,营造中医食疗文化氛围。

三是强化健康饮食文化理念。济东所整理编制了"食疗三字经""饮食谚语""健康饮食歌谣",倡导健康的饮食方式;利用电子显示屏每日公布营养餐的食疗功用及价值,明晰每日就餐的营养量和食疗作用,使健康饮食成为制度和习惯。

3.审因用膳,辨证施养,探索创立了"三期"食疗模式

(1)以脱毒为目标,促进机能恢复。针对脱毒期戒毒人员身体机能紊乱,脏器功能失调,胃肠道功能尚未恢复,营养缺乏的特点,济东所以"补充基本营养,恢复身体机能"为目的,以培补元气,益胃健脾为原则,注重烹调方式、粗细搭配和营养多样性,在餐厅专设新收脱毒期人员食品供应窗口,以"煮、炖、烩"为手段,以"羹、粥、汤、菜"为形式,选择"清淡、松软、温热、易于消化"的食物,文火慢炖,精心调制,辅以玉米粥、小米粥、甜沫、蔬菜鸡蛋汤等流质食物,起到了"振食欲、补营养、助消化"的积极作用,促进了戒毒者身体机能的恢复。

(2)以康复为目标,促进体能康复。针对戒毒人员经过脱毒期调养,胃肠道功能基本恢复但体能消耗较大,需摄取更多营养以弥补的特点。济东所以"益膳疗补,调理脏腑"为目的,以"扶正固本,滋养五脏"为原则,注重蛋白质、钙、磷和维生素的摄取补充,不断丰富菜品花样种类,定期更新菜谱,调节饮食结构,平衡膳食营养。早餐每人一个鸡蛋、一碗营养粥,配以榨菜、海带丝、花生米等特色咸菜;午餐、晚餐大灶以时令蔬菜配以大骨汤、鸡汤、肉汤等高汤精心炒炖为主,力求提食欲、补营养;同时每天制作香菇炖鸡、土豆炖肉、炖排骨、水饺、包子等多种特色营养餐,以满足个体需求。在制作方

式上，做到粗菜细做，细菜精做，坚持"一菜两炒、一炒多菜、一菜多做"，以辣度为口味差别，力求满足不同个体的需求；在食物相生相克关系的搭配上，力求发挥蔬菜搭配背后的药用价值，保证食物营养摄取的多样性，促进戒毒人员体能的进一步康复。

（3）以巩固为目标，促进健康观念的确立。经过前两个阶段的调养，戒毒人员的身体机能基本恢复正常，故此阶段以培塑健康观为目的，济东所以"全面协调，均衡营养"为原则，积极倡导"绿色饮食，健康饮食，科学饮食"。在大队健康管理师的指导下，发挥戒毒人员的主观能动性，开展自我健康管理，制作了《戒毒人员健康管理手册》，结合九大体质特征，积极推进辨体食疗，让戒毒人员自我对照参考，合理选择膳食，恢复强健体质，既保持了健康体重，又避免了营养过剩，从而将良好的食疗观提升为全面的健康观，让戒毒人员在摄取营养的同时建立自我健康管理意识。

4.因时制宜，顺时疗养，推进构建"四季"食养体系

自然界的春温、夏热、秋凉、冬寒变化，对人体的生理和病理都产生着影响。只有根据季节特点，确定适宜的食疗原则，才能达到中医食疗的最佳状态。

（1）春季养肝健脾，通利肠胃。春季阳气升发，肠胃积滞较重，肝阳易亢，春瘟易行，故以"养肝健脾，通利肠胃"为原则，预防"春病"和"春困"的发生。食疗以胡萝卜、菠菜、鸡蛋、芹菜、山药等为主，配以香蕉、白萝卜、柑橘等水果养阴润燥。在营养餐搭配中，辅以柿子椒、西红柿、卷心菜、菜花等特色菜品，补充足量维生素和无机盐，提升机体免疫力。

（2）夏季清热解暑，益气生津。夏季暑热偏盛，腠理开泄，易耗气伤津，脾胃功能减弱，易患肠胃疾病，故以"清热解暑，益气生津"为原则，防治"热感冒，腹泻，中暑"等症的发生。食疗以冬瓜、黄瓜、西红柿、豆角、白菜等清淡蔬菜为主，配以绿豆汤、甜沫、西瓜、圣女果等益气生津、解渴消暑之品；提供醋、蒜等调味品，防治感冒和肠道疾病的发生。

（3）秋季生津润燥，滋阴润肺。秋季天高气爽，脏器功能趋于收敛，人体偏于津亏体燥，容易出现皮肤干燥、干咳少痰等症，易伤肺，

故以"生津润燥,滋阴润肺"为原则,预防"秋乏"和伤风感冒、肠道细菌感染等"秋病"的发生。食疗以西红柿、菠菜、油菜、山药等蔬菜为主,提供雪梨、苹果等水果,除烦润燥,清肺化痰。同时,精心调制"银耳羹""百合粥"等特色粥品,生津止渴,益气安神,应对阴虚火旺。

(4)冬季温补助阳,补肾益精。冬季天寒地冻,阳气偏虚,阴寒偏盛,腠理密闭,但脾胃运化功能较为强健,是一年中进补的最好时机,故以"温补助阳,补肾益精"为原则,防治呼吸道疾病和心血管疾病等"冬病"的发生。食疗以鸡肉、牛肉、猪肉、鸡蛋、鱼类、豆类等高热量、高脂肪食物和白菜、萝卜等时令蔬菜为主,推出"当归生姜羊肉汤""山药大骨汤"等益膳疗补汤,在提高戒毒人员御寒能力的同时滋补五脏,营养机体,强健体质,预防"冬病"。

【案例二】山东省女子戒毒所以"饮食疗法"增强教育戒治效果

山东省女子戒毒所按照山东省戒毒局"六疗"并举、综合施策的要求,针对女性戒毒人员的特点,注重发挥食疗的作用,探索饮食疗法,取得了初步成效。

在实施"三期"饮食疗法和季节性饮食疗法的基础上,针对女性戒毒人员的特点开展食疗。山东省女子戒毒所为女性戒毒人员提供了女性特色饮食,根据女性生理特点,避免生、冷食物,以炖、炒熟食为主,安排好分饭的时间,大队就餐前 3~5 min 分好饭菜,早、晚餐经常变换粥、汤,主食随吃随添。超市、伙房定期为戒毒人员订购水果、食品 80 余种,以满足戒毒人员的需求和身体营养需要。针对女性戒毒人员的生理特点,有计划地为戒毒人员安排增加富含铁、铜、硫、磷等多种无机盐和维生素的食品,弥补戒毒人员体内所缺乏的物质,体现人文关怀。

【案例三】山东省戒毒监测治疗所开展食疗的案例

山东省戒毒监测治疗所依托中医中药戒毒工程,运用"食药同源"的中医文化思想,借鉴现代营养学理念,探索、创新地开展了药膳食疗戒毒法。

药膳食疗戒毒法是根据药材、食材"四气""五味"的特性,结合戒毒人员的个体体质、年龄等因素进行严格配伍,"寓医于食",既将药物作为食物,又将食物赋以药用,药借食力,食助药威,帮助戒毒人员缓解戒断症状和稽延性症状,调节机体平衡,增强免疫功能,提高对疾病的抵抗力。该所戒毒康复中心在营养专家和中医专家的指导下,针对吸毒人员因吸毒引起的常见消化系统和精神系统疾病,根据戒毒人员体质,选取具有健脾益气、促进消化、宁心安神、改善睡眠、缓解焦虑抑郁等症状的食物和中药,随时令变化组成经典的食疗方,制订食谱。实行"每周五粥,每周一膳",即每周五天下午服用食疗药粥,每周最少一次服用食疗药膳。通过服食营养丰富、易于消化的药粥和药膳,结合其他多渠道的戒毒医疗手段,收到了综合矫治的明显效果。

第九章　中医食疗在戒毒中的应用

中医食疗是在中医药理论指导下，通过对食物的性能、配伍、制作和服法的研究，利用食物达到维护健康、防治疾病的目的。吸毒成瘾人员由于长期吸食毒品，普遍存在免疫力低下，罹患多种传染性或非传染性疾病的问题，尤为突出的是长期吸毒导致机体和神经损伤明显。要帮助戒毒人员实现有效逆转，逐步恢复健康，彻底戒断毒瘾，我们必须多方探求和努力，更加注重从博大精深的中华优秀传统文化中去寻找破解难题的典藏秘籍。食疗文化作为我国优秀传统文化的重要组成部分，源远流长，引人注目。中医历来强调"药疗不如食疗"，食疗具有无不良反应，物丰价廉，人们乐于接受并易于坚持等优势。探索将食疗文化引入戒毒工作，通过科学合理的膳食营养搭配，从根本上帮助戒毒人员治疗疾病，康复身心，戒断毒品，是戒毒工作的一项创新举措，是拓宽食疗应用领域、为科学专业戒毒提供合理方案的有益实践。

第一节　中医食疗理论

中医食疗作为一门学科，是以中医药理论为指导，运用食物来达到治病防病的目的。本节从中医食疗的概念、历史渊源，食物的性味、功效，药膳的概念和功效等方面进行论述。

一、中医食疗的概念和历史渊源

中医食疗是在中医药理论指导下，通过对食物的性能、配伍、制作和服法的研究，利用食物达到维护健康、防治疾病的目的。通俗来讲，中医食疗就是以中医药理论为指导,运用食物来治病防病。中医食疗作为一门学科,初见于唐代孟诜所著的《食疗本草》,其大多数内容可见于有关食疗本草这一类的书籍,还有就是某些古医书或中医临床古籍。中医食疗在古代被称为"食疗"或"食治"。虽有"疗""治"的称谓,但其主要并不是利用食物来治疗疾病,而是利用食物来维护健康,并辅助药物防治疾病或者说达到养生的目的。在《本草求真》中有"食物入口,等于药之治病,同为一理",所以才有"疗""治"的称谓。

中医食疗整合与利用古代的经验,结合现代科学技术手段和思路,同时也注重营养学、植物生物化学、烹饪技术等学科知识。中医食疗将食物的性能、功效与保健强身、防病治病的理论与经验相结合,同时注重食用价值、饮食卫生、加工配制等。

中医食疗和药物疗法有很大的不同,其主要是利用食物,并以饮用食物的方式维护健康或者治病防病,其应用范围较为广泛,适用人群广泛,健康、亚健康人群,哪怕是患者都可以,不过,主要还是针对亚健康人群。作为药物或其他治疗措施的辅助手段,中医食疗的应用方式简单,日常正常的饮食就可以达到目的。药物疗法主要是用药物,并以服用药剂的形式来达到目的,是防治疾病的主要手段,用来纠正机体的病理状态。在防病治病的过程中,二者应用其所长,相互配合。

二、食物的性味和功效

"食疗"研究离不开食物的性味和功效,当然现在也包括食物的营养作用(这多是营养学方面的知识)。在古代,中医食疗主要研究各种食物的性能和功效。在《千金要方》"食治"一卷中,不仅分类介绍了果实、菜蔬、谷米、鸟兽及虫鱼的性能、功效,还在卷首绪论中论述了中医食疗的意义、原则和饮食宜忌等。在《伤寒杂病论》《肘后备急方》《圣济总录》《古今医统大全》等书籍中,中医食疗内容也是全书都有涉及的部分,从而可以看出,中医食疗学具有十分悠久的历史。

我国素有"药食同源说"。传统中医药理论认为,食物与药物之间没有明显的界线。有很多物质,既是食物,又是药物,它们同源、同用、同效。药与食的关系,如同兄弟,同出一母,秉性各异。药物像是一个特长生,在某个方面有强烈的功效,能够有针对性地治疗某种疾病,扶正祛邪,调整阴阳,使身体恢复健康,但药物作用强烈却不均衡,在治疗疾病的同时,对人体总会有一些伤害,这就是"是药三分毒"。而食物就像是一个普通学生,蕴含营养与精华,对人体的作用缓和而均衡,有滋养濡润的功效,既可疗疾健体,又能减少对机体的损害。这就是"药补不如食补"。所以说,食物的性能与药物的性能一致,包括"气""味""升降浮沉""归经""补泻"等内容,并在阴阳、五行、脏腑、经络、病因、病机、治则、治法等中医基础理论指导下应用。

所谓"气",也称为"性",一般也称"四气"或"四性",即指食物具有的寒、热、温、凉四种药性。但其实其有五个层面(温、热、平、寒、凉),三个类别(寒凉、平、温热)。一般只分为寒凉性与温热性两大类,而介于两大类之间者则称为"平性",亦指寒热之性表达不明显者。而在实际应用中,又有大寒、寒、微寒、凉,大热、热、大温、温、微温,平性等具体分类。

寒凉性食物具有清热泻火,凉血解毒,利咽解暑,滋阴等作用,主治热证;不损伤阳气的温热性食物可温中散寒,助阳补虚,活血通络止痛等,主治寒证,不过也有化燥生热伤阴的副作用。如鸭肉、梨、绿豆、西瓜和苦瓜等具寒凉之性;鸡肉、羊肉、黄豆、桂圆、红糖等食物,具有温热之性;而猪肉、木耳、葡萄、鸡蛋等是平性的。

味,指的是"五味",即俗话说的辛、甘、酸、苦、咸五种不同的味道。除此五味之外,还有"淡"味和"涩"味。长期以来,将"涩附于酸",将"淡附于甘",以合五行配属关系,所以习称"五味"。但实际上,五味是指食物因功效不同而具有辛、甘、酸、苦、咸等味。这里既是对其药物作用规律的高度概括,同时也是部分食物真实滋味的具体表示。例如,具有滋养补益作用的肉类、内脏,实际并无甜味,但仍可标为甘;海带、紫菜、蛤蜊、海蜇等,本身也并无咸味,但因其有软坚散结作用,仍标为咸。由此可知,味的标示,可提示食物有某种作用。因此,从五味的角度,又是考察食物功效的一个重要方面,是食物效用规律的理论概括,当然这些效用包括了治疗作用和不良作用。

"辛味"包括芳香、辛辣味,具有发散风寒,温经活血,开胃化湿的作用。如用于发散的葱、薄荷、姜等,用于散寒的辣椒,用于行气的洋葱,用于活血的酒等,都具有辛味。辛味食物大多能耗气伤阴,故气虚阴亏者慎用。

"甘味"具有补益气血，和中缓急等功效，多用于滋补以治疗人体气、血、阴、阳任何一方的虚证。如用核桃仁、枸杞子、芝麻补虚，用蜂蜜和中缓急，解药食之毒等。此外，甘味食物多质润而善于润燥。但甘味食物大多能腻膈碍胃，令人中满，凡湿阻、食积、中满气滞者慎用。

"酸味"具有收敛、固涩的作用，如乌梅、醋、柑橘、石榴等。适用于因气虚、阳虚不摄所致的多汗症，以及泄泻不止、尿频、遗精、滑精诸症。但若过食酸物，又易导致消化功能紊乱。酸味食物大多能收敛邪气，凡邪未尽之证均当慎用。

"苦味"有清热、泻下、燥湿的功效，多用于治疗热证、湿证。如苦瓜性寒味苦，可清热解毒，明目；茶叶苦甘而凉，可清理头目，除烦止渴。但若过多食用苦味食物易损伤脾胃，引发腹泻。苦味药大多能伤津、伐胃，津液亏虚及脾胃虚弱者不宜大量用。

"咸味"具有软坚散结、补肾的作用。具有咸味的食物，多为海产及某些肉类。如猪肾性平、味咸，能治肾虚所致的腰膝酸软、遗精、小便不利等。食盐类咸味食物不宜多食，脾虚便溏者慎用。

"涩味"能收，能敛，同酸味一样有收敛固涩作用。如用于小儿泄泻的苹果皮，治崩漏带下的石榴皮等，均具涩味。涩味食物大多能敛邪，邪气未尽者慎用。

"淡味"能渗，能利，有渗湿利水作用，可用于治疗水肿。在各类食物中，纯属淡味者极少，一般皆显示甘、平的特点，其味虽甘，然甘味不浓，其性寒热亦不明显，平平淡淡，如冬瓜、白扁豆、花生、红薯、白菜、芹菜、藕、百合、豌豆等。淡味食物过用，亦能耗伤津液，故凡阴虚津亏者慎用。

食物的性能也表现在归经上。食物的归经是指食物对人体某经（脏腑及其经络）或某几经有特异选择性的作用，而对其他脏腑或经络作用较小或没有作用。归，即归属，指食物作用的归属；经，即人体的脏腑经络。归经，即食物作用的定位，就是将食物的作用与人体的脏腑经络密切联系起来，以说明食物对机体某部位的选择性作用特性，从而为食疗的应用提供依据。如生姜、桂皮能增进食欲，萝卜、西瓜能生津止渴，而胃主受纳，又喜润恶燥，食欲减退、津少口渴之症属于胃，故以上四物归属胃经；柿子、蜂蜜能养阴润燥、缓和咳嗽，芥菜、荸荠能化痰，而肺为娇脏，司呼吸，又为贮痰之器，咽喉干燥、咳嗽咳痰之症属于肺，故以上四物归属肺经;而如胡桃仁、甜杏仁、香蕉之类,既能润燥止咳,又能通利大便,且所治之肺燥咳嗽、肠燥便秘之症属肺与大肠,故以上三物归属肺与大肠二经。通过上述举例可以看出,有些归经的是由食物的特性决定的,每种食物都具有不同的形、色、气、味等特性,有时就以此作为归经的依据,其中尤以五味多用。如萝卜味辛入肺,粳米味甘入脾。然而,按此确定食物的归经往往带片面性,即便是将诸特性合参时也不准确。还有就是根据食物的效应部位来确定归经。古人通过长期的临床观察,逐步认识到每种食物进入人体后,其主要作用部位是相对确定的,以此确定食物的归经十分准确。如杏仁能治疗咳喘,而咳喘为肺脏功能失调所致,故归肺经;冬瓜能治水肿和小便不利,而小便不利多为膀胱之疾,故归膀胱经。"归经"和性、味一样,只是食物性能的一个侧面,必须把它们互相结合起来看,才能比较完整地表示一种食物的性能。如韭菜,味甘、辛,性温,归肾、胃、肝经,分而言之难以说明它的功能,但如把它们结合起来看,则基本上可以表示出本品如下的功能:味甘而辛温,归肾经,表示能补肾助阳;辛温,归胃经,表示能温中开胃;辛温,归肝经,表示能散瘀血。若只知食物的性、味,则难以判断它究竟作用于何经而发挥某种功能。如辛温的韭菜就不归肺经而发汗散寒解表,故须与其归经结合起来看。反之,若只知食物的归经,也难以判断它在某经究竟发挥何种功能,如韭菜归肾经而不滋肾阴,归胃经而不益胃生津,故须与其性、味结合起来。

食物既然有性、味、归经及其功能,也就有升降浮沉的作用趋向,但由于这种趋向不如药物显著,与某种趋向相对应的功能也缺乏(如与升浮相对应的涌吐、开窍,与沉降相对应的攻泻、熄风止痉等功能),故不专门介绍。极少的食物也有一定毒性(包括副作用),但这种毒性是应当避免的,食用时须经适当加工处理或适量摄入(如白果、芋子、大蒜、辣椒等),而不是像中药那样,有的还可用来"以毒攻毒",故此处不作食物的性能来介绍,一并从略。

在一般情况下,食物多单独食用,但为了增强食物的食疗效果和可食性,以及营养保健作用,也常常把不同的食物搭配起来应用。食物的这种搭配关系,称"食物的配伍"。食物之间或食物与药物通过配伍,由于相互影响的结果,使原有性能有所变化,因而可产生不同的效果,即有不同的配伍关系,如同本草学中所说的相须、相使、相畏、相杀、相恶、相反配伍关系。相须配伍是以两种功效类似的食物合用,以期相互协同,提高疗效的配伍方法。如百合炖梨,以提高清肺热、养肺阴之功效。相使配伍是将两种功用不同的食物以一种为主,另一种为辅,互相配合,以提高疗效的方法。如生姜炖羊肉,可加强温中散寒的功能。相畏相杀,即当两种食物同用时,一种食物的毒性或不良反应能被另一种食物降低或消除。在这种相互作用的关系中,前者对后者来说是相畏,而后者对前者来说是相杀。如扁豆中含有一种叫"植物血凝素"的毒素,用大蒜可以将其消除。相恶指一种食物能减弱另一种食物的功效。如萝卜能减弱补气类食物(如山药、山鸡等)的功效。产生这种配伍关系的食物,其性能基本上是相反的。如食羊肉、牛肉、狗肉之类温补气血的食物,又食绿豆、鲜萝卜、西瓜等,前者的温补功能会相应减弱。在日常饮食中,这类典型不协调的食物同时出现在食谱里的情况很少。相反指两种食物合用,可能产生不良作用,形成食物的配伍禁忌。如海藻反甘草,鲫鱼反厚朴等。从人们长期饮食经验来看,食物相反的配伍关系极为少见。

总之,在多数情况下,食物通过配伍后,不仅可以增强原有的功效,而且还可以产生新的功效。因此,配伍使用食物较之单一的食物有更大的食疗价值和更广的适用范围。此外,配伍使用可改善食物的色、香、味、形,增强其可食性,提高人们的食欲。

根据以上食物配伍的不同关系,在实际应用中,可以决定食物配伍宜忌。相须、相使的配伍关系,能够增强食物的功效,又可增强其可食性,这正是食疗所希望达到的效果,因此是食物相宜配伍中最常用的一种,应当充分加以利用。相畏、相杀的配伍关系,对于使用少数有毒性或副作用的食物是有意义的,这也是相宜的配伍,但不如相须、相使常用。相恶、相反的配伍关系,因能削弱食物的功效或可能产生毒副作用,都是于食疗不利的,故应当注意避免使用。

三、中医食疗与药膳的关系

中医食疗方法可分为药膳与普通食疗两种。

药膳是利用药食不分的种类或一些没有毒副作用、口感较好的中药材制成的食物。普通食疗则为饮食疗法,是利用食物(包括可食性的中药)以疗疾健身的方法。药膳是在中医药理论知识指导下,将药物的药性和食物的食性经合理搭配,烹调加工而成的一种特殊膳食。这些膳食既有药物之效能,又有食物之美味,二者相辅相成,起到"食借药力,药助食威"的双重作用。人们在食用这类膳食后,可达到防病治病、强身健体、延年益寿的作用。

药膳中使用的食物和药物一样,有一定的性味功效。祖国医学历来将常用的食物放于各种"本草"内,如五谷杂粮、鸡鸭牛羊、蔬菜水果等。在当代最具代表性的中药巨著《中华本草》里,几乎能够找到我们日常生活中的各种食物。无论是药物还是食物,在中医药学理论指导下都能发挥其应有的作用。国家有关部门规定的既是药物又是食物的品种有很多,如人参、党参、黄子、天麻、木瓜、沙参、麦冬、玉竹、黄精、山楂等,也包括花椒、胡椒粉等。

中医食疗的主要功能是防病治病、强身健体,适应于若干慢性病的调养恢复和人们日常生活中的预防保健。中医食疗注意"三因制宜",注意菜肴选料的变化随不同的需要而变,并始终注意"天人相应"。"四季脾旺不受邪"(《金匮要略》),故药膳注重调养胃,只有脾胃的运化正常,人体才能从食物中获得源源不断的营养补充。

中医食疗具有食、治、养结合的作用,但更注重调养,调养即预防。人不可能天天吃药,但一日三餐是少不了的。利用三餐与疗养结合,是历代医家认为的养生健体的最好方法。古代医家早就提出"治未病",而"治未病"最好的方法就是食疗。孙思邈在《千金方》中提出:"夫为医者,当须先洞晓病源,知其所犯,以食治之,食疗不愈,然后命药。"可见其对饮食疗养的重视。

四、中医辨体食疗

中医体质理论内容参见本书第六章第二节。现将八种偏颇体质食疗方法介绍如下:

(一)气虚体质食疗方

气虚质由于元气不足,以气息低弱,机体、脏腑功能状态低下为主要特征体质状态。常见表现:平素气短懒言,肢体容易疲乏,精神不振,易出汗,舌淡红,脉象迟缓;性格内向。戒毒人员中易患上呼吸道感染、支气管炎、肺炎等疾病者多为此体质。

1.党参黄芪粥

组成:党参 10 g,黄芪 20 g,粳米 100 g。

制法:先将黄芪、党参一起加水煎煮 40 min,水可以一次性加多一些。同时淘洗完大米后浸泡 10 余分钟。40 min 后将黄芪、党参捞出来,待水凉一会儿,再将 100 g 粳米放入,文火熬制 30 min 即可每日晨服。

功效:补中益气,养血安神,固表止汗。

2.桂圆鸡肉紫米粥

组成:鸡肉 100 g,大枣 10 g,桂圆 10 g,紫糯米 100 g。

制法:先将紫糯米洗净后用水浸泡 2 h;再把鸡胸肉洗净后切丁;鸡汤与紫糯米至锅中,武火煮开后转文火,再放入剥皮洗净后的桂圆,继用文火熬制 30 min,最后放入鸡肉丁、盐、白糖熬煮 20 min,加味精即可。

功效:健脾益气,气血双补。

3.清蒸洋参鸡

组成:西洋参 15 g,香菇 10 g,火腿 50 g,母鸡 1 只,调料适量。

制法:将母鸡宰杀后,退净毛,取出内脏,放入开水锅里烫一下,用凉水洗净。将火腿、玉兰片、香菇、葱、生姜均切成片待用。将西洋参用开水泡开,上蒸笼蒸 30 min,取出。将母鸡放入盆内,加入人参、火腿、玉兰片、香菇、葱、生姜、精盐、料酒、味精,添入鸡汤(没过),上笼,武火蒸烂熟食之。

功效:健脾益气,调节免疫力。

4.洋参炖银耳燕窝羹

组成:西洋参 10 g,银耳 20 g,燕窝 15 g,冰糖适量。

制法:银耳用清水浸开,洗净,摘小朵;西洋参片洗净;燕窝用清水浸泡、洗净,拣去羽毛杂质。把全部用料放入炖盅内,加滚水适量。隔滚水小火炖 3 h,加冰糖调味即成。

功效:润肺止咳,滋阴润燥,对孕妇及老年体弱者尤佳。

(二)湿热体质食疗方

湿热质是以痰湿内蕴为主要特征的体质状态。常见表现:平素面垢油光,易口苦口干,易生痤疮粉刺,舌质偏红,苔黄腻,脉滑数;性格急躁易怒。戒毒人员中易患肝炎、黄疸、胆囊炎、胆结石等疾病者多为此体质。

1.清热祛湿粥

组成:赤小豆 30 g,白扁豆、薏苡仁、木棉花、芡实各 20 g,灯芯花、川萆薢各 10 g,赤茯苓 15 g。

制法:将川萆薢、赤茯苓、木棉花、灯芯花洗净,水煎至 2 碗,去渣取汁,加入赤小豆、白扁豆、薏苡仁、芡实同煮成粥。温热服食。

功效:清热祛湿。

2.薏米红豆粥

组成:薏苡仁 50 g,赤小豆 50 g。

制法:将薏苡仁、赤小豆洗净加水 1 L,同煮成粥。温热服食。

功效:健脾胃,利水消肿。

3.决明子菊花粥

组成:决明子 15 g,菊花 10 g,粳米 100 g。

制法:将决明子与菊花水煎,去渣取汁,加粳米同煮成粥。温热服食。

功效:清热利湿,疏肝利胆。

(三)阴虚体质食疗方

阴虚质由于体内津液精血物质亏少,表现为以有关组织器官失养为主要症状的体质状态。常见表现:手足心热,口燥咽干,口渴喜冷饮,大便干燥,舌红少津少苔;性格活泼好动。戒毒人员中易患口腔溃疡、牙龈肿痛、便秘等疾病者多为此体质。

1.冬虫夏草淮山鸭汤

组成:虫草 15 g,淮山药 20 g,鸭 1 只。

制法:将鸭和虫草、淮山药放入锅内隔水炖熟,加点调味品即可。每周可食用 1～2 次。

功效:滋阴补肾,适用于因肾阴不足而导致的失眠、耳鸣、腰膝酸痛、口干咽燥等。

2.乌龟黑豆汤

组成:乌龟 1 只(约 250 g),黑豆 30 g。

制法:将乌龟去甲及内脏,洗净切成块,先用清水煮一阵,然后放入黑豆,用文火熬至龟肉熟透,添入冰糖即可。当汤食用,一天食完,每周服 2 次。

功效:滋补肝肾,养阴退热。

3.茉莉银耳汤

组成:银耳 15 g,茉莉花 24 朵,料酒 9 g,食盐、味精、清汤适量。

制法:将银耳泡发,洗净,去蒂,用开水余一下,放入凉水中漂凉备用。茉莉花去蒂洗净,放在盘中待用。锅内放入清汤,下料酒,加食盐、味精,用旺火烧开,撇出浮沫,将汤盛入碗中,再将银耳放入汤中,将茉莉花撒在汤碗中即成。

功效:滋阴化湿。

(四)血瘀体质食疗方

血瘀质由于体内血液运行不畅,瘀血内阻,表现出一系列外在征象的体质状态。常见表现:面色晦暗,易色素沉着,易患疼痛,口唇暗紫,舌质暗有淤点,脉细涩或结代;性格易烦躁。戒毒人员中易患腹痛、静脉血栓、脑梗死、眩晕者多为此体质。

1.鲜藕炒木耳

组成:鲜藕片 250 g,黑木耳 10 g。

制法:鲜藕洗净连节切片,稍微炒一下;用温水将黑木耳泡软,放入少许调料,略微翻炒即可。

功效:补脾开胃,益气补虚,止血,散瘀和血。

2.山楂红糖包

组成:面粉 1000 g,山楂 10 g,红糖及酵母粉适量。

制法:将山楂与红糖研磨成馅,做成面粉包子,蒸熟即可。

功效:化饮食,行结气,化瘀血。

3.桃仁粥

组成:桃仁、生地各 10 g,粳米 100 g,桂心粉 2 g,红糖 50 g。

制法:桃仁浸泡后去皮弃尖,与生地二药洗净后加入适量冷水,武火煮沸,改文火慢熬 30 min,之后除去药渣,将粳米洗净加入药汁中煮粥。粥熟后加入桂心粉、红糖。每次食 1 小碗,每天 3～4 次。

功效:祛瘀通经,活血止痛,滋养脾胃。

(五)气郁体质食疗方

气郁质由于长期情志不畅,气机瘀滞,形成了以性格不稳定、敏感多疑为主要表现的体质状态。常见表现:性格不稳定,忧郁脆弱,敏感多疑,时常闷闷不乐;大便多干,睡眠较差。戒毒人员中易患失眠、癔症者多为此体质。

1. 百合莲子粥

组成:干百合 100 g,干莲子 50 g,冰糖 50 g,大米 100 g。

制法:将百合冲洗干净后浸泡约 5 h,莲子冲洗干净浸泡 4 h,将百合、莲子置入清水锅内,武火煮沸后,加入冰糖、大米,改用文火继续煮 30 min即可。

功效:安神养心,健脾和胃。

2. 甘麦大枣粥

组成:小麦 50 g,大枣 10 枚,甘草 15 g。

制法:先煎甘草,约 15 min,去渣取其上清液,入小麦及大枣,文火煮 30 min。

功效:益气安神除烦。

3. 双花西米露

组成:西米 50 g,玫瑰花 20 g,茉莉花 20 g,白砂糖适量。

制法:将玫瑰花、茉莉花放入适量开水中泡开待用,西米用中火煮 5~6 min至呈半透明状,将西米滤出。将泡过玫瑰花、茉莉花的水倒入锅中,加入煮过的西米,加冰糖适量,将西米煮至全透明即可。

功效:理气解郁,活血散瘀,温中健脾和胃。

4. 菊花鸡肝汤

组成:银耳 15 g,菊花 10 g,茉莉花 30 朵,鸡肝 100 g。

制法:将银耳洗净撕成小片,用清水浸泡待用;鸡肝 100 g 洗净切薄片备用。将水烧沸,先入料酒、姜汁、食盐,随即下入银耳和鸡肝,烧沸,打去浮沫,待鸡肝熟,调味。再入菊花、茉莉花稍沸即可。

功效:疏肝清热、健脾宁心。

(六)阳虚体质食疗方

阳虚质由于阳气不足,表现出以虚寒现象为主要特征的体质状态。常见表现:手足不温,喜热饮食,口唇色淡,小便清长,大便溏薄;性格沉静。戒毒人员中易患支气管哮喘、过敏性鼻炎、心律失常、腹泻等疾病者多为此体质。

1. 羊肉羹

组成:瘦羊肉 80 g,羊肉汤 60 mL,少许鲜姜汁、蒜泥、料酒、味精、盐、淀粉。

制法:将 80 g 煮熟的瘦羊肉用刀背砍成泥状,置碗中,注入 60 mL 羊肉汤,放少许鲜姜汁、蒜泥、料酒、味精、盐、淀粉,拌匀后置笼上蒸 45 min。热食。

功效:温阳助阳。

2. 核桃仁粥

组成:核桃仁 30 g,粳米 50 g,核桃汁。

制法:核桃仁 30 g,研成膏状,注入 50 mL 热水搅匀滤汁;粳米 50 g 煮粥,米熟烂后将核桃汁加入再煮,待无核桃生油气后即可。热食。

功效:温阳通便。

3. 糯米粥

组成:糯米 50 g,狗肉汤 250 mL。

制法:糯米 50 g,加入狗肉汤 250 mL,文火炖煮成稀糊状,加适量胡椒、味精即可。热食。

功效:温阳止泻。

(七)痰湿体质食疗方

痰湿质由于水液内停而痰湿凝聚,表现出以黏滞重浊为主要特征的体质状态。常见表现:面部皮肤油脂较多,易胸闷,痰多,易困倦,舌苔白腻,脉滑。性格稳重。戒毒人员中易患冠心病、糖尿病、脑梗死等疾病者多为此体质。

1. 绿豆薏米粥

组成:绿豆、薏苡仁各 1 大匙,蜂蜜少许。

制法:将薏苡仁、绿豆洗净,用清水浸泡一夜。将浸泡后的水倒掉,绿豆和薏苡仁入锅,加适量的水,用大火烧开后改用小火煮至熟透即可食用。吃的时候放少许蜂蜜调味。

功效:利水消肿,健脾祛湿,舒筋除痹,清热排脓。

2. 山药冬瓜汤

组成:山药 50 g,冬瓜 150 g。

制法:将山药、冬瓜放至锅中文火煲 30 min,调味后即可饮用。

功效:健脾,益气,利湿。

3.白菜萝卜汤

组成:大白菜叶子2片,白萝卜、胡萝卜各80 g,豆腐半块(约200 g)。

制法:将大白菜、白萝卜、胡萝卜与豆腐洗净,切成大小相仿的长条,在沸水中焯一下捞出待用。锅中倒入清汤,把白萝卜、胡萝卜、豆腐一起放入锅中,大火煮开后加入大白菜,再次煮开,用盐、味精调味,最后撒上香菜末盛出即可。

功效:化痰,清热,消食。

(八)特禀体质食疗方

特禀质是指由于遗传或者先天因素造成的一种体质缺陷。常见表现:对外界适应能力较差,易对药物、特殊气味、特殊天气或特殊物质产生过敏反应。戒毒人员中易患过敏性鼻炎、神经性皮炎等病症者多为此体质。

1.固表粥

组成:乌梅15 g,黄芪20 g,当归12 g,粳米100 g。

制法:乌梅、黄芪、当归放砂锅中加水煎开,再用小火慢煎成浓汁,取出药汁后,再加水煎开后取汁,用汁煮粳米100 g成粥,加冰糖趁热食用。

功效:益气固表。

2.抗敏汤

组成:乌梅15 g,黄芪20 g,何首乌30 g,百合15 g,粳米100 g。

制法:乌梅、黄芪、何首乌、百合放砂锅中加水煎开,再用小火慢煎成浓汁,取出药汁后,再加水煎开后取汁,用汁煮粳米100 g成粥,加冰糖趁热食用。

功效:益气养阴。

3.鲜人参炖竹丝鸡

组成:鲜人参2根,竹丝鸡650 g,瘦猪肉200 g,生姜2片,味精、盐、鸡汁适量。

制法:将竹丝鸡去内脏、洗净,瘦猪肉切块,把所有的肉料焯去血污后,加入其他原材料,然后装入锅内,炖4 h,调味即可。

功效:益气固表,强壮身体。

4.香附豆腐泥鳅汤

组成:泥鳅300 g,豆腐200 g,香附10 g,红枣15 g,盐少许,味精3 g,

高汤适量。

制法：将泥鳅处理干净，豆腐切块，红枣洗净，香附煎汁备用。锅内倒入高汤，加入泥鳅、豆腐、红枣煲至熟，倒入香附汁，加入盐、味精即可。

功效：补中益气，疏肝解郁。

5.山药黑豆粥

组成：大米 60 g，山药、黑豆、玉米粒、薏米适量，盐、葱适量。

制法：大米、黑豆、玉米粒、薏米均洗净，山药洗净切丁，葱切花。锅置火上，加水，放大米、薏米、黑豆煮至开花，加山药、玉米煮至浓稠状，加入盐，撒上葱花即可。

功效：健脾暖胃，温中益气。

第二节　药食同疗

在中医中，药食同源，药食互补，药食互用，药食同疗，药与食之间并没有严格的界限，将二者配合起来，用以养生疗疾，是中医食疗的一个显著特色。本节着重从药食同疗的原理、原则、方法和禁忌四方面进行阐述。

一、药食同疗原理

"药食同疗"根据古代中国阴阳五行学说之饮食基准分类为五味"酸、甜、苦、辛、咸"各司其职供养五脏六腑，及五性"热、寒、平、温、凉"各司其职以其特有性能对人体内脏产生各种各样的作用。例如，食物进入人体之后，酸入肝胆，甜入脾胃，苦入心和小肠，辛入肺和大肠，咸入肾和膀胱。如食物生食，对人体而言属寒性，然依食物调理法的不同，其性质会起变化，好比白萝卜生食性寒，煮过性平，加入辣椒性热……食物依调理法之烫、煮、烤、烧、熏、炒、蒸等所发生的变化，又称为"自然化学变化"。

中医对食物的认识和中药一样，讲究寒、热、温、凉四性和辛、甘、酸、苦、咸五味。万物均为食，食用方法得当，方能把万物变为食药统一体。

《黄帝内经》中提到了很重要的三条中医基本原理：一是上工治未

病,下工治已病。就是无病要养生。治病的技术再高明,也不如不得病,得病之后采取措施防止进一步恶化,大病初愈防止复发,而食疗是治未病的重要方法。二是有胃气则生,无胃气则死。胃气就是饥饿感。三是正气存内,邪不可干。胃为后天之本,还是气血生化之源。同时,胃是六腑之海,六腑的运化全在于胃能否消化。胃的好坏以及消化正常与否对人体有着巨大的影响,其与吃、睡、情绪等有着密切的关系。如果胃气不复,就有可能引发多种疾病。《黄帝内经》认为,任何时候胃脉都不可以绝,胃脉一绝则人体大限将至。所以一定要注意,不要把脾胃伤了,好好吃饭是关键。只要还能吃,康复就有望。

药食同疗有以下几个特点:一是体现预防为主的思想;二是注重辨证(质)食治的方法;三是强调食物的四性五味;四是因人、因时、因地择食;五是时时调护脾胃之气;六是强调饮食禁忌原则。

二、药食同疗基本原则

整体原则、辨证论治原则和平衡膳食原则,是中医学的显著特点,也是临床思维的基本原则。建立在中医药理论基础上的中医食疗,遵循整体观和辨证施食的原则。

(一)整体原则

1. 人体是一个有机的整体,人体与自然环境也是一个有机的整体

进行食疗时,应注意协调人体内部、人体与自然环境间的相互关系,保持、稳定人体内外环境的统一性。要根据个体差异、季节变化、地域特点来选择食物,即因时、因地、因人制宜。充分利用食物的各种性能,调节和稳定人体的内环境,使之与自然环境相适应,方能保持健康,祛病延年。如夏季应多食西瓜、绿豆等,冬季应多食羊肉、狗肉等,秋季应多食梨子等,即因时制宜。东南沿海地区潮湿温暖,宜食清淡,长于除湿的食物;西北高原地区寒冷干燥,宜食性温热,长于散寒、生津、润燥的食物。儿童身体娇嫩,为稚阴稚阳,宜选用性质平和,易于消化,又能健脾开胃的食物,而应慎食滋腻峻补之品;老年人气血阴阳渐趋虚弱,身体各器官机能亦较低下,故宜选用有补益作用的食物,凡过于寒凉和温热及难于消化的食物均应慎用。个体存在差异,食物的选择亦有不同,如男性在生理上因消耗体力过多,常以阳气偏衰为主,宜多食用补气助阳的食物;

而女性则有经、孕、产、乳等特殊生理时期,容易伤血,故宜食用清凉阴柔之品。阳虚者宜食用温热补益之品,阴血不足者宜食用养阴补血之品。易患感冒者宜食补气之品,湿热较甚者宜食清淡渗利之品。

2.脏腑之间,脏腑与躯体之间是一个统一的整体

脏腑病变可以反映到躯体某一局部,局部病变可以体现某一脏腑病变。一个脏腑发生病变,会影响其他脏腑的功能。食疗时应协调脏腑之间、整体与局部之间的关系,恢复机体相互间的生理平衡。如视物昏花的病证,为肝血不足表现于目,食疗采用滋补肝肾法,选食猪肝炒枸杞苗、猪肝羹等;口舌生疮的病证,为心胃火旺反映于口舌,食疗采用清心泻火法,选食灯芯粥、竹叶芦根茶等。这都是协调脏腑,统一整体与局部关系的例证。又如肺的病变,可能是本脏受邪发病,亦可能是他脏病变所致。肺本脏为病,食疗应宣肺降逆,选食姜糖饮等;因肝火亢盛,木火刑金者,应以泻肝火为主,选食菊花茼蒿饮等;因脾虚生痰,痰湿壅肺者,应以健脾燥湿为主,选食枳术饭等;肾阴虚不能滋肺者,应以滋肾润肺为主,选食百合枸杞羹等。头痛耳鸣,面红目赤,烦躁易怒,肝阳上亢的病证,既可食菊花饮、芹菜粥等以清肝潜阳;也可食山药粥、益脾饼等预护中土,以免木旺克脾;又可食桑葚膏、猪肾羹等滋肾水以涵肝木;或食竹叶粥、灯芯饮等泻心火,以达实则泻其子的目的。同样,其他脏腑的病变,也可根据脏腑间的相互关系,选择适当的食物以协调它们之间的平衡,以收到不同程度的食疗效果。

3.四时气候的变化,对人体的生理功能、病理变化均产生一定的影响

应用食物疗法时,应注意气候特点。春季气候转温,万物生发,机体以肝主疏泄为特征,饮食应以补肝疏散为主,可选食韭菜炒猪肝、桑菊薄荷饮等;夏季炎热酷暑,万物蒸荣,腠理开泄,机体以心喜凉为特征,饮食应以消暑生津为主,可选食绿豆粥、荷叶粥等;秋季凉爽干燥,万物肃杀,机体以肺主收敛为特征,饮食应平补润肺,可选食柿饼、银耳羹等;冬季气候寒冷,万物收藏,机体以肾脏阳气内藏为特征,饮食应补肾温阳,可选食羊肉羹、狗肉汤等。对于疾病辨证施食时,也应注意季节气候特点。如春夏感冒,应选食桑菊薄荷饮、荷叶粥等辛凉食品;秋冬感冒,又应选食生姜红糖茶、葱豉粥等辛温解表食品。所以,食疗应适应气候,因时制宜。

4.我国地域辽阔,不同地区由于地势高低、气候条件及生活习惯各异,人的生理活动和病变特点也不尽相同

进行食疗时,应照顾不同的地域分别配制膳食。如我国东南沿海地区,气候温暖潮湿,居民易感湿热,宜食清淡除湿的食物;西北高原地区,气候寒冷干燥,居民易受寒伤燥,宜食温阳散寒或生津润燥的食物。又如感冒,在西北宜用葱豉粥、姜糖苏叶饮等解表,在东南地区宜选食干葛粥、桑菊薄荷饮等解表。各地区口味习惯也不同,如山西、陕西多喜吃酸,云贵川湘等喜欢辛辣,江浙等地则喜吃甜咸味,东北、华北各地又喜吃咸与辛辣,沿海居民喜吃海味,西北居民喜吃乳酪等,在选择食物配料和调味时应予以兼顾。

5.人们的生理特征、气血盛衰是随年龄而变化的,食疗应根据年龄特征配制膳食

儿童生机旺盛,稚阴稚阳,易伤食罹虫,饮食应健脾消食,选食山药粥、蜜饯山楂等,慎食温热峻补食物;老年人生机减退,气血不足,阴阳渐衰,饮食宜易消化而补益,如选食琼玉膏、羊肝羹等,慎食难以消化及寒凉的食物。体质的差异,使膳食有宜凉宜温、宜补不宜补的差别。阳盛阴虚之体,饮食宜凉,宜食养阴食品,如银耳羹、法制黑豆、羊髓膏等,慎食温热补阳食物;阳虚阴盛之体,饮食宜温,宜食补阳食物,如羊肉羹、狗肉汤等,慎食寒凉伤阳食物。气虚之体食宜补气,如人参粥、益脾饼等;血虚之体食宜补血,如玉灵膏、当归生姜羊肉汤等。此外,男女生理各有特点,配制膳食时应注意男女的区别。妇女有经、孕、产、乳,屡伤于血,血偏不足而气偏有余,平时应食以补血为主的膳食。在经期、妊娠期宜食鸡子羹、阿胶糯米粥等养血补肾食物,慎食苋菜粥、当归生姜羊肉汤等滑利动血食物。如因脾虚白带过多,宜食山药粥、益脾饼等健脾除湿的食物。产后应考虑气血亏虚及乳汁不足等,宜选食归参鳝鱼羹、归参炖母鸡、葱炖猪蹄等益气血、通乳汁的食物。

(二)辨证施食原则

1.根据不同的病证选配食物

通过食疗调节机体的脏腑功能,促进内环境趋向平衡、稳定。如虚证宜用补益之品,实证宜用祛邪之品,表证宜用发散之品,里实宜用通泄之品,里寒证宜用温里之品,里热证宜用清泄之品。针对一种疾病在临

床上表现出的多种不同的证,在选择食物时亦有差别。如患泄泻,属湿热内蕴证,宜食马齿苋;属食积中焦证,宜食山楂、萝卜;属脾胃虚弱证,宜食莲子、藕。气滞胃脘痛宜食用橘子,但不宜食用柿子;胃阴不足应食含水分较多的水果,不宜食用干果。

2. 根据一种疾病的发生发展变化选配食物

人在病理生理上具有独特的内在规律,尽管在不同人体和不同阶段,其证的表现有异,但固有的变化规律依然存在,故在治疗中必须注意病的特殊性。中医食疗也讲究辨病施治,如遗精病,无论呈现何证,均宜用莲子;消渴病,宜食用南瓜、山药;瘿瘤病,宜食用海带。食物所含有的物质成分决定一种食物往往对某一种或几种疾病具有特异性作用,以辨病施食来指导实践,亦具有一定意义。在食疗实践中,辨证与辨病施食是提高食疗效果的两个重要原则,也就是说,在食物选配时,既要注意证的多样性,又要重视病的内在特殊本质。在病的诊断确立后,辨明其证是正确选用食物的前提;掌握每种食物的性能特点,有针对性施用,是保证治疗效果的重要基础。辨证与辨病,两者相辅相成,不可顾此失彼。

(三)平衡膳食原则

平衡膳食原则即在可能的情况下,尽可能食用多种食物,而使种类齐全,数量充足,比例适当,避免偏食。嗜食某种食物可使体内某些物质缺乏。谷物、动物、蔬菜、水果,在膳食中均尽可能占有适当比例,以保证机体的需求。在日常生活中,经常可见到因为偏食而引发的疾病,如过食辛辣温热性食物,即可产生口渴咽干、腹痛便秘等;过食寒凉,会导致寒从内生,引起寒性疾病发生,尤其是老年人更应注意。具体来说,在摄取食物时,应注意营养宜全,备食宜软,用食宜温,三餐宜时,烹调宜淡,进食宜缓,食量宜适,就餐宜静。不可太过,也不可不及,正如《金匮要略》所说:"所食之味,有与病相宜,有与身为害。若得宜则宜体,害则成疾。"

三、药食同疗方法

选择具有不同功能的食物,或通过食物与中药配伍,经过烹调加工,可以制成体现中医药理论不同法则的饮食。食物的性能有一定范围,主要的药食同疗方法有补气益脾法、补血滋阴法、补肾益精法和益胃生津法。

补气益脾法是补气法与健脾法的总称。补气法具有补肺气,益脾气,增强脏腑功能,强壮体质等作用,适用于气虚体质和气虚证患者。益脾法具有健脾益气,升阳祛湿等功能,适用于脾虚体质或表现为脾虚证的患者。

补血滋阴法是补血法与滋阴法的总称。补血法具有增强生血功能,补充血液不足,补心养肝,濡养身体等功能,适用于营血生化不足,久病血虚及各种失血后之血虚证。滋阴法具有滋补阴液,濡养筋骨,涵敛阳气等功能,适用于阴虚体质或热病久病后阴液不足的患者。

补肾益精法具有补肾气、充元阳、填精髓、强筋骨等功能,适用于肾气不足,精髓亏虚所致的发育迟缓、早衰、遗精、不育等症。

益胃生津法是益胃法与润燥生津法的总称。益胃法具有益胃阴、生津液的功能,适用于津液不足、消渴口干、便秘等症;润燥生津法具有润肺燥、生津液的功能,适用于肺燥津伤、咳嗽咽干等症。

四、药食同疗禁忌

药食同疗禁忌是指在某种情况下某些食物不能食用,否则会导致身体出现偏差,甚至引起病变。任何食物均有自身的特点,既具有可食性的一面,也具有营养功能,在食用时必须结合具体情况应用。

(一)病中禁忌

病中禁忌指患有某种疾病,某些食物在此期间不宜食用,如久患疮疡、皮肤疾患者不宜食发物,例如公鸡、鲤鱼及辛辣之品;阴虚热盛者应忌用辛辣动火之品;虚寒泄泻者不宜食生冷、寒凉之品。一般来说,患病期间凡属生冷、黏腻腥臭及不易消化之物均应避免食用。

此外,疾病初愈"胃气未复",不宜进食油腻厚味食物,而宜以粥食调养。《黄帝内经》还特别指出:"病热少愈,食肉则复,多食则遗,此其禁也。"应加以注意。

总之,病中所进食物须有助于药效的发挥,有利于疾病早日治愈;忌食与药物性能相反、与疾病不相宜的食物。

(二)配伍禁忌

配伍禁忌是指两种食物在配伍使用时,可降低食物的食疗效果,甚至对人体产生有害的影响,俗称"食物相克"。食物配伍禁忌主要有相恶和相反两种情况,是前人在长期饮食保健实践中观察和总结出来的,对指导膳食配方具有重要意义。如猪肉反乌梅、桔梗(《本草纲目》);狗肉恶葱(《本草备要》);螃蟹忌柿、荆芥(《本草纲目》);羊肉忌南瓜(《随息居饮食谱》);鳖肉忌苋菜、鸡蛋(《本草备要》);茯苓忌醋(《药性论》);葱忌蜂蜜(《千金方·食治》);人参恶黑豆(《药对》),忌山楂(《得配本草》)。以上配伍禁忌在膳食配方时应注意。

近代科学研究也证实了食物之间存在着配伍上的禁忌。如胡萝卜、黄瓜等食物含有分解维生素 C 的酶,不宜与白萝卜、旱芹等含维生素 C 的食物配伍使用;牛奶等含钙丰富的食物不宜与菠菜等含草酸钙较多的食物配伍使用。但由于历史的原因,历代文献中某些食物配伍禁忌的内容还带有偶然性或片面性,尚需进一步实践和研究。

(三)胎产禁忌

妊娠期因脏腑经络之血皆注于冲任以养胎,故此时全身处于阴血偏虚,阳气偏盛的状态。因此,妊娠期应避免食用酒、干姜、桂皮、胡椒、辣椒、狗肉等辛温燥火的食物,以免伤阴耗液和影响胎孕。妊娠恶阻还应避免食用有腥臭味和油腻、不易消化的食物。此外,还可根据孕妇的饮食嗜好选择食物。同时,要注意饮食营养。妊娠后期,由于胎儿逐渐长大,影响气机升降,易成气滞,故应少食胀气及收涩食物,如芋头、番薯、石榴等。

产后常常亡血伤阴,瘀血内停,多虚多瘀,同时还要化生乳汁以养婴儿。因此,产后饮食应饥饱均匀,宜进食营养丰富、易于消化的食物,慎食辛燥伤阴、寒凉酸收的食物。生凉瓜果之类亦不相宜,正如《饮膳正要》说:"母勿太饱乳之,母勿太饥乳之,母勿太寒乳之,母勿太热乳之……乳母忌食寒凉发病之物。"

(四)时令禁忌

四季气候交替,人类必须顺应自然规律而不可悖。春夏阳气旺盛,万物生机益然,应尽量少食温燥发物,忌食狗肉,少食羊肉;秋季气候干燥,万物肃杀,人们常常出现口干舌燥、鼻出血,此时应尽量少食辛热食物,多食含水分较多的水果;冬季严寒,应少食甘寒伤胃的食物,宜进食温热性食物。

（五）质变腐烂禁忌

食物必须干净卫生，无霉变腐烂，否则不能食。有些食物还必须新鲜，如土豆发芽不能食。更有些食物必须是活的，如鳝鱼、河虾、螃蟹等，否则即发生变质，应忌食。

（六）偏食当忌

五味各有所偏，适时适量搭配食物有益于身体健康，过食易致弊。如经常食用猪肉易发胖、多痰，偏食鱼类易出现火旺热盛，所以有"肉生痰，鱼生火"之说。食物品种应多样化，也就是前面所说的平衡膳食原则。

第三节　药膳的分类及制法

药膳是利用药食不分的种类或一些没有毒副作用、口感较好的中药材制成的食物。药膳是在中医药理论知识指导下，将药物的药性和食物的食性经合理搭配，烹调加工而成的一种特殊膳食。这些膳食既有药物之效能，又有食物之美味，二者相辅相成，起到"食借药力，药助食威"的双重作用。人们在食用这类膳食后，可达到防病治病、强身健体、延年益寿的作用。如何制作药膳，特别是符合个人体质的药膳，本节提供了各种制作方法供读者选择。

一、补益脾胃药膳食疗

（一）五苓粥

1.组成

泽泻 12 g，茯苓、猪苓、白术各 9 g，桂枝 6 g，粳米 100 g。

2.制法

将泽泻、茯苓、猪苓、白术、桂枝用砂锅煎煮 2 次，煮沸后文火 30 min，取汁。粳米洗净，加水熬煮至八九分熟烂，加入中药汁，继续熬至熟烂，早晚服用。

3.功效

温阳利水渗湿。

4.方解

膳中茯苓、猪苓、泽泻利水渗湿为主;白术健脾运湿,与茯苓配合更增强健脾去湿之作用,为辅药;桂枝温阳以助膀胱气化,气化则水自行,为佐。诸药合用,既可淡渗以利水湿,也可健脾以运水湿,气化以行水湿,故对水湿内停所致的各种水湿证均可治之。注意:入汤剂不宜久煎,湿热者忌用,且本方不宜常服。

(二)山药百合莲子粥

1.组成

山药 90 g,百合 40 g,薏苡仁 30 g,莲子 10 g,大枣 40 g,大米 100 g。

2.制法

将大枣、山药、莲子、百合清洗干净与大米同煮为粥,早晚食用。

3.功效

补脾和胃,滋阴养胃。

4.方解

莲子善于补五脏不足,通利十二经脉气血,使气血畅而不腐;山药含有淀粉酶、多酚氧化酶等物质;红枣具有补虚益气,养血安神,健脾和胃等作用。山药百合莲子粥有利于脾胃消化吸收功能,是一剂平补脾胃的药食两用之品。

(三)泽泻白术粥

1.组成

白术 10 g,泽泻 10 g,大米 80 g,冰糖少许。

2.制法

将白术、泽泻洗净,放入锅中,加清水适量,水煎取汁,加大米煮粥,待熟时调入白糖,再煮沸即可。早晚食用。

3.功效

健脾益气,固表止汗。

4.方解

泽泻性寒,善于泄肾经之相火,利膀胱湿热;白术性温,善于健脾而燥湿。二药合用,白术健脾升清阳,泽泻利水降浊阴,共奏健脾利湿之功,适用于脾虚湿停所致的小便不利、水肿泄泻、淋浊带下等症。药理研究表明,本品可促进胃肠消化液的分泌,并有明显而持久的利尿作用,可保护肝脏,防止肝糖原减少。同大米煮粥服食,更增其补益健脾之力,凡脾胃亏虚,纳差食少,水肿胀满,表虚自汗,运化失常所致的脘腹胀满,倦怠乏力,自汗盗汗,小便不利,皆可选用。

（四）干姜粥

1.组成

干姜 1～3 g,高良姜 3～5 g,粳米 100 g。

2.制法

先煎干姜、高良姜,取汁去渣,再入粳米同煮。

3.功效主治

温暖脾胃,散寒止痛。适用于脾胃虚寒,心腹冷痛,呕吐,呃逆,肠鸣腹泻。

4.方解

中医认为,生姜性温味辛,偏重于发汗,又能温中止呕,用于外受风寒及胃中寒证;干姜发汗散外寒的力量已减,而偏于治疗里寒之证,故以温暖脾胃为主。高良姜功用与干姜相同,善于散脾胃寒邪而止冷痛,与干姜配合煮粥,既可增强暖胃散寒的作用,又能收到补养脾胃的效果。

（五）藿香鲫鱼

1.组成

鲫鱼 500 g,鲜藿香叶 20 g,香菇 30 g,葱 5 g,姜 5 g,蒜 5 g,盐 2 g,胡椒粉 1 g,豆瓣酱,料酒 10 g。

2.制法

鲫鱼洗净后,滴干水分。姜切碎,香菇切丁,藿香叶、葱剁碎备用。先下油,油烧至七成热下豆瓣酱、姜、蒜末,少许时间后加入生抽少许、花椒少许、糖少许,翻炒片刻加入鲫鱼,炒入味后加入高汤,水开后改小火煮至鱼熟,将鱼捞出装盘,留汤。汤中加入葱末及藿香叶,洒上胡椒粉,收汁。将汁水淋在鲫鱼上即可。

3.功效

祛湿健脾。

4.方解

藿香,其气芳香,善行胃气,以此调中,治呕吐霍乱,以此快气,除秽恶痞闷。且香能和合五脏,若脾胃不和,用之助胃而进饮食,有醒脾开胃之功。辛能通利九窍,若岚瘴时疫用之,不使外邪内侵,有主持正气之力。鲫鱼入胃,治胃弱不下食;入大肠,治赤白久痢、肠痈。脾胃主肌肉,甘温能益脾生肌,故治诸疮久不瘥也。

(六)阳春白雪糕

1. 组成

白茯苓 125 g,芡实仁 125 g,莲子肉 125 g,山药 125 g,粳米 500 g,糯米 500 g,白糖 100 g。

2. 制法

白茯苓、芡实仁、莲子肉、山药共为细末,与淘洗干净的粳米拌和,放入锅中蒸至极熟取出,加入白砂糖搅匀,揉作一团,分制成小饼状,晒干收储。随餐食用。

3. 功效

健脾益气。

4. 方解

白茯苓,味甘、淡,性平,入心、脾、肺、肾经,渗湿利水,健脾和胃,宁心安神,用于小便不利、水肿胀满、痰饮咳逆、呕吐、脾虚食少、泄泻、心悸不安、失眠健忘、遗精白浊。芡实仁,味甘、涩,性平,归脾、肾经,益肾固精,补脾止泻,除湿止带。莲子,性平,味甘、涩,入心、脾、肾经,补脾止泻,益肾涩精,养心安神,用于脾虚久泻、遗精带下、心悸失眠。山药,味甘,性平,入肺、脾、肾经,不燥不腻,具有健脾补肺,益胃补肾,固肾益精,聪耳明目,助五脏,强筋骨,定志安神,延年益寿的功效。

(七)白扁豆粥

1. 组成

白扁豆 60 g(鲜品加倍),薏米 30 g,粳米 100 g。

2. 制法

将白扁豆、薏米、粳米同煮成粥。

3. 功效

健脾化湿,和中消暑,温阳利水渗湿。

4. 方解

白扁豆味甘,性微温,归脾、胃经,有健脾化湿,和中消暑的功效,与薏苡仁合用,可治脾胃虚弱,食欲缺乏,大便溏泄,白带过多,暑湿吐泻,胸闷腹胀。

（八）白扁豆花陈皮茶

1.组成

扁豆花、陈皮、白茯苓。

2.制法

把扁豆花、陈皮、白茯苓制成粉末。每天用勺子舀取 10 g 左右的粉末食用,可以长期食用。

3.功效

理气,健脾,燥湿,化痰。

4.方解

扁豆花入脾、胃、大肠经,是百花中少有的健脾良药。陈皮味辛、苦,性温,入肺、脾二经,有理气、健脾、燥湿、化痰的作用,适用于消化不良、胃部胀满、咳嗽痰多等症状。陈皮中含有大量的挥发油,对胃肠道有温和的刺激作用,能促进消化液的分泌,排除肠道内的积滞之气,增进食欲,同时还能使体内的痰液更容易咳出。白茯苓"补而无碍胃之虞,利而无伤津之忧",既能健脾,又能利水渗湿,从而帮助化解水湿,消除痰饮。

（九）山楂三七粥

1.组成

三七 3 g,山楂 30 g,粳米 100 g。

2.制法

粳米洗净,入清水泡发,备用;三七洗净,晒干或烘干,研成极细末,备用;山楂洗净,切成薄片,待用。粳米淘洗干净,放入砂锅,加水适量,先用大火煮沸,加入山楂片,改用小火煨煮至粳米酥烂,待粥黏稠时,调入三七粉,拌和均匀即成。

3.功效

健脾开胃,消食化滞,活血化瘀。

4.方解

三七具有止血散瘀,消肿止痛的功效,三七中含有多种皂苷,超量易发生中毒。粳米具有补中益气,健脾养胃,和五脏,通血脉,聪耳明目,止烦,止渴,止泻的功效。此粥具有活血化瘀,开胃消食,健脾养胃的功效。

（十）山楂莲叶排骨汤

1.组成

山楂 50 g，新鲜荷叶一角，排骨 600 g，生薏米 50 g，乌梅适量。

2.制法

排骨洗净，山楂、乌梅和生薏米分别用清水浸透、洗干净，新鲜荷叶用清水洗干净。先将山楂、排骨、乌梅和生薏米放入瓦煲内，加入适量清水，用大火煲至水滚，然后改用中火煲 3 h 左右，再放入新鲜荷叶并加盐调味，稍滚便可。

3.功效

益精补血，消食化积，升发清阳，生津止渴。

4.方解

山楂莲叶排骨汤是广东省传统的特色名菜。山楂有重要的药用价值，自古以来，就成为健脾开胃，消食化滞，活血化痰的良药。药理研究发现，荷叶具有解热、抑菌、解痉作用。经过炮制后的荷叶味苦涩、微咸，性辛凉，具有清暑利湿，升阳发散，祛瘀止血等作用，对多种病症均有一定疗效。排骨具有滋阴润燥，益精补血的功效。薏米营养丰富，可经常服用，不论用于滋补还是用于治病，作用都较为缓和，微寒而不伤胃，益脾而不滋腻。山楂莲叶排骨汤适宜于气血不足，阴虚纳差者。

（十一）六合茶

1.组成

党参 30 g，苍术 45 g，甘草 15 g，白扁豆 60 g，砂仁 15 g，藿香 45 g，厚朴 30 g，木瓜 45 g，半夏 60 g，赤茯苓 60 g，杏仁 45 g，茶叶 120 g。

2.制法

以上各味共为粗末，每次 9 g，沸水冲泡；或加生姜 3 片，大枣 5 枚，煎汤代茶饮。

3.功效

健脾理气，消食化痰。

4.方解

半夏辛散温燥，有毒，主入脾胃兼入肺，有燥湿化痰，降逆止呕，消痞散结的功效，能行水湿，降逆气，而善祛脾胃湿痰。半夏块茎含挥发油、少量脂肪、淀粉、烟碱以及天门冬氨酸、谷氨酸、精氨酸、β-氨基丁酸等氨基酸等,用于痰多咳喘,痰饮眩悸,风痰眩晕,痰厥头痛,呕吐反胃,胸脘痞闷,梅核气,瘰疬痰核。方中党参、茯苓益气健脾渗湿,为君药;白扁豆助苍术、茯苓以健脾渗湿,均为臣药;砂仁醒脾和胃,行气化滞,是为佐药。炒甘草健脾和中,调和诸药,为佐使药。综观全方,补中气,渗湿浊,行气滞,使脾气健运,湿邪得去,则诸症自除。

(十二)参苓焖鸭

1.组成

鸭 1 只,大枣 100 g,党参 6 g,茯苓 5 g,陈皮 5 g,苍术 3 g,厚朴 3 g,甘草 2 g,黄酒 1000 g,菜油 1000 g,姜 10 g,葱 10 g,盐 5 g,酱油 15 g,味精 3 g,白糖 10 g。

2.制法

鸭清内脏去毛,洗净,加黄酒、酱油腌制 30 min,将党参、茯苓、陈皮、苍术、厚朴、甘草洗净后放入沙袋备用,姜、葱洗净备用。锅内油至五成热时放入鸭,炸至皮上色、肉收缩时,捞出控油。将鸭子置于砂锅内,加入鸡汤、大枣、药袋、各种调料,武火煮沸,文火焖至熟烂。

3.功效

滋阴健脾除湿。

4.方解

党参味甘,性平,归脾、肺经,有补中益气,健脾益肺之效。甘草味甘,性平,归心、肺、脾、胃经,有补脾益气,清热解毒,祛痰止咳,缓急止痛,调和诸药的功用。苍术味辛、苦,性温,归脾、胃、肝经,有燥湿健脾的功效,可祛风湿,明目。茯苓、陈皮益气健脾渗湿。厚朴可燥湿消痰,下气除满。鸭肉中的脂肪酸熔点低,易于消化,所含 B 族维生素和维生素 E 较其他肉类多,能有效抵抗脚气病、神经炎和多种炎症,还能抗衰老。诸药食材合用,可起到滋补阴气,健脾祛湿的作用。

(十三)健脾消食蛋羹

1.组成

山药 15 g,茯苓 15 g,莲子 15 g,山楂 20 g,麦芽 15 g,鸡内金 30 g,槟榔 15 g,鸡蛋 1 枚,食盐、酱油适量。

2.制法

上述药、食除鸡蛋外共研细末,每次 5 g,加鸡蛋 1 枚调匀蒸熟,加适量食盐或酱油调味后直接食用,每日 1~2 次。

3.功效

补脾益气,消食开胃。

4.方解

山药、莲子、茯苓性味甘平,既补益脾胃,又除湿止泻。山楂、麦芽、鸡内金可消食导滞,其中山楂主消乳食、肉食积滞;麦芽主消米面、薯类积滞;鸡内金健脾胃,消食积,消食化积效果比较好。膳中以鸡蛋为主要材料,其性味甘平,具补脾和胃,养血安神,滋阴润燥的功效。纵观全膳的组成,补脾益气,消食开胃,补消兼施,老少皆可食用。

(十四)红豆鲤鱼汤

1.组成

红豆 100 g,鲤鱼 250 g,生姜 1 片。

2.制法

红豆洗净浸泡 30 min,生姜洗净,鲤鱼清洗干净去内脏。将鲤鱼油煎过后加入清水,放入红豆、生姜、料酒,先武火后文火至红豆熟烂,加入调味品即可。

3.功效

利水消肿。

4.方解

鲤鱼有开胃健脾,消水肿,利小便,去寒气,下乳汁之功效,可治水肿、黄疸和乳少等,特别是对孕妇的乳肿、胎不安有卓效。红豆富含维生素 B_1、维生素 B_2、蛋白质及多种矿物质,有补血、利尿、消肿、促进心脏活化等功效。

(十五)山楂排骨汤

1.组成

排骨 250 g,青萝卜半个,山楂 4 枚。

2.制法

青萝卜洗净切成厚片,山楂洗净备用。排骨洗净冷水下锅煮开,煮至不再有血水冒出后捞出,用温水冲洗干净。把排骨、萝卜、山楂一同放入高压锅,加入清水,加压煮 20~30 min。卸压后,放盐调味。

3.功效

消食化积,活血散瘀,强壮筋骨。

4.方解

山楂含多种有机酸,口服后可增强胃液酸度,提高胃蛋白酶活性,促进蛋白质的消化;山楂中含脂肪酶,能促进脂肪的消化;山楂含有维生素C等成分,口服可增进食欲。排骨含有蛋白质、脂肪、糖类、维生素、钙、磷、铁等营养成分,能为人体提供充足的营养。山楂排骨汤适用于食欲缺乏、慢性萎缩性胃炎、胃酸缺乏、骨质疏松等病症。

(十六)青鸭羹

1.组成

老雄鸭1只,草果5个,赤小豆250 g,食盐、葱少许。

2.制法

鸭宰杀去内脏,洗净备用。赤小豆洗净,与草果、葱、盐装入青鸭肚内,加清水适量,炖至鸭熟即可。

3.功效

健脾开胃,利水消肿。

4.方解

草果味辛,性温,可燥湿除寒,祛痰截疟。赤小豆味甘、酸,性平,可利水除湿,和血排脓,消肿解毒。

(十七)茯苓包子

1.组成

白茯苓50 g,面粉1000 g,鲜猪肉500 g,姜15 g,胡椒粉5 g,麻油10 g,绍酒10 g,食盐15 g,酱油100 g,大葱25 g。

2.制法

将茯苓去净皮,用水润透,蒸软切片,用煎煮法取汁,每次分别加水约400 mL,加热煮提3次,每次煮提1 h,3次药汁合并滤净,再浓缩成500 mL药汁,待用。将面粉放案板上,加入发面300 g左右,温热茯苓浓缩汁500 mL,和成面团后发酵,待用。将猪肉剁成茸,倒入盆内加酱油拌匀,再将姜末、食盐、麻油、绍酒、葱花、胡椒、骨头汤等投入盆中搅拌成馅。待面团发成后,擀成圆面皮,放馅包成生胚,沸水上笼武火蒸约15 min即可。做主食食用。

3.功效

健脾利水渗湿。

4. 方解

茯苓味甘、淡,性平,入心、肺、脾经,具有渗湿利水,健脾和胃,宁心安神的功效,可治小便不利、水肿胀满、痰饮咳逆、呕逆、恶阻、泄泻、遗精、淋浊、惊悸、健忘等症。茯苓之利水,是通过健运脾肺功能而达到的,与其他直接利水的中药不同。

(十八)扁豆包子

1. 组成

鲜扁豆 500 g,鸡肉或猪肉 300 g。

2. 制法

将鸡肉或猪肉剁碎后加盐、味精、鲜姜汁和花椒水调馅,鲜扁豆洗净后剁碎与肉馅拌匀,小麦粉和面擀成面皮,捏成包子后,置笼中,旺火蒸20 min。

3. 功效

消暑除湿,健脾止泻。

4. 方解

扁豆味甘,性平,归胃经,气清香而不串,性温和而色微黄,与脾性最合。扁豆味甘入脾胃经,是一味补脾而不滋腻,除湿而不燥烈的健脾化湿良药,有健脾、和中、益气、化湿、消暑之功效,经常食用可补脾胃。猪肉与鸡肉含有丰富的蛋白质,两者搭配可补虚强身,健脾养胃。

(十九)荔枝山药

1. 配方

荔枝 300 g,山药 100 g,橙子 1 个。

2. 制法

山药去皮切块并置于盐醋水里浸泡,捞出装盘,用电高压锅蒸熟。将蒸熟的山药压成泥备用。将荔枝洗净去壳去核,放在淡盐水中浸泡 5 min后捞出,沥干水备用。将橙子榨汁备用。将山药泥塞入荔枝内,淋上橙汁即可。

3. 功效

益气温中,健脾开胃。

4. 方解

荔枝味甘、酸,性温,入心、脾、肝经,果肉具有补脾益肝,理气补血,温中止痛,补心安神的功效;核具有理气,散结,止痛的功效。山药味甘、性平,入肺、脾、肾经,不燥不腻,具有健脾补肺,益胃补肾,固肾益精,聪耳明目,助五脏,强筋骨,定志安神,延年益寿的功效。橙性微凉,味甘、酸,具有生津止渴,开胃下气的功效。

(二十)姜枣茶

1.组成

生姜6片,大枣10枚。

2.制法

大枣用清水冲洗干净,去核,切成丁。生姜洗净,去皮,切末。把切碎的大枣和姜放进锅内,加冷水,水没过食材即可,小火慢慢煮。煮开放入适量红糖。

3.方解

大枣味甘,性温,归脾、胃经,具有补中益气,养血安神的作用,主要用于中气不足、脾胃虚弱、体倦乏力等病的治疗。生姜味辛,性温,能开胃止呕,化痰止咳,发汗解表。姜含有挥发性姜油酮和姜油酚,具有活血、祛寒、除湿、发汗等功能,饮用后能促使血管扩张,使全身有温热感,促进消化,增加肠蠕动,保护胃黏膜,对胃溃疡有明显疗效。

(二十一)荞麦茶

1.组成

荞麦5 g,黄芪20 g。

2.制法

将荞麦、黄芪放入600 mL的热水冲泡,盖杯焖10 min,滤渣取汁。

3.功效

清热解毒,益气宽肠。可促进脾胃消化,增加食欲。

4.方解

苦荞麦味苦,性平、寒,有益气力,续精神,利耳目,降气,宽肠健胃的作用。然而荞麦性凉,一次不宜多吃;胃寒者不宜食,以防止消化不良。荞麦不宜久食,对脾胃虚寒者忌食,更不可与白矾同食。荞麦茶有显著的健胃消食功效,所以应在饭后饮用。

二、补益肺脏养生药膳食疗

(一)桑菊饮

1.组成

杏仁、连翘、薄荷、桑叶、菊花、苦桔梗、甘草、苇茎。

2.用法

代茶饮。

3.功效

疏风清热,宣肺止咳。适用于风温初起,表热轻证,常见咳嗽,身热不甚,口微渴,脉浮数。

4.方解

风温袭肺,肺失清肃,气逆而咳,治当辛以散风,凉以清肺为法。本方用桑叶清透肺络之热,菊花清散上焦风热,并作君药。臣以辛凉之薄荷,助桑、菊散上焦风热;桔梗、杏仁,一升一降,解肌肃肺以止咳。连翘清透膈上之热,苇茎清热生津止渴,用作佐药。甘草调和诸药,为使药。诸药配合,有疏风清热,宣肺止咳之功。

(二)杏仁茯苓饼

1.组成

杏仁 100 g,茯苓 100 g,面粉 200 g。

2.制法

将杏仁、茯苓磨成细粉,加面粉和水适量,调成糊,以微火在平锅里烙成薄饼即可。

3.功效

脾肺同治,健脾利水,宣通肺气。

4.方解

杏仁宣通肺气以治上,茯苓健脾利水除饮以调中,二药合用,脾肺同治,肺气肃降,脾胃和畅,相辅相成,共奏开肺运脾,运中畅肺之功。本方适用于脾失健运,咳嗽痰多等症。

(三)桔梗冬瓜汤

1.组成

桔梗 9 g,冬瓜 150 g,杏仁 10 g,甘草 6 g。

2. 制法

桔梗、冬瓜、杏仁、甘草洗净备好。植物油、盐、蒜末、葱花、酱油、鸡精各适量。将冬瓜切块。锅中放油烧热,放入冬瓜煸炒后,加适量清水,下杏仁、桔梗、甘草一并煎煮,至熟后,以盐、蒜末等调料调味即成。

3. 功效

疏风清热,宣肺止咳。

4. 方解

《本草纲目》记载,桔梗利窍,除肺部风热,清利头目咽嗌、胸膈滞气及痛,除鼻塞。桔梗味苦、辛,性平,入肺经,所含的桔梗皂苷对口腔、咽喉部位、胃黏膜直接刺激,可反射性地促进支气管黏膜分泌,从而使痰液稀释,易于排出。桔梗有镇咳作用,有抗炎和增强免疫作用,其抗炎强度与阿司匹林相似;水提物能增强巨噬细胞的吞噬功能,增强中性白细胞的杀菌力,提高溶菌酶活性,对应激性溃疡有预防作用。桔梗粗皂苷有镇静、镇痛、解热作用,又能降血糖,降胆固醇,松弛平滑肌。冬瓜含维生素 C 较多,且钾盐含量高,可利尿消肿。需要补充食物的高血压肾脏病、水肿病等患者食之,可达到消肿而不伤正气的作用。桔梗冬瓜配伍,更可清热解毒,利水消痰,除烦止渴,祛湿。

（四）雪梨川贝

1. 组成

川贝母 10 g,雪梨 280 g。

2. 制法

将雪梨挖去核,川贝纳入梨中,盖好孔,用白线扎好,放锅内水炖约 1 h,梨熟烂。加适量冰糖调味后饮汤食用,每日 1 次,连服 3～5 天。

3. 功效

滋阴润肺,清热化痰。

4. 方解

本方用于肺肾阴虚感冒之发热、咳嗽等。对于以咳嗽、咳痰不利、痰黄黏稠、口干口渴、舌红为主要表现的风热咳嗽患者,既可选择川贝母,又可选择浙贝母。川贝母药性和缓,气味不浓,更适合于年老体弱者服用。而对于素体热盛的小儿及青年人来说,最好选择浙贝母。

（五）雪梨贝母粥

1.组成

圆糯米 100 g，雪梨 500 g，川贝母 10 g。

2.制法

把川贝用冷水浸泡 1 h 后取出，圆糯米用冷水浸泡 1 h 后沥干水备用。雪梨洗净，削去外皮，剖开去心，切片备用。粥锅内加清水，用大火煮开，加入川贝及圆糯米转小火煮开后继续煮 40 min，再加入雪梨片煮 20 min，最后用冰糖调味即可。该粥甜爽可口，清凉润肺，可用于久咳难愈者。

3.功效

清热润肺，镇咳祛痰。

4.方解

川贝母味苦、甘，性微寒，主归肺经，苦寒清热，甘寒润肺，可用于痰热咳嗽，以之清肺化痰。《本草纲目》记载，梨者，利也，其性下行流利。雪梨味甘、微酸，性凉，入肺、胃经，具有润肺凉心，消炎降火，解疮毒、酒毒的作用。二者合用，一润一降，使气利痰消，用于肺热燥咳、肺虚久咳、痰少咽燥或痰中带血等症，以之润燥化痰止咳。

（六）糯米蒸梨

1.组成

梨 1 个，川贝母 2 g，陈皮 2 g，冰糖 10 g，糯米 15 g。

2.制法

把梨从蒂下 1/3 处切下、当盖并挖去梨心。川贝母研成细粉，陈皮切丝，糯米蒸熟，冰糖打成屑。把糯米饭、冰糖、川贝粉、陈皮丝装入梨内，将梨放入蒸杯内并加入清水（约 150 mL 水）。把盛梨的蒸杯放在武火上蒸 45 min 即成。

3.功效

润肺化痰。

4.方解

梨味甘、微酸，性凉，入肺、胃经，具有生津、润燥、清热、化痰、解酒的作用。川贝母味苦、甘，性微寒，归肺、心经，质润泄散，降而微升，具有清热化痰，润肺止咳，散结消肿的功效。陈皮味苦、辛，性温，归肺、脾经，理气健脾,燥湿化痰,用于脘腹胀满,食少吐泻,咳嗽痰多。冰糖味甘,性平,入脾、肺二经,补中益气,和胃润肺,止咳嗽,化痰涩。糯米味甘,性温,入脾、胃、肺经,可补中益气,健脾止泻,缩尿,敛汗,解毒,治脾胃虚寒泄泻,霍乱吐逆,消渴尿多,自汗,痘疮,痔疮。

(七)贝母银耳冰糖粥

1.组成

川贝母 10 g,银耳 10 g,冰糖、百合适量。

2.制法

川贝用冷水浸泡 1 h 后取出备用。将银耳去蒂,用手撕成大小适中的块状,放入锅内加水淹满,加入川贝中火煮约 15 min,再加入冰糖煮溶,放入百合略煮 1 min,即可。

3.功效

养阴清肺,生津止咳。

4.方解

川贝母和银耳皆能清肺润燥。其中,川贝母味苦、甘,性寒,质润,尤善润肺止咳,清肺化痰。两者配用,相得益彰,既能增强清肺润燥之力,又能化燥痰,养肺阴,适用于燥热犯肺或阴虚生燥之干咳无痰。

(八)贝母粥

1.组成

川贝母 10 g,大米 100 g,冰糖适量。

2.制法

将川贝母浸泡 5~10 min 后,水煎取汁,加大米煮粥,待熟时调入冰糖,再煮沸服食;或将川贝母研粉,每次取药末 1~3 g,调入粥中服食。

3.功效

化痰止咳,清热散结。

4.方解

贝母味甘、苦,性微寒,长于润肺化痰,多用于肺虚久咳、痰少咽燥等症。药理研究表明,贝母含有多种生物碱,能扩张支气管平滑肌,起到镇咳、祛痰的作用,并有扩大瞳孔,降低血压,兴奋子宫的作用。中医认为,脾为生痰之源,肺为贮痰之器,本品煮粥服食,健脾补肺,化痰止咳,故对咳嗽有效,适用于肺虚久咳,痰少咽燥,外感风热咳嗽或痰火郁结,咯痰黄稠。

（九）枇杷藕

1.组成

鲜莲藕 400 g,枇杷叶 10 g。

2.制法

将莲藕洗净切片,枇杷叶洗后摆放在盘底,然后把切好的藕片摆放在枇杷叶上面,放入锅中蒸 8 min 即可。

3.功效

健脾止泻,清心火,止咳化痰。

4.方解

枇杷叶味苦,性寒,具有降气清肺止咳之功。莲藕味甘,性凉,主补中焦,养神,益气力,能清热生津,凉血止血,散瘀血;熟用微温,能补益脾胃,止泻,益血,生肌。中医认为,藕止血而不留瘀,是热病血症的食疗佳品。本品有清热凉血和清心火的作用,可用来治疗热性病症,对热病口渴、衄血、咯血、下血者尤为有益。

（十）瓜蒌饼

1.组成

瓜蒌瓤(去子)250 g,白糖 100 g,面粉 100 g。

2.制法

把瓜蒌瓤与白糖拌匀做馅,面粉发酵分成 16 份,做成包子,蒸熟或烙熟即可食用。每日早晚空腹各食 1 个。

3.功效

清肺化痰。

4.方解

瓜蒌性寒,味甘而清润,味苦能降泄,主入肺经,善于清肺热,润肺燥,化痰导滞,故常用于肺热、痰热之咳嗽胸闷,痰黄质稠,不易咯出。因兼润肠通便之效,故上证伴大便干结者尤宜。面粉富含蛋白质、糖类、维生素和钙、铁、磷、钾、镁等矿物质,二者配伍可清热涤痰,润燥滑肠,除热止渴。

（十一）瓜蒌山芋粥

1.组成

瓜蒌 15 g,山芋 100 g,大米 100 g。

2.制法

将瓜蒌择净,水煎取汁,加大米山芋煮粥。每日 1 剂,连续食用 3～5 天。

3.功效

清热化痰,利气宽胸,润肠通便,解毒散结。

4.方解

瓜蒌有清热化痰,利气宽胸,润肠通便,解毒散结之功。本品甘寒而润,善于清肺润燥,稀释痰液,又长于利气宽胸,对痰热郁肺,胸膈痞塞满闷者尤为适宜。《本草纲目》言其"润肺燥,降火,治咳嗽,涤痰结,利咽喉,止消渴,利大肠,消痈肿疮毒"。药理研究表明,本品所含的皂苷有祛痰作用,煎剂和醇浸剂对癌细胞及多种细菌有抑制作用,并能扩张冠状动脉和降血脂。瓜蒌仁多油脂,故能滑肠通便。煮粥服食,对痰热郁结所致的各种病症,如咳嗽痰稠、结胸、痈肿等,均有治疗作用。

(十二)瓜蒌贝母粥

1.组成

瓜蒌 15 g,川贝 8 g,粳米 50 g。

2.制法

将瓜蒌、川贝浸泡 5～10 min 后,水煎取汁,加大米煮粥,待熟时调入冰糖即可。每日 1 剂,连续 3～5 天。

3.功效

润肺清热,理气化痰。

4.方解

川贝母苦寒开泄,有清热散结消痈之效;瓜蒌苦寒之性,既能清肺胃之热而化痰,又能理气开郁,散结宽胸,故可通利胸膈之痞塞。二者均味甘质润,清热化痰润燥。二药配对,相须为用,清热润肺,化痰之力增强,适用于痰热、燥热咳嗽、咳痰不利,咽喉干燥。

(十三)橘红糕

1.组成

橘红 50 g,米粉 500 g,白糖 200 g。

2.制法

橘红洗净烘干研末,与白糖和均匀为馅料。米粉用少许水湿润,以橘红为馅料做成糕。将糕入笼,用沸水旺火速蒸。

3. 功效

燥湿化痰,理气健脾。

4. 方解

橘红味辛、苦,性温,归肺、脾经,可散寒燥湿,理气化痰,宽中健胃,治风寒咳嗽,痰多气逆,恶心呕吐,胸脘痞胀。本方用于风寒咳嗽,喉痒痰多,食积伤酒,呕恶痞闷。注意:阴虚燥咳及久嗽气虚者不宜服。

(十四)柚子炖鸡

1. 组成

新鲜柚子 1 个,新鲜鸡肉 500 g,姜片、葱白、百合、味精、盐等适量。

2. 制法

将柚剥皮、去筋皮、去核,取肉 500 g;将鸡肉洗净切块,焯去血水。将鸡肉、柚子肉同放入砂锅内,再放入姜片、葱白、百合,调味后,加开水适量,文火炖 4 h 即可。

3. 功效

健脾消食,化痰止咳。

4. 方解

中医认为,柚子果肉性寒,味甘、酸,有止咳平喘,清热化痰,健脾消食,解酒除烦的医疗作用;柚子还具有健胃、润肺、补血、清肠、利便等功效,可促进伤口愈合。现代医药学研究发现,柚肉中含有非常丰富的维生素 C 以及类胰岛素等成分,故有降血糖、降血脂、减肥、美肤养容等功效,更是糖尿病患者的理想食品。中医认为,鸡肉味甘,性微温,能温中补脾,益气养血,补肾益精,对营养不良、畏寒怕冷、乏力疲劳、月经不调、贫血、虚弱等有很好的食疗作用。柚子炖鸡具有温中益气补肺,下气消痰止咳的功效,适用于肺虚咳嗽及发作性哮喘等病症,常用于老年人咳嗽痰喘。

(十五)莴苣白芥子

1. 组成

莴苣 100 g,白芥子粉 8 g,杏仁 5 g。

2. 制法

将莴苣洗净去皮,切成条状,白芥子粉用开水焖好,杏仁泡透去皮,研成细末。然后将莴苣、杏仁末、白芥子粉放在一起,加入香油及味精,调拌均匀即可。

3. 功效

利气化痰，润肠止咳。

4. 方解

白芥子辛，热，无毒，入手太阴肺经，温肺豁痰利气，散结通络止痛。甜杏仁味甘、辛，苦杏仁味苦，性温，二者都能宣肺止咳，降气平喘，润肠通便，杀虫解毒。

（十六）银耳百合荸荠羹

1. 组成

银耳 20 g，干百合适量，荸荠 6 个，红枣 3 颗，冰糖适量。

2. 制法

荸荠去皮切成小块备用。银耳、干百合泡发好。砂锅里放入泡好的银耳、百合和红枣，加水，煮开后放入荸荠，熬至银耳的胶质出来，汤汁浓稠后加入冰糖即可。

3. 功效

滋阴润肺，养心安神。

4. 方解

银耳有强精补肾，滋阴润肺，清润益胃，补气和血，嫩肤美容的功效，但银耳的质量尤为重要。中医学一般认为，百合可以养心安神，润肺止咳。百合富含多种生物碱，具有营养滋补之功，特别是在干燥的秋冬季节，百合对季节性疾病有一定的防治作用，可以镇咳祛痰，滋阴润肺，抗癌免疫。荸荠能清肺热，又富含黏液质，可生津润肺，化痰利肠，通淋利尿等，具有清热泻火的良好功效。银耳百合荸荠羹不但开胃消食，生津润燥，养心安神，还是一道清甜滋润的美食。

（十七）山药烧鱼肚

1. 组成

山药 20 g，鱼肚 250 g，料酒 15 g，姜 10 g，葱 15 g，素油 30 g，味精 3 g，盐 3 g。

2. 制法

将鱼肚发好，洗净，切成长 4 cm、宽 2 cm 的块；山药浸泡一夜，切成薄片；姜切片，葱切段。将炒勺置武火上烧热，加入素油，烧六成热时，加入姜、葱爆香,下入鱼肚、山药,加水 200 mL,煮 5 min,将鱼肚翻锅,再煮 3 min,加入味精、盐炒匀,起锅装盘。

3.功效

健脾胃,润心肺,生津液,补气益中。

4.方解

鱼肚又名"花胶",主要成分为胶原蛋白、多种维生素及钙、锌、铁、硒等多种微量元素,其蛋白质含量高达 84.2%,脂肪仅占 0.2%,是理想的高蛋白低脂肪食品。《本草纲目》记载,花胶能补肾益精,滋养筋脉,具滋阴养颜,补肾,强壮机能。山药能益肾气,健脾胃,止泻痢,润毛皮。山药烧鱼肚能够补肾益精,滋养筋脉。

(十八)虫草花炖乳鸽

1.组成

虫草花 10 g,山药 20 g,乳鸽 1 只,姜 10 g,葱 15 g,盐 3 g,酱油 10 g,料酒 15 g,味精 3 g。

2.制法

虫草花用白酒浸泡 2 h,洗净;山药用水浸泡一夜,切薄片;姜切片,葱切段;乳鸽宰杀后,除去毛、内脏及爪。将乳鸽抹上盐、味精、酱油、料酒、姜、葱,码味 2 h,然后除去姜、葱,将乳鸽整只放入蒸盘内,加入虫草花、山药片,置武火大汽蒸笼内蒸 25 min 即成。

3.功效

补肾益肺,强身抗衰。适用于痰饮咳嗽,虚喘,痨嗽咯血,自汗,盗汗,阳痿,遗精,腰膝酸痛,病后久虚不复等病。

4.方解

虫草花炖鸽子既利用了虫草花的药用功效,又保留了鸽子的鲜美,具有提高机体免疫能力、护肝、抗氧化、防衰老、抗炎、降血压等作用。虫草花并非花,而是人工培养的虫草子实体,属于一种真菌类。虽然它是金黄色的"草",价格也不贵,但功效和冬虫夏草差不多,均有提高机体免疫能力、护肝、抗氧化、防衰老、抗炎、降血压等作用。

(十九)九仙薯蓣

1.组成

薯蓣(山药)、杏仁各 500 g,新鲜牛乳 3000 mL。

2.制法

杏仁用温水泡胀,去皮尖,置钵内捣研成细末。取牛乳冲入杏仁末中,绞取汁,取杏仁粗末捣研,再冲入牛乳,至杏仁均匀溶于牛乳中为止。薯蓣捣研为细粉末,倒入杏仁牛乳汁中,拌匀,密封,隔水炖 2 h。

3.用法

每次取 1 匙,用温酒化开服下。

4.功效

山药、杏仁、牛乳三物同用,可补虚健身,消除疲劳,振奋精神。该品可补肺益气,润燥止咳。适用于肺气亏虚而致的咳嗽气喘,气短不足以息,腰腿软弱无力,口干咽燥或素有肺结核、肺气肿、过敏性鼻炎等病症。

(二十)玉参焖鸭

1.组成

玉竹 50 g,沙参 50 g,老鸭 1 只,葱、生姜、味精、精盐适量。

2.制作

先将玉竹、沙参洗净、切片,混合后用水煮提取玉竹、沙参浓缩汁。将鸭子从背部劈开洗净,鸭腹向下放在瓷盆内,加入盐 5 g,料酒、葱各 5 g,上笼蒸 1 h 左右取出。再将鸭子对脯向下放入锅内,加原汤、鸡汤、玉竹、沙参浓缩汁及调料,上火焖 5 min,取出后向上扣在圆盘内。最后将汤用鸡油加淀粉勾成汁,浇在鸭子上即成。

3.功效

补肺滋阴。

4.方解

玉竹可润燥止渴,沙参可治肺热咳嗽,二者用来煲汤是常见的做法。玉竹搭配沙参,平日用于养生、滋补,则有解忧除烦,平定心气的效果,适用于肺胃阴虚或肺胃气阴两虚所致的形体消瘦,皮肤干燥,烦渴引饮,干咳气促,痰少质稠,咽干声哑,胃脘灼热疼痛,大便燥结,气短汗出等肺胃阴虚者。玉参焖鸭能滋阴润肺,养胃生津。

(二十一)虫草炖老鸭

1.组成

冬虫夏草 15 g,老鸭 1 只。

2.制作

将虫草放于鸭腹内,加水炖熟,调味食用。食完再按上法,另取虫草、鸭子再炖食。

3.功效

补虚损,益肺肾,止喘咳。

4.方解

冬虫夏草是一味名贵的滋补药品,既补精髓,又益肺阴。鸭的营养价值很高,可食部分鸭肉中的蛋白质含量为 $16\% \sim 25\%$。老鸭肉味甘、微咸,性偏凉,入脾、胃、肺及肾经,具有清热解毒,滋阴降火,滋阴补虚,止血痢,利尿消肿之功效。冬虫夏草与老鸭同用,可起到补虚损,益肺肾,止喘咳的作用。

(二十二)黄精粳米粥

1.组成

黄精 30 g,粳米 100 g。

2.制法

先将黄精煎水取汁,再入粳米煮至粥熟,加适量冰糖服食。

3.功效

润肺滋阴,补肾益精。

4.方解

《本草纲目》记载黄精:"补诸虚,止寒热,填精髓。"黄精粳米粥可润肺滋阴,用于肺阴不足、肺虚燥咳等;可补肾益精,用于肾虚精亏、腰酸、头晕、足软无力等。此外,本方还可用于消渴属气阴两虚者。

(二十三)萝卜鲜藕汁

1.组成

新鲜白萝卜 500 g,鲜藕 500 g。

2.制法

将萝卜、鲜藕洗净、切块,放入果汁机打碎即可。

3.功效

养阴生津,益胃止痛。适用于慢性胃炎,症见口干咽燥、饥不欲食等。

(二十四)润肺鸭梨粥

1.组成

新鲜鸭梨 2 个,粳米 100 g,百合 10 g。

2.制法

将鸭梨冲洗干净,剔去梨核,切成小块;粳米淘洗干净,用冷水浸泡半小时,捞出,沥干水分;锅中加入约 1000 mL 冷水,将鸭梨块放入,煮约半小时,滤去梨渣,然后加入粳米、百合用旺火烧沸;再改用小火熬煮成粥,最后加入冰糖调味即可。

3.方解

梨具有良好的润燥作用;百合味甘,性微寒,入肺、心经,有润肺止咳,清心安神之功效。润肺鸭梨粥有清热润肺,化痰,清心安神之功效,适用于肺热咳嗽多痰的人。

(二十五)杏仁粳米粥

1.组成

甜杏仁 10 g,粳米 50 g。

2.制法

每次用杏仁 10 g,去皮,水研煎汁,去渣,留汁入粳米 50 g。加入适量水煮沸,再以慢火煮烂即可。加入适量冰糖调味,每日 2 次。

3.功效

生津止渴,养胃和中,润肠通便。

4.方解

杏仁味苦、辛,性温,味苦入肺,能降肺气,性疏散,又善宣肺除痰,痰消气宜,则咳喘自平。用杏仁煮粥,在《食医心镜》中有记载,是用杏仁和北粳米加水煮成,具有止咳定喘,养胃和中,润肠通便的功用。本品含的杏仁苷、杏仁酶、杏仁油等成分,在体内逐渐产生微量的氢氰酸,对呼吸中枢呈镇静作用,从而达到镇咳平喘的作用。而杏仁所含的脂肪油在肠内能起润肠通便的作用。杏仁粳米粥适用于咳嗽气喘,久咳不止,咳逆痰多及老年性肠燥便秘等。

(二十六)橘皮粳米粥

1.组成

粳米 100 g,陈皮 30 g,白砂糖 5 g。

2.制法

将橘皮洗净,晒干,碾为细末。粳米加清水 500 mL,置锅中,急火煮开 5 min,加橘皮细末,文火煮 30 min,成粥,加入白砂糖趁热食用。

3.功效

燥湿化痰,行气止痛,健脾开胃。

4.方解

橘皮粳米粥原料是橘皮,有行气止痛,健脾开胃的作用。该粥做法简单,营养丰富,美味可口,且具有提高人体免疫功能,促进血液循环,顺气健胃,化痰止咳,调理肠道的功效。适用于脾胃气滞,脘腹胀满,消化不良,食欲缺乏,咳嗽多痰等病。

(二十七)柿饼粳米粥

1.组成

柿饼 2～3 枚,粳米 100 g。

2.制法

将柿饼洗净、切碎。粳米淘洗干净,与切碎的柿饼一同放入锅中,加入清水适量,大火煮沸后,改用小火继续熬煮,煮至粳米开花即成。

3.功效

健脾润肺,益气养血。

4.方解

柿饼性凉,能健脾润肺,滋阴润燥,适用于久痢便血,小便血淋,痔漏下血等。

(二十八)百合冬瓜汤

1.组成

冬瓜 150 g,百合 50 g。

2.制法

冬瓜切片,百合掰开洗净。热锅冷油,冬瓜放入锅中煸炒,接着加入百合一起煸炒,加水烧沸后,倒入蛋清,加入适量的油、盐搅匀熬汤,熬至汤呈现乳白色即可。

3.功效

清热解毒,利水消痰,清心安神。

4.方解

从中医的角度看,百合味甘、微苦,性微寒,是凉血清热,滋阴润燥,健胃理脾的滋补之品。冬瓜味甘,性寒,有清热、利水、消肿的功效。冬瓜含钠量较低,对动脉硬化症、肝硬化腹水、冠心病、高血压、肾炎、水肿等疾病有良好的辅助治疗作用。《随息居饮食谱》曰:"若孕妇常食,泽胎儿毒,令儿无病。"肥胖者常食可以减肥,肾脏病、水肿、糖尿病患者食之也大有益处。

三、温补肾脏药膳食疗

(一)海参粥

1.组成

水发海参 50 g,粳米 100 g,葱、姜、食盐适量。

2.制法

海参用温水泡发,去内肠,剖洗干净切成小块,与粳米同放入锅内加水,加少许葱、姜、盐,同熬成粥。

3.功效

温补肾阳。

4.方解

海参具有补肾滋阴壮阳的功效,用于温补肾脏,主治体虚体弱,四肢酸软,盗汗多梦。海参含胆固醇低,脂肪含量相对少。海参粥做法简单,营养丰富,可补肾、益精、养血,对高血压、冠心病患者及体质虚弱者堪称食疗佳品,常食对治病强身很有益处。

(二)百合甲鱼汤

1.组成

甲鱼 1 只(约 500 g),百合 50 g,精盐、胡椒粉、味精适量。

2.制法

将甲鱼加工后洗净,焯水后放入砂锅中炖制 2 h;百合洗净,焯水,放入炖好的甲鱼中再炖 15 min。用精盐、味精调味,撒上胡椒粉即可。

3.功效

滋阴补肾。

4.方解

甲鱼是滋阴的佳品,主要是滋肾阴;百合主要是滋肺阴。因此,二者搭配可以起到很好的滋阴效果。本方对体虚盗汗、腰部酸疼、潮热、白发、四肢无力、头晕耳鸣有效。

（三）萸肉苁蓉羊肉汤

1.组成

羊肉 600 g,山萸肉 20 g,肉苁蓉 20 g,龙眼肉 20 g。

2.制法

将羊肉切成薄片状放入滚水中煮 5～10 min,捞出后再用清水冲洗干净,并置于瓦煲中,煲至水沸腾之时,放入山萸肉、肉苁蓉、龙眼肉和姜片,继续用大火煮沸,转用中火煲 3 h,根据个人口味加入各种调味品后即可服用。

3.功效

补肾温阳。

4.方解

山萸肉性平,味甘、酸,养肝肾,敛阴止汗救脱,为滋补肾阴之要药。《本草纲目》云:"羊肉能暖中补虚,补中益气,开胃健身,益肾气,养胆明目,治虚劳寒冷,五劳七伤。"萸肉苁蓉羊肉汤具有补肾温阳,强壮身体的功效,适合于手足冰冷、腰膝酸软、尿频尿多、便秘等症状。

（四）益智仁粥

1.组成

粳米 50 g,益智仁 5 g。

2.制法

将益智仁研为细末。将粳米淘洗后放入砂锅内,加入清水,先用武火煮沸,再用文火熬成稀粥,调入益智仁末和少量精盐,稍煮片刻,待粥稠停火即可。

3.功效

温肾助阳,固精缩尿。

4.方解

益智仁味辛,性温,归脾、肾经,可温脾止泻摄涎,暖肾缩尿固精。益智仁粥性温,能入脾肾,又具涩性,故能固精缩尿,止泻摄涎。

（五）锁阳粥

1.组成

锁阳 10 g,精羊肉、大米各 100 g。

2.制法

将羊肉洗净切细。先煎锁阳,去渣,后入羊肉与米同煮为粥。空腹食用。大便溏泻及早泄者慎用。

3.功效

温阳补肾。

4.方解

锁阳味甘,性温,入肝、肾、大肠经,有补益肝肾,润肠通便之功。《本草纲目》言其"润燥养筋,治痿弱"。中老年人脾肾亏虚,肾精不足,性功能逐渐下降,大便秘结,常食锁阳粥,可补精强性,润燥滑肠。锁阳粥适用于平素体阳虚及腰膝酸软、肢冷畏寒、阳痿、老年便秘等症。

（六）冬虫夏草鸭

1.组成

雄鸭 1 只,冬虫夏草 5～10 枚,葱、姜、食盐适量。

2.制法

除掉雄鸭毛及内脏,洗净,放在砂锅或铝锅内,再放入冬虫夏草和食盐、姜、葱等调料,加水,以小火煨炖,烂熟即可。或将冬虫夏草放入鸭腹,置瓦锅内,加清水适量,隔水炖熟,调味服食。用于佐餐。

3.功效

补虚助阳。

4.方解

虫草入肺、肝、肾经,具有补肺、益肾、强肝、益气、滋补的效果,适用于肺肾两虚,精气不足等。鸭肉是一种美味佳肴,适于滋补,鸭肉蛋白质含量比畜肉含量高得多,脂肪含量适中且分布较均匀,十分美味。冬虫夏草鸭适用于久病体虚、贫血、肢冷自汗、盗汗、阳痿遗精等。

（七）白羊肾羹

1.组成

肉苁蓉 50 g,荜茇、草果各 10 g,陈皮 5 g,胡椒 10 g,白羊肾 2 对,羊脂 200 g,食盐、葱、酱油、酵母面、姜适量。

2.制法

将白羊肾、羊脂洗净;将肉苁蓉、陈皮、荜茇、草果、胡椒装入纱布袋内,扎住口,与白羊肾、羊脂一同放入锅内,加水适量。用武火烧沸,文火炖熬,待羊肾熟透时,放入葱、姜、酵母面、酱油,如常法制羹。吃羊肾,喝羹。

3.功效

壮肾,暖脾胃。适用于阳痿、腰膝无力、脾虚食少、胃寒腹痛等。

(八)复元汤

1.组成

淮山药 50 g,肉苁蓉 20 g,菟丝子 10 g,核桃仁 2 个,瘦羊肉 500 g,羊脊骨 1 具,粳米 100 g,葱白 3 根,生姜、花椒、料酒、胡椒粉、八角、食盐适量。

2.制法

将羊脊骨剁成数节,用清水洗净;羊肉洗净后,余去血水,再洗净,切成 4 cm 厚的条块;将淮山药、肉苁蓉、菟丝子、核桃仁用纱布袋装好扎紧;生姜拍破,葱切段。将中药及食物同时放入砂锅内,注清水适量,武火烧沸,打去浮沫;再放入花椒、八角、料酒,换文火煮炖至肉烂,出锅装碗,加胡椒粉、食盐调味,即可佐餐食用。

3.功效

温补肾阳。

4.方解

复元汤处方来源于近代的《成都惠安堂滋补餐厅方》。汤中肉苁蓉有补肾壮阳,滋润肠燥的功效;菟丝子有固精,缩尿,明目,止泻的功效。合而为汤,具补肾益精,延年益寿的作用。羊肉滑爽利口,汤汁清鲜,具有温补脾肾之功用,适用于肾虚或病后体弱之腰膝酸软、气虚无力、阳痿、早泄等症。本方适用于肾阳不足,肾精亏损之耳鸣眼花、腰膝无力、阳痿早泄等症。

(九)海参杞参汤

1.组成

海参 150 g,党参、枸杞子各 12 g。

2.制法

海参、党参、枸杞子一起煮约 60 min 后,加入味精、油、盐等调味品,即可吃参喝汤。

3.功效

补气益肾,生精养血。

4.方解

海参味甘、咸,补肾,益精髓,摄小便,壮阳疗痿,其性温补,足敌人参。海参具有提高记忆力,延缓性腺衰老,防止动脉硬化以及抗肿瘤等作用。枸杞子甘、平,归肝、肾经,功效为补肝肾,明目。党参归心、肺、肾经,功效为补气养阴,清火生津。枸杞子与党参合用可补气,滋养肾阴,清肝明目。海参杞参汤具有温肾助阳,缩尿固精的功效,适宜于肾阳不足、精血耗损导致的阳痿、遗精早泄、小便频数、性欲减退、腰膝冰冷等症。冬季极宜常食。

(十)杜仲炖羊肉

1.组成

羊肉 500 g,杜仲 10 g,葱、姜、盐、料酒适量。

2.制法

杜仲洗净,浸泡 20 min 后加水煎煮取汁;羊肉洗净去筋膜,放入沸水中焯一下,切成块沥干水分。锅内水煮沸,放入羊肉块煮开后,撇清浮沫,入葱、姜大火煮沸,文火炖 3 h 左右,将煎好的杜仲汁倒入羊肉汤,加盐调味后即可食用。

3.功效

补肾助阳。

4.方解

羊肉是冬季养生的常见菜,属热性,本身就有补肾助阳的作用,而杜仲则是补肾的良药,能缓解腰膝酸软、疲倦遗精等症状。

(十一)羊肾杜仲五味粥

1.组成

羊肾 2 枚,杜仲 5 g,五味子 5 g,粳米适量,味精、盐适量。

2.制法

将羊肾除去腰臊,洗净,切小片,将羊肾片洗去血水。杜仲、五味子用纱布包扎,与羊肾同放砂锅内,加水煮热,再加入淘洗干净的大米,按常法煮粥即成。炖至熟透后,加入盐、味精调味。

3. 功效

补肾壮阳。适用于肾虚引起的腰痛、遗精、阳痿等症。健康人食用更能补肾强身。

4. 方解

杜仲性温,味甘,可补肝肾,强筋骨,安胎,用于肾虚腰痛、筋骨无力、妊娠漏血、胎动不安、高血压等。五味子味酸、甘,性温,可收敛固涩,益气生津,补肾宁心,用于久咳虚喘、梦遗滑精、遗尿尿频、久泻不止、自汗盗汗、津伤口渴、内热消渴、心悸失眠。

(十二)核桃韭菜炒鸡蛋

1. 组成

韭菜 100 g,核桃仁 50 g,鸡蛋 2 个。

2. 制法

将韭菜洗干净。炒锅倒入少许橄榄油,放入核桃仁小火炸香盛出,再倒入蛋液炒熟盛出。底油爆香葱花,倒入韭菜翻炒,加入盐和糖,然后倒入鸡蛋。加入核桃仁翻炒,翻炒均匀关火。注意核桃仁要用小火炸香,不要用大火,以免炸糊。韭菜翻炒片刻就好。

3. 功效

健脑补肾,温肺祛病。

4. 方解

核桃味甘,性温,入肾、肺、大肠经,可补肾,固精强腰,温肺定喘,润肠通便。韭菜含有挥发性精油及硫化物等特殊成分,散发出一种独特的辛香气味,有助于疏调肝气,增进食欲,增强消化功能。鸡蛋富含蛋白质,可以补充人体营养。韭菜和鸡蛋的营养也可相互取长补短。鸡蛋含胆固醇高,韭菜中的硫化物可降血脂。此外,韭菜中含有的纤维素比较粗,容易刺激胃,造成"烧心"。而鸡蛋中的蛋白膜可将韭菜表面包裹起来,减少韭菜对胃黏膜的刺激。核桃韭菜炒鸡蛋可健脑补肾,润肠通便。

(十三)栗子羹

1. 组成

栗子 300 g,红糖 20 g,饴糖 10 g,鱼胶 2 片。

2. 制法

栗子洗干净后放锅里煮 15 min 左右至熟,剥皮取仁,放入破壁机中打成栗子泥。把栗子泥倒进平底锅里,加红糖和饴糖,小火慢炒。鱼胶用凉水泡软备用。栗子泥炒至能成团的时候加入泡好的鱼胶,搅拌均匀。模具内壁刷一层熟油,把拌好的栗子泥倒入模具内,放入冰箱,45 min 后取出切块即可食用。

3.功效

益气健脾。

4.方解

《名医别录》言栗子"主益气,厚肠胃,补肾气,令人忍饥"。栗子中所含的丰富的不饱和脂肪酸和维生素、矿物质,能防治高血压、冠心病、动脉硬化、骨质疏松等疾病,是抗衰老、延年益寿的滋补佳品。栗子含有核黄素和维生素 C,常吃栗子对日久难愈的小儿口舌生疮和成人口腔溃疡有益。栗子羹可以预防腰腿酸软、筋骨疼痛、乏力等。

四、养护肝脏药膳食疗

(一)陈皮核桃粥

1.组成

陈皮 6 g,核桃仁 20 g,冰糖 10 g。

2.制法

将陈皮润透,切丝;核桃去壳留仁,用花生油炸香,捞起放入碗中待用;冰糖打碎。大米淘洗干净,放入锅内,加水 600 mL,置武火烧沸,再用文火熬至八成熟时,加入陈皮、核桃仁、冰糖搅匀,继续煮至粳米软烂,即可盛起食用。

3.功效

祛气滞,补肝肾,通便秘。

4.方解

陈皮辛散通温,气味芳香,长于理气,能入脾肺,故既能行散肺气壅遏,又能行气宽中,用于肺气壅滞之胸膈痞满、脾胃气滞之脘腹胀满等症。核桃味甘,性温,入肾、肺经。核桃富含蛋白质、脂肪酸、B 族维生素、维生素 E、钙、镁、硒等营养成分,可防止细胞老化,能健脑,增强记忆力及延缓衰老,减少肠道对胆固醇的吸收,润泽肌肤,乌黑头发。陈皮核桃粥可祛气滞,补肝肾,通便秘。

（二）枸杞山药蒸鱼

1.组成

枸杞 20 g,山药 20 g,草鱼 1 尾(500 g),料酒 15 g,盐 4 g,味精 3 g,酱油 10 g,姜 10 g,葱 15 g。

2.制法

将鱼处理洗净,从鱼腹顺切开长口,然后在鱼身斜切口,用盐、味精、姜、葱、料酒、酱油入味;山药切薄片,姜切片,葱切段,枸杞洗净。将山药片放入鱼身斜口内,每放一片,加入枸杞一粒,再将鱼腹部朝上放入蒸盆内,置武火蒸笼内蒸 12 min 即成。

3.功效

补脾胃,益肝肾,美容颜。

4.方解

山药味甘,性平,归脾、肺、肾经,可益气养阴,滋补脾肺肾,用于脾胃虚弱、纳呆乏力、肺虚久咳、大便溏泄、小便频数、遗精带下、神疲乏力等症。枸杞可滋补肝肾,益精明目。枸杞山药蒸鱼适用于脾胃虚弱、肌肤不润、视物不清等症。

（三）茯苓粥

1.组成

茯苓粉 30 g,粳米 100 g,大枣 20 枚。

2.制法

将粳米、大枣分别淘洗干净,同放锅中,加水适量,煮成粥后,再下茯苓粉,再煮沸后即可食用。空腹食用,也可根据口味适量加点红糖。早、晚 2 次服用。

3.功效

健脾养肝,利湿祛邪,补而不腻。

4.方解

茯苓味甘、淡,性平,入心、肺、脾经,具有渗湿利水,健脾和胃,宁心安神的功效。现代医学研究证明,茯苓能增强机体免疫功能,其含有的茯苓多糖有明显的抗肿瘤及保肝脏作用。常食茯苓粥可利湿祛邪,健脾养肝。

（四）玄参炖猪肝

1. 组成

玄参 10 g,猪肝 400 g,油、葱、姜、调味品适量。

2. 制法

猪肝、玄参洗净后放入砂锅内,加适量水,煲煮 1 小时,猪肝捞出沥干水,切成小片装盘。炒锅内加油,放入葱、生姜稍炒,加酱油、白糖、料酒少许,兑加鸡汤适量收汁,勾入水淀粉后淋在猪肝片上,拌匀即成。

3. 功效

养肝明目。

4. 方解

玄参味甘、苦、咸,性微寒,可清热凉血,滋阴降火,解毒散结。猪肝为血肉有情之品,味甘、苦,性温,可补肝明目,养血。

（五）女贞枸杞瘦肉汤

1. 组成

瘦肉 250 g,女贞子 30 g,枸杞 15 g,大枣 5 枚。

2. 制法

将女贞子、枸杞、大枣、瘦肉洗净后,一同放进锅内,加水适量,武火烧沸后,文火慢炖 2～3 h,调味即可食用。

3. 功效

滋养肝肾。

4. 方解

女贞子味甘、苦,性凉,能补养肝肾。《神农本草经》中就有记载,女贞子可滋养五脏六腑,并且起到安神的效果。现代医学研究还发现,女贞子对于视神经炎、慢性肝炎、冠心病、高血压以及神经衰弱等都具有很好的治疗效果。枸杞子归入肝、肾经,主要用于滋补肝肾,益精明目。女贞枸杞瘦肉汤具有养肝补肾的作用,非常适合慢性肝炎患者食用。

（六）丹参田七乌鸡汤

1. 组成

丹参,田七（三七）,乌鸡肉,红枣。

2. 制法

乌鸡去除杂质,洗净备用;丹参、三七洗净;将红枣用清水洗净,剥去核,备用。将全部汤料准备就绪后,把丹参、田七、红枣、乌鸡肉同放入炖盅内,加进适量清水,隔水炖煮。先用武火炖煮 20 min,然后用文火炖煮 2~3 h,便可。先把田七渣、丹参渣从汤中取出去除,乌鸡肉、红枣可作菜肴食用。

3. 功效

活血祛瘀,安神宁心,止血散瘀。

4. 方解

丹参味苦,性微寒,入心、肝二经,有活血化瘀,养血安神,凉血消痈,排脓生肌的功能。药理实验研究发现,丹参素能扩张冠状动脉,使冠脉的流量显著增加,能降低血液黏稠度,抑制凝血,激活纤溶。三七味甘、微苦,性温,入肝、胃二经,有滋补强壮,止血化瘀,消肿止痛的作用。三七能扩张血管,降低血压,还能降低总脂质水平和三酰甘油含量。乌鸡味甘,性平,入肝、肾二经,有补肝肾,益气血,滋阴清热,强身壮体的作用。红枣能补脾胃,并能增加汤水的鲜味。丹参田七乌鸡汤既可补肝肾,益气血,补脾胃,滋补强壮,又能活血化瘀,凉血消肿。

(七)茵陈栀子仁粥

1. 组成

茵陈 40 g,栀子仁 3 g,香附 6 g,鲜车前草 30 g,粳米 100 g,白糖适量。

2. 制法

取茵陈、栀子仁、香附、鲜车前草,将四味药加水共煎为汤液,与粳米一起加水煮成粥,最后加糖。每日 2~3 次,适量服用。

3. 功效

养肝滋阴,利胆清热,解毒利湿。

4. 方解

茵陈味苦、辛,性凉,入肝、脾、膀胱经,有清热利胆的功用。栀子味苦,性寒,入心、肝、肺、肾经,可清热泻火凉血。香附味辛、微苦、甘,性平,入肝、三焦经,可理气解郁,止痛调经。车前草味甘,性寒,入肝、脾经,能利水清热,明目祛痰。茵陈栀子仁粥可养肝滋阴,利胆清热,解毒利湿,对湿热型患者甚为合宜。

（八）葛根羹

1.组成

葛根粉 50 g,生石决明 20 g,钩藤 8 g,白蒺藜 8 g。

2.制法

把葛根粉、生石决明、钩藤、白蒺藜入砂锅加水煎煮 30 min,取汁备用。葛根粉倒于碗中,先用少量凉水搅拌稀释,充分调匀至无阻力感(凉水不宜过多),再缓缓倒入 95 ℃以上的开水及药汁,边倒水边用勺子不停地搅拌至半透明胶状。

3.功效

平肝潜阳,滋阴解毒,升阳生津。

4.方解

石决明味微咸,性微凉,为凉肝镇肝之要药。白蒺藜用于肝阳眩晕头痛、肝郁胁痛、风热头痛、目赤肿痛、皮肤瘙痒等症。《本草纲目》记载,葛根粉具有清热降火,滋阴解毒,升阳生津,开胃进食之功效,对治疗和预防胸膈烦热、中风头痛、高血压、冠心病以及降血脂、抗癌、消癌肿、减肥胖、抗衰老等均有特殊功效。同时,经现代科学检测,本品含人体必需的锌、铁、钙等微量元素及维生素 B_1、维生素 B_2、多种氨基酸,是营养价值很高的天然食品。

（九）枸杞油爆河虾

1.组成

河虾 500 g,枸杞子 30 g。

2.制法

将枸杞子洗净,沸水煮熟;选择大的河虾,剪去虾须,洗净,沥干水分。将炒锅烧热,加入橄榄油,烧至八成热时,放入虾,炸至虾壳发脆,用漏勺捞出,沥干油。锅内留适量余油,投入葱末、姜末、白糖、料酒、精盐、味精、清汤,煮沸。稍稠后,投入虾和枸杞子,翻几个身,加入香油即成。

3.功效

温补肝肾,助阳益气。

4.方解

枸杞子味甘,性平,归肝、肾经,可滋补肝肾,益精明目,用于虚劳精亏、腰膝酸痛、眩晕耳鸣、阳痿遗精、内热消渴、血虚萎黄、目昏不明。河虾味甘,性微温,入肝、肾经,有补肾壮阳,通乳抗毒,养血固精,化淤解毒,益气滋阳,通络止痛,开胃化痰等功效,适宜于肾虚阳痿、遗精早泄、乳汁不通、筋骨疼痛、手足抽搐、全身瘙痒、皮肤溃疡、身体虚弱和神经衰弱等患者食用。

(十)葛根粥

1.组成

生葛根 15 g,钩藤 5 g,粳米 80 g。

2.制法

生葛根、钩藤煎药取汁备用;粳米洗净备用。锅中加适量清水,倒入粳米武火煮沸后改文火熬煮成粥,放入药汁即可。

3.功效

升清生津,平肝熄风。

4.方解

钩藤有镇静止痉、降低血压等药理作用。葛根对改善高血压之头痛、眩晕、项强、耳鸣、肢体麻木等症有良好效果。两药合用,对高血压病之头痛、项强甚宜。

(十一)天麻鱼头汤

1.组成

鱼头 1 个,天麻 60 g,食盐、葱、姜、蒜、料酒少许。

2.做法

先煎鱼头,去除鱼腥,然后放鱼头于盅底,将天麻洗净切段用清水泡软后放入,隔水炖至水沸时,改用中火炖 1～2 h,再放入适量食盐便成。每天 1 剂,连用 2～3 天。

3.功效

益气养肝,治眩晕头痛。

4.方解

《本草纲目》记载天麻"乃肝经气分之药"。中医认为,天麻味辛,性温,入肝经,有补脑,平肝熄风,祛风除湿的功效,适用于头昏、头晕目眩、高血压、脑血栓、失眠、神经衰弱、四肢麻木、风湿、体虚、耳源性眩晕等。西医认为,天麻素是天麻的主要成分之一,具有较好的镇静和安眠作用,对神经衰弱、失眠头痛有一定疗效。鱼头含有不饱和脂肪酸,具有降低血脂,防治动脉硬化的作用。

五、养护心脏药膳食疗

(一)阿胶莲子芝麻羹

1.组成

莲子肉 20 g,芝麻 15 g,阿胶 20 g。

2.制法

将阿胶放入热水中溶化备用。将芝麻炒香,研成细末。莲子加水煮1 小时左右,再加入芝麻细末和阿胶煮几分钟即可。

3.功效

补五脏,强肝肾,宁心安神。

4.方解

阿胶性平,味甘,入肺、肝、肾经,具有滋阴润燥,补血益气,止血安胎的功效。《本草纲目》载:"阿胶大要,只是补血与液,故能清肺益阴而治诸证。"阿胶不仅适宜女性服用,男性如果出现气虚的情况,也可适量服用阿胶来补气血。阿胶可以增强体质,提高抗病能力,尤其对于体力或脑力劳动量较大者非常适宜。易上火的人将阿胶与微凉的藕粉、莲子等一起吃更适宜。阿胶莲子芝麻羹可益气健脾,宁心安神。

(二)补虚正气粥

1.组成

黄芪 20 g,党参 10 g,粳米 100 g,白糖适量。

2.制法

将黄芪、党参切片,用清水浸泡 40 min,煎煮取汁。粳米洗净煮粥,粥将成时加入黄芪、党参提取液,稍煮片刻即可。早晚各食 1 次,服时酌加白糖。

3.功效

补正气,疗虚损,抗衰老。

4.方解

黄芪适宜内伤劳倦、年老体弱、久病身瘦、心慌气短、体虚自汗、脾虚久泻、食欲缺乏等症。党参有补中益气,健脾益肺之效,用于脾肺虚弱、气短心悸、食少便溏、虚喘咳嗽、内热消渴等。

（三）莲子百合麦冬汤

1.组成

莲子、百合各 30 g，麦冬 12 g，冰糖适量。

2.制法

将百合、麦冬入锅中，煎汁 1 碗，去渣。百合、麦冬汁同莲子再入锅中，加冰糖适量煮汤，稍炖即成。每日 1 剂，以 2 周为一个疗程。

3.功效

清心宁神。

4.方解

莲子性平，味甘、涩，入心、脾、肾经，可补脾止泻，益肾涩精，养心安神，用于脾虚久泻、遗精带下、心悸失眠。百合味甘、微苦，性平，归肺、心、肾经，具有养阴润肺，清心安神，止咳的功效。麦冬味甘、微苦，性微寒，归心、肺、胃经，可养阴生津，润肺清心，用于肺燥干咳、阴虚痨嗽、喉痹咽痛、津伤口渴、内热消渴、心烦失眠、肠燥便秘。

（四）酸枣仁粥

1.组成

酸枣仁 10 g，大米 100 g，白糖 20 g。

2.制法

将酸枣仁择净，放入锅中，加清水适量，浸泡 8 min 后，水煎取汁，再加大米煮粥，待粥熟时下白糖即成；或将酸枣仁择净，研细，每次取药末 3～5 g，待粥熟时调入粥中服食。

3.功效

养心安神，生津敛汗。

4.方解

酸枣仁味甘，性平，入心、肝经，有养心安神，敛汗生津之功。本品性质平和，甘补酸收，功能补养心肝，收敛心气，为养心阴、益肝血而宁心神的良药。酸枣仁在安神、失眠领域有显著疗效，煮粥服食，对心神不安、心悸失眠、虚烦不眠等甚效。酸枣仁粥适用于心肝血虚所致的失眠、惊悸、怔忡等症以及体虚所致的自汗、盗汗、津伤口渴等症。

（五）龙眼饮

1.组成

龙眼肉 10 g,炒枣仁 10 g,芡实 12 g。

2.制法

炒枣仁捣碎,用纱布袋装。芡实加水 500 mL,煮半小时后,加入龙眼肉和炒枣仁,再煮半小时。取出枣仁,加适量冰糖,滤出汁液。

3.功效

养血安神,益肾固精。

4.方解

龙眼肉味甘,性温,有开胃益脾,养血安神,补虚长智之功效。炒枣仁味甘,性平,可养心安神。芡实性平,味甘、涩,能益肾固精,补脾止泻,祛湿止带,用于梦遗、滑精、遗尿、尿频、脾虚久泻、白浊、带下。

（六）安神膏

1.组成

龙眼肉 250 g,夏枯草 150 g,红枣 500 g,酸枣仁 100 g,蜂蜜 500 g。

2.制法

将红枣、夏枯草、酸枣仁简单清洁后放入砂锅内,加水浸泡半小时后煮沸,再用小火继续煎煮 1.5 h。煎煮取汁后,再加冷水 1000 mL,继续煎煮至约 500 mL 药液时,滤出,弃渣。将两次取汁加上龙眼肉、蜂蜜倒入砂锅内,小火熬约 1 h,冷却,收膏,装瓶,盖紧。

3.功效

补气健脾,滋阴安神。

4.方解

龙眼肉可补益心脾,养血安神,用于气血不足、心悸怔忡、健忘失眠、血虚萎黄。夏枯草味辛、苦,性寒,归肝、胆经,可清肝泻火,明目,散结消肿,用于目赤肿痛、目珠夜痛、头痛眩晕、瘰疬、瘿瘤、乳痈、乳癖、乳房胀痛。酸枣仁有养心安神,敛汗生津之功。本品性质平和,甘补酸收,功能补养心肝,收敛心气,为养心阴、益肝血而宁心神的良药。

（七）石菖蒲拌猪心

1.组成

猪心半个,石菖蒲 10 g,陈皮 2 g,盐、味精、姜片等适量。

2.制法

猪心洗净切块。石菖蒲、陈皮洗净,放入砂锅与猪心同炖 4 h 即可。

3.功效

化浊开窍,宁心安神。

4.方解

方中石菖蒲辛温芳香,循经走脉,化湿辟浊,豁痰宣窍,宁心安神。药理研究证明,石菖蒲有镇静、抗惊厥作用。猪心养心血,安心神,适用于痰浊蒙蔽心窍、心志不遂、心悸不安等。

六、情志调理药膳食疗

(一)绿茶黄芩汤

1.组成

绿茶 3 g,黄芩 12 g,罗汉果 15 g,甘草 3 g。

2.制法

将黄芩、罗汉果、甘草放入砂锅中,加清水 500 mL,小火煎药取汁。用煎好的药汁冲泡绿茶,5～10 min 即可,冲饮至味淡。可代茶饮或早中晚饭后 30 min 顿服。每日一剂。

3.功效

清热燥湿,降压止痛。

4.方解

黄芩味苦,性寒,具有泻火解毒,清热燥湿,抗菌消炎,降压,抗癌抑癌的功效。罗汉果味甘,性凉,可生津止渴,清肺止咳,润肠通便,抗菌消炎。甘草有解毒、祛痰、止痛、解痉等作用。诸药合用,可治疗热病烦躁、湿热泻痢等。

(二)知母蜜

1.组成

知母 60 g,玉竹 50 g,蜂蜜 500 g。

2.制法

知母、玉竹洗净放入锅中,加水 1000 mL,小火煎煮至液体浓缩一半,滤出药材取汁;再加水 500 mL 继续煎煮至 300 mL,滤出药材取汁弃渣。将两次取汁倒入罐内,加入蜂蜜,加盖。旺火隔水蒸 2 h,离火,冷却,装瓶,密封。每日 2 次,每次 10 mL,饭后服用。

3.功效

清热滋阴、除烦。

4.方解

知母味苦、甘,性寒,归肺、胃、肾经,可清热泻火,滋阴润燥,用于外感热病、高热烦渴、肺热燥咳、骨蒸潮热、内热消渴、肠燥便秘。玉竹味甘,性微寒,归肺、胃经,可养阴润燥,生津止渴,用于肺胃阴伤、燥热咳嗽、咽干口渴、内热消渴。蜂蜜味甘,性平,入肺、脾、大肠经,有补中润燥,止痛,解毒的功效,用于体虚、肺燥咳嗽、肠燥便秘、胃脘疼痛、鼻渊、口疮等。

(三)芦根竹茹粥

1.组成

新鲜芦根约 150 g,竹茹 20 g,粳米 100 g,生姜 2 片。

2.制法

将鲜芦根洗净切成小段,与竹茹同煎,取汁去渣,入粳米煮粥,熟时加入生姜 2 片,稍煮即成。

3.功效

清热,除烦,生津。

4.方解

竹茹和芦根均甘寒而善于清胃止呕,除烦,主治胃热呕吐,但竹茹善清热化痰,芦根清热泻火,又能生津止渴、利尿,加姜汁可使寒凉之性减弱,和胃止呕之功增强。

(四)丹参粥

1.组成

丹参 10 g,大米 100 g,大枣 20 g,冰糖 20 g。

2.制法

将丹参洗净,放入锅内,加清水适量,浸泡 5～10 min 后,水煎取汁,加大米、大枣煮粥,待煮至粥熟后,放入冰糖即可。

3.功效

活血化瘀,凉血消痈,养血安神。

4.方解

丹参味苦,性微寒,入心、心包、肝经,有活血化瘀,凉血消痈,养血安神之功。本品味苦降泄,入肝经血分而善活血通经,为妇科要药,对月经不调、血滞经闭、产后瘀滞腹痛甚效。丹参粥不仅对妇科诸疾有疗效,还可活血化瘀,清心除烦,养血安神。

（五）甘麦大枣粥

1.组成

小麦 50 g,大枣 10 g,甘草 15 g。

2.制法

将挑选好的甘草、大枣进行混合,加水放入锅中煎煮。滤去其中的渣滓,取其汁后入小麦煮为粥。

3.功效

通经活络,活血化瘀,宁心安神。适用于妇女脏燥,症见精神恍惚,时常悲伤欲哭而不能自持,失眠盗汗,舌红少苔,脉细而数。本方能够有效缓解不良情绪,有助于理气解忧。

（六）冰糖银耳莲子羹

1.组成

莲子、银耳、枸杞、冰糖。

2.制法

将银耳用温水泡开,择洗干净并撕成小朵（去掉根部发黄的部分）,加入少许盐放在清水中待用。莲子放在水中浸泡待用。取汤锅加入适量的清水上火加热,再将主配料依次放入,大火烧开后撇去浮沫改小火焖 2～3 h,待主配料软烂,汤汁浓稠时即好。

3.功效

清心除烦,延缓衰老。

4.方解

银耳具有强精、补肾、润肺、生津、止咳、清热、养胃、补气、和血、强心、壮身、补脑、提神等功效。莲子善于补五脏不足,通利十二经脉气血。现代药理学研究证实,枸杞子具有延缓衰老,抗脂肪肝,调节血脂和血糖,促进造血功能等作用。冰糖银耳莲子羹透明晶莹,香甜可口,可以清心除烦,延缓衰老。

(七)地骨皮粥

1.组成

大米 100 g,地骨皮 30 g,白糖适量。

2.制法

将地骨皮择净,水煎取汁,加大米煮粥,待熟时调入白糖,再煮沸即成。

3.功效

清肺凉血,清热除烦。

4.方解

地骨皮味甘,性寒,入肺、肾经,有凉血热,退虚热,清泻肺热之功。本品味甘性缓,凉血清热而无伤阴之弊,为凉血退热佳品,且本品性寒,能走肺肾,上清肺热而止咳喘,下入肾经而退虚热,故虚热、实热皆可应用。煮粥服食,无论是虚热所致的骨蒸潮热、手足心热,还是实热所致的咳嗽痰黄、咯血等,用之皆效。

(八)牛膝丝瓜汤

1.组成

牛膝 20 g,猪肉(瘦)50 g,淀粉 25 g,丝瓜 300 g,鸡蛋清 30 g。

2.制法

将牛膝去杂质,润透后切成 3 cm 长的段;丝瓜去皮切片;猪肉洗净,切片。将牛膝、丝瓜、肉片放入碗中,磕入鸡蛋清,放入淀粉、酱油、料酒抓匀。将炒锅置武火上烧热,待油烧至六成热时,下入姜丝、葱段爆香,再加入 1800 mL 清水,置武火上烧沸,然后放入丝瓜、肉片、牛膝煮熟,加入盐即成。

3.功效

补肝肾,清热除烦。

4.方解

《本草经疏》言牛膝"味厚气薄,走而能补,性善下行,故入肝、肾"。服用本方能够补肝肾,清热化痰,降低血压,对于出现上火、痰多咳嗽、高血压的患者是比较理想的一道食疗方。牛膝丝瓜汤不但能活血理气,而且能引血下行,减轻生气对脑的损害。

（九）双仁糊

1. 组成

甜杏仁、核桃仁各 15 g。

2. 制法

二者微炒，共捣碎研细，加蜂蜜适量。

3. 功效

祛痰止咳，平喘，润肠，下气开痹。

4. 方解

甜杏仁可润肺，消食，散滞。核桃仁可补肾固精，温肺定喘，润肠通便。甜杏仁配伍核桃仁能滋养肺肾，止咳平喘。蜂蜜润肺止咳。本品用于久患喘咳，肺肾两虚，症见干咳无痰、少气乏力等；亦可用于阴血虚亏，肠燥便秘或老人大便秘结。

（十）山药枸杞粥

1. 组成

山药 200 g，白米 30 g，酸枣仁 5 g，枸杞 30 g。

2. 制法

山药洗净去皮，切成块状。白米淘洗干净。酸枣仁洗净，稍微捣裂并以棉布袋盛之。先下山药及酸枣仁布袋熬粥，待粥约七分熟时，加入枸杞，再焖透即成。

3. 功效

益肺肾精气，镇定心神。

4. 方解

这款药粥有健脾胃，益肺肾精气，镇定心神，助眠之功效，适用于肾精不足，脾胃不和，脾肾阳虚，肝血不足等引起的大便溏泄、四肢乏力、懒言少动、眼睛干涩、掉头发、尿频等症。经常生气的人会伤肾气，导致肾气亏虚，可使肾气不畅，易致闭尿或尿失禁。此时服用山药和枸杞子，不但可以平补肾气，而且具有补血益精的作用，服用后会减轻对肾气的损耗，改善尿闭或者尿失禁的症状。

（十一）五味枸杞饮

1. 组成

五味子 50 g，枸杞子 50 g。

2.制法

将五味子用小纱布袋装好,与枸杞子一起放入锅中,加净水 800 mL,用文火煎沸,滤出清液,倒入盖杯中,加白糖 5 g,搅匀,分次饮用。

3.功效

健脾胃,补肝肾,养心血,生津止渴。

4.方解

五味子酸而性温,有补气生津,止泻安神等多重功效。特别是其与枸杞子合用,补肝肾作用更加突出。适用于五脏虚亏,气血不足,或长期劳神熬夜,生活不规律所致疲乏无力、面无血色、腰膝酸软、心慌失眠等症状的人群。夏天自觉困乏无力、汗出较多、口干,即"夏虚"之人,用五味子与枸杞子一起煎汤服用或者开水泡饮,能使人精神倍增。五味枸杞饮是夏季养生补益佳品。

（十二）菊花茶

1.组成

菊花、金银花、枸杞各 10 g,冰糖 20 g。

2.制法

取菊花、金银花、枸杞沸水冲泡 10 min,入冰糖溶化即可。每日 2 剂,代茶饮用,冲至无味。

3.功效

益肝补阴,清热除烦。

4.方解

菊花茶是人们最为常用的清热祛火,清肝明目的中药茶饮。菊花味甘、苦,微寒,归肺、肝经,适合夏季炎热季节时出现烦闷燥热、目睛红涩、风热感冒、头痛眩晕、眼目昏花者。

（十三）三叶茶

1.组成

荷叶 5 g,竹叶 5 g,薄荷叶 5 g。

2.功效

清心火,养心神,解暑。

3.方解

荷叶味苦涩,性平,归肝、脾、胃、心经,有清暑利湿,升发清阳,凉血止血等功效。荷叶适用于中暑热盛所致的头昏脑涨、胸闷烦渴、小便短赤等。竹叶味甘、淡,性寒,功效为清热除烦,生津利尿,用于热病烦渴、面红、小便短赤、口舌生疮等。薄荷叶味辛,性凉,入肺、肝经,功效为疏散风热,清利头目,利咽透疹,疏肝行气。三叶茶品均为轻清之品,对暑热盛、心火旺的人有较好的清热祛火养心的作用。

(十四)桂圆粳米粥

1.组成

桂圆肉 15～30 g,粳米 10～15 g。

2.制法

原料洗净备好,锅内加水,放入食材煮至粥烂即可食用。

3.功效

养血安神,壮阳益气。

4.方解

桂圆味甘,性平,能补脾益胃,养血安神,具有良好的滋养补益作用,可用于心脾虚损,气血不足所致的失眠、健忘、惊悸、眩晕等症。桂圆粳米粥具有开胃健脾,养血安神,壮阳益气,补虚健脑等功效。

(十五)阿胶糕

1.组成

阿胶 250 g,黄酒 250 mL,炒熟的核桃仁、黑芝麻各 250 g,冰糖250 g。

2.制法

将阿胶切成小块,在黄酒中浸泡 3～4 天,至泡软。锅内加水和冰糖,把阿胶放在碗中,隔水蒸 1 h 左右,至阿胶完全融化;加入炒熟的黑芝麻、核桃仁,待其完全冷却后,放入保鲜盒并置于冰箱中冷藏 48 h;取出切片即可食用。

3.功效

滋阴补血,改善健忘。

4.方解

中医认为"心主神明",失眠健忘与心相关,心神全凭血来濡养。如果血虚不能养心,就会失眠健忘。此方中的所有食材,都是滋阴补血之物,能润气色,改善贫血,提高免疫力等。如服用期间发现口舌生疮、小便黄、舌苔发黄等症状,说明阳气较盛,内热很重,宜消火后再服。

（十六）红枣鹌鹑蛋羹

1.组成

鹌鹑蛋 5～6 枚,红枣 3～5 枚。

2.制法

鹌鹑蛋煮熟后去壳备用。在锅内加入适量清水,红枣放入锅内,文火炖至烂熟,起锅前再放入鹌鹑蛋;稍煮片刻后,根据个人不同口味,加少许白糖调味。饮汤,吃蛋和枣。

3.功效

滋养五脏,改善健忘。

4.方解

鹌鹑蛋中含有丰富的卵磷脂,是神经活动不可缺少的营养物质。卵磷脂在人体内经分解可产生丰富的乙酰胆碱,可增强记忆力。此羹中也可加入大豆,其卵磷脂含量也很丰富。

（十七）枣仁甘草粥

1.组成

酸枣仁 15 g,炙甘草 10 g,小米 100 g,白糖 20 g。

2.制法

将酸枣仁、炙甘草放入砂煲,加水适量,煎煮 1 h,滤取汤汁,加小米煮粥,待粥熟时下白糖即成。

3.功效

益气养血,安神定志。

4.方解

酸枣仁汤是东汉张仲景创制的名方,是治疗失眠的经典方剂。酸枣仁炒者补肝以养神,生者清泻肝热以安神;甘草味甘能补,故能补脾胃虚弱,滋气血生化之源,甘能缓急,最善调理,制约肝脏刚烈之性,除烦以安神。二者配伍,一肝一脾,补中有泻,泻中有补,共奏养肝血,清肝热,安心神之效。小米补脾润燥,宁心安神,治疗失眠多梦、纳食不香、大便干燥。小米中营养物质含量丰富,其中色氨酸的含量为谷类的首位,色氨酸有调节睡眠的作用。睡前服用小米粥可助人安然入睡。枣仁甘草粥可益气养血,除烦安神,安神定志。

参考文献

一、专著类

[1]章穆.饮食辨录[M].恩施:经国堂,1823(清道光三年)刻本.

[2]顾海帆.戒烟快乐奇书[M].上海:上海大鸣书局,1927.

[3]王水,陆仲灵,储农.长寿药粥谱[M].天津:天津科学技术出版社,1982.

[4]曹庭栋,黄云鹄.粥谱(二种)[M].北京:中国商业出版社,1987.

[5]范肖东等.ICD-10精神与行为障碍分类[M].北京:人民卫生出版社,1993.

[6]高学敏,顾慰萍.中医戒毒辑要[M].北京:人民卫生出版社,1997.

[7]赵学敏.本草纲目拾遗[M].北京:中国中医药出版社,1998.

[8]国家中医药管理局中华本草编委会.中华本草[M].上海:上海科学技术出版社,1999.

[9]王士雄.随息居饮食谱[M].天津:天津科学技术出版社,2003.

[10]杨凤瑞.戒毒康复理论与实践[M].北京:中国民主法制出版社,2004.

[11]俞小平,黄志杰.中国益寿食谱[M].北京:科学技术文献出版社,2004.

[12]张仲景.金匮要略[M].北京:人民卫生出版社,2005.

[13]李洪涛.科学饮食DIY[M].北京:华龄出版社,2006.

[14]吴瑭.温病条辨[M].北京:中国中医药出版社,2007.

[15]龚廷贤.鲁府禁方[M].北京:中国中医药出版社,2008.

[16]江开达.精神病学高级教程[M].北京:人民军医出版社,2009.

[17]杨月欣.公共营养师[M].北京:中国劳动社会保障出版社,2009.

[18]史文.营养治病与养生[M].延边:延边人民出版社,2009.

[19]杨月欣,王光亚,潘兴昌.中国食物成分表[M].2版.北京:北京大学医学出版社,2009.

[20]李清亚.临床营养师指南[M].北京:人民军医出版社,2010.

[21]卜平.戒毒基本理论与中西医防治实践[M].北京:高等教育出版社,2010.

[22]忽思慧.饮膳正要[M].北京:中国医药科技出版社,2011.

[23]昝殷.经效产宝[M].北京:中国医药科技出版社,2011.

[24]陈乃宏.神经递质与神经疾病[M].北京:中国协和医科大学出版社,2012.

[25]程云鹏.慈幼新书[M].北京:人民军医出版社,2012.

[26]杨予轩.食物营养圣经[M].北京:电子工业出版社,2012.

[27]于康.好吃比吃好更重要[M].南京:江苏科学技术出版社,2013.

[28]袁泉.营养与膳食指导[M].北京:人民军医出版社,2013.

[29]赵佶敕编.圣济总录[M].北京:人民卫生出版社,2013.

[30]中国科学院中国植物志编著委员会.中国植物志[M].北京:科学出版社,2013.

[31]中国营养学会.中国居民膳食营养素参考摄入量[M].北京:中国轻工业出版社,2013.

[32]中国营养学会.中国居民膳食营养素参考摄入量速查手册[M].北京:科学出版社,2013.

[33]杜新忠.实用戒毒医学[M].北京:人民卫生出版社,2015,

[34]沈渔邨.精神病学[M].北京:人民卫生出版社,2015.

[35]王怀隐.太平圣惠方[M].北京:人民卫生出版社,2016.

[36]中国营养学会.中国居民膳食指南[M].北京:人民卫生出版社,2016.

[37]孙长颢.营养与食品卫生学[M].北京:人民卫生出版社,2017.

［38］冯程等.亚健康：中医辨体调护与保健养生［M］.北京：中国科学技术文献出版社,2017.

［39］吴翠珍,张先庚.营养与食疗学［M］.北京：中国中医药出版社,2018.

二、期刊类

［1］张开镐.大麻的依赖性和毒性［J］.中国药理学通报,1991,7(1)：12-15.

［2］郭勇,赵一,陈震,等.130例阿片类药物依赖者临床辨证分析［J］.浙江中医学院学报,1998,25(5)：15.

［3］刘志民,张开镐.曲马多的药理学特点及其临床应用［J］.中国药学杂志,1998,11：689-690.

［4］刘志民,张开镐.曲马多的不良反应与药物依赖性［J］.药物流行病学杂志,1999,8(3)：150-152.

［5］刘菊妍,吴敏,周萍,等.肾阳虚损、瘀血阻滞病机假说在阿片类物质依赖戒断综合征中的确立［J］.医学与哲学,1999,20(11)：53-55.

［6］白晓菊,宋树立,高学敏.阿片类依赖戒断综合征中医辨证规律的探讨［J］.中国药物依赖性杂志,2001,10(4)：283.

［7］中华医学会结核病学分会.肺结核诊断和治疗指南［J］.中华结核和呼吸杂志,2001,24(2)：70-74.

［8］顾佩菲,吴春福.内源性大麻素样物质的可能作用机制［J］.中国药理学通报,2003,19(11)：1223-1226.

［9］宋树立,白晓菊.关于阿片类物质成瘾稽延性戒断症状的中医认识与治疗［J］.中国医学报,2003,18(5)：289-292.

［10］张开镐.大麻的生物学效应［J］.中国药物依赖性杂志,2003,12(1)：14-15.

［11］胡早秀,于建云,李桢.甲基苯丙胺的毒性及危害［J］.中国药物滥用防治杂志,2005,11(4)：228-230.

［12］刘胜,周文华,杨国栋.中医药戒毒的回顾和展望［J］.中国药物滥用防治杂志,2005,11(4)：222-227.

［13］白晓菊,高学敏,宋树立等.中医中药戒毒用药规律研究［J］.中

国中药杂志,2006,31(1):73-76.

[14]刘志民,张开镐.曲马多的药理学特点及其依赖性调研[J].药物不良反应杂志,2007,9(2):117-120.

[15]杜万君.甲基苯丙胺依赖伴发精神障碍[J].中国医刊,2007,42(2):25-27.

[16]刘伟丽,卞士中,顾振纶,等.氯胺酮成瘾机制的研究进展[J].法医学杂志,2009,25(3):200-203.

[17]万丽萍,熊向阳.α-硫辛酸与核因子-κB信号通路[J].江西医药,2009,44(10):1039-1043.

[18]郑敏.105例吸毒者4种血液传染病感染情况分析[J].上海预防医学杂志,2009,21(7):316-317.

[19]李树春,朱志慧,崔箭,等.海洛因依赖稽延性戒断综合征的证候特点[J].时珍国医国药,2010,21(3):682-683.

[20]梅秀峰,高娜,薛一涛.中医情志学说的发展历史[J].山西中医学院学报,2010,6(1):12-14.

[21]陈圆生,李黎,崔富强,等.中国丙型肝炎血清流行病学研究[J].中华流行病学杂志,2011,32(9):888-891.

[22]王莉,赵竞,孙俊,等.稽延性戒断综合征症状和中医证候特点初步分析[J].云南中医中药杂志,2012,33(8):10-13.

[23]卫星辰,周小爽,徐嘉珂,等.甲基苯丙胺的急性和慢性作用机理的研究进展[J].生命科学,2014,26(9):974-978.

[24]黄娴妮,周文华.氯胺酮的成瘾性和抗药物成瘾作用的机制[J].中国药物依赖性杂志,2014,23(1):14-18.

[25]沈银忠,卢洪洲.艾滋病抗病毒治疗的新进展[J].上海医药,2014,35(21):9-13,19.

[26]张浩,刘志民.曲马多药物滥用现状及其管理[J].中国药物依赖性杂志,2014,23(3):170-175.

[27]邓木兰,居睿,苏志扬,等.康复期戒毒者阳性体征分布及其与中医证素相关性分析[J].中国药物依赖性杂志,2015,24(1):27-30.

[28]郭薇薇.大麻镇痛机制.中国疼痛医学杂志,2015,21(8):561-566.

［29］郝柳,罗涛,唐爱国,等.甲基苯丙胺滥用的研究进展[J].中国药物滥用防治杂志,2015,21(5):302-306.

［30］中华医学会肝病学分会,中华医学会感染病学分会.丙型肝炎防治指南（2015 年更新版）[J].中国肝脏病杂志（电子版）,2015,7(3):19-35.

［31］中华医学会感染病分会艾滋病学组.艾滋病诊疗指南第三版（2015 版）[J].中华临床感染病志,2015,8(5):385-401.

［32］中华医学会肝病分会.中华医学会感染学分会.慢性乙型肝炎防治指南（2015 更新版）[J].中华肝脏病杂志,2015,23(12):888-905.

［33］安美玲,巨爱焕,关江林.甲基苯丙胺毒性的经典及新兴机制研究[J].云南警官学院学报,2016,(6):7-12.

［34］高磊,周文华.苯丙胺类兴奋剂依赖的临床治疗的进展[J].中国药物依赖性杂志,2016,25(6):491-496.

［35］王千秋.中外梅毒诊疗指南介绍[J].皮肤病与性病,2016,38(3):165-169.

［36］石晶晶,吴宁,李锦.苯丙胺类兴奋剂成瘾的治疗药物研究现状[J].中国药物依赖性杂志,2016,25(2):145-150.

［37］李翔,白洁.P 物质与成瘾相关研究进展[J].中国药物依赖性杂志,2016,25(5):484-486.

［38］陈亭亭,王凯,张建永,等.中医药戒毒研究进展[J].山东中医药大学学报,2017,41(2):186-188.

［39］张建永,徐晓倩,陈亭亭,等.中医非药物戒毒研究进展[J].山东中医杂志,2017,36(7):614-616,620.

［40］苑佳玉.大麻的成瘾性和潜在的药用价值[J].中国药物依赖性杂志,2017,26(5):330-336.

［41］宫璞,张金玲,金李,等.生物反馈对冰毒成瘾者情绪状态的影响[J].临床医药文献电子杂志,2017,4(10):1830-1831.

三、其他类

［1］吴茵.新的大麻素受体拮抗剂利莫那班的合成[D].石家庄:河北医科大学硕士论文,2007.

［2］刘悦.清代鸦片烟毒与中医戒烟研究的历史考察［D］.北京：中国中医科学院硕士学位论文,2008.

［3］刘志民.部分地区曲马多药物滥用与药物依赖性流行病学调查报告［C］.曲马多临床应用国际研讨会论文集,1997.

［4］高学敏,宋树立.中医戒毒治疗用药规律探讨［C］.第四届全国中西医结合戒毒学术研讨会教材、论文摘要集,2000.

［5］宋树立.中医戒毒治疗用药规律探讨［C］.第四届全国中西医结合戒毒学术研讨会教材、论文摘要集,2000.

［6］中国禁毒网. 2016 年中国毒品形势报告［EB/OL］. http：//www. nncc626. com/2017-03/27/c _ 129519255. htm,2017-03-27/2018-03-13.

后　记

　　《医疗和食疗戒毒研究》一书由山东省戒毒管理局牵头编写。戴小勇任主编,上官士果、张沁园、孙民任副主编,负责本书的框架设计、调查研究、组织审核等工作。承担本书撰写任务的主要人员有冷永德、上官士果、谷芳芳、陈志勇、刘畅、何鹏飞、张沁园、孙民、宋立娟、王爱杰、李英超、苏宇祥、郑强、贺宁等。其中,第一章"毒品概论"由冷永德完成,第二章"戒毒治疗"由上官士果、冷永德、谷芳芳、陈志勇、刘畅、何鹏飞完成,第三章"现代医学戒毒的现状和趋势分析"由上官士果完成,第四章"中医戒毒概述"、第五章"中医对成瘾的辨证分析"、第六章"山东中医戒毒工作创新和实践"由张沁园、孙民完成,第七章"膳食营养知识"由宋丽娟、王爱杰、李英超完成,第八章"戒毒人员的营养膳食"由宋丽娟、王爱杰完成,第九章"中医食疗在戒毒中的应用"由苏宇祥、郑强、贺宁完成。原山东省戒毒管理局总经济师潘治胜(现退休),山东省戒毒管理局戒毒矫治处副处长刘新,四级调研员高保华、徐吉中,山东省女子强制隔离戒毒所总经济师李爱文,山东省济东强制隔离戒毒所三级高级警长刘序全参与了本书大纲拟定、组织调研和审核把关等工作。参加编撰的人员大部分来自戒毒工作一线,大家怀着对戒毒工作的执着和热爱,利用业余时间全力投入其中,加班加点完成了书稿写作任务,在此表示衷心的感谢!

　　本书的很多内容借鉴了诸多国内专家教授关于戒毒的理论成果和工作方面的先进经验,特别是浙江金华强制隔离戒毒所医疗部主任杜新忠,中国药物依赖研究所教授张开镐,社会学者段秋关、刘志民,山东中医药大学发展规划处处长、副教授邓华亮,山东中医药大学教授张沁园及其研究生团队的研究成果，并得到了上述专家教授的专业指导。本书初稿完成后，中央司法警官学院矫正教育系主任、教授姜祖祯负责了本书的审稿工作，提出了有针对性和指导性的修改意见，使本书结构更加顺畅，书稿质量进一步提升。在书稿的最后修订阶段，一直关心支持戒毒工作的山东大学（威海）法学院院长、教授肖金明利用业余时间对书稿进行了系统整理，提出了意见建议。本书在编写和出版过程中得到了山东大学出版社，尤其是尹凤桐女士的大力支持，在此一并表示衷心的感谢！

在毒品成瘾的机制和毒品危害的病理生理方面，无论现代医学还是中医，都已经作出了较为科学、准确的定义分析。对毒品危害导致的躯体和心理损害进行治疗修复方面，戒毒医疗和戒毒食疗工作也进行了很多有益的探索。可以说，在目前世界范围内的戒毒工作中，医疗和食疗戒毒工作已经成为戒毒康复工作的重要方法手段。但客观来说，医疗和食疗戒毒工作目前还更多地停留在降低毒品造成的机体危害，修复戒毒人员的躯体健康方面。对心瘾的戒除目前还是以行为和心理矫治为主。希望有一天，医疗和食疗戒毒工作能突破这个瓶颈，真正通过医学手段帮助戒毒人员彻底戒除毒瘾。为了实现"真正绿色无毒社会"的目标，广大医疗和食疗戒毒工作者们依然任重而道远。

本书参考借鉴了许多专家学者的著述和观点，列举引用参考文献时难免有所疏漏，在此表示衷心感谢并致以深深的歉意。因水平有限，本书疏漏与不足之处在所难免，恳请专家学者和读者不吝赐教，给予批评指正。

编　者

2019 年 10 月